国家卫生健康委员会"十三五"规划教材

全国中医药高职高专教育教材

供中医学、针灸推拿、中医骨伤、护理等专业用

诊断学基础

第 4 版

U0207785

主　　编　李广元　周艳丽

副主编　徐泽宇　杨　峥　李爱剑　刘　彬

编　　委　（按姓氏笔画为序）

王　晶（黑龙江中医药大学佳木斯学院）

艾　娟（南阳医学高等专科学校）

邓建梅（江西中医药高等专科学校）

刘　彬（湖南中医药高等专科学校）

辛先贵（山东中医药高等专科学校）

李广元（山东中医药高等专科学校）

李爱剑（安徽中医药高等专科学校）

宋桂红（山东中医药高等专科学校）

杨　峥（保山中医药高等专科学校）

张　敏（湖北中医药高等专科学校）

周艳丽（黑龙江中医药大学佳木斯学院）

徐泽宇（江西中医药高等专科学校）

黄金珠（南阳医学高等专科学校）

人民卫生出版社

图书在版编目（CIP）数据

诊断学基础/李广元,周艳丽主编.—4版.—北京：人民卫生出版社,2018

ISBN 978-7-117-26378-8

Ⅰ.①诊… Ⅱ.①李…②周… Ⅲ.①诊断学-高等职业教育-教材 Ⅳ.①R44

中国版本图书馆 CIP 数据核字（2018）第 126001 号

人卫智网	www.ipmph.com	医学教育、学术、考试、健康,购书智慧智能综合服务平台
人卫官网	www.pmph.com	人卫官方资讯发布平台

诊断学基础

第 4 版

主　　编：李广元　周艳丽

出版发行：人民卫生出版社（中继线 010-59780011）

地　　址：北京市朝阳区潘家园南里 19 号

邮　　编：100021

E - mail：pmph @ pmph.com

购书热线：010-59787592　010-59787584　010-65264830

印　　刷：三河市君旺印务有限公司

经　　销：新华书店

开　　本：787×1092　1/16　印张：26

字　　数：599 千字

版　　次：2005 年 6 月第 1 版　2018 年 7 月第 4 版
　　　　　2021 年 8月第 4 版第 7 次印刷（总第 29 次印刷）

标准书号：ISBN 978-7-117-26378-8

定　　价：56.00 元

《诊断学基础》数字增值服务编委会

修订说明

为了更好地推进中医药职业教育教材建设,适应当前我国中医药职业教育教学改革发展的形势与中医药健康服务技术技能人才的要求,贯彻落实《国家中长期教育改革和发展规划纲要(2010—2020年)》《医药卫生中长期人才发展规划(2011—2020年)》《中医药发展战略规划纲要(2016—2030年)》精神,做好新一轮中医药职业教育教材建设工作,人民卫生出版社在教育部、国家卫生健康委员会、国家中医药管理局的领导下,组织和规划了第四轮全国中医药高职高专教育、国家卫生健康委员会"十三五"规划教材的编写和修订工作。

本轮教材修订之时,正值《中华人民共和国中医药法》正式实施之际,中医药职业教育迎来发展大好的际遇。为做好新一轮教材出版工作,我们成立了第四届中医药高职高专教育教材建设指导委员会和各专业教材评审委员会,以指导和组织教材的编写和评审工作;按照公开、公平、公正的原则,在全国1400余位专家和学者申报的基础上,经中医药高职高专教育教材建设指导委员会审定批准,聘任了教材主编、副主编和编委;启动了全国中医药高职高专教育第四轮规划第一批教材,中医学、中药学、针灸推拿、护理4个专业63门教材,确立了本轮教材的指导思想和编写要求。

第四轮全国中医药高职高专教育教材具有以下特色:

1. **定位准确,目标明确** 教材的深度和广度符合各专业培养目标的要求和特定学制、特定对象、特定层次的培养目标,力求体现"专科特色、技能特点、时代特征",既体现职业性,又体现其高等教育性,注意与本科教材、中专教材的区别,适应中医药职业人才培养要求和市场需求。

2. **谨守大纲,注重三基** 人卫版中医药高职高专教材始终坚持"以教学计划为基本依据"的原则,强调各教材编写大纲一定要符合高职高专相关专业的培养目标与要求,以培养目标为导向、职业岗位能力需求为前提、综合职业能力培养为根本,同时注重基本理论、基本知识和基本技能的培养和全面素质的提高。

3. **重点考点,突出体现** 教材紧扣中医药职业教育教学活动和知识结构,以解决目前各高职高专院校教材使用中的突出问题为出发点和落脚点,体现职业教育对人才的要求,突出教学重点和执业考点。

4. **规划科学,详略得当** 全套教材严格界定职业教育教材与本科教材、毕业后教育教材的知识范畴,严格把握教材内容的深度、广度和侧重点,突出应用型、技能型教育内容。基础课教材内容服务于专业课教材,以"必须、够用"为度,强调基本技能的培养;专业课教材紧密围绕专业培养目标的需要进行选材。

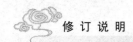

5. 体例设计，服务学生　本套教材的结构设置、编写风格等坚持创新，体现以学生为中心的编写理念，以实现和满足学生的发展为需求。根据上一版教材体例设计在教学中的反馈意见，将"学习要点""知识链接""复习思考题"作为必设模块，"知识拓展""病案分析（案例分析）""课堂讨论""操作要点"作为选设模块，以明确学生学习的目的性和主动性，增强教材的可读性，提高学生分析问题、解决问题的能力。

6. 强调实用，避免脱节　贯彻现代职业教育理念。体现"以就业为导向，以能力为本位，以发展技能为核心"的职业教育理念。突出技能培养，提倡"做中学、学中做"的"理实一体化"思想，突出应用型、技能型教育内容。避免理论与实际脱节、教育与实践脱节、人才培养与社会需求脱节的倾向。

7. 针对岗位，学考结合　本套教材编写按照职业教育培养目标，将国家职业技能的相关标准和要求融入教材中。充分考虑学生考取相关职业资格证书、岗位证书的需要，与职业岗位证书相关的教材，其内容和实训项目的选取涵盖相关的考试内容，做到学考结合，体现了职业教育的特点。

8. 纸数融合，坚持创新　新版教材最大的亮点就是建设纸质教材和数字增值服务融合的教材服务体系。书中设有自主学习二维码，通过扫码，学生可对本套教材的数字增值服务内容进行自主学习，实现与教学要求匹配、与岗位需求对接、与执业考试接轨，打造优质、生动、立体的学习内容。教材编写充分体现与时代融合、与现代科技融合、与现代医学融合的特色和理念，适度增加新进展、新技术、新方法，充分培养学生的探索精神、创新精神；同时，将移动互联、网络增值、慕课、翻转课堂等新的教学理念和教学技术、学习方式融入教材建设之中，开发多媒体教材、数字教材等新媒体形式教材。

人民卫生出版社医药卫生规划教材经过长时间的实践与积累，其中的优良传统在本轮修订中得到了很好的传承。在中医药高职高专教育教材建设指导委员会和各专业教材评审委员会指导下，经过调研会议、论证会议、主编人会议、各专业编写会议、审定稿会议，确保了教材的科学性、先进性和实用性。参编本套教材的800余位专家，来自全国40余所院校，从事高职高专教育工作多年，业务精纯，见解独到。谨此，向有关单位和个人表示衷心的感谢！希望各院校在教材使用中，在改革的进程中，及时提出宝贵意见或建议，以便不断修订和完善，为下一轮教材的修订工作奠定坚实的基础。

人民卫生出版社有限公司

2018 年 4 月

全国中医药高职高专院校第四轮第一批规划教材书目

教材序号	教材名称	主编	适用专业
1	大学语文（第4版）	孙　洁	中医学、针灸推拿、中医骨伤、护理等专业
2	中医诊断学（第4版）	马维平	中医学、针灸推拿、中医骨伤、中医美容等专业
3	中医基础理论（第4版）*	陈　刚　徐宜兵	中医学、针灸推拿、中医骨伤、护理等专业
4	生理学（第4版）*	郭争鸣　唐晓伟	中医学、中医骨伤、针灸推拿、护理等专业
5	病理学（第4版）	苑光军　张宏泉	中医学、护理、针灸推拿、康复治疗技术等专业
6	人体解剖学（第4版）	陈晓杰　孟繁伟	中医学、针灸推拿、中医骨伤、护理等专业
7	免疫学与病原生物学（第4版）	刘文辉　田维珍	中医学、针灸推拿、中医骨伤、护理等专业
8	诊断学基础（第4版）	李广元　周艳丽	中医学、针灸推拿、中医骨伤、护理等专业
9	药理学（第4版）	侯　晞	中医学、针灸推拿、中医骨伤、护理等专业
10	中医内科学（第4版）*	陈建章	中医学、针灸推拿、中医骨伤、护理等专业
11	中医外科学（第4版）*	尹跃兵	中医学、针灸推拿、中医骨伤、护理等专业
12	中医妇科学（第4版）	盛　红	中医学、针灸推拿、中医骨伤、护理等专业
13	中医儿科学（第4版）*	聂绍通	中医学、针灸推拿、中医骨伤、护理等专业
14	中医伤科学（第4版）	方家选	中医学、针灸推拿、中医骨伤、护理、康复治疗技术专业
15	中药学（第4版）	杨德全	中医学、中药学、针灸推拿、中医骨伤、康复治疗技术等专业
16	方剂学（第4版）*	王义祁	中医学、针灸推拿、中医骨伤、康复治疗技术、护理等专业

教材序号	教材名称	主编	适用专业
17	针灸学(第4版)	汪安宁　易志龙	中医学、针灸推拿、中医骨伤、康复治疗技术等专业
18	推拿学(第4版)	郭　翔	中医学、针灸推拿、中医骨伤、护理等专业
19	医学心理学(第4版)	孙　萍　朱　玲	中医学、针灸推拿、中医骨伤、护理等专业
20	西医内科学(第4版)*	许幼晖	中医学、针灸推拿、中医骨伤、护理等专业
21	西医外科学(第4版)	朱云根　陈京来	中医学、针灸推拿、中医骨伤、护理等专业
22	西医妇产科学(第4版)	冯　玲　黄会霞	中医学、针灸推拿、中医骨伤、护理等专业
23	西医儿科学(第4版)	王龙梅	中医学、针灸推拿、中医骨伤、护理等专业
24	传染病学(第3版)	陈艳成	中医学、针灸推拿、中医骨伤、护理等专业
25	预防医学(第2版)	吴　娟　张立祥	中医学、针灸推拿、中医骨伤、护理等专业
1	中医学基础概要(第4版)	范俊德　徐迎涛	中药学、中药制药技术、医学美容技术、康复治疗技术、中医养生保健等专业
2	中药药理与应用(第4版)	冯彬彬	中药学、中药制药技术等专业
3	中药药剂学(第4版)	胡志方　易生富	中药学、中药制药技术等专业
4	中药炮制技术(第4版)	刘　波	中药学、中药制药技术等专业
5	中药鉴定技术(第4版)	张钦德	中药学、中药制药技术、中药生产与加工、药学等专业
6	中药化学技术(第4版)	吕华瑛　王　英	中药学、中药制药技术等专业
7	中药方剂学(第4版)	马　波　黄敬文	中药学、中药制药技术等专业
8	有机化学(第4版)*	王志江　陈东林	中药学、中药制药技术、药学等专业
9	药用植物栽培技术(第3版)*	宋丽艳　汪荣斌	中药学、中药制药技术、中药生产与加工等专业
10	药用植物学(第4版)*	郑小吉　金　虹	中药学、中药制药技术、中药生产与加工等专业
11	药事管理与法规(第3版)	周铁文	中药学、中药制药技术、药学等专业
12	无机化学(第4版)	冯务群	中药学、中药制药技术、药学等专业
13	人体解剖生理学(第4版)	刘　斌	中药学、中药制药技术、药学等专业
14	分析化学(第4版)	陈哲洪　鲍　羽	中药学、中药制药技术、药学等专业
15	中药储存与养护技术(第2版)	沈　力	中药学、中药制药技术等专业

续表

教材序号	教材名称	主编	适用专业
1	中医护理(第3版)*	王 文	护理专业
2	内科护理(第3版)	刘 杰 吕云玲	护理专业
3	外科护理(第3版)	江跃华	护理、助产类专业
4	妇产科护理(第3版)	林 萍	护理、助产类专业
5	儿科护理(第3版)	艾学云	护理、助产类专业
6	社区护理(第3版)	张先庚	护理专业
7	急救护理(第3版)	李延玲	护理专业
8	老年护理(第3版)	唐凤平 郝 刚	护理专业
9	精神科护理(第3版)	井霖源	护理、助产专业
10	健康评估(第3版)	刘惠莲 滕艺萍	护理、助产专业
11	眼耳鼻咽喉口腔科护理(第3版)	范 真	护理专业
12	基础护理技术(第3版)	张少羽	护理、助产专业
13	护士人文修养(第3版)	胡爱明	护理专业
14	护理药理学(第3版)*	姜国贤	护理专业
15	护理学导论(第3版)	陈香娟 曾晓英	护理、助产专业
16	传染病护理(第3版)	王美芝	护理专业
17	康复护理(第2版)	黄学英	护理专业
1	针灸治疗(第4版)	刘宝林	针灸推拿专业
2	针法灸法(第4版)*	刘 茜	针灸推拿专业
3	小儿推拿(第4版)	刘世红	针灸推拿专业
4	推拿治疗(第4版)	梅利民	针灸推拿专业
5	推拿手法(第4版)	那继文	针灸推拿专业
6	经络与腧穴(第4版)*	王德敬	针灸推拿专业

* 为"十二五"职业教育国家规划教材

前　言

　　为了适应高等职业教育的迅速发展,进一步提高教材质量,按照全国中医药高职高专教育教材建设指导委员会的要求,我们启动了《诊断学基础》第4版教材的修订工作。修订后的《诊断学基础》,在纠正了第3版教材存在的不足的基础上,根据形势发展的变化和学生未来职业岗位对知识、理论、技能的需求,调整了教材结构,充实了教材内容。修订后的《诊断学基础》包括绪论(李广元编写),第一章问诊(艾娟、李广元编写),第二章常见症状(李广元、邓建梅、艾娟编写),第三章体格检查(徐泽宇、黄金珠、刘彬、周艳丽、王晶、张敏编写),第四章实验室检查(周艳丽、宋桂红编写),第五章心电图检查(张敏、黄金珠编写),第六章影像学检查(辛先贵、李爱剑、王晶、邓建梅、李广元编写),第七章肺功能检查(周艳丽编写),第八章内镜检查(徐泽宇编写),第九章诊断与病历书写(杨峥编写)。为有利于学习,本书附有临床常用诊疗技术和临床检验参考值。与第3版教材相比,最大的特点和变化是本版教材为融合教材,在纸质教材之外配套编写了教材的PPT课件等二维码数字增值服务内容。

　　本教材是按照全国中医药高职高专教育教材建设指导委员会审定的全国中医药高专院校中医专业教学计划和国家卫生健康委员会规划教材《诊断学基础》教学大纲修订而成的,供全国中医药高职高专院校中医学专业及医学相关专业使用,亦可作为中医、中西医结合、针灸推拿、康复治疗技术等专业技术人员的临床参考用书。对中医、中西医结合、针灸推拿、康复治疗技术等专业技术人员的执业医师资格、专科函授、自学及职称晋升考试也有较大帮助。

　　诊断学基础是阐述疾病诊断的基础理论、基本知识和基本技能的一门医学课程,是联系基础医学与临床医学的桥梁课程,其基本原则适用于所有临床学科。诊断学基础在医学教育中占有重要地位,是医学专业学生的主干课程之一。通过本书的学习,使学生系统掌握诊断的基础理论、基本知识和基本技能,学会利用正确的方法和技巧获取临床资料,在熟悉临床资料的基础上,以科学的思维方式综合分析作出初步诊断,并能完成规范的病历书写,为

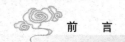

从事临床工作打下坚实的基础。本教材构思新颖、编排紧凑、结构合理、内容充实、简繁得当、重点突出,既渗透了学科发展的过程,又反映了当代最新发展的研究成果;既体现了本教材自身的特点,又实现了与相关课程内容的有机衔接;既符合学校的教学要求,又便于临床的实际应用。

本教材的编写,注重综合素质培养,使其具有理论性、知识性和能力性;注重面向社会、面向岗位,使其具有实用性和适用性;注重面向未来和发展,使其体现了科学性和先进性;注重文字和图表的表达水平,使其提高了可阅读性。

在本教材编写过程中,得到了人民卫生出版社和各参编单位的大力支持,聘请该学科国内部分专家对本书的内容进行了审定,山东中医药高等专科学校、黑龙江中医药大学佳木斯学院对本书的修订给予了较大的帮助,在此一并表示衷心的感谢。

尽管我们付出了巨大的努力,但教材中或许还有不妥之处,恳请各院校教师、学生和其他读者在使用过程中提出宝贵意见,以便下次修订和完善。

《诊断学基础》编委会

2018 年 4 月

目 录

绪　　论

PPT 课件
绪论PPT

扫一扫
知重点

一、诊断学的概念

诊断学(diagnostics)是阐述诊断疾病的基础理论、基本知识和基本技能的一门临床课程。其基础理论和基本知识是指疾病的症状、体征发生与发展的机制、规律和表现,实验室及器械检查的基本原理、正常状态(值)、异常结果及其临床意义,疾病诊断的步骤及内容,病历书写的格式及内容。其基本技能是指获取临床资料的措施与技巧,对临床资料综合分析判断的能力,病历书写能力。诊断的过程,就是对患者进行调查研究的过程。所谓"诊"就是调查(包括问诊、体格检查、实验室检查及器械检查等)和收集资料。将调查所收集的有关患者的临床资料,结合基础医学和临床各科知识,运用辩证唯物主义的思维方法进行综合、分析、推理,从而对患者的健康状况,疾病的部位、性质、功能状态等作出准确而完善的结论,这就是"断"。诊断学是医学生从医学基础课程过渡到临床各科的桥梁和必修课。诊断学中的基础理论、基本知识和基本技能适用于包括内科学在内的一切临床学科,故称为诊断学基础。

二、诊断学的重要性

临床医师的主要任务是治疗患者。治疗之前必须对患者的疾病作出诊断,这个诊断应该是正确的,误诊会给患者增加痛苦,甚至威胁到患者生命,临床上因误诊而致患者死亡的情况并非罕见。正确的诊断来源于正确的诊断理论和方法,这就需要医师对诊断的基础理论、基本知识和基本技能很好地了解和掌握,重视诊断学基础这门课程的学习,为当一名优秀的临床医师打下坚实的基础。

三、诊断学的内容

诊断学的内容是相当广泛的,随着现代科学的迅速发展,许多新技术渗入医学领域而成为诊断学的一部分,而有一些诊断方法由于其自身的日臻完善而发展成为一门独立的学科。本诊断学基础的内容包括以下几部分:

1. 问诊(病史采集)　医师通过与患者及有关人员交谈、询问病情,借以了解疾病的发生、发展、现状,既往健康状态,有关生活经历等病史资料的过程,称为问诊。通过问诊获得的症状是某些疾病诊断的主要依据之一,但由于患者体质上的差异(耐受性、敏感性、心理状态)及其他原因(如小孩怕打针、打架斗殴、招工、参军等故意隐瞒或夸大病情),所获得的资料不一定完全真实,必须客观地、实际地进行分析,并和体格检查结合判断。应该相信,大多数情况下,问诊所获得的资料是极有价值的。因为

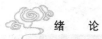

患者深受疾病的折磨,迫切要求医师给解除痛苦,他们会将自己内心最深切、最真实的感受告诉医师,以便医师能够作出准确的诊断。本部分主要介绍问诊的内容、方法与技巧等。

2. 常见症状　本部分介绍了临床上一些较为常见的症状。症状是指患者主观上的异常感觉,如发热、头痛、腹痛等。症状能够较早地提示疾病的存在,大多数患者就是因为出现了症状而求医的。症状是诊断疾病的主要依据之一,一般是通过问诊获得的。

3. 体格检查　体格检查是指医师运用自己的感觉器官或借助于简单的诊断工具来客观地了解和评估身体状况的一系列最基本的检查方法。通过体格检查,可以获得患者的某些体征。体征是指医师通过检查患者所发现的客观异常表现,如肝大、脾大、皮疹等。体征是诊断疾病的又一主要依据。本部分主要介绍基本检查方法、一般检查、身体各部位检查及全身体格检查。

4. 辅助检查　在临床诊断中,问诊所了解的症状(包括病史)和体格检查所获得的体征是最主要的诊断依据,多数疾病通过症状和体征即可作出初步诊断,但有些疾病还需要做一些辅助检查,才能明了诊断或为诊断提供更多的依据。由于科学技术的进步,这些客观的检查方法在临床诊断中显得越来越重要,某些辅助检查的结果已成为某些疾病诊断的确切依据。这些辅助检查主要有实验室检查、心电图检查、影像学检查、肺功能检查、内镜检查等。在临床工作中,可根据具体情况,恰当选择。

(1)实验室检查:主要运用物理、化学、生物学、免疫学等实验室技术和方法对患者的血液、体液、分泌物、排泄物、组织细胞等标本进行观察、测定,以获得反映机体功能状态、病理变化、病因等客观资料的检查方法,称为实验室检查。由于新技术的不断涌现,实验室检查的结果变得越来越有价值,已成为临床诊断中不可缺少的一部分。但对某一具体化验结果必须结合症状和体征来分析,偶然的阳性或阴性不应作为肯定或否定某一诊断的依据。本部分主要介绍血液检查、尿液检查、肝功能检查、肾功能检查等。

(2)心电图检查:利用心电图机在体表记录到的心脏生物电活动的曲线图形称为心电图。心电图检查是临床常用器械检查方法之一,已成为某些心脏疾病,如心律失常、缺血性心脏病的重要检查方法。本部分主要介绍心电图常用导联、心电图描记的操作方法、正常心电图、常见异常心电图。

(3)影像学检查:主要包括X线检查、超声检查、计算机体层成像检查(CT)、磁共振成像检查、放射性核素检查、数字减影血管造影检查(DSA)和介入放射技术等,尤其是X线检查、超声检查和计算机体层成像检查已广泛运用于我国各级医疗机构,应用范围及诊断价值也越来越大。影像学检查主要介绍:X线检查的基本原理、检查方法和常见疾病的X线表现;超声诊断原理、检查方法、临床应用和常见疾病的声像图表现;计算机体层成像检查的基本原理、临床应用和常见疾病的影像表现;磁共振成像检查的基本原理、中枢神经系统常见疾病的影像表现;放射性核素检查的基本原理和临床应用;数字减影血管造影检查的基本原理和临床应用;介入放射技术的基本原理和临床应用;影像学检查方法的应用选择。

(4)肺功能检查:肺功能检查是呼吸功能和胸、肺疾病的重要检查内容,包括通气功能、气体交换功能、小气道功能、血液气体分析和酸碱度测定等检查项目。本部分主要介绍肺功能检查的目的、各检查项目正常成人参考值与临床意义。

（5）内镜检查：内镜又称内窥镜，是从人体的自然孔道或切口部位插入，用以窥视人体内部结构和病理变化，来进行诊断和治疗的一类医疗器械，是各种内脏器官医疗用镜的总称。临床常用的内镜有胃镜、腹腔镜、十二指肠镜、小肠镜、结肠镜、胆道镜、支气管镜、膀胱镜等。本部分主要介绍内镜检查的原理、临床应用和常用内镜检查的操作技术。

5. 诊断与病历书写　将采集的病史、体格检查获得的体征、实验室及器械检查的结果与临床各科理论结合起来进行归纳、分析、推理、判断形成印象，即初步诊断。如果将上述诊断过程的资料和治疗后病情的变化加以整理，记录下来，即形成病历。病历是记载疾病发生、发展和转归的诊疗记录，是进行诊断和治疗的依据，具有重要的教学和科研价值，也是衡量医师、医院水平的重要标准。本部分主要介绍临床诊断的步骤、基本原则与方法、内容与格式、病历书写的格式与内容。

四、诊断学的学习目的及要求

学习诊断学的目的，在于掌握诊断学的基础理论、基本知识和基本技能，为临床各科的学习打下良好基础。本门课程结束时，学生应达到以下要求：

1. 掌握问诊的主要内容，熟悉问诊的方法与技巧，了解问诊的概念和系统问诊要点。

2. 掌握各种常见症状的概念、病因与临床表现，熟悉各种常见症状的发生机制，了解各种常见症状的伴随症状和诊断提示。

3. 掌握体格检查的正确方法、重要体征及其临床意义、熟悉体格检查内容的正常状态、其他体征及其临床意义。

4. 掌握实验室检查常见检查项目的参考值，熟悉常见检查项目异常改变的临床意义，了解常见检查项目标本采集的方法。

5. 掌握心电图描记的操作方法和测量方法、心电图的常用导联、心电图检查的临床应用，熟悉正常心电图，了解心电图产生的原理、常见异常心电图、其他常用心电学检查。

6. 掌握影像学检查的方法、临床应用，熟悉适宜于不同影像学检查的各重要器官的正常影像学表现和常见疾病的影像学表现，了解影像学检查的基本原理。

7. 熟悉临床常用肺功能检查项目的临床意义，了解临床常用肺功能检查项目的参考值。

8. 熟悉内镜检查的临床应用，了解常用内镜检查的适应证、禁忌证、术前准备和操作方法。

9. 掌握病历书写的内容与格式、诊断的内容与格式，熟悉诊断的基本原则与方法、病历书写的基本要求，了解诊断的步骤和病历的重要意义。

10. 综合运用诊断的基础理论、基本知识和基本技能，搜集较完整的临床资料，根据搜集的临床资料综合分析提出初步诊断，并能书写规范的病历。

五、诊断学的学习方法及要求

1. 学习诊断学，一定要明确学习目的，树立高尚的医德，培养全心全意为人民服务的思想。

2. 学习诊断学,一定要做到认真细心,一丝不苟,精于思考,刻苦钻研,切实掌握基础理论、基本知识,对要求掌握的内容,要记牢。

3. 学习诊断学,一定要重视临床实践,加强动手能力,反复练习,熟练运用基本检查技能。

4. 学习诊断学,一定要锻炼自己独立思考的能力。面对临床上出现的复杂疾病表现,要本着事实求是的态度,发扬理论联系实际的作风,全面运筹,科学思维,综合分析、判断。使自己的思维和推理力求符合客观实际情况,从而提高诊断的准确性。

(李广元)

扫一扫
测一测

第一章

PPT 课件
01章PPT

问　诊

 学习要点

扫一扫
知重点

1. 问诊的基本内容。
2. 主诉、现病史、过去史、个人史的概念。
3. 现病史、过去史、个人史的主要内容。

第一节　问诊的概念与重要性

问诊(inquiry),又称病史采集,是指医师通过向患者及有关人员(患者的亲属、亲友、同学、同事等)询问病情,借以了解疾病的发生、发展、现状,既往健康状况,有关生活经历等病史资料的过程。将问诊所获得的资料通过筛选,去伪存真,去粗取精,并使之条理化、系统化后记录下来即成为病史。那种单纯依靠实验室或器械检查而忽视问诊是不正确的,不可取的。

临床诊断通常是从问诊开始的,是诊断的第一步。问诊所获得的资料是疾病诊断的重要依据,特别是在疾病的早期和那些病情复杂而又缺乏典型体征的病例,深入、细致的问诊就更为重要。一个具有深厚医学知识和丰富临床经验的医师,常常通过问诊就能对某些疾病提出准确的诊断。对病情较为复杂的患者,通过对问诊中得到的病史特点进行分析,除可获取初步诊断外,还可以为下一步进行体格检查和(或)辅助检查提供重要的线索,为明确临床诊断奠定良好的基础。忽视问诊或问诊不仔细,往往造成临床工作中的漏诊或误诊。作为一名医学生或未来的医师,应当牢牢记住:临床医学首重诊断。

第二节　问诊的方法与技巧

由于患者缺乏对医院环境、设备及本身疾病的了解,加上面对医护人员的紧张情绪,在叙述病情时,很容易造成病情的遗漏。所以要求医师在问诊时要讲究方法与技巧,注意做到以下几个方面:

1. 询问病史,要有高度的同情心和强烈的责任感　医师应有高尚的医德,严格履

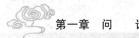

行世界医学日内瓦宣言的精神,治病救人、救死扶伤。患者求医,都抱着美好的愿望——自己的痛苦与烦恼能够被消除,疾病能够被治愈。医师对患者的这种心情应于同情和理解,认识到自己对患者、对社会的责任,尽自己最大的能力帮助患者战胜疾病,表现出和蔼的态度,亲切的语言,细致的作风,负责的精神。尊重患者的人格和感情,涉及患者隐私的内容,应依法为其保密。真正取得患者的信任,建立良好的合作关系。

2. 询问病史,要语言通俗,防止暗示 问诊可以先从日常情况开始,以消除患者的恐惧或紧张心理。如"你家里有几口人?""今年多大啦?""哪儿不舒服?"问诊语言应通俗易懂,最好不用医学术语,如"端坐呼吸、里急后重"等。如患者诉说肚子痛,医师插问时,不应说:"你是右下腹痛还是肝区痛?"应该问"你肚子哪地方痛,指一指痛的地方我看看?"

问诊切忌暗示性套问或有意识地诱导患者提供合乎医师主观印象所要求的资料。例如:患者诉说右上腹痛,你怀疑为胆囊疾病时,马上就插问:"腹痛向右肩放射吗?"这样是错误的,很容易使患者信口附和,影响病史的可靠性。正确的方法是这样问:"这地方痛时,还有其他痛的地方吗?"又如患者诉说咳嗽、咳痰,你接着询问还伴有午后发热、盗汗、消瘦吗? 这也是不对的。

3. 询问病史,要全面了解,重点突出 问诊时,全面了解是指对问诊的项目不要遗漏,如过去史、个人史等,以便为疾病的诊断收集完整的资料,从中寻找到发病的原因等。重点突出是指初步判定病变的原因或性质后,要在主要症状的深度及广度上下功夫,要细致,要准确。患者诉说离题太远时,要及时巧妙地引导患者回到与疾病有关的话题中来,不要生硬地打断患者的话,引发患者的对抗情绪。患者不能够主动陈述病情,医师应耐心启发;患者诉说病情较为零乱,医师应注意分析归纳。

4. 询问病史,要注意病史的可靠性,及时核实可疑情况 病史叙述者一般应是患者本人,小儿、昏迷患者可询问监护人或知情者。少数患者对自己的疾病疑虑重重,时常夸大其感觉或推想,或出于某种原因隐瞒病情。医师应仔细分析患者当时所处的环境与心理状态,以科学的态度,运用医学知识进行取舍。患者诉说过去曾患某病时,医师应对该种疾病的主要症状进行询问核实,以保证临床资料真实可靠。其他医疗单位转来的病情介绍或病历摘要,是重要的参考资料,但临床医师不能依此逃避病史询问。

5. 询问病史,对危重患者不能按常规状态进行 危重患者,在扼要询问、重点检查后立即抢救。详细的病史待病情缓解或脱离危险后再补充询问。如果患者不能支持过久的谈话,可将病史分几次问完。

6. 询问病史,要善于应对特殊情况和特殊患者 当遇到残疾患者、精神疾病患者等特殊患者或患者怀有敌意与愤怒等特殊情况时,要沉着、冷静、细心、耐心、创造机会,巧妙应对。对于缄默与忧伤,要给予安抚、理解、适当等待和减慢问诊速度。对于愤怒与敌意,要注意寻找和发现其原因,是否是因为医师举止不得体或语言不恰当,或问及了患者认为十分敏感或隐私问题所引发。弄清原因后,恰当处理。如果属于医师的责任,医师要表示歉意并请患者理解。医师一定不能失态、发怒,要提醒自己担负的职责,采取坦然、理解的态度。在语言不通时,最好能先找到翻译,以免发生误解;如果找不到翻译,在使用不熟练的语言时,要特别注意发挥体语及手势的作用,并反复核实。对于残疾患者,除更多的同情、关心之外,更需要的是耐心和时间。例如,对聋哑人,一是使用简单明了的体语及手势,特别注意患者表情的回应;二是请其亲属、朋友解释或代叙;三是必要时,通过书面交流进行。对精神疾病患者除一般的问诊技巧外,特别注意倾听、接受、肯定、澄清、重构、代述、鼓励、表达等技巧。倾听是指医师尽可能花时间耐心、专心和关心地倾听患者的诉说,使患者有充裕的时间描述自己身体的症状或痛苦,取得患者的信任。接受是指无条件接受患者,无论什么样的患者,医师必须如实地加以接受,不能有任何拒绝、厌恶、嫌弃和不耐烦的表现。肯定这里是指肯定患者感受的真实性,但医师并非是赞同患者的病态信念或幻觉体验,但表示理解患者所叙述的感觉。澄清就是弄清事情的实际经过,从事件开始到最后整个过程中患者的情感体验和情绪反应。重构是指把患者的话用不同的措辞和句子加以复述或总结,但不改变患者说话的意图和目的。代述是指医师将察觉到的,而患者不愿意说出的、重要的症状替患者表达出来。鼓励表达是指医师通过多种方式(谈话、手势、眼神、频频点头等)让患者描述自己的感受,完成医患沟通。

 知识链接

世界医学日内瓦宣言(1948 年)

在我被吸收为医学事业中的一员时,我严肃地保证将我的一生奉献于为人类服务。

我将用我的良心和尊严来行使我的职业。我的病人的健康将是我首先考虑的。我将尊重病人所交给我的秘密。我将极尽所能来保持医学职业的荣誉和可贵的传统。我的同道均是我的兄弟。

我不允许宗教、国籍、政治派别或地位来干扰我的职责和我与病人之间的关系。

我对人的生命,从其孕育之始,就保持最高的尊重,即使在威胁下,我决不将我的医学知识用于违反人道主义规范的事情。

我出自内心和以我的荣誉,庄严地作此保证。

第三节 问诊的内容

病史应详细全面地询问,问诊的内容包括一般项目、主诉、现病史、过去史、个人史、婚姻史、月经及生育史、家族史。

1. 一般项目(general data) 姓名、性别、年龄(记录年龄时要写实年龄,不得用"儿童"或"成人"来代替)、婚姻、国籍、出生地、民族、职业(工种)工作单位、现住址、联系电话、病史叙述者、可靠程度。

2. 主诉(chief complaint) 是指患者感觉最主要的痛苦或最明显的症状,应包括症状的性质及持续的时间。

主诉应用一两句话简要地加以概括,使人一看即能明确初诊的方向。主诉若为几个症状,可按先后顺序排列。例如:①上腹部疼痛反复发作 5 年,2 小时前呕血约 200ml;②反复咳嗽、吐痰、喘息 20 年,加重两年;③活动后心慌气短 8 年,下肢水肿半月。主诉的描述一般避免用诊断术语或病名。有时患者所述的主要症状不突出或含糊不清,医师应归纳整理、高度概括出疾病的主要方面作为主诉。例如:某患者自述头昏、乏力、失眠、记忆力减退、食欲不振、右上腹痛、腹胀 1 个月。经综合归纳后得出以头昏、失眠、记忆力减退等神经系统症状为一组,以食欲不振、腹胀、右上腹痛、乏力等消化系统症状为另一组的两组症状。再经分析推理后认为,消化系统中的肝脏疾病可能性最大,故消化系统的症状为主要症状。进而概括出该患者主诉为:右上腹痛、腹胀、食欲不振1个月。可见,确定主诉的过程,也是医师思考诊断的过程。对当前无症状表现,诊断资料和入院目的又十分明确的患者,也可以采用直接方式记录主诉。例如:①白血病复发2周,要求入院化疗;②发现胆囊结石2个月,入院接受手术治疗。

3. 现病史(history of present illness) 是指某一疾病自发生至就诊时的全过程。如反复发作多年的慢性疾病,现又复发就诊,则应从第一次出现症状开始描述。现病史是病史中最重要的部分,包括起病时情况、主要症状及伴随症状、病情的发展与演变、诊治经过、一般情况。

(1)起病时情况:包括起病的地点环境、时间(年、月、日、时)、起病急缓、原因及诱因。这些均与疾病的诊断有关。例如,突然发作的夜间阵发性呼吸困难,应考虑左心衰竭;睡眠醒来后发现语言不清、偏瘫,考虑脑血栓形成等;急性胃肠炎有进生冷不洁饮食史而急骤起病;遭大雨淋浇可诱发肺炎球菌肺炎等。

(2)主要症状及伴随症状:主要症状要注意其部位、性质、程度、持续时间等特点。如腹痛,应询问腹痛的部位,是急性还是慢性,是剧痛还是隐痛,是持续性还是间歇性,每次发作持续与间歇的时间等。弄清主要症状的特点,对临床的诊断与鉴别诊断十分重要。同时,也要注意伴随症状及其特点。某一疾病通常有一组症状,临床上同时或相继出现。所以,发现某一主要症状时,要弄清是否伴随其他症状,伴随症状的特点如何。例如,患者主要症状为咯血,应注意是否伴有盗汗、低热、午后颧红、乏力等结核中毒症状。某患者出现发热、咳嗽、胸痛,如果伴有咯铁锈色痰,且在发热之后,则提示肺炎球菌肺炎的诊断。

(3)病情的发展与演变:自疾病发生后,病情是呈进行性还是间歇性? 是逐渐加重还是反复发作? 缓解与加重的因素是什么? 主要症状如何发展或变化? 又出现哪些症状或表现? 这些都应仔细询问清楚。例如:胰头癌引起的胆汁淤积性黄疸常为持续性,并呈进行性加重;胆总管结石引起的胆汁淤积性黄疸则可时重时轻。吞咽困难,如持续存在,呈进行性加重,则食管癌可能性大;如间歇性发作,每次发作与情绪激动、精神紧张、食物性质等有关,则应想到食管贲门失弛缓症的可能。

(4)诊治经过:自发病以来,曾到何处诊治;做过何种检查,结果怎样;诊断是什么;服过何种药物,其剂量、用法、时间、效果与反应等,均应问清。

(5)一般情况:包括发病以来患者精神状态、饮食、大小便、睡眠、体力、体重的变化。

另外,为了防止遗漏,保证病史的完整性,除患者诉说的症状外,还需要按系统问诊要点进行回顾。

现病史示例:1993年10月3日下午,患者在田间劳动时突遭大雨淋浇,当天晚上半夜时分突然出现寒战、高热,并感右侧轻度胸闷。病情呈进行性加重,高热不退,胸闷加重。至第2天下午出现咳嗽、吐白色黏液性痰,右侧胸痛,疼痛于咳嗽、呼吸、活动时加重。曾到某乡卫生院求治,诊断为"支气管炎",给予"复方新诺明",每次2片,每天2次口服,共服2天。病情无好转,于今天上午来我院就诊。自病后患者精神可,睡眠差,大便稍干燥,小便少呈黄色,食欲减退,全身乏力,体重无明显改变。

4. 过去史(past history) 是指患者从出生至这次发病为止的健康状况。其内容包括:既往健康状况、所患疾病情况、预防接种史、手术史、中毒史、过敏史等。与现病史有关的过去史应重点询问,这对于现疾病的诊断、鉴别诊断、治疗都有帮助。例如,一个哮喘患者,如有心脏病病史,则以心源性哮喘可能性大;如有过对花粉或皮毛过敏的病史,应考虑支气管哮喘的可能。若患者自己诉说曾患过某种疾病,在记录时应将其病名加引号注明,如"肺结核""高血压"等。记录一般按时间(年、月)的先后顺序排列。

5. 个人史(personal history) 指患者自出生至就诊时的社会经历与生活习惯等。

(1)社会经历:包括出生地、居住地区及居留时间(尤其是传染病、地方病流行区)、居住条件、周围环境、文化程度、经济状况等。

(2)职业:包括具体工种、工作条件、劳动环境、是否接触工业毒物及接触时间。

(3)习惯与嗜好:起居与卫生习惯,饮食的规律与质量,烟、酒、茶嗜好及摄入量,其他异嗜物和麻醉药品等。

(4)冶游史:有无不洁性交,淋病、梅毒等性病接触。

6. 婚姻史(marriage history) 包括患者婚否,结婚年龄,配偶健康状况,性生活情况,夫妻关系等。

7. 月经及生育史

(1)月经史(menstrual history):包括初潮年龄、月经周期、行经天数、月经量及颜色、有无痛经、末次月经日或绝经年龄、白带情况等。月经记录格式如下:

$$初潮年龄\ \frac{行经天数(天)}{月经周期(天)}\ 末次月经日或绝经年龄$$

一位 20 岁女性患者月经情况记录为:

$$12\ \frac{3\sim5}{26\sim30}1993.10.11$$

(2)生育史(childbearing history):对已婚妇女,询问妊娠及生育次数、生育年龄、人工或自然流产的次数、有无死胎或难产、现存孩子数及年龄与性别、计划生育情况等。

8. 家族史(family history) 父母、兄弟姊妹及子女健康状况。特别注意有无遗传性疾病或与遗传有关的疾病,如血友病、白化病、糖尿病、高血压等。注意有无患传染性疾病。若家庭成员中已有死亡者,要问清死因及年龄。必要时,可绘制出家谱图。

第四节 系统问诊要点

1. 呼吸系统 主要的症状是呼吸困难、咳嗽、咳痰、咯血、胸痛。呼吸困难发生的时间、性质和程度、与体位的关系。咳嗽发生的时间、性质、与季节的关系、是否伴有胸痛或咳痰。痰量、颜色与性状、气味。咯血的时间、量、颜色、诱因、咯血后有无头晕、心慌、休克等表现。胸痛的时间、部位、性质,与呼吸、咳嗽、体位的关系。

2. 循环系统 主要症状为呼吸困难、心悸、咳嗽、咯血、水肿、心前区痛。呼吸困难发作的时间、缓起或骤起、是否为阵发性、与体位或体力活动的关系、是否伴有水肿或心悸等症状。心悸发生的时间、诱因。心前区疼痛的部位、性质、程度、发生与持续时间、有无放射及放射部位。水肿最早发生的部位、时间、与体力活动的关系、是否伴有尿量改变。

3. 消化系统 主要症状是食欲不振、腹痛、恶心与呕吐、腹泻、呕血与黑便。食欲不振发生及持续的时间、是否厌油腻、是否伴黄疸。腹痛发生的时间、部位、性质、程度、是否有放射及放射部位、饮食与药物对腹痛的影响。恶心与呕吐发生及持续的时间、与饮食的关系、吐出物的量、性状、颜色及气味。腹泻的次数、粪便颜色、气味、性状、有无黏液及脓血、有无未消化食物、有无里急后重、有无腹泻和便秘交替。呕血与黑便的诱因，呕血的时间、次数、数量、颜色，黑便的次数、数量、黑便前有否吃过动物肝脏或动物血，呕血、黑便后有无不适及休克症状。

4. 泌尿系统 主要症状是少尿、多尿、血尿、尿痛、尿频、尿急。少尿或多尿的诱因、发生与持续的时间、是否伴有尿液颜色的改变。血尿发生的时间、是否有血凝块、是否伴有水肿及腰部包块。尿痛、尿频、尿急发生的时间，尿频的程度，是否伴有发热及腰痛等。

另外，注意有无排尿困难、尿潴留或尿失禁，性生活及计划生育情况。

5. 造血系统 主要症状是乏力、头晕、眼花、耳鸣、出血点及瘀斑。乏力、头晕、眼花、耳鸣持续的时间、是否伴发热、是否伴肝脾淋巴结肿大、是否伴骨骼疼痛。出血点及瘀斑发现的部位、有无诱因、是否反复出现。

6. 内分泌系统 主要症状是烦渴与多尿、畏寒与怕热、食欲及体重改变、第二性征与性功能改变。

7. 运动系统 主要症状是四肢及关节疼痛、四肢及关节活动障碍或形态异常、肌肉萎缩、肢体瘫痪、肢体震颤。

8. 神经精神系统 主要症状是头痛、意识障碍、抽搐、瘫痪、感觉障碍、视力障碍、失眠、精神异常。

（艾 娟 李广元）

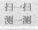 **复习思考题**

1. 简述问诊的内容。
2. 简述现病史的主要内容。

第二章

常 见 症 状

 学习要点

1. 常见症状的概念。

2. 常见症状的病因。

3. 常见症状的临床表现(临床特点)。

　　患者主观上的异常感觉称为症状(symptom),如头痛、乏力、恶心、心悸等。患者被检查后发现的客观异常表现称为体征(sign),如肝大、皮疹、心脏杂音等。常见症状中所指的症状是广义的症状,广义的症状包括狭义的症状和体征。症状是在病理基础上产生的,为疾病的诊断提供了重要线索,也是疾病诊断的重要依据。

第一节　发　　热

　　体温是生命活动的重要标志,体温可以通过体温表测量。正常人体温保持在一定的范围内,腋窝温度为 36 ~ 37℃;口腔温度为 36.3 ~ 37.2℃;直肠温度为 36.5 ~ 37.7℃。在生理状态下,体温受体内外因素的影响而稍有波动。昼夜之间下午较早晨高,剧烈活动、劳动或进餐后体温也可略升高,但一般波动范围不超过 1℃。年轻人体温偏高,老年人体温偏低,妇女在月经期体温较低,在月经前和妊娠期稍高。任何原因导致体温升高超过正常范围称为发热(fever)。发热是机体对致病因素的一种全身反应。

【发生机制】

(一)致热原引起发热

　　致热原分为外源性和内源性两类。外源性致热原主要包括各种病原体及其代谢产物、炎性渗出物及无菌性坏死物质、抗原-抗体复合物等,它们不能直接引起发热,而是通过激活血液中的中性粒细胞、嗜酸性粒细胞和单核-吞噬细胞系统,使其产生并释放内源性致热原。内源性致热原主要有白细胞介素-1、肿瘤坏死因子和干扰素,也不能直接引起发热,它们透过血-脑屏障后,作用于体温调节中枢,使其释放中枢发热调节介质。中枢发热调节介质包括正调节介质和副调节介质。前者使体温中枢调定点(温阈)上升,体温调节中枢对体温重新调节发出冲动,一方面通过垂体内分泌因素使代谢增加或通过运动神经使骨骼肌阵缩(临床表现为寒战)使产热增加,另一方面通过交感神经使皮肤血管收缩及竖毛肌收缩,停止排汗,散热减少,体温升高;在体温中枢调定点(温阈)上升、体温升高的同时,后者(副调节介质)被释放,限制体温中枢调定点的过度上调,对机体产生保护作用。正调节介质主要有:前列腺素 E、促肾上腺皮质激素释放激素、环磷酸腺苷、一氧化氮。副调节介质主要有:精氨酸加压素、黑素细胞刺激素、脂皮质蛋白-1。

(二)非致热源引起发热

1. 体温中枢直接受到刺激　脑部的出血、炎症、肿瘤、外伤、中暑等因素直接作用于丘脑的体温中枢引起发热。

2. 组织产热过多　①甲状腺激素分泌过多时,促进物质代谢,氧化加速,产热增加;②自主神经功能紊乱,交感神经兴奋,组织产热增加。

3. 身体散热减少　①汗腺缺乏或破坏,造成皮肤散热不良;②严重脱水,热量通过水分蒸发散热减少。

目前认为致热原引起发热是机体发热的主要机制。

【病因】　根据病因发热分为感染性发热和非感染性发热两大类,临床上以感染性发热最常见。

(一)感染性发热

各种病原体如细菌、病毒、支原体、衣原体、立克次体、螺旋体、真菌、寄生虫等所引起的感染,均可出现发热。见于急性阑尾炎、急性扁桃体炎、流行性感冒、肺结核等。在分析感染性发热时,一要判断引起发热的病原体种类,二要注意寻找病原体感染的部位。

(二)非感染性发热

1. 无菌性坏死物质的吸收　如大面积烧伤、大手术后、急性心肌梗死、恶性肿瘤等。

2. 变态反应　如风湿热、血清病、系统性红斑狼疮、输血反应等。

3. 内分泌与代谢障碍疾病　如甲状腺功能亢进症、重度脱水等。

4. 皮肤疾病　如大面积严重烧伤后、广泛皮炎、先天性无汗腺、鱼鳞病等。鱼鳞病是一种遗传性角化障碍性皮肤病,皮肤角化障碍造成全身皮脂腺及汗腺的分泌减少。其共同临床特点为四肢伸侧或躯干部发生很多干燥、粗糙、状如鱼鳞的角化性鳞屑。寒冷干燥季节加重,温暖潮湿季节缓解。

5. 体温调节中枢功能失调　如中暑、重度安眠药中毒、脑出血、脑外伤等。

6. 自主神经功能紊乱　①原发性发热:自主神经功能紊乱影响正常的体温调节过程或体质异常,低热可持续数月或数年之久;②感染后低热:原有感染已愈,但低热不退。系体温调节中枢对体温的调节功能仍未完全恢复正常所致;③夏季低热:发生于夏季,秋凉后自行退热每年如此,反复出现,连续数年后多可自愈。常见于营养不良或脑发育不良的幼儿。

【临床表现】

(一)发热过程

发热过程一般分为 3 个阶段。

1. 体温上升期　其特点为产热大于散热。临床上表现为疲乏、不适感、肌肉酸

痛、皮肤苍白、干燥、无汗、畏寒,有时伴寒战等症状。体温上升有两种方式:

(1)骤升型:体温在几小时内达 39～40℃ 或以上,常伴有寒战。见于大叶性肺炎、疟疾、急性肾盂肾炎等。

(2)缓升型:体温于数日内缓慢上升达高峰,见于伤寒、结核病等。伤寒以阶梯状上升的高热为特征。

2. 高热持续期　其特点为产热与散热在较高的水平上趋于平衡,体温维持在较高的状态。临床表现为皮肤潮红而灼热,呼吸和心率增快。此期持续时间可因病情和治疗效果而异,可为数小时、数天、甚至数周不等。

3. 体温下降期　其特点是散热增加而产热趋于正常,体温中枢恢复正常的调节水平。临床表现为患者大量出汗和皮肤温度降低。体温下降的方式有两种:

(1)骤降:体温于数小时内迅速降至正常,有时可低于正常,常伴有大汗。见于疟疾、大叶性肺炎、急性肾盂肾炎、回归热等。

(2)渐降:体温于数天内逐渐降至正常,见于伤寒、风湿热等。

(二)发热分度

根据腋窝温度,临床上将发热分为下列 4 种程度:

1. 低热　37.1～38℃。

2. 中等度发热　38.1～39℃。

3. 高热　39.1～41℃。

4. 超高热　>41℃。

脉搏和呼吸通常随体温升高而加快。一般来说,体温升高 1℃,脉搏每分钟约增加 10 次,呼吸每分钟约增加 3～4 次。

(三)常见热型

将患者每天不同时间测得的体温数值描记在体温单上(符号为:腋温"■"、口温"●"、肛温"○"),将各体温数值点用蓝线连接起来形成体温曲线,该曲线的不同形态(形状)称为热型。不同的病因常形成不同的热型,临床上常见的热型如下:

1. 稽留热　体温持续在 39～40℃,达数天或数周,24 小时内波动范围不超过 1℃。见于大叶性肺炎、伤寒等(图 2-1)。

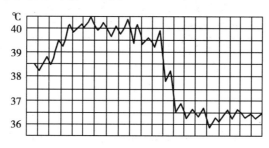

图 2-1　稽留热

2. 弛张热　体温高低不一,24 小时内波动范围达 2℃ 以上,但最低温度仍高于正常水平。见于败血症、重症肺结核、风湿热等(图 2-2)。

3. 间歇热　体温骤升达高峰后持续数小时,又骤然降至正常水平持续一天至数天,如此高热期与无热期反复出现。见于疟疾、急性肾盂肾炎等(图 2-3)。

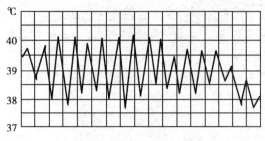

图 2-2 弛张热

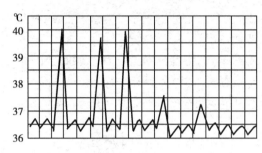

图 2-3 间歇热

4. 回归热 体温急骤升高至 39℃以上,持续数天后又骤降至正常水平,高热期与无热期各持续若干天后规律性交替一次。见于回归热、霍奇金(Hodgkin)病等(图 2-4)。

5. 不规则热 发热的体温曲线无一定规律。见于流行性感冒、肺结核、渗出性胸膜炎等(图 2-5)。

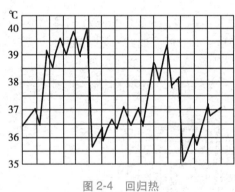

图 2-4 回归热

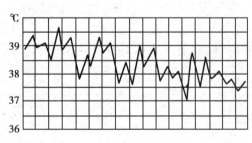

图 2-5 不规则热

（四）发热时间长短

1. 急性短期发热 多见于急性感染,如肺炎球菌肺炎、流行性腮腺炎、急性细菌性痢疾等。

2. 慢性长期发热

（1）长期"不明原因"中~高热:是指体温在 38℃以上,持续时间超过 2 周的发热。见于恶性肿瘤(如恶性组织细胞病、淋巴瘤、肝癌)、结缔组织病(如系统性红斑狼疮)等。

（2）长期低热:是指体温在 38℃以下,持续 1 个月以上的慢性发热。见于慢性感染（如结核病、慢性肝胆管感染）、甲状腺功能亢进症、自主神经功能紊乱、夏季低热等。

【伴随症状】

1. 发热伴寒战　见于大叶性肺炎、败血症、胆囊炎、流行性脑脊髓膜炎、疟疾等。

2. 发热伴结膜充血　见于麻疹、流行性出血热、钩端螺旋体病、斑疹伤寒等。

3. 发热伴单纯疱疹　见于大叶性肺炎、疟疾、流行性脑脊髓膜炎等。

4. 发热伴出血　见于重症麻疹、流行性出血热、败血症、急性白血病、急性再生障碍性贫血等。

5. 发热伴淋巴结肿大　见于传染性单核细胞增多症、风疹、淋巴结结核、局灶性化脓性感染等。

6. 发热伴肝脾大　见于病毒性肝炎、肝及胆道感染、疟疾、血吸虫病、白血病、恶性淋巴瘤等。

7. 发热伴关节肿痛　见于风湿热、败血症、猩红热、痛风等。

【诊断提示】

1. 问诊　流行性脑脊髓膜炎、麻疹、白喉、斑疹伤寒等流行于冬春季节；伤寒、流行性乙型脑炎、脊髓灰质炎、细菌性痢疾则夏秋季流行；钩端螺旋体病常见于夏收与秋收时节。

2. 体格检查　系统性红斑狼疮可表现为典型的面部蝶形红斑。心包炎可出现心包摩擦音及心包摩擦感。胸膜炎可出现胸膜摩擦音与胸膜摩擦感。急性白血病可出现胸骨压痛。水痘患者有向心性分布的皮疹。猩红热患者表现为口周苍白圈。麻疹患者口腔黏膜可见麻疹黏膜斑。流行性出血热患者可表现为醉酒貌且在上胸部等处见到猫抓样血痕或排成链条状的小出血点。

3. 辅助检查　急性细菌性痢疾患者白细胞总数和中性粒细胞数增加，大便镜检可见大量脓细胞和红细胞，若发现巨噬细胞有较大诊断价值。疟疾患者血液涂片可找到疟原虫。伤寒患者血常规检查多有中性粒细胞减少。怀疑急性心肌梗死时，应做心电图检查。

第二节　水　肿

在正常人体中，血管内液体不断地从毛细血管小动脉端滤出至组织间隙成为组织液，同时组织液又不断地从毛细血管小静脉端回吸入血管中，两者保持着动态平衡。人体组织间隙有过多的液体积聚使组织肿胀称为水肿（edema）。浆膜腔水肿称为积液（hydrops），如胸腔积液、腹腔积液、心包腔积液和关节腔积液。水肿按部位可分为全身性水肿和局部性水肿；按性质可分为凹陷性水肿与非凹陷性水肿。当身体各部分（主要是皮下组织）组织间隙均有液体积聚时称为全身性水肿；体液积聚于局部组织间隙时，称为局部性水肿。按压后出现凹陷的水肿称为凹陷性水肿；按压后无明显凹陷的水肿称为非凹陷性水肿。

【发生机制】　水肿的发生机制综合起来有五点：①钠和水的潴留；②毛细血管内滤过压升高；③毛细血管壁通透性增加；④血浆胶体渗透压降低；⑤淋巴回流受阻。

【病因】

（一）全身性水肿

1. 心源性水肿　见于右心衰竭、渗出性心包炎、慢性缩窄性心包炎,以右心衰竭最常见。其主要发生机制是:①静脉回流受阻,致静脉压和毛细血管内滤过压升高,液体从血管内滤出增多;②心排出量减少,肾血流量减少,导致肾小球对水和钠滤过减少,引起钠、水潴留。

2. 肾源性水肿　见于急性或慢性肾炎、肾病等。其发生机制随疾病而异:①肾炎性水肿主要是由于毛细血管壁通透性增加,以及肾血流量减少所致的钠、水潴留;②肾病性水肿主要是由于大量蛋白尿所致的低蛋白血症,以及循环血量减少,继发性醛固酮增多,引起钠、水的潴留。

3. 肝源性水肿　主要见于肝硬化失代偿期。其主要发生机制是:①肝脏合成血浆白蛋白减少,血浆胶体渗透压降低;②门脉高压,致腹腔脏器血液回流受阻,毛细血管内滤过压升高;③肝淋巴液回流障碍。

4. 营养不良性水肿　见于慢性消耗性疾病、长期营养缺乏、蛋白丢失性胃肠病、严重烧伤等。其主要发生机制是血浆蛋白减少而引起的胶体渗透压降低。另外,维生素 B_{12} 缺乏亦可引起水肿。

5. 其他全身性水肿　黏液性水肿、经前期紧张综合征、药物性水肿、特发性水肿、妊娠高血压综合征、血管神经性水肿等。

（二）局部性水肿

1. 局部炎症水肿　见于急性蜂窝织炎、丹毒、痈等。

2. 局部静脉回流受阻　见于上腔静脉阻塞综合征、肢体静脉血栓形成、血栓性静脉炎、下肢静脉曲张等。

3. 局部淋巴回流受阻　见于丝虫病、淋巴结清扫术后(如乳腺癌腋窝淋巴结清扫术后引起上肢淋巴回流障碍出现手臂水肿)等。

【临床表现】

（一）全身性水肿

1. 心源性水肿　其主要特点是上行性水肿。水肿首先发生于身体下垂部位,立位时,首先出现于下肢,尤其以踝部较明显;半卧位时,则先出现在臀部、大腿部及腰背部;卧位时,则首先出现于骶部。水肿在劳累后明显,休息后减轻。随着心力衰竭的加重,水肿逐渐向上扩展。严重时可并发胸膜腔、腹膜腔甚至心包腔积液。

2. 肾源性水肿　其主要特点是下行性水肿。急性肾炎时,患者早期于晨间起床时,发现眼睑与颜面浮肿,迅速发展为全身性水肿。肾病综合征的全身性水肿最明显,以重度全身性水肿、大量蛋白尿、严重低蛋白血症、高胆固醇血症为特征,其水肿的分布与体位关系不大。

心源性水肿与肾源性水肿的鉴别见表2-1。

3. 肝源性水肿　腹水是肝硬化晚期的突出表现。水肿发生缓慢,常首先出现于踝部,严重时可出现下肢水肿,腹水甚至胸水,而头面部及上肢常无水肿。

4. 营养不良性水肿　其主要特点是先有体重减轻和消瘦等表现,以后才出现水肿,水肿常先从足部开始,逐渐蔓延全身,给予高蛋白、高热量饮食或维生素 B_1 后水肿可迅速消失。

表 2-1　心源性水肿与肾源性水肿的鉴别

	心源性水肿	肾源性水肿
开始部位	从足部开始,向上延及全身	从眼睑、面部开向下始延及全身
发展快慢	发展比较缓慢	发展常较迅速
水肿性质	比较坚实,移动性小	比较软,移动性大
伴随症状	心脏增大、心脏杂音、肝大、静脉压升高等	高血压、蛋白尿、血尿、管型尿等

5. 其他全身性水肿　主要有:①黏液性水肿:甲状腺功能减退所致。水肿为非凹陷性(水肿液中含大量亲水蛋白),有乏力、怕冷、皮肤黏糙、反应迟钝、毛发(特别是眉毛)脱落等表现。②经前期紧张综合征:多于月经前 7~14 天出现,眼睑、手、踝部轻度水肿,体重增加 1~2kg。常伴有烦躁、易怒、失眠、头痛、乏力、乳房胀痛、盆腔部沉重感,月经后水肿消失。③药物性水肿:引起水肿的药物有肾上腺皮质激素、雄激素、雌激素、利血平、胰岛素、甘草等。特点是用药后发生,停药不久后消失。④特发性水肿:水肿发生而无任何明显的、已知的原因,称为特发性水肿。只见于女性,水肿和月经有关,多局限于踝部与眼睑,一般为轻度,于站立或工作劳累后出现或加重。常伴有其他自主神经功能失调症状,而体格检查基本正常。⑤血管神经性水肿:由于对某种药物、食物或环境中的某种因素过敏(冷、热空气)引起的水肿,其特点是水肿突然发生,水肿部位无疼痛,但可有麻胀感,多见于面部、舌及唇处,消失较快。若水肿发生在喉头和(或)声门时,可危及患者生命。

(二)局部性水肿

1. 局部炎症水肿　水肿局部红、肿、热、痛。见于急性乳腺炎、疖、痈等。

2. 局部静脉回流受阻　①上腔静脉阻塞综合征:此为肺、纵隔肿瘤或炎症压迫上腔静脉或上腔静脉内血栓形成所致。水肿呈"披肩样",即水肿发生于上腔静脉引流的面、颈、肩、上肢及上胸部。②下肢深静脉血栓形成:突发一侧下肢(血栓形成部位以下)肿胀,伴疼痛和浅静脉扩张。

3. 局部淋巴回流受阻　①丝虫病引起的水肿多发生在下肢与阴囊处,状如象皮,按压无凹陷。②淋巴结清扫术后引起的肢体水肿有癌肿及手术史,开始水肿尚软,后逐渐变硬。

【伴随症状】

1. 水肿伴呼吸困难和发绀　见于左心衰竭、脚气病(维生素 B_1 缺乏症)等。

2. 水肿伴肝大　见于右心衰竭等。

3. 水肿伴高血压　见于妊娠高血压综合征等。

4. 水肿伴肝掌、蜘蛛痣　见于慢性肝炎、肝硬化等。

【诊断提示】

1. 问诊　儿童或青少年在水肿出现前 1~3 周有上呼吸道感染(扁桃体炎)或皮肤感染(脓疱疮)史者,提示急性肾炎。妊娠 24 周后的初产妇发生的全身性水肿,提示妊娠高血压综合征。药物性水肿有服用致水肿药物史。

2. 体格检查　发现颈静脉怒张、肝-颈静脉回流征阳性,提示右心衰竭。发现以脐为中心向四周伸展的腹壁静脉曲张提示肝硬化。

3. 辅助检查 尿液一般检查有助于肾炎、肾病的诊断。肝功能检查有助于慢性肝炎、肝硬化的诊断。B 型或 D 型超声检查对肝硬化的诊断有重要帮助。右心衰竭、心包炎可行胸部 X 线检查。

第三节 咳嗽与咳痰

咳嗽(cough)是一种保护性反射动作。通过咳嗽可将呼吸道内的异物、分泌物、渗出物及坏死组织排出体外,起到排出异物和清洁呼吸道的作用。但频繁的刺激性咳嗽消耗体力,增加心脏负担,影响工作和休息,则失去保护意义。呼吸道内的分泌物、渗出物及坏死组织、异物混合形成痰,随咳嗽动作将其排出,称为咳痰(expectoration)。

【发生机制】 咳嗽是由于延髓咳嗽中枢受刺激所致。有的刺激来自呼吸系统以外的器官,但大部分刺激来自呼吸道黏膜。呼吸道黏膜受到炎症、水肿、异物等刺激后,将冲动经迷走神经、舌咽神经、三叉神经的感觉纤维传入延髓咳嗽中枢,再通过喉下神经、膈神经、脊神经分别兴奋声带肌、膈肌、肋间肌引起咳嗽动作。咳嗽时,痰随之排出。

【病因】

(一)呼吸系统疾病

1. 咽喉疾病 见于急性或慢性咽炎、咽结核与喉结核、喉癌等。

2. 气管、支气管疾病 见于慢性支气管炎、支气管哮喘、支气管扩张症、支气管肺癌、气管或支气管异物等。

3. 肺疾病 见于肺炎、肺结核、肺脓肿、肺吸虫病、尘肺等。

4. 胸膜疾病 见于胸膜炎、自发性气胸、恶性肿瘤的胸膜浸润等。

(二)心血管系统疾病

1. 心脏疾病 见于二尖瓣狭窄、左心衰竭、心包炎等。

2. 血管疾病 见于肺动脉栓塞等。

(三)其他因素

1. 中枢神经因素 见于习惯性咳嗽、癔病等。

2. 药物副作用 见于服用巯甲丙脯酸(卡托普利)、缬沙坦等。

【临床表现】

(一)咳嗽的性质

1. 干性咳嗽 即刺激性咳嗽,指咳嗽无痰或痰量甚少。见于急性咽(喉)炎、急性支气管炎初期、胸膜炎、早期肺结核、中心型肺癌、肺炎支原体肺炎等。

2. 湿性咳嗽 指有痰且痰量较多的咳嗽。见于慢性支气管炎、细菌性肺炎、支气管扩张症、肺脓肿等。

(二)咳嗽的时间与节律

1. 骤然发生的咳嗽 见于急性上呼吸道感染、气管异物、吸入刺激性气体(氨气、氯气、二氧化氮)等。

2. 长期慢性咳嗽 见于慢性支气管炎、支气管哮喘、支气管扩张症、慢性肺脓肿等。

3. 阵发性咳嗽　见于呼吸道异物、百日咳、支气管内膜结核、支气管肺癌等。

4. 定时咳嗽　指咳嗽的出现和加剧有一定时间。晨起或夜间卧下时咳嗽见于慢性支气管炎、支气管扩张症等;夜间咳嗽比较频繁见于慢性心力衰竭、肺结核等。

（三）咳嗽的音色

1. 嘶哑咳嗽　见于声带炎、喉结核、喉癌等。

2. 犬吠样咳嗽　见于会厌、喉头疾患或气管受压。

3. 金属样咳嗽　见于纵隔肿瘤、主动脉瘤、支气管肺癌等直接压迫气管。

4. 阵发性痉咳伴鸡鸣样回声　见于百日咳。

5. 短促轻咳、咳而不爽　见于干性胸膜炎、大叶性肺炎、胸部外伤后。

（四）痰的性状与量

1. 白色或无色黏痰　常见于慢性咽炎、急性支气管炎、慢性支气管炎临床缓解期、支气管哮喘。

2. 痰白黏稠且牵拉成丝难以咳出　提示真菌感染。

3. 铁锈色痰　见于大叶性肺炎。

4. 粉红色泡沫样痰　见于二尖瓣狭窄和左心衰竭。

5. 大量稀薄浆液性痰中含粉皮样物　提示棘球蚴（包虫）病。

6. 果酱样痰　见于肺吸虫病。

7. 黄绿色或翠绿色痰　提示铜绿假单胞菌感染。

8. 大量脓臭痰　见于肺脓肿。

9. 日咳数百至上千毫升浆液泡沫痰　提示肺泡癌。

【伴随症状】

1. 咳嗽伴发热　见于呼吸道感染、肺炎、肺结核等。

2. 咳嗽伴胸痛　见于胸膜炎、自发性气胸、支气管肺癌等。

3. 咳嗽伴呼吸困难　见于重症心肺疾病、大量胸腔积液、气胸等。

【诊断提示】

1. 问诊　有结核接触史者注意肺结核的可能。冬季加剧的长期慢性咳嗽提示为慢性支气管炎。童年起病,且脓痰在病程中逐渐增多提示支气管扩张症。有长期接触有害粉尘病史的慢性咳嗽应考虑肺尘埃沉着症。小儿于玩耍过程中突然出现的呛咳、憋气应想到气管异物。

2. 体格检查　锁骨上下区局限性细湿啰音提示浸润型肺结核。一侧胸部叩诊呈鼓音提示气胸。一侧胸部叩诊呈实音提示大量胸腔积液。发现杵状指（趾）应想到慢性肺脓肿的可能。

3. 辅助检查　痰液检查查出结核杆菌可确诊肺结核,X线检查有助于肺结核的早期发现。肺脓肿患者白细胞计数明显升高,X线检查可发现空洞及液平面。痰液检查肺炎球菌阳性、X线检查发现以肺段或肺大叶为范围的阴影提示肺炎球菌肺炎。支气管镜检查对肺癌尤其是中心型肺癌的诊断很有帮助。

第四节　咯　血

喉以下的呼吸道及肺实质出血,血液随咳嗽动作从口腔排出,称为咯血（hemopty-

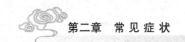

sis）。小量咯血是指每日咯血量少于100ml；中等量咯血是指每日咯血量在100～500ml；大量咯血是指每日咯血量超过500ml。咯血应注意与来自鼻腔、口腔、咽部、上消化道的出血相鉴别。

【病因与发生机制】

（一）呼吸系统疾病

1. 支气管疾病　见于慢性支气管炎、支气管扩张症、支气管肺癌、支气管内膜结核等。其发生机制是炎症或癌肿使其病灶处毛细血管通透性增高或黏膜下血管破裂。

2. 肺部疾病　见于肺结核、肺炎、肺脓肿、肺真菌病、肺吸虫病、肺转移瘤等。其发生机制是病灶处毛细血管通透性增高、小血管破裂、肺结核或肺脓肿空洞内小动脉瘤破裂。

（二）心血管系统疾病

主要见于风湿性心脏病二尖瓣狭窄和左心衰竭。其发生机制是肺淤血致肺内小静脉及毛细血管内压力升高，导致血液外渗、小静脉及毛细血管破裂。另外，房间隔缺损、肺梗死等亦可引起咯血。

（三）其他

1. 血液病　见于血小板减少性紫癜、再生障碍性贫血、急性白血病、血友病等。其发生机制主要是止血、凝血功能障碍。

2. 急性传染病　见于流行性出血热、百日咳、钩端螺旋体病等。

3. 胸部外伤　见于暴力、锐器、手术等造成的肺损伤。

4. 其他　见于系统性红斑狼疮、高山病、支气管子宫内膜异位症。

上述病因中，主要是呼吸系统疾病和心血管系统疾病，尤以肺结核、风湿性心脏病二尖瓣狭窄、支气管扩张症、肺脓肿、肺癌等临床上常见，而以肺结核为咯血最常见的病因。

【临床表现】

（一）咯血的年龄

儿童少量咯血应注意特发性含铁血黄素沉着症的可能。青少年咯血常见于肺结核、支气管扩张症、二尖瓣狭窄等。40岁以上有长期吸纸烟史者应考虑肺癌的可能。

（二）咯血的量

根据咯血量的大小，咯血可表现为痰中带血、血块、全部是鲜血等，血块如阻塞呼吸道可引起窒息，出血量过大时，亦可出现失血性休克。大量咯血常见于空洞型肺结核、支气管扩张症和慢性肺脓肿；反复小量咯血主要见于肺癌。

（三）咯血的性状

咯血混有脓痰见于支气管扩张症、肺脓肿；咯血呈暗红色主要见于风湿性心脏病二尖瓣狭窄；咯砖红色胶冻样血痰主要见于克雷伯杆菌肺炎；咯黏稠暗红色血痰常见于肺梗死。

（四）咯血与呕血的鉴别

咯血来自呼吸道，呕血来自消化道，准确判断出血部位十分重要，两者鉴别见表2-2。

表 2-2　咯血与呕血的鉴别

	咯血	呕血
出血常见病因	肺结核、肺癌、支气管扩张症等	消化性溃疡、肝硬化、胃炎、胃癌等
出血先兆	喉痒、咳嗽、胸闷	上腹部不适、恶心、呕吐
出血方式	咯出	呕出
出血颜色	多鲜红	多棕黑、暗红
血液内混有物	气泡及痰	食物残渣与胃液
酸碱反应	碱性	酸性
出血后情况	痰中有血,无黑便	伴有黑便,痰中无血

【伴随症状】

1. 咯血伴发热　见于肺结核、肺脓肿、流行性出血热、钩端螺旋体病等。

2. 咯血伴胸痛　见于大叶性肺炎、肺梗死、肺结核、支气管肺癌等。

3. 咯血伴呛咳　见于支气管肺癌、肺炎支原体肺炎等。

4. 咯血伴皮肤黏膜出血　见于血液病、钩端螺旋体病、流行性出血热等。

【诊断提示】

1. 问诊　有生食石蟹或蝲蛄史者提示肺吸虫病。长期卧床、手术后或有心房颤动病史者,应想到肺梗死的可能。有肺结核家族史或与肺结核患者密切接触者应想到肺结核。中年以上反复少量咯血要警惕肺癌。女性与月经有关的周期性咯血提示为支气管子宫内膜异位症。

2. 体格检查　患者呈二尖瓣面容,心尖部听到舒张期隆隆样杂音提示风湿性心脏病二尖瓣狭窄。反复咯血而全身情况较好,肺底部局限而固定的湿性啰音提示支气管扩张症。患者呈进行性消瘦且伴低热、盗汗提示活动性肺结核。患者呈进行性消瘦且伴右锁骨上淋巴结肿大提示肺癌。

3. 辅助检查　怀疑钩端螺旋体病时,应取血液、尿液标本,在显微镜下找钩端螺旋体或进行培养,亦可做显微镜凝集溶解试验。流行性出血热患者血液中有异型淋巴细胞出现,血小板逐渐减少。X 线检查肺部呈蜂窝状或卷发样阴影提示支气管扩张症,支气管造影可确诊。痰脱落细胞学及支气管镜检查对确诊肺癌具有重要价值。风湿性心脏病二尖瓣狭窄 X 线检查呈"梨形心",心电图检查出现"二尖瓣型 P 波"。

第五节　呼吸困难

患者主观上感觉空气不足,客观上表现为呼吸费力并伴有呼吸频率、节律和深度的改变称为呼吸困难(dyspnea)。严重的呼吸困难,患者被迫坐起呼吸,称为端坐呼吸(orthopnea)。

【病因与发生机制】

(一)肺源性呼吸困难

凡由呼吸系统疾病引起的呼吸困难统称为肺源性呼吸困难。

1. 呼吸道阻塞 见于急性喉炎、喉水肿、气管或支气管异物、慢性支气管炎、支气管哮喘等。其发生机制是呼吸道狭窄,引起通气功能障碍,导致缺氧和二氧化碳潴留,发生呼吸困难。

2. 肺部疾病 见于慢性阻塞性肺气肿、肺炎、肺结核、肺水肿、肺梗死、肺转移瘤、广泛性肺纤维化等。其发生机制主要是肺组织损害,肺泡通气量减低,换气功能障碍,发生呼吸困难。

3. 胸膜疾病 见于气胸、大量胸腔积液、胸膜粘连等。其发生机制是肺扩张和收缩受限,导致肺活量降低,通气减少,发生呼吸困难。

4. 胸廓疾病及膈肌运动障碍 见于胸廓畸形、肋骨骨折、腹腔内巨大肿瘤、大量腹水、急性腹膜炎等。其发生机制主要是呼吸幅度减小,呼吸运动减弱,肺活量减少,发生呼吸困难。

(二)心源性呼吸困难

凡由心血管系统疾病引起的呼吸困难统称为心源性呼吸困难。主要是各种原因导致的心力衰竭,尤其是左心衰竭。

1. 左心衰竭 引起左心衰竭的原因有:高血压性心脏病、冠状动脉粥样硬化性心脏病、病毒性心肌炎、原发性心肌病等。引起左心衰竭发生呼吸困难的主要机制是肺淤血和肺泡弹性降低,影响气体交换并通过神经反射刺激呼吸中枢发生呼吸困难。

2. 右心衰竭 引起右心衰竭的原因有:慢性肺源性心脏病、风湿性心脏病二尖瓣狭窄、慢性心包积液等。右心衰竭发生呼吸困难的主要机制是体循环淤血,右心房与上腔静脉压升高,刺激压力感受器反射性地刺激呼吸中枢发生呼吸困难。

(三)中毒性呼吸困难

1. 药物和化学物品中毒 见于吗啡、巴比妥类和亚硝酸盐、氰化物中毒等。其发生机制是呼吸中枢受抑制或红细胞携氧能力降低或阻断氧的利用,发生呼吸困难。

2. 严重代谢失常疾病 见于糖尿病酮症酸中毒和慢性肾衰竭尿毒症期。其发生机制主要是出现代谢性酸中毒,血液中的酸性产物刺激颈动脉窦和主动脉体的化学感受器或直接刺激呼吸中枢,发生呼吸困难。

(四)神经精神性呼吸困难

1. 脑实质损害 见于脑炎、急性脑血管疾病、脑肿瘤、颅脑外伤等。其发生机制主要是呼吸中枢直接受压或供血减少,发生呼吸困难。

2. 脊髓及周围神经损害 见于急性脊髓炎、吉兰-巴雷(Guillain-Barre)综合征等。其发生机制是颈髓前角细胞或支配呼吸肌的神经损害,造成呼吸肌麻痹。

3. 神经症 见于癔病、神经衰弱等。为精神紧张所致。

4. 其他 重症肌无力,呼吸肌麻痹致呼吸困难。

(五)血源性呼吸困难

主要见于贫血,尤其是严重贫血时。因红细胞携氧量减少,血氧含量降低,反射性引起呼吸困难。

上述病因中,临床上最常见的是肺源性呼吸困难和心源性呼吸困难。

【临床表现】

(一)肺源性呼吸困难

1. 吸气性呼吸困难 见于急性喉炎、喉水肿、气管或主支气管异物、急性咽后壁脓肿等。临床表现为吸气特别费力,严重者出现"三凹征",即胸骨上窝、锁骨上窝、锁骨下窝在吸气时明显凹陷,可伴有干咳及高调的吸气性哮鸣音。

2. 呼气性呼吸困难 见于急性细支气管炎、支气管哮喘、慢性阻塞性肺气肿等。临床表现为呼气特别费力、呼气延长而缓慢或双呼气,常伴有呼气性哮鸣音。

3. 混合性呼吸困难 见于重症肺炎、广泛性肺纤维化、大片肺不张、大量胸腔积液、气胸等。临床表现为呼气与吸气均感费力,呼吸频率增加。

（二）心源性呼吸困难

1. 左心衰竭 左心衰竭引起的呼吸困难表现为劳动时发生或加重,休息后缓解或减轻,称为"劳力性呼吸困难"。部分患者常于夜间睡眠中突然胸闷气急憋醒而被迫坐起,持续数分钟至数十分钟后症状逐渐消失,称为夜间阵发性呼吸困难。严重的夜间阵发性呼吸困难,出现明显的气喘、面色发绀、躁动不安、大汗淋漓、两肺哮鸣音、咳粉红色泡沫样痰、心率加快,称为"心源性哮喘"。夜间阵发性呼吸困难是心源性呼吸困难的特征表现。

2. 右心衰竭 右心衰竭引起的呼吸困难表现较左心衰竭为轻,常伴有双下肢水肿、肝肿大、颈静脉怒张及肝-颈静脉回流征阳性、末梢发绀明显等。

（三）中毒性呼吸困难

1. 药物和化学物品中毒 吗啡、巴比妥类中毒时,抑制呼吸中枢,表现为呼吸缓慢或呼吸节律异常;氰化物中毒时,呼吸困难迅速而严重,剂量大时可猝死(1979年国际心脏病学会、美国心脏学会以及1970年世界卫生组织定义的猝死为:急性症状发生后即刻或者情况24小时内发生的意外死亡。目前大多数学者倾向于将猝死的时间限定在发病1小时内)。

2. 严重代谢失常疾病 糖尿病酮症酸中毒和尿毒症引起的呼吸困难表现为深而大的呼吸,可伴有鼾音,称为酸中毒大呼吸或库斯莫尔(Kussmaul)大呼吸。

（四）神经精神性呼吸困难

1. 脑实质损害 脑实质损害所致的呼吸困难表现为呼吸深而慢或呼吸节律改变,心率亦变慢。

2. 脊髓及周围神经损害 吉兰-巴雷综合征所致的呼吸困难表现为呼吸肌麻痹,伴四肢对称性、进行性感觉障碍和弛缓性瘫痪;急性脊髓炎累及颈髓时亦表现为呼吸肌麻痹,病变以下肢体弛缓性瘫痪。

3. 神经症 癔病患者呼吸困难表现为呼吸浅表和呼吸频速(可达100次/分钟),神经衰弱患者可出现叹气样呼吸。

（五）血源性呼吸困难

血源性呼吸困难表现为呼吸加速、心率加快,伴皮肤黏膜苍白。

【伴随症状】

1. 呼吸困难伴窒息感 见于支气管哮喘、心源性哮喘、癔病、喉水肿、气管内异物等。

2. 呼吸困难伴发热 见于肺炎、肺脓肿、急性心包炎、咽后壁脓肿等。

3. 呼吸困难伴咯血 见于支气管扩张症、肺结核、慢性肺脓肿、二尖瓣狭窄等。

4. 呼吸困难伴昏迷 见于脑炎、脑出血、脑膜炎等。

【诊断提示】

1. 问诊 冬季在密闭的寝室中因煤炉取暖而引起者提示一氧化碳中毒。每于春秋季节发作提示外源性支气管哮喘。小儿出现突发性呛咳、憋气、窒息应考虑气管异物如花生、瓜子、豆类等进入气管。

2. 体格检查　皮肤黏膜苍白如纸提示重度贫血。口唇呈樱桃红色提示一氧化碳中毒。双肺底出现湿啰音提示左心衰竭。进行性、对称性四肢瘫痪提示吉兰-巴雷综合征。

3. 辅助检查　糖尿病酮症酸中毒时血糖及血酮体明显增高。尿毒症时血尿素氮及血肌酐明显升高。吉兰-巴雷综合征脑脊液检查出现蛋白-细胞分离现象。严重贫血患者血液一般检查红细胞计数和血红蛋白量明显低于正常。气胸时 X 线检查肺野呈高度透亮区，无肺纹理，肺组织被压缩至肺门。大量胸腔积液时 X 线检查肺野呈均质的高密度阴影。

第六节　发　　绀

血液中还原血红蛋白增多，或出现异常血红蛋白衍化物（高铁血红蛋白、硫化血红蛋白）而使皮肤黏膜呈现青紫色的现象称为发绀（cyanosis）。全身皮肤黏膜均可出现发绀，但在皮肤较薄、色素较少和毛细血管丰富的血循环末梢如口唇、舌、口腔黏膜、鼻尖、颊部、耳垂、甲床等处更易观察到。

【病因与发生机制】

（一）血液中还原血红蛋白增多

血液中还原血红蛋白增多引起的发绀其出现与否，取决于血液中还原血红蛋白的绝对量。当毛细血管血液中还原血红蛋白量超过 50g/L 时，皮肤黏膜即可出现发绀。因此，严重贫血患者（血红蛋白量<50g/L 时），即使全部氧合血红蛋白都处于还原状态，也不足以引起发绀，而真性红细胞增多症的患者，血液中还原血红蛋白多超过 50g/L，故常有发绀表现。

1. 中心性发绀　由心、肺疾病导致动脉血中还原血红蛋白增多所致。

（1）肺性发绀：见于呼吸道梗阻（喉水肿、气管异物等）、肺组织严重病变（慢性纤维空洞型肺结核、慢性肺脓肿等）。其发生机制是血液流经肺脏时，未得到充分的氧合。

（2）心性混血性发绀：见于法洛（Fallot）四联症、房间隔缺损等。其发生机制是部分静脉血未通过肺脏进行氧合作用，而通过异常通道直接进入体循环，分流量超过心排出量的1/3时，即出现发绀。

知识链接

法洛四联症

法洛四联症是一种常见的先天性心脏畸形，1888 年由 Fallot 首先描述。其基本病理改变为室间隔缺损、肺动脉狭窄、主动脉骑跨和右心室肥厚并存。该症在儿童发绀型心脏畸形中居首位，患儿的预后主要取决于肺动脉狭窄程度及侧支循环情况，重者25%～35%在 1 岁内死亡，50%死于 3 岁内，70%～75%死于 10 岁内。由于慢性缺氧导致红细胞增多症、继发性心肌肥大和心力衰竭而死亡。患者主要表现为发绀、杵状指、活动时呼吸急速、喜蹲踞、晕厥等。目前主要通过手术纠正畸形。

2. 周围性发绀 由周围循环血流障碍所致。

（1）静脉淤血：见于右心衰竭、慢性缩窄性心包炎等。其发生机制是体循环淤血，周围血流缓慢，血液脱氧过多。

（2）动脉缺血：见于严重休克。其发生机制是循环量不足，微循环淤血，周围循环缺血、缺氧。

（3）冷凝集素血症或冷球蛋白血症：冷凝集素主要出现在肺炎支原体肺炎患者血液中，遇寒冷天气时，冷凝集素可使红细胞在肢端毛细血管内凝集，引起发绀。大量的冷球蛋白几乎只见于多发性骨髓瘤患者，在低温时发生凝固，使红细胞滞留于末梢局部，引起发绀。

（4）其他：雷诺（Raynaud）病、肢端发绀症、血栓闭塞性脉管炎、寒冷环境等均可由于周围血管舒缩功能紊乱引起发绀。

3. 混合性发绀 中心性发绀和周围性发绀并存时称为混合性发绀。见于全心衰竭。其发生机制是左心衰竭引起肺淤血，血液在肺内氧合不足；右心衰竭引起周围循环血流缓慢，血液在周围毛细血管中脱氧过多。

（二）血液中含有异常血红蛋白衍化物

1. 高铁血红蛋白血症 见于伯氨喹、亚硝酸盐、磺胺类、非那西丁、硝基苯等中毒。其发生机制是血红蛋白分子中的二价铁被三价铁取代，形成高铁血红蛋白，失去携氧能力。由于进食大量含有亚硝酸盐的变质蔬菜产生的发绀，称为"肠源性青紫症"。血液中高铁血红蛋白量超过 30g/L，皮肤黏膜即出现发绀。

2. 硫化血红蛋白血症 凡能引起高铁血红蛋白血症的药物或化学物质也能引起硫化血红蛋白血症，但患者须同时有便秘或服用硫化物（主要为含硫的氨基酸，含此类氨基酸较多的食物有干酪、蛋类、鱼、谷类、谷物制品、豆类、肉类、坚果类和家禽），在肠内形成大量硫化氢，硫化氢与血红蛋白结合形成硫化血红蛋白。血液中硫化血红蛋白量达 5g/L 时，即可出现发绀，但临床上罕见。

临床上的发绀绝大多数是由血液中还原血红蛋白增多引起的。

【临床表现】

（一）血液中还原血红蛋白增多所致发绀

1. 中心性发绀 其临床特点是：①发绀呈全身性，除四肢和颜面外，还累及黏膜和躯干的皮肤；②发绀部位的皮肤温暖；③局部虽经加温和按摩，发绀仍不消退。

2. 周围性发绀 其临床特点是：①发绀为局部性，常见于肢体的末梢部位和下垂部分，如肢端、耳垂、口唇；②发绀部位的皮肤冰冷；③局部经加温和按摩后，发绀即可消退。

（二）血液中异常血红蛋白衍化物所致发绀

1. 高铁血红蛋白血症 其临床特点是：①发绀出现急骤，呈暂时性；②静脉血呈深棕色，暴露于空气中不转变为鲜红色，加入硫代硫酸钠或维生素 C 后可转变为鲜红色；③静脉注射亚甲蓝或大量维生素 C 可使发绀消退且为急救措施。

2. 硫化血红蛋白血症 其临床特点是：①发绀持续时间长，可达几个月或更长；②患者血液呈蓝褐色；③分光镜检查可确定硫化血红蛋白的存在；④发绀虽重但一般无呼吸困难。

【伴随症状】

1. 发绀伴呼吸困难 见于急性呼吸道梗阻和重症心、肺疾病。
2. 发绀伴杵状指(趾) 见于法洛四联症、慢性肺脓肿、支气管扩张症等。
3. 发绀伴意识障碍 见于休克、急性药物或化学物品中毒、急性肺部感染等。

【诊断提示】

1. 问诊 自出生或幼年即出现发绀,应考虑法洛四联症或先天性高铁血红蛋白血症。服用伯氨喹、磺胺类药物后出现的发绀,提示为高铁血红蛋白血症。进食大量隔夜的煮熟青菜或未腌透的咸菜后而出现的发绀,提示为肠源性青紫症。有长期吸食大量纸烟史且伴下肢疼痛、间歇性跛行提示为血栓闭塞性脉管炎。

2. 体格检查 年轻女性整个手部与腕部出现持续、均匀的发绀伴冷感,提示为肢端发绀症。将指(趾)浸于4℃左右的冷水中1分钟,出现苍白—发绀—潮红—恢复正常的典型顺序改变提示为雷诺病。检查发现患者有水肿、肝大、颈静脉怒张提示为右心衰竭或缩窄性心包炎。

3. 辅助检查 怀疑高铁血红蛋白血症或硫化血红蛋白血症时应选做分光镜检查。怀疑多发性骨髓瘤引起的肢端发绀,应做冷球蛋白的检查。怀疑法洛四联症可选择X线摄片、彩色多普勒、心导管检查。

第七节 心 悸

自觉心跳并伴有心前区不适感,称为心悸(palpitation)。心悸是临床上常见的症状之一,可以是生理性的反应,也可能是病理性表现。心悸常引发患者焦虑、恐惧等心理反应。

【病因】

(一)心脏搏动增强

1. 生理性心脏搏动增强 见于剧烈体力活动、精神紧张、过量吸烟、过量饮酒、喝浓茶或咖啡、药物影响(使用麻黄碱、氨茶碱、阿托品等)。

2. 病理性心脏搏动增强 ①心室增大:见于高血压性心脏病、风湿性心脏病主动脉瓣关闭不全、脚气性心脏病(维生素 B_1 缺乏引起)等;②心排出量增多:见于高热、贫血、甲状腺功能亢进症等。

(二)心律失常

1. 心动过速 见于窦性心动过速、阵发性心动过速、快速型心房颤动、快速型心房扑动等。

2. 心动过缓 见于窦性心动过缓、病态窦房结综合征、交界性心律、高度房室传导阻滞等。

3. 其他心律失常 期前收缩(早搏)、心房颤动等。

(三)自主神经功能紊乱

自主神经功能紊乱见于神经衰弱、心脏神经症。

【临床表现】

(一)心悸的诱发因素

心悸在吸烟、饮酒、喝浓茶、喝咖啡、使用某些药物(麻黄碱、氨茶碱、肾上腺素、阿托品、甲状腺素片等)、精神紧张、受惊吓时或后出现,多提示为生理性;在高血压性心脏病、风湿性心脏病、冠心病、先天性心脏病室间隔缺损等病史基础上出现的心悸,多提示为病理性。

(二)心悸的强度

突发的心律失常,如阵发性心动过速、急性心肌缺血引起的心房颤动,患者感觉心悸明显;慢性的心律失常,如慢性心房颤动,因患者已经逐渐适应,患者感觉心悸较轻。

(三)几种出现心悸疾病的特点

1. 心脏神经症 多见于青年女性,在休息状态下发生,心悸持续时间短,常伴有全身乏力、头痛、耳鸣、失眠、多梦、记忆力减退等症状。β-肾上腺素能受体功能亢进综合征是心脏神经症的一种特殊表现形式,除心悸外,尚可出现心电图 S-T 段下移、T 波平坦或倒置,易与心肌缺血或心肌损害相混淆,可用普萘洛尔(心得安)试验鉴别。

知识链接

普萘洛尔试验

普萘洛尔试验的做法是:①首先描记常规静息心电图。②口服普萘洛尔 20mg 或普萘洛尔 20mg 加于 25% 葡萄糖注射液中静脉注射。③用药后 0.5 小时、1 小时、2 小时各描记心电图 1 次。④将常规静息心电图与用药后心电图对照,若用药后心电图 S-T 段、T 波恢复正常,为阳性,提示为功能性,即 β-肾上腺素能受体功能亢进综合征;若用药后心电图 S-T 段、T 波仍不正常,为阴性,提示为器质性,可为心肌缺血或心肌损害。

2. 甲状腺功能亢进症 多见于 20~40 岁女性,心悸经常存在,常伴有怕热、多汗、易激动、食欲亢进等症状。

3. 病毒性心肌炎 多见于青少年,心悸突然发生,可追溯到 1 个月前有上呼吸道或肠道病毒感染史。

【伴随症状】

1. 心悸伴头晕、晕厥 多见于各种原因引起的心律不齐,如高度房室传导阻滞、阵发性心动过速引起的心源性脑缺氧综合征。

2. 心悸伴呼吸困难 见于各种原因引起的心功能不全。

3. 心悸伴胸痛、胸闷 见于心绞痛、心肌梗死、心脏神经症。

4. 心悸伴冷汗,手足冰冷、麻木 见于交感神经功能亢进症。

5. 心悸伴恐惧 见于心悸初发者和心脏神经症,初发者突感心悸可产生恐惧感。

【诊断提示】

1. 问诊 突然发生的心悸持续时间短且有反复发作史,多提示与心律失常有关。心悸从幼年时即出现,多提示为先天性心脏病。

2. 体格检查 闻及心脏杂音伴心浊音界扩大,提示为器质性心脏病。发现甲状腺肿大并能触及震颤、闻及血管杂音提示为甲状腺功能亢进症。

3. 辅助检查 心电图检查对各种心律失常和急性心肌梗死有确诊价值。血液一般检查有助于贫血的诊断。测定血、尿儿茶酚胺有助于嗜铬细胞瘤的诊断。测定血清甲状腺激素(TT_3、FT_3、TT_4、FT_4)有助于甲状腺功能亢进症的诊断。

第八节 胸 痛

胸痛(chest pain)是由多种原因引起的临床常见症状。症状的严重性不一定和病情轻重相平行,其意义可大可小,起源于局部胸壁,意义较小,如为内脏疾病所致,则往往有重要意义。

【发生机制】 缺氧、炎症、肌张力改变、癌肿浸润、组织坏死等各种病理因素刺激胸部的肋间神经、膈神经、交感神经、迷走神经产生痛觉冲动,传至大脑皮质的痛觉中枢引起胸痛。此外,因病变内脏的传入神经与分布于体表的传入神经进入脊髓同一节段并在后角发生联系,故来自内脏的痛觉冲动直接激发脊髓体表感觉神经元,引起相应体表区域的痛感,称牵涉痛。如心绞痛时除出现心前区、胸骨后疼痛外,还可放射至左肩及左前臂内侧。

【病因】

(一)胸壁疾病

1. 软组织损伤或炎症　见于胸部挫伤、胸背肌劳损、流行性胸痛、急性乳腺炎、急性蜂窝织炎等。

2. 骨骼疾病　见于肋软骨炎、肋骨骨折、胸骨骨折、急性白血病等。

3. 肋间神经疾病　见于肋间神经炎、带状疱疹、肋间神经肿瘤等。

(二)呼吸系统疾病

1. 肺疾病　见于肺炎、肺癌、肺结核、肺梗死等。

2. 胸膜疾病　见于胸膜炎、胸膜间皮瘤、自发性气胸等。

(三)心血管系统疾病

1. 器质性疾病　见于心绞痛、急性心肌梗死、主动脉瓣狭窄、心肌炎、心包炎等。

2. 功能性疾病　见于心脏神经症等。

(四)其他

1. 纵隔疾病　见于纵隔肿瘤、纵隔炎等。

2. 食管疾病　见于食管炎、食管癌、食管裂孔疝、食管贲门失弛缓症等。

3. 腹部疾病　见于膈下脓肿、病毒性肝炎、肝癌、肝脓肿、胆囊炎、脾梗死等。

【临床表现】

(一)胸痛的部位

胸壁疾病引起的疼痛常固定于病变部位;胸膜及肺疾病引起的疼痛多位于一侧或局部;肺上沟癌(Pancoast 瘤)引起的疼痛多位于肩部或腋下;食管和纵隔疾病引起的疼痛常位于胸骨后;心绞痛、急性心肌梗死的疼痛常位于胸骨后或心前区;急性心包炎、心脏神经症引起的疼痛多位于心前区;夹层动脉瘤引起的疼痛多位于胸背部。

(二)胸痛的性质

肋间神经痛为灼痛或刀割样痛;胸膜炎、自发性气胸、心包炎、心脏神经症多为刺痛;食管炎多为烧灼痛;心绞痛、急性心肌梗死多为压榨性或窒息性闷痛;急性纵隔炎多为钝痛或隐痛;夹层动脉瘤多为撕裂样剧痛。

(三)胸痛持续的时间

心绞痛疼痛多为 1~5 分钟,一般不超过 30 分钟;急性心肌梗死疼痛可持续数小时以上;心脏神经症疼痛可为数秒;胸壁疾病、胸膜及肺疾病、纵隔疾病多为较长时间的持续疼痛。

（四）胸痛的影响因素

心绞痛常于活动或精神紧张时诱发,服硝酸甘油片迅速缓解;心脏神经症的疼痛多在休息时出现,活动或转移注意力可消失;反流性食管炎的疼痛常发生在餐后,平卧位或弯腰时诱发,给予制酸药(复方氢氧化铝)或胃动力药(多潘立酮)可缓解;胸壁疾病、胸膜疾病引起的疼痛可因深呼吸或咳嗽加重。

（五）胸痛的放射

心绞痛、急性心肌梗死的疼痛向左肩、左前臂放射;膈下脓肿的疼痛可向右肩放射;肺上沟癌的疼痛向同侧上肢内侧放射;食管炎、食管裂孔疝的疼痛可向背部放射;夹层动脉瘤的疼痛可向下腹、腰、腹股沟及下肢放射。

【伴随症状】

1. 胸痛伴吞咽困难　见于食管炎、食管癌等食管疾病。

2. 胸痛伴咳嗽或咯血　见于肺炎、肺结核、肺癌等。

3. 胸痛伴呼吸困难　见于自发性气胸、大量胸腔积液、大叶性肺炎等。

4. 胸痛伴休克　见于急性心肌梗死等。

【诊断提示】

1. 问诊　有胸部外伤史提示胸壁软组织挫伤或肋骨骨折。有慢性支气管炎、阻塞性肺气肿病史提示自发性气胸。有风湿热病史应考虑到风湿性心脏病主动脉瓣狭窄。

2. 体格检查　胸壁疾病有局限而固定的压痛,如肋软骨炎常在第1~2肋软骨处压痛,而胸部脏器病变无局部压痛。带状疱疹在一侧胸部发现沿肋间神经分布的成簇小水疱群。急性蜂窝织炎局部可见红肿。急性心包炎可在胸骨左缘第四肋间闻及心包摩擦音。主动脉瓣狭窄于主动脉瓣听诊区闻及喷射状收缩期杂音。

3. 辅助检查　急性心肌梗死时,血清丙氨酸氨基转移酶(ALT)、乳酸脱氢酶(LDH)及其同工酶(LDH$_1$)、肌酸磷酸肌酶(CPK)及其同工酶(CPK-MB)升高。胸膜间皮瘤时,胸腔穿刺液检查可查到癌细胞。X线检查可协助肋骨骨折、胸腔积液、自发性气胸的诊断。心电图检查可协助心绞痛、急性心肌梗死、急性心包炎的诊断。

第九节　腹　　痛

腹痛(abdominal pain)是临床上常见的症状。腹痛多由腹腔脏器的器质性病变或功能性障碍引起,也可因胸部及全身病变造成。发生腹痛的原因很多,在诊断时要全面分析,注意鉴别。

【发生机制】　炎症、缺血、肌肉痉挛、脏器包膜牵张、胃液、胆汁等各种病理因素刺激分布于腹壁的脊神经(胸5~12、腰1~2)或分布于腹腔脏器的交感神经和迷走神经产生痛觉冲动,传至大脑皮质的痛觉中枢引起腹痛。脊神经对刺激反应敏锐,能较准确地反映病变部位;内脏神经对牵拉、扩张或痉挛性收缩敏感,定位常不够准确。此外,腹痛和胸痛一样,也存在着牵涉痛。

【病因】

（一）腹部疾病

1. 炎症　见于胃炎、肠炎、阑尾炎、肝炎、肝脓肿、胆囊炎、胰腺炎、肾盂肾炎、盆腔炎、腹膜炎等。

2. 溃疡　见于胃十二指肠溃疡。

3. 肿瘤　见于胃癌、肝癌、胰腺癌、结肠癌、卵巢癌等。

4. 结石　见于胆道结石、泌尿道结石、胃柿石症等。

5. 梗阻　见于幽门梗阻、肠梗阻。

6. 扭转、穿孔或破裂　见于肠扭转、卵巢扭转、胃穿孔、肠穿孔、阑尾穿孔、胆囊穿孔、肝破裂、脾破裂、异位妊娠破裂等。

7. 血管阻塞　见于肠系膜动脉栓塞、脾动脉栓塞、肾动脉栓塞、肠系膜静脉血栓形成等。

8. 寄生虫病　见于肠蛔虫病、肠钩虫病、肠蛲虫病、胆道蛔虫病等。

9. 胃肠神经功能紊乱　见于一过性胃肠痉挛、肠易激综合征等。

10. 其他　见于急性胃扩张、胃下垂、痛经、腹壁挫伤、腹壁脓肿、腹壁带状疱疹等。

（二）胸部疾病

胸部疾病见于肺下叶肺炎、胸膜炎、急性心肌梗死、食管裂孔疝等。

（三）全身性疾病

全身性疾病见于荨麻疹、过敏性紫癜、铅中毒、糖尿病、尿毒症、血卟啉病等。

【临床表现】

（一）腹痛的部位

腹痛的部位一般即为病变所在部位。因此，可以根据腹腔脏器的解剖位置大致判断病变的脏器。病毒性肝炎、胆囊炎、胆石症多为右上腹部痛；胃炎、胃癌、消化性溃疡多为上腹部痛；胰腺炎、胰腺癌多为左上腹痛；肾盂肾炎、肾及输尿管结石多为腰部或侧腹部痛；急性肠炎、肠蛔虫病引起中腹部或脐周痛；阑尾炎、阿米巴痢疾引起右下腹痛；细菌性痢疾、溃疡性结肠炎引起左下腹痛；膀胱炎、膀胱结石、痛经引起下腹部痛。

（二）腹痛的性质

慢性隐痛或钝痛多见于慢性胃炎；反复烧灼样痛多见于消化性溃疡；突发的刀割样痛多见于胃十二指肠溃疡急性穿孔；钻顶样痛见于胆道蛔虫症；阵发性绞痛多见于胆道结石、泌尿道结石、机械性肠梗阻；持续性锐痛多见于急性腹膜炎；慢性肝炎、幽门梗阻多为胀痛；血卟啉病可出现剧烈绞痛或紧缩痛；急性阑尾炎可出现转移性右下腹痛。

（三）腹痛的影响因素

胆囊炎、胆石症的疼痛常因进油腻食物诱发；胃溃疡的疼痛为饭后痛，服碱性药物可缓解；十二指肠溃疡的疼痛为空腹痛或夜间痛，吃食物或服碱性药物可缓解；胃十二指肠溃疡急性穿孔、急性胰腺炎、急性胃扩张多因暴饮暴食而诱发。胃黏膜脱垂症的疼痛左侧卧位减轻，右侧卧位加重；十二指肠壅滞症的疼痛膝胸位或侧卧位可缓解；食管裂孔疝的腹痛于进食后卧位出现，站立位或散步可缓解；胃肠炎症性疾病按压疼痛加重，胃肠痉挛性疾病按压疼痛减轻。

（四）腹痛的放射

胆囊炎、胆石症的腹痛可向右肩部放射；肾及输尿管结石引起的侧腹痛可向大腿内侧及会阴部放射；胰腺炎的腹痛可向左腰背部放射；子宫、输卵管及直肠病变可向腰骶部放射。

（五）腹痛的急缓

根据起病情况,临床上通常将腹痛分为急性和慢性。急性腹痛具有起病急、进展迅速、变化快、病情重、先腹痛后发热等特点,大多属外科范围。常见的疾病有急性胃肠穿孔、肠梗阻、急性阑尾炎、肝破裂、脾破裂、异位妊娠破裂、卵巢囊肿蒂扭转等。慢性腹痛具有起病缓、病程长、时轻时重等特点,大多属内科范围。常见疾病有慢性胃炎、胃十二指肠溃疡、肠易激综合征、慢性病毒性肝炎、肝脓肿、慢性胆囊炎、胆囊结石、慢性胰腺炎、慢性细菌性痢疾、阿米巴痢疾等。

【伴随症状】

1. 腹痛伴呕吐　见于肠梗阻、急性胃肠炎、幽门梗阻等。

2. 腹痛伴血便　见于肠套叠、结肠癌、急性出血性坏死性肠炎、过敏性紫癜等。

3. 腹痛伴血尿　见于尿路结石、急性膀胱炎等。

4. 腹痛伴休克　见于肝破裂、脾破裂、异位妊娠破裂、急性胃肠穿孔等。

5. 腹痛伴发热、寒战　见于急性胆道感染、肝脓肿等。

【诊断提示】

1. 问诊　2岁以下小儿突然出现阵发性哭闹伴有呕吐应想到肠套叠。女性患者停经后突然出现的腹痛应想到异位妊娠破裂。有腹部手术史的患者出现的腹痛,应考虑到粘连性肠梗阻。有腹部外伤史的患者突然出现剧烈腹痛应警惕肝、脾破裂。空腹食大量柿子或软枣后出现的腹痛,提示胃柿石症。有动脉硬化史的老年人,突然出现上腹痛,也应考虑心肌梗死的可能。

2. 体格检查　牙龈游离缘出现蓝灰色点线,可提示铅中毒。腹部触及腊肠样、表面光滑、可活动的包块,且直肠指诊指套染血,可提示肠套叠。右下腹明显的压痛、反跳痛伴腹肌紧张,可考虑急性阑尾炎。全腹压痛、反跳痛、腹肌紧张,提示为急性弥漫性腹膜炎。

3. 辅助检查　怀疑急性胰腺炎应做血、尿淀粉酶检查。原发性肝癌甲胎蛋白阳性。胃十二指肠溃疡急性穿孔X线检查可发现膈下游离气体。肠梗阻时,X线检查可发现肠腔内有数个液平面及气胀肠袢。X线钡餐检查及纤维胃镜检查可协助消化性溃疡和胃癌的诊断。B型或D型超声检查超声检查或计算机体层成像（CT）检查可协助肝癌、肝脓肿的诊断。

第十节　恶心与呕吐

恶心与呕吐是临床常见症状。恶心（nausea）常为呕吐的先兆,是指一种急迫欲吐的感觉,但胃内容物并没有吐出来。呕吐（vomiting）是指胃内容物或一部分小肠内容物不自主地经贲门、食管从口腔中冲出的现象。呕吐可将食入胃内的有害物质吐出,从而起到保护性作用,但频繁而剧烈的呕吐可引起脱水、电解质紊乱、酸碱平衡失调、营养障碍等。

【发生机制】 恶心与呕吐的发生机制相同。呕吐中枢位于延髓,延髓有两个不同作用的呕吐机构:一是呕吐中枢,位于延髓外侧网状结构的背部;二是化学感受器触发带,位于延髓第四脑室底部。呕吐中枢支配呕吐的实际动作,它接受来自消化道和身体其他部分、大脑皮质、前庭器官以及化学感受器触发带的传入冲动。化学感受器触发带本身不能直接引起呕吐动作,但可接受吗啡、洋地黄、依米丁等药物与化学物质的刺激,产生传入冲动至呕吐中枢而引起呕吐。

呕吐过程可分为3个阶段:恶心、干呕与呕吐,但有时可无恶心或干呕的先兆。首先是幽门收缩与关闭,胃逆蠕动,胃底充盈,继而贲门开放,同时腹肌收缩,膈面下降,腹压增高,迫使胃内容物通过食管、咽部而排出口外。若胃逆蠕动较弱或贲门不开,胃内容物无从排出,则表现为恶心。

【病因】

（一）中枢性呕吐

中枢性呕吐是指呕吐中枢直接受刺激引起的呕吐。

1. 中枢神经系统疾病 见于脑炎、脑膜炎、颅内高压症、脑血管疾病、偏头痛、颅脑外伤等。

2. 前庭神经功能障碍 见于梅尼埃病(Meniere 病)、晕动病、迷路炎、前庭神经元炎、链霉素中毒等。

3. 全身性疾病 见于代谢失调(如低钠血症、碱中毒、尿毒症、糖尿病酮症酸中毒)、药物刺激(吗啡、洋地黄类、依米丁等)、妊娠呕吐、精神性呕吐、甲状腺危象等。

（二）反射性呕吐

1. 咽部受到刺激 见于吸烟、剧咳、鼻咽部炎症等。

2. 胃、十二指肠疾病 见于急性或慢性胃肠炎、消化性溃疡、急性胃扩张或幽门梗阻、十二指肠壅滞等。

3. 肠道疾病 见于急性阑尾炎、机械性肠梗阻、急性出血坏死性肠炎、腹型过敏性紫癜等。

4. 肝、胆、胰疾病 见于急性肝炎、肝硬化、肝淤血、急性胆囊炎、急性胰腺炎等。

5. 腹膜疾病 见于急性腹膜炎等。

6. 其他 见于肾或输尿管结石、急性肾盂肾炎、急性盆腔炎、异位妊娠破裂、心肌梗死、心力衰竭、青光眼等。

【临床表现】

（一）呕吐特点

颅内压升高时,呕吐呈喷射状,急促、猛烈、顽固。前庭神经功能障碍常表现为呕吐、眩晕、眼球震颤、耳鸣等共存。胃的病变往往先有恶心、后出现呕吐,吐后感到胃部轻松舒适,故患者常设法诱吐(如用手指刺激咽部)。急性腹膜炎、急性阑尾炎、急性肠炎等引起的呕吐,胃吐空后,仍干呕不止,常伴腹痛。

（二）呕吐物性状

幽门梗阻的呕吐物,含有隔餐或隔日食物,并有腐臭味;肠梗阻的呕吐物为黄绿色液体,可有粪臭味;胆道蛔虫病的呕吐物中可含有蛔虫;胃炎的呕吐物中含有大量的黏液及食物。

【伴随症状】

1. 呕吐伴剧烈头痛　见于颅内高压症、偏头痛、青光眼等。
2. 呕吐伴腹痛　见于急性阑尾炎、急性胰腺炎、肠梗阻、胆石症等。
3. 呕吐伴腹泻　见于细菌性食物中毒、各种原因的急性中毒、甲状腺危象等。
4. 呕吐伴眩晕、眼球震颤　见于前庭神经元炎、梅尼埃病、迷路炎等。

【诊断提示】

1. 问诊　育龄妇女晨起呕吐,要考虑早孕;起病急且集体发病,要警惕食物中毒;与进食有关,常伴恶心,吐后自觉轻松,可考虑胃炎、幽门梗阻等胃部病变;与精神因素有密切关系,食后立即发生,吐后可再进食,应想到精神性呕吐;食后 6~12 小时发生呕吐,呕吐量大,甚至吐出隔夜食物,可提示器质性幽门梗阻。

2. 体格检查　腹部见到肠型与蠕动波,触及肠袢及条索状包块,应想到机械性肠梗阻。巩膜黄染,肝脏肿大应想到病毒性肝炎。高热伴脑膜刺激征阳性,应考虑流行性脑脊髓膜炎。

3. 辅助检查　流行性脑脊髓膜炎血液常规检查,白细胞计数升高,中性粒细胞增高,脑脊液涂片可以发现脑膜炎奈瑟菌。急性肠梗阻 X 线腹部透视,可发现肠腔内有数个液平面及气胀肠袢。肝功能和肝炎病毒标志物检查可协助病毒性肝炎诊断。

第十一节　腹　泻

正常人一般每天排便 1~2 次,粪便性质正常,即黄褐色软便,成形,不含异常成分。各种原因致使排便次数增加,粪便稀薄,或带有黏液、脓血、未消化的食物称为腹泻(diarrhea)。腹泻可由许多疾病引起,特别是胃肠道疾病。腹泻在临床上分为急性和慢性两大类。急性腹泻起病急,病程在 2 个月以内。慢性腹泻是指腹泻持续或反复发作(间歇期在 2~4 周内),病程超过 2 个月。

【发生机制】　尽管引起腹泻的原因很多,其发生机制归纳起来有以下五点:①肠黏膜分泌增多(分泌性腹泻);②肠黏膜吸收障碍(吸收不良性腹泻);③肠腔内渗透压升高(渗透性腹泻);④肠蠕动过快(动力性腹泻);⑤肠黏膜渗出过多(渗出性腹泻)。

【病因】

(一)急性腹泻

1. 食物中毒　细菌性食物中毒可由沙门菌、嗜盐菌、金黄色葡萄球菌、变形杆菌等引起。非细菌性食物中毒可由毒蕈、河豚、鱼胆、发芽马铃薯、桐油等引起。

2. 急性肠道感染　见于霍乱或副霍乱、急性细菌性痢疾、急性阿米巴痢疾、病毒性肠炎等。

3. 变态反应性疾病　见于变态反应性肠炎(系指某些健康者,当进食一般人能耐受的食物后,出现呕吐、腹痛与腹泻,可伴有荨麻疹、偏头痛等症状,引起该病的常见食物有鱼、虾、奶、菠萝等)、腹型过敏性紫癜等。

4. 化学物质中毒　见于有机磷农药、砷、锌、锑等急性中毒。

5. 药物副作用或服用泻剂　应用利福平、新斯的明、驱蛔灵等药物后或服用各种泻剂如硫酸镁、果导、番泻叶、大黄等后。

6. 饮食不当　进食生冷、油腻食物。

（二）慢性腹泻

1. 肠源性腹泻　临床上最常见的慢性腹泻。①肠道感染与寄生虫病：如慢性细菌性痢疾、慢性阿米巴痢疾、蛔虫病、蛲虫病、钩虫病、鞭虫病、慢性血吸虫病等；②肠肿瘤：如结肠癌、直肠癌、小肠恶性淋巴瘤等；③其他：如局限性肠炎、溃疡性结肠炎、吸收不良综合征等。

2. 胃源性腹泻　胃酸及胃蛋白酶缺乏致消化不良引起。见于慢性胃炎、胃癌、胃大部切除术后等。

3. 胰源性腹泻　胰腺分泌的消化液减少致消化不良引起。见于慢性胰腺炎、胰腺癌等。

4. 肝胆源性腹泻　可能与胆盐减少影响脂肪吸收或肠道淤血影响黏膜吸收有关。见于肝硬化、慢性胆囊炎等。

5. 内分泌与代谢障碍疾病　见于甲状腺功能亢进症、尿毒症、糖尿病性肠病等。

6. 胃肠神经功能紊乱　见于肠易激综合征等。

在上述病因中，肠道感染和细菌性食物中毒是腹泻最常见的原因。

【临床表现】

（一）急性腹泻

急性腹泻的临床特点是：①起病急骤，排便次数多（每天可达 10 次以上），粪便稀薄，常含致病性微生物、红细胞、脓细胞、脱落的上皮细胞、黏液等病理成分；②腹泻时常伴有肠鸣音亢进、肠绞痛或里急后重；③大量腹泻时可引起脱水、电解质紊乱、代谢性酸中毒。

（二）慢性腹泻

慢性腹泻的临床特点是：①起病缓慢或急性起病病程超过 2 个月；②常表现为腹泻与便秘交替现象，粪便可含黏液、脓细胞、红细胞等病理成分；③长期腹泻导致营养障碍、维生素缺乏、体重减轻，甚至营养不良性水肿；④慢性腹泻急性发作时表现特点与急性腹泻基本相同。

（三）粪便的性状

腹泻时，粪便的性状对病因的诊断有一定帮助。例如：细菌性食物中毒粪便呈糊状或水样；急性细菌性痢疾、溃疡性结肠炎粪便呈脓血样；霍乱或副霍乱粪便呈米泔样；阿米巴痢疾粪便呈果酱样且有特殊腥臭味；急性出血性坏死性肠炎粪便呈洗肉水样且有特殊腥臭味；胰腺炎或吸收不良综合征粪便量多、含大量脂肪及泡沫、气多而臭；肠易激综合征腹泻间歇期粪便呈羊粪样且表面附有大量黏液。

【伴随症状】

1. 腹泻伴发热　见于急性细菌性痢疾、病毒性肠炎、甲状腺危象等。

2. 腹泻伴重度脱水　见于霍乱或副霍乱、细菌性食物中毒、急性细菌性痢疾等。

3. 腹泻伴里急后重　见于急性细菌性痢疾、溃疡性结肠炎、直肠癌等。

4. 腹泻伴明显体重减轻　见于结肠癌、甲状腺功能亢进症、吸收不良综合征等。

5. 腹泻伴皮疹　见于过敏性紫癜、变态反应性肠炎等。

【诊断提示】

1. 问诊　集体中暴发的或同席多人短期内先后发生腹泻，见于食物中毒，尤其是细菌性食物中毒。每吃某种食物后即出现腹泻，应考虑为变态反应性肠炎。慢性细菌性痢疾、溃疡性结肠炎可表现为鸡鸣痢或五更泻。夏季发生的流行性腹泻,应想到病毒性肠炎的可能。

2. **体格检查** 细菌性痢疾与溃疡性结肠炎多在左下腹部出现压痛。阿米巴痢疾多在右下腹部出现压痛。局限性肠炎右下腹压痛并可触及固定性包块。腹泻为甲状腺功能亢进症引起者,能触及肿大的甲状腺。

3. **辅助检查** 大便镜检发现寄生虫卵或阿米巴原虫对肠道寄生虫病或阿米巴痢疾有确诊价值。大便镜检发现大量未消化的淀粉颗粒、脂肪滴、肌肉纤维提示胰源性腹泻。大便镜检发现巨噬细胞可协助细菌性痢疾的诊断。乙状结肠镜、X 线钡餐或钡剂灌肠检查可协助慢性细菌性痢疾、溃疡性结肠炎、结肠癌、直肠癌的诊断。

第十二节 便 秘

正常人一般每天排便 1~2 次,粪便性质正常,即黄褐色软便,成形,不含异常成分。大便次数减少(一般每周少于 3 次),粪便干结,排便困难称为便秘(constipation)。

【发生机制】 食物在消化道经消化吸收后,剩余的食糜残渣从小肠输送至结肠,在结肠内再将大部分的水分和电解质吸收形成粪团,最后输送至乙状结肠及直肠,通过一系列的排便活动将粪便排出体外。从形成粪团到产生便意和排便动作的各个部位的形态改变和功能异常均可导致便秘发生。归纳起来,便秘的发病机制主要有以下五点:①肠蠕动减弱;②肠蠕动受阻;③排便反射减弱或消失;④肛门括约肌痉挛;⑤腹肌与膈肌的收缩力减弱。

【病因】

(一)结肠性便秘

1. **进食量少或食物内缺乏纤维素** 见于吃蔬菜少或不愿吃蔬菜者、消化道疾病(食管癌、胃癌、病毒性肝炎等)所致食欲减退者。

2. **结肠平滑肌张力减弱** 见于老年人、体弱者、长期卧床者、服用某些药物(吗啡、阿托品、颠茄等)、全身疾病影响(糖尿病、尿毒症、甲状腺功能减退症等)。

3. **结肠梗阻** 结肠癌、肠粘连、先天性巨结肠症等。先天性巨结肠症是由于遗传缺陷造成远端肠管神经节细胞缺如使肠管处于痉挛狭窄状态,粪便通过不畅,粪便与气体淤积,近端肠管代偿性增大,壁增厚。表现为新生儿生后不排胎粪,或者胎粪排出时间推迟,继之出现便秘、腹胀、呕吐等肠梗阻症状。

4. **结肠自主神经调节失常** 见于肠易激综合征、神经症等。

(二)直肠性便秘

1. **因疼痛惧怕排便** 见于痔疮、肛裂、肛门周围脓肿等。

2. **忽略排便** 见于工作紧张、地点不方便等。

3. **长期依赖** 见于经常使用泻药、灌肠协助排便者。

【临床表现】

(一)排便特点

排大便次数少,可数天内不排大便。排便时不易排出,费力、时间长。用力排便可引起肛周疼痛,甚至造成肛裂或痔疮出血。

（二）粪便特点

粪便干燥、坚硬，有时呈"羊粪"状。

【伴随症状】

1. 便秘伴急性腹痛、腹胀、呕吐、腹部包块或肠型、肠鸣音亢进　见于机械性肠梗阻。

2. 便秘伴便血及肛门周围疼痛　多见于肛裂、痔疮等直肠或肛门疾病。

3. 便秘与腹泻交替出现　多见于肠结核、结肠肿瘤、溃疡性结肠炎等。

4. 便秘且粪便变细伴便血、消瘦　多见于结肠癌、直肠癌。

【诊断提示】

1. 问诊　与饮食不规律、工作紧张、生活节奏过快、滥用泻药等病史，其便秘多为功能性；如果便秘与腹泻交替出现，常见于肠易激综合征；大便时肛门疼痛或大便带血，则多见于痔疮、肛裂等；女性有月经量偏多、贫血等，提示便秘多与妇科肿瘤有关。

2. 体格检查　中青年女性下腹部包块，多考虑妇科肿瘤；直肠指诊触及包块，以及指套带血，常见于直肠癌或痔疮等。

3. 辅助检查　全消化道钡透对于诊断溃疡性结肠炎、Crohn 病、肠结核、肠梗阻的诊断有重要价值。肠镜能明确直肠癌、结肠癌的诊断。B 超或 D 型超声检查可以明确子宫肌瘤及其他妇科肿瘤的诊断。

第十三节　呕血与便血

上消化道出血，血液从口腔排出，称为呕血（hematemesis）。上消化道是指十二指肠以上的消化道，包括食管、胃、十二指肠。胃空肠吻合术后的空肠、胰腺、胆道的出血也属于上消化道出血的范围。消化道出血，血液从肛门排出，称为便血（hematochezia）。另外，鼻咽部出血咽下，食用动物血（如猪血）、铁剂（如硫酸亚铁）、铋剂（如胶态次枸橼酸铋、果胶铋）、炭粉及某些中药也可使粪便变黑，应予注意。

【发生机制】　归纳起来，有以下四点：①凝血功能障碍，肝脏破坏、维生素 K 缺乏、遗传因素等造成凝血因子缺乏；②毛细血管壁功能异常，过敏、急性感染、维生素 C 缺乏、维生素 P（芦丁）缺乏等造成毛细血管壁破坏或致密性下降；③血小板异常，遗传、免疫因素、血液病等造成血小板数量减少或黏附、聚集功能下降；④血管破裂，胃底、食管的曲张静脉被鱼刺、骨头等粗糙食物划破，痔破裂，溃疡病时小动脉被腐蚀破裂等。

【病因】

（一）上消化道疾病

1. 食管疾病　见于反流性食管炎、食管憩室炎、食管癌、食管贲门撕裂综合征等。

2. 胃与十二指肠疾病　见于消化性溃疡、急性胃炎、慢性胃炎、胃癌、胃黏膜脱垂症、十二指肠炎、钩虫病等。

3. 肝、胆道、胰腺疾病　见于肝硬化门脉高压症、胆石症、胆道感染、胆管癌、胰头癌等。

临床上引起上消化道疾病常见的疾病是消化性溃疡、肝硬化门脉高压症造成的食管与胃底静脉曲张破裂、急性胃黏膜病变等，其中以消化性溃疡最常见。

（二）下消化道疾病

1. 小肠疾病 见于急性出血性坏死性肠炎、麦克（Meckel）憩室炎、小儿肠套叠、小肠血管瘤等。

2. 结肠疾病 见于结肠癌、结肠息肉、溃疡性结肠炎、细菌性痢疾、阿米巴痢疾等。

3. 直肠肛管疾病 见于直肠癌、直肠息肉、痔、肛裂、肛瘘等。

4. 肠道血管畸形 见于先天性血管畸形、遗传性毛细血管扩张症等。

（三）其他

1. 血液病 见于白血病、再生障碍性贫血、血小板减少性紫癜、血友病等。

2. 急性传染病 见于流行性出血热、钩端螺旋体病、出血性麻疹、重症病毒性肝炎等。

3. 维生素缺乏 维生素 C 缺乏、维生素 K 缺乏、维生素 P 缺乏等。

【临床表现】

（一）出血的部位

呕血一般表示出血来自上消化道，呕出血液的颜色取决于血液在胃内停留时间的长短，如果在胃内停留时间较长，则呕出的血液呈暗红色或咖啡色；如果在胃内停留时间较短，则呕出的血液呈鲜红色。便血的颜色可呈鲜红、暗红或黑色。鲜血便一般表示出血来自回肠下段、结肠、直肠肛管等部位，特别是来自直肠肛管、肛门。黑色便一般表示出血来自上消化道或小肠，特别是来自上消化道，并且血液在肠道内停留的时间较长。来自上消化道或小肠的血液在肠道下行过程中，红细胞被破坏，释放出血红蛋白，血红蛋白与食物中的硫化物结合形成硫化铁使粪便变为黑色，硫化铁刺激肠道分泌较多的黏液且附着于黑便表面，外观黑亮，似柏油，故又称柏油样便。幽门以下的部位出血一般无呕血，仅表现为黑便，幽门以上的部位出血一般既有呕血又出现黑便。因此，黑便的患者可无呕血，而呕血的患者几乎都有黑便。

（二）出血的量

消化道出血量少而未引起大便颜色改变，须经隐血试验才能确定称为隐血。一般认为上消化道出血量达 60ml 以上时，可出现黑便，胃内积血达 250ml 以上时，可出现呕血。在数小时内出血量超过 1000ml 或循环血量20%的上消化道出血称为上消化道大出血。上消化道大出血除表现为呕血或便血外，更早出现的是头晕、心悸、脉速、面色苍白、黑矇、出冷汗等血容量急剧减少的表现。由于出血量多，血液迅速下流至直肠，患者因有便意而去厕所，在排便时或排便后晕厥在地。遇有此种情况，应想到上消化道大出血之可能。

（三）呕血与咯血的鉴别

见本章第四节表 2-2。

【伴随症状】

1. 呕血与黑便伴慢性、周期性、与饮食有关的节律性上腹疼痛 见于消化性溃疡。

2. 呕血与黑便伴脾大及腹壁静脉曲张 见于肝硬化。

3. 鲜血便伴排便时肛门剧痛 见于肛裂等。

4. 血便伴里急后重 见于细菌性痢疾、直肠炎、直肠癌等。

5. 呕血与血便伴全身出血倾向　见于血液病等。

【诊断提示】

1. 问诊　肝硬化患者有慢性病毒性肝炎或长期酗酒史。急性糜烂性胃炎有近期服用过阿司匹林等非甾体类药物史或大面积烧伤、外伤、脑出血等原发病因。在食入骨头、鱼刺或坚硬食物后立即出现的呕血,提示肝硬化引起的食管、胃底静脉曲张破裂出血。剧烈呕吐后发生呕血,应考虑到食管贲门撕裂综合征。鲜血附着于粪便表面或排便后滴鲜血,提示为痔、肛裂、直肠癌等。

2. 体格检查　肛门视诊或直肠指诊对痔、肛裂、直肠癌、直肠息肉的诊断有重要帮助。胃癌患者可触及上腹部包块及左锁骨上淋巴结肿大。

3. 辅助检查　血液一般检查对出血量的判断或血液病的诊断有帮助。大便隐血试验可发现消化道的少量出血,持续阳性经一般治疗不见好转提示胃癌的可能。出血停止 2 周后做 X 线钡餐检查对食管、胃、十二指肠病变的诊断有帮助,必要时可做急诊胃十二指肠镜检查。

第十四节 黄　疸

由于血液中胆红素浓度升高(超过 $34.2\mu mol/L$)而使皮肤、黏膜、巩膜黄染的现象称为黄疸(jaundice)。血清胆红素的浓度正常为 $1.7\sim17.1\mu mol/L$,血清胆红素浓度达到 $17.1\sim34.2\mu mol/L$ 时,虽然超过了正常范围,但无皮肤、黏膜、巩膜无黄染,称为隐性黄疸。临床上,并非所有的皮肤黄染都是胆红素浓度升高造成的。胡萝卜、南瓜、西红柿、柑橘等均含有较多的胡萝卜素,食入过多亦致皮肤黄染,称为假黄疸。假黄疸引起的黄染出现在手掌、足底、前额、鼻部皮肤,肝功能检查血清胆红素浓度正常。老年人内眦部易出现球结膜下脂肪堆积,呈斑块状,与黄疸不同。

【胆红素的正常代谢】

(一)胆红素的来源

血液中的胆红素主要来源于红细胞中的血红蛋白。正常红细胞寿命约 120 天,衰老的红细胞在单核-吞噬细胞系统被破坏,释放出血红蛋白,血红蛋白分解为胆红素、铁、珠蛋白。这种不溶于水的、非结合状态的胆红素称为游离胆红素(非结合胆红素)。游离胆红素随血流的运行到达肝脏。

(二)胆红素的肝内转变

随血液运行的游离胆红素到达肝脏后,被肝细胞摄入肝细胞内。在肝细胞内的微粒体中受葡萄糖醛酸转移酶的作用,与葡萄糖醛酸结合形成葡萄糖醛酸胆红素(结合胆红素)。结合胆红素被主动排泌入毛细胆管,成为胆汁的一部分。

(三)胆红素的胆道排泄

进入毛细胆管的结合胆红素随胆汁经胆道进入肠道,在肠道内细菌的作用下,还原为无色的尿胆原(又称粪胆原)。大部分粪胆原自粪便排出,遇空气氧化为粪胆素,这是粪便呈黄褐色的原因。小部分尿胆原在肠内被重吸收入血液,经门静脉带回肝脏。大部分回肝的尿胆原以原形形式随胆汁排入肠道,形成所谓的"胆红素的肠肝循环"。小部分回肝的尿胆原则经体循环由肾脏排出,遇到空气被氧化为尿胆素,这是尿液呈浅黄色的原因之一(图 2-6)。

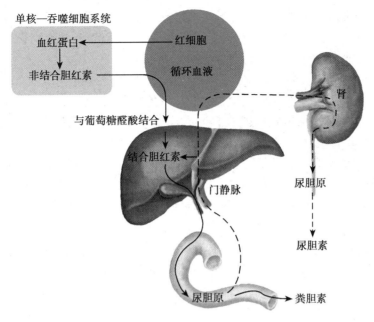

图 2-6 胆红素正常代谢示意图

（四）两种胆红素的区别

结合胆红素和游离胆红素的理化性质、病理状态下的变化有极大的不同，两者的区别见表2-3。

表 2-3 两种胆红素的区别

结合胆红素	游离胆红素
呈水溶性	呈脂溶性
形成后被排泌入胆汁中	产生后被释放入血液中
可通过肾小球滤过排出	不能被肾小球滤过排出
尿液中可有	尿液中无

【病因与发生机制】 按照病因，一般把黄疸分为溶血性、胆汁淤积性（即旧称的阻塞性）、肝细胞性3种类型。另外，还有一种临床少见的黄疸——先天性非溶血性黄疸，是由于机体胆红素代谢功能缺陷引起的，大多为家族遗传性。

（一）溶血性黄疸

1. 病因 见于各种原因引起的溶血性疾病，如误输异型血、疟疾、败血症、蚕豆病、新生儿溶血性贫血、自身免疫溶血性贫血、阵发性睡眠性血红蛋白尿等。

2. 发生机制 ①由于红细胞大量破坏，游离胆红素形成过多超过了肝细胞对胆红素的代谢能力；②红细胞大量破坏引起的贫血、缺氧和红细胞破坏产物的毒性作用等可减弱肝细胞对胆红素的代谢能力。上述机制引起游离胆红素在血液中含量上升。

（二）胆汁淤积性黄疸

1. 病因 见于胆石症、胆管炎、胆道蛔虫病、胆管癌、胰头癌、壶腹癌、原发性胆汁性肝硬化、毛细胆管炎型病毒性肝炎等。

2. 发生机制 肝外或肝内胆管阻塞,结合胆红素不能随胆汁排入肠道,阻塞部位上方的胆汁淤积,胆管内压不断增高,胆管扩张,终至小胆管及毛细胆管破裂,结合胆红素反流入血液中,血液中结合胆红素含量升高。

（三）肝细胞性黄疸

1. 病因 见于病毒性肝炎、中毒性肝炎、肝癌、肝硬化等。中毒性肝炎是某些对肝细胞有直接损伤作用的毒性物质引起的,这些毒性物质常见的有毒蕈、棉子、异烟肼、四氯化碳、重金属(汞、铅、锑)等。

2. 发生机制 ①由于肝细胞损害,转化游离胆红素为结合胆红素的能力下降;②已经形成的结合胆红素可通过破裂的肝细胞及破裂的小胆管反流入血。以上两种机制引起血液中游离胆红素和结合胆红素含量均升高。

【临床表现】

（一）溶血性黄疸

溶血性黄疸临床表现的特点是:①血清中游离胆红素浓度升高;②小便色可变深,尿中尿胆原增加,但无胆红素;③大便色变深,粪中粪胆原大量增加;④急性溶血时表现为寒战、头痛、高热、腰背酸痛等,而慢性溶血时可表现为脾大;⑤黄疸呈浅柠檬色;⑥溶血性贫血表现:网织红细胞增加,骨髓红细胞系统增生旺盛。

（二）胆汁淤积性黄疸

胆汁淤积性黄疸临床表现的特点是:①血清中结合胆红素浓度升高;②小便色可变深,尿中尿胆原减少(不完全梗阻时)或消失(完全梗阻时),尿中胆红素阳性;③大便色变浅或呈灰白色,粪中粪胆原减少或消失;④常伴有皮肤瘙痒、心动过缓(血液中胆酸盐升高所致);⑤黄疸颜色呈暗黄、黄绿或绿褐色;⑥血清中碱性磷酸酶升高是胆汁淤积的标志。

（三）肝细胞性黄疸

肝细胞性黄疸临床表现的特点是:①血清中游离胆红素与结合胆红素浓度均升高;②小便色深,尿中尿胆原增加(肝细胞损害,处理吸收尿胆原的能力下降)或减少(肝内毛细胆管阻塞),尿中胆红素阳性;③大便色正常或变浅,粪中粪胆原正常或减少(肝内毛细胆管阻塞);④常伴有全身乏力、食欲不振、恶心、厌油、腹胀、右上腹痛等;⑤黄疸颜色呈浅黄至深金黄色;⑥肝功能检查氨基转移酶特别是丙氨酸氨基转移酶升高。

【伴随症状】

1. 黄疸伴寒战、高热 见于急性胆管炎、急性溶血性疾病等。

2. 黄疸伴恶病质 见于肝癌、胰头癌、胆总管癌、壶腹癌等。

3. 黄疸伴右上腹阵发性绞痛 见于胆道结石梗阻等。

4. 黄疸伴剑突下钻顶样疼痛 见于胆道蛔虫病。

5. 黄疸出现前有发热、乏力、食欲下降、恶心、呕吐,黄疸出现后症状减轻;多为甲型肝炎。

6. 黄疸伴上消化道出血、腹水 见于重症肝炎、肝硬化晚期。

【诊断提示】

1. 问诊 中年以上进行性加深的无痛性黄疸应考虑胰头癌。胆总管结石与壶腹癌所致的黄疸常为波动性。有长期服用异烟肼、利福平等药物史者,提示中毒性肝炎。

儿童与青少年出现的黄疸应想到胆红素代谢缺陷引起的先天性非溶血性黄疸的可能。

2. 体格检查　触及肿大的胆囊,提示阻塞在胆总管,多见于胆管癌、胰头癌。触及肿大的脾脏,提示为肝硬化、慢性溶血性疾病。触及肿大的肝脏,注意病毒性肝炎、肝癌的可能。腓肠肌压痛明显,应想到钩端螺旋体病。

3. 辅助检查　血清铁含量升高支持溶血性黄疸诊断。十二指肠纤维镜直接窥视下行胆总管逆行造影术对鉴别肝内与肝外胆汁淤积性黄疸有重要意义。B 型或 D 型超声检查、计算机体层成像(CT)或磁共振成像(MRI)对肝癌、肝硬化、胆石症、胆管癌、胰头癌的诊断有决定性作用。

第十五节　排尿异常

正常成人 24 小时(一昼夜)排尿量约 1000～2000ml,平均 1500ml 左右。日间排尿 4～6 次,夜间就寝后 0～2 次,每次尿量 200～400ml。常见排尿异常包括多尿、少尿与无尿、尿痛、尿频、尿急。

成人 24 小时(一昼夜)尿量经常超过 2500ml,称为多尿(polyuria)。

成人 24 小时(一昼夜)尿量少于 400ml 或每小时尿量持续少于 17ml,称为少尿(oliguria)。24 小时(一昼夜)尿量持续少于 100ml 或 12 小时内完全无尿,称为无尿(anuria)。

尿痛(odynuria)是指排尿时有疼痛感觉。尿频(frequent micturition)是指排尿的次数增多。尿急(urgent micturition)是指尿意一来迫不及待要立即排尿的感觉。尿频、尿急、尿痛合称为膀胱刺激征(irritation symptom of bladder)。

【病因与发生机制】

(一)多尿

1. 内分泌与代谢障碍疾病　见于尿崩症、糖尿病、原发性醛固酮增多症、原发性甲状旁腺功能亢进症等。

尿崩症是由于下丘脑-神经垂体受损,抗利尿激素分泌减少,以致造成远端肾小管及集合管对水分重吸收减少而大量排尿。亦有肾小管及集合管对抗利尿激素不敏感而引起大量排尿者。糖尿病的尿量增加是尿中含有葡萄糖造成渗透性利尿。原发性醛固酮增多症多尿的主要机制是增多的醛固酮作用于远端肾小管排钾保钠,血钠增高刺激渗透压感受器引起口渴,以致多饮而出现多尿。原发性甲状旁腺功能亢进症时,甲状旁腺激素分泌增多,抑制近端肾小管重吸收磷酸根,磷酸根随尿排出增多引起多尿。

2. 肾脏疾病　见于慢性肾炎、慢性肾盂肾炎等。

3. 精神因素　见于精神性多尿症。多尿由狂饮所致。

(二)少尿与无尿

1. 肾前性　见于各种原因引起的休克、重度失水、心力衰竭、肾动脉栓塞或血栓形成等。由于肾血流量减少,肾小球滤过率降低所致。

2. 肾性　见于急性肾炎、慢性肾炎急性发作、尿毒症等。由于肾实质病变,肾单位毁损,致肾小球滤过率严重降低所致。

3. 肾后性　见于泌尿系结石、肿瘤、前列腺肥大等。由于尿路梗阻致尿液不能排出。

（三）膀胱刺激征

见于急性尿道炎、急性膀胱炎、急性肾盂肾炎、泌尿系结核、淋病、膀胱癌继发感染、膀胱或尿道结石等。临床上以急性膀胱炎、急性肾盂肾炎引起的膀胱刺激征多见。

【临床表现】

（一）多尿

多尿患者排尿次数和每次排尿量均增多。尿崩症每日尿量多在 5L 以上，甚至高达十余升。糖尿病每日尿量一般不超过 5L。原发性醛固酮增多症以夜尿增多为突出表现。

（二）少尿与无尿

肾前性少尿尿量为轻或中度减少，一般不会出现无尿，尿比密增高（>1.020），病因矫正、血压或血容量恢复后尿量迅速增多。肾后性因素所致者常出现突然的尿少或完全无尿，可在耻骨联合上方触及膨大的膀胱。肾性少尿伴有尿液的明显异常，如血尿、蛋白尿、管型尿等，急性肾衰竭突然出现尿少，慢性肾衰竭则尿量逐渐减少。

（三）膀胱刺激征

上尿路感染（肾盂肾炎、输尿管炎）未侵犯膀胱之前，一般不出现尿痛、尿频、尿急，下尿路感染（膀胱炎、尿道炎），尿痛、尿频、尿急较严重。上尿路感染常有腰背痛，下尿路感染常有明显的肉眼血尿。

【伴随症状】

1. 多尿伴多饮、多食　见于糖尿病等。

2. 多尿伴烦渴　见于尿崩症、原发性甲状旁腺功能亢进症、原发性醛固酮增多症等。

3. 少尿伴水肿　见于急性肾炎等。

4. 膀胱刺激征伴高热、寒战、腰痛　见于急性肾盂肾炎等。

【诊断提示】

1. 问诊　肾前性少尿或无尿有休克、严重烧伤、心力衰竭等病史。50 岁以上男性尿频伴进行性排尿困难，见于前列腺肥大。尿崩症多于 20 岁以前起病。成年女性有精神异常或神经症症状者要考虑精神性多尿。淋病引起的尿频、尿急、尿痛可追溯出婚外或不洁性交史。

2. 体格检查　直肠指诊触及男性前列腺肥大而有压痛，提示良性前列腺肥大症或前列腺癌。肾及输尿管结石有明显的肾区叩击痛。心力衰竭造成的少尿能发现心脏增大或闻及心脏杂音。有性早熟体征者，要考虑尿崩症。尿道口溢脓见于淋病。

3. 辅助检查　尿比密对尿崩症诊断有较大帮助，比密多在 1.001～1.005。尿比密固定在 1.010 左右，血清尿素氮升高，血清肌酐升高见于各种原因所致的肾衰竭。血糖升高及尿糖阳性提示糖尿病的诊断。尿液一般检查对急性肾炎、慢性肾炎、急性肾盂肾炎诊断有帮助。爱迪（addi）计数对慢性肾盂肾炎诊断有帮助。X 线腹部平片、X 线逆行尿路造影、膀胱镜检查可协助肾后性少尿或无尿的病因诊断。X 线颅脑摄片发现蝶鞍增大、骨质破坏、蝶鞍钙化征象，提示尿崩症，必要时，应进一步做 CT 检查或 MRI 检查。

第十六节 腰背痛和腿痛

腰背痛(lumbodorsalgia)是指第12胸椎水平以下背部的疼痛。腿痛(leg pain)是指包括臀部在内的下肢的疼痛。两者可单独出现,也可同时存在,同时存在时称为腰腿痛(lumbocrural pain)。

【病因】

(一)腰背痛

1. 腰部软组织病变　腰肌劳损(包括急性腰肌劳损和慢性腰肌劳损)、腰纤维织炎(指腰部肌膜、肌腱、韧带及脂肪内纤维组织的病变)、梨状肌损伤综合征、棘上或棘间韧带损伤、棘上韧带剥离、带状疱疹等。

2. 脊柱病变

(1)脊柱炎:感染性脊柱炎(葡萄球菌、肺炎球菌、脑膜炎奈瑟菌、结核杆菌和梅毒螺旋体等病原菌均可造成感染性脊柱炎,以结核性脊柱炎最常见)、增殖性脊柱炎(退行性脊柱炎)、强直性脊柱炎、类风湿关节炎等。

(2)脊柱肿瘤:包括脊柱的原发肿瘤和转移瘤,腰椎是脊柱转移瘤最常见的部位。常见的肿瘤有骨肉瘤、骨样骨瘤、多发性骨髓瘤、乳腺癌转移、肺癌转移、前列腺癌转移、胃癌转移、肝癌转移、肾癌转移、大肠癌转移、宫颈癌转移等。

(3)脊柱其他病变:腰椎骨折与关节脱位、腰椎间盘突出(膨出、脱出)症、畸形性骨炎、腰椎骨质软化、腰椎骨质疏松、先天性脊柱畸形(腰椎骶化、骶椎腰化、隐性脊柱裂等)

3. 脊髓与神经根病变　急性脊髓炎、蛛网膜下腔出血、腰骶神经根炎等。

4. 内脏病变　内脏疾病可引起放射性腰背疼痛。见于消化性溃疡、肾疾病(肾及输尿管结石、肾盂肾炎、肾结核等)、胰腺疾病(胰腺炎、胰腺癌等)、盆腔疾病(子宫附件炎、子宫颈癌与子宫内膜癌、痛经、前列腺炎、前列腺癌等)。

(二)腿痛

1. 神经病变

(1)周围神经疾病:坐骨神经痛、臀上皮神经损伤、骨外侧皮神经炎、吉兰-巴雷综合征等。

(2)中枢神经疾病:脊髓肿瘤、脊髓蛛网膜炎、脊髓痨(脊髓梅毒)、肢痛性癫痫、脊髓空洞症、丘脑综合征等。

2. 肌肉病变　下肢肌肉损伤、手足搐搦症、皮肌炎、多发性肌炎、钩端螺旋体病、人旋毛线虫病、维生素C缺乏、中暑(热痉挛)、横纹肌血管瘤等。

3. 下肢血管与淋巴管病变

(1)血管疾病:血栓闭塞性脉管炎、闭塞性动脉硬化症、动脉栓塞、急性动脉血栓形成、血栓性静脉炎(包括良性血栓性浅静脉炎与游走性血栓性静脉炎)、深静脉血栓形成、静脉曲张、血管球瘤、雷诺病、红斑性肢痛等。

(2)淋巴管病变:急性淋巴管炎、毒蛇咬伤后蛇毒引起的淋巴管与淋巴结炎等。

4. 下肢骨病变　骨折、骨肿瘤、骨质增生、骨质软化、骨髓炎、骨结核等。

5. 下肢关节病变　外伤性关节炎、增殖性关节炎、慢性痛风性关节炎、结核性关节炎、化脓性关节炎、血友病性关节病、夏柯(Charcot)关节、大骨节病、良性膝关节痛、慢性肺性肥大性骨关节病等。

【临床表现】

（一）腰背痛

1. 疼痛的部位　脊柱病变位于腰背部正中脊柱处。腰肌劳损与腰纤维织炎疼痛位于腰椎两侧，范围较大。腰骶神经根炎主要为腰骶部疼痛。内脏器官疾病(消化性溃疡、肾疾病、胰腺疾病、子宫与子宫附件疾病)位于该脏器所对应的腰背部。

2. 疼痛的性质　急性腰肌劳损常为突然的剧痛。慢性腰肌劳损、增殖性脊柱炎常为酸痛或钝痛。椎管内原发性或转移性肿瘤疼痛剧烈，呈烧灼样或绞榨样痛，沿一根或多根脊神经后根分布区放射。腰骶神经根炎疼痛剧烈并有僵直感。

3. 疼痛的影响因素　增殖性关节炎早期表现为步行、久站和天气变化时疼痛，休息后缓解。腰肌纤维织炎常因寒冷、潮湿诱发，晨起疼痛加重，活动后好转，但活动过度疼痛又加剧。腰椎间盘突出咳嗽或打喷嚏时疼痛加重，卧床(硬板床)休息时缓解。

4. 几种常见疾病腰背痛的特点

(1)增殖性脊柱炎：多见于中年(40岁)以上，起病缓慢，相应的椎体与椎旁有压痛与叩击痛，增生的骨质压迫坐骨神经根时出项一侧坐骨神经痛，拉赛克征阳性。

(2)腰椎间盘突出症：多见于20～40岁，常有弯腰搬重物、提水等病史，于负重扭伤后突然出现腰痛和一侧坐骨神经痛，咳嗽、打喷嚏、腹部加压使疼痛加重，卧床(硬板床)休息时疼痛缓解。

(3)腰肌劳损：急性腰肌劳损一般包括肌肉、韧带以及筋膜的牵拉伤或撕裂伤。主要表现为：①明确的外伤史，特别是在弯腰和屈髋伸膝姿势下搬运或抬起重物；②突然出现一侧或两侧腰肌剧烈疼痛，常两手卡腰，腰不能伸直；③髂后上棘内侧与第4、5腰椎旁压痛伴肌肉痉挛；④可伴发反射性腿痛，但拉塞格征阴性；⑤病程经过良好，治疗数天后可完全康复。慢性腰肌劳损可为急性腰肌劳损治疗不彻底的后遗症或持续弯腰劳动引起肌肉、韧带慢性撕裂所致。主要表现为：慢性间歇性或持续性腰肌酸痛，劳累时加重，休息后好转，可持续数月或数年。

（二）腿痛

1. 疼痛的部位　关节炎与关节病的疼痛出现在关节及关节周围。血管球瘤、雷诺病、红斑性肢痛的疼痛出现在足部，特别是足趾。股外侧皮神经炎的疼痛出现在大腿前外方下2/3处。钩端螺旋体病和人旋毛线虫病主要表现为小腿腓肠肌痛。吉兰-巴雷综合征出现四肢痛。坐骨神经痛贯穿整个下肢的后面，大隐静脉炎的疼痛贯穿整个下肢的前面。

2. 疼痛的性质及放射　肌肉病变的疼痛为自发性酸痛或剧痛。脊髓痨为闪电样剧痛。肢痛性癫痫为阵发性剧痛。股外侧皮神经炎为麻木感、刺痛或灼痛。坐骨神经痛多为持续性钝痛而有阵发性加剧，阵发性加剧常出现于夜间，呈烧灼样或刀刺样，从腰部或臀部沿肢体后面放射之足跟。

3. 疼痛的影响因素　过度牵拉患侧下肢可使坐骨神经痛的疼痛加剧，屈曲患侧下肢可使坐骨神经痛的疼痛减轻。抬高下肢(45°持续3分钟)可诱发血栓闭塞性脉管炎和闭塞性动脉硬化症患者足部皮肤苍白、冰凉、疼痛。升高双足局部温度(达33～34℃)可诱发红斑性肢痛患者出现疼痛，降低双足局部温度(如冷敷、浸放于冷水中、暴露于被子外)可使红斑性肢痛患者疼痛立即消失。

4. 几种常见疾病腿痛的特点

(1)血栓闭塞性脉管炎:多见于 20~40 岁男性,且有大量吸食纸烟的嗜好,下肢主要累及胫前、胫后、足背动脉,往往于受冻后出现足部麻木、冰凉、疼痛,走路时小腿酸痛或抽痛,发生间歇性跛行。病情进展休息时也出现痉挛性疼痛,夜间尤甚,患者常抱足而坐,彻夜难眠,足背动脉搏动减弱或消失。晚期出现溃疡或坏疽,足趾脱落。

(2)闭塞化动脉硬性症:多见于 50 岁以上,男性多于女性,下肢主要累及股动脉、腘动脉,伴全身动脉硬化,典型表现为间歇性跛行,病情进展出现静息痛,足背动脉搏动减弱或消失。晚期出现缺血性溃疡。

(3)下肢深静脉血栓形成:髂静脉或股静脉血栓形成常为单侧,患侧下肢肿胀、发热、疼痛、压痛,皮肤有青紫斑,有时呈白色肿胀,称"股白肿"。腘静脉血栓形成小腿疼痛、水肿,肌肉成面团感,压痛严重。下肢深静脉血栓形成可致下肢浅静脉曲张,表现为局部胀痛与压痛。下肢深静脉血栓形成可并发严重的肺栓塞。

【伴随症状】

1. 腰背痛伴脊柱畸形 见于先天性脊柱畸形、外伤后畸形、脊柱结核和强直性脊柱炎。自幼即有畸形多为先天性脊柱疾病所致,缓慢起病者多见于强直性脊柱炎。

2. 腰背痛伴腰椎活动受限 见于外伤、强直性脊柱炎、腰背部软组织急性扭伤。

3. 腰背痛伴长期低热 见于脊柱结核、类风湿关节炎;伴高热者见于化脓性脊柱炎。

4. 腰背痛伴尿频,尿急,排尿困难 见于尿路感染、前列腺炎或前列腺肥大。

5. 腰背剧痛伴血尿 见于泌尿系结石。

6. 腰背痛伴嗳气、反酸及上腹胀痛或烧灼样痛 见于胃、十二指肠溃疡。

7. 腰背痛伴月经异常、痛经、白带过多 见于宫颈炎、盆腔炎、子宫附件炎或肿瘤或节育环不良反应。

8. 腿痛伴间歇性跛行 见于血栓闭塞性脉管炎、闭塞性动脉硬化症等。

9. 腿痛伴下肢关节畸形 见于血友病性关节病、夏柯关节病、慢性肺性肥大性骨关节病等。

10. 腿痛伴下肢水肿 见于深静脉血栓形成等。

11. 腿痛伴下肢静脉条索感 见于良性血栓性浅静脉炎等。

12. 腿痛伴阿-罗(Argyll-Robertson)瞳孔 见于脊髓痨。

知识链接

阿-罗瞳孔

阿-罗瞳孔(Argyll-Robertson pupil):由阿-罗二氏首先描述。表现为受累瞳孔缩小,对光反射消失而调节反射存在。病变只损害了顶盖前区的光反射径路,而调节反射径路没有受到损害。最常见于神经梅毒。

【诊断提示】

1. 问诊 突然出现的疼痛一般与外伤、急性感染及内脏病变有关,而且疼痛剧烈。反复发作的钝痛、胀痛不适,主要考虑腰肌劳损、腰椎结核等慢性病变。弯腰及搬重物痛加重,同时伴大腿外侧放射样痛,提示腰椎间盘突出症、急性腰肌劳损。与月经周期有关,伴白带异常,提示妇科炎症。饮酒、劳累或高嘌呤饮食后急性关节剧痛,考虑痛风性关节炎。晨僵伴发热,肢体对称性关节痛,提示类风湿关节炎。

2. 体格检查　脊柱弯曲度、压痛、叩击痛及活动度的检查对于外伤、椎间盘突出症、强直性脊柱炎等疾病有重要的诊断价值。拉赛克征阳性有助于坐骨神经痛的诊断。腰骶痛,妇科检查盆腔有压痛,或附件区增厚,有助于子宫疾病和子宫附件疾病的诊断。

3. 辅助检查　X 线、CT、MRI 等影像学检查对于脊椎、关节、椎间盘等病变有确诊价值,超声检查有助于泌尿系结石及胰腺炎的诊断。钡餐透视和胃镜检查可以明确胃肠疾病。脑电图检查有助于肢痛性癫痫的诊断。

第十七节　头　痛

颈以上的部位称为头,但一般所说的头痛(headache)是指额、顶、颞及枕部的疼痛。头痛是临床上常见的症状之一,既可由头部病变引起,又可因全身或内脏器官疾病造成。头痛可以是器质性病变引起的,如颅内肿瘤,也可以发生于功能性病变,如偏头痛。临床上多数头痛无特异性,且经过良好,但有些头痛则是严重疾病的信号。

【发生机制】　颅外各层结构对痛觉均敏感,颅内结构只有血管、脑膜、脑神经(三叉、舌咽、迷走)及颈神经(1、2、3)对痛觉敏感。各种致病因素通过以下机制产生头痛:①使颅内外血管收缩、扩张及血管受到牵引或伸展;②使脑膜受到刺激或牵拉;③三叉、舌咽、迷走神经及颈神经受到刺激、挤压或牵拉;④头颈部肌肉收缩;⑤眼、耳、鼻、鼻窦、牙齿等病变疼痛,扩散或反射至头部;⑥理化因素及内分泌紊乱(如脑内组胺和 5-羟色胺增多)。

【病因】

(一)颅脑病变

1. 颅内疾病

(1)颅内感染性疾病:各种病原体所致的脑膜炎、脑炎都可出现头痛。常见的疾病有流行性脑脊髓膜炎、结核性脑膜炎、流行性乙型脑炎、新型隐球菌性脑膜炎、病毒性脑炎、化脓性脑炎(又称脑脓肿,常因慢性化脓性中耳炎向颅内直接蔓延造成)。

(2)颅内血管性疾病:脑出血、蛛网膜下腔出血、脑动脉血栓形成、脑栓塞、脑供血不足、颅内动脉瘤、脑血管畸形(可分为动静脉型和毛细血管型。前者常见,乃由一团扩张的畸形血管形成,大小不一,多出现于大脑中动脉分布的区域。后者少见,由多数扩张的毛细血管形成,可散布于脑的任何部位)、颅内静脉窦血栓形成(上矢状窦血栓形成、乙状窦血栓形成、海绵窦血栓形成)、偏头痛等。

(3)颅内肿瘤:包括脑肿瘤和颅内转移癌。常见的脑肿瘤有神经胶质瘤、脑膜瘤、垂体腺瘤、神经纤维瘤等。颅内转移癌为肺癌、鼻咽癌、乳腺癌、肾上腺癌、白血病等转移而来,最多见的是由肺癌和鼻咽癌转移来的。

(4)颅脑损伤:脑震荡、脑挫裂伤、慢性硬膜下血肿及慢性脑内血肿、脑外伤后遗症(脑外伤 3 个月后症状仍持续存在)。

（5）其他：头痛型癫痫、腰椎穿刺及腰椎麻醉后头痛等。

2. 颅外疾病

（1）颅骨疾病：颅骨肿瘤、颅骨骨折、畸形性骨炎。畸形性骨炎为一原因不明的慢性进行性骨病，常见症状为骨疼痛与畸形，除侵犯颅骨外，还可侵犯股骨、腓骨、胫骨等）。

（2）肌收缩性头痛：又称紧张性头痛，是慢性头痛最常见的一种。由于头部或颈部肌肉持久收缩及继发血管扩张引起。

（3）神经痛：三叉神经痛、舌咽神经痛、枕神经痛等。

（4）其他：眼源性头痛（远视、近视、散光）、耳源性头痛（中耳炎）、鼻源性头痛（鼻炎、鼻窦炎、鼻咽癌）、齿源性头痛（牙龈炎、龋齿等）。

（二）全身性病变

1. 急性感染　流行性感冒、急性肾盂肾炎、肺炎球菌肺炎等。

2. 心血管疾病　高血压、充血性心力衰竭、风湿热等。

3. 中毒　铅、汞中毒，一氧化碳中毒，有机磷农药中毒，阿托品、颠茄中毒，毒蕈中毒等。

4. 其他：月经期头痛、绝经期头痛、中暑。

（三）神经症

见于神经衰弱、癔病、抑郁性神经症等。

【临床表现】

（一）头痛的部位

急性感染性疾病引起的头痛多呈弥漫性全头痛。偏头痛与脑神经痛出现一侧头痛。流行性脑脊髓膜炎、蛛网膜下腔出血引起的头痛多在颈枕部。浅表的头痛多见于眼源性、鼻源性、齿源性及颅外疾病引起的头痛，如肌收缩性头痛。深在的头痛多由脑脓肿、脑肿瘤、脑炎等颅内病变引起，疼痛常向病灶同侧的外面放射。

（二）头痛的性质

搏动性头痛或跳痛，常见于高血压、偏头痛、脑供血不足、头痛型癫痫、急性感染等。阵发性电击样或撕裂样疼痛多见于三叉神经痛和舌咽神经痛。头部重压感、紧箍感、戴紧帽感的疼痛多见于肌紧张性头痛，也可见于脑外伤后遗症。爆裂样或斧劈样头痛可见于蛛网膜下腔出血。

（三）头痛发生的时间及持续的时间

晨间加剧的头痛可见于脑肿瘤等颅内占位性病变。有规律的晨间头痛见于鼻窦炎。长时间阅读后发生的头痛为近视等引起的眼源性头痛。偏头痛在月经期发作频繁。神经衰弱引起的头痛以病程长、明显的波动性与易变性为特点。

（四）头痛发生的急缓

突然发生的头痛伴有发热者，常由感染疾病所致。突然发生的头痛伴有意识障碍而无发热者，多为颅内血管性疾病。慢性进行性头痛伴有颅内压升高的症状（呕吐、视乳头水肿）应考虑颅内占位性病变。慢性头痛无颅内压升高症状，但伴有神经症症状，多为肌紧张性头痛。

（五）头痛的影响因素

转头、低头、咳嗽常使脑肿瘤及脑膜炎的头痛加剧。压迫颈总动脉可使偏头痛或高血压性头痛减轻。偏头痛患者,服用麦角胺后头痛可迅速缓解。肌紧张性头痛,常因紧张、烦躁、焦虑而加重,也可因局部按摩而缓解。

【伴随症状】

1. 头痛伴剧烈呕吐　常为颅内压升高征象,见于脑膜炎、脑炎、颅后凹肿瘤等。

2. 头痛伴剧烈眩晕　见于小脑肿瘤、椎-基底动脉供血不足等。

3. 头痛伴失眠、多梦、注意力不集中等症状　多见于神经症。

4. 头痛伴视力障碍　见于青光眼、蝶鞍区肿瘤等。

5. 头痛呈慢性进行性且伴有精神症状　应警惕脑肿瘤可能。

6. 头痛伴癫痫发作　见于脑寄生虫病、脑肿瘤等。

7. 头痛突然加剧并伴有意识障碍　多提示脑疝。

8. 头痛伴发热　可见于各种急性感染、急性中毒、中暑等。

【诊断提示】

1. 问诊　慢性颅脑血肿或脑外伤后遗症可追溯到颅脑外伤史。女性患者,青春期前后起病、周期性发作、每次发作性质相似的半侧头痛,提示为偏头痛。在烈日下长时间曝晒后出现的头痛应首先考虑为中暑。高血压及动脉硬化的患者,骤然出现剧烈头痛,预示可能发生脑出血。

2. 体格检查　脑膜刺激征阳性提示为流行性脑脊髓膜炎和蛛网膜下腔出血,前者伴有高热,后者开始无发热。出现失语、偏身肢体瘫痪及感觉障碍考虑脑出血、脑血栓形成等急性脑血管病。怀疑头痛为高血压引起,应测量血压。肌收缩性头痛检查时可发现头部有压痛点及"痛性小结"。怀疑眼源性、耳源性、齿源性头痛时,应相应地检查耳、鼻及鼻窦、牙齿等器官以发现原发病变。

3. 辅助检查　怀疑颅内外感染性疾病时应做血液检查。怀疑脑膜炎引起的头痛,可选择脑脊液检查。怀疑鼻窦炎引起的头痛,X 线鼻窦拍片可证实。脑血管造影检查对脑血管畸形、颅内动脉瘤的诊断有重要帮助。怀疑头痛型癫痫应做脑电图检查。脑肿瘤、脑寄生虫病等占位性病变可做颅脑 X 线拍片,进一步检查做 CT 检查或 MRI 检查以确诊。

第十八节　眩　晕

眩晕(vertigo)是患者感到自身或周围环境物体旋转或摇动的一种感觉,前者称为自动感眩晕,后者称为他动感眩晕。眩晕是人体与周围环境之间的相互空间关系在大脑皮质感觉中枢的失真反映,常伴有客观的平衡障碍,但一般无意识障碍。此由前庭系统病变引起,称为真性眩晕或前庭系统性眩晕。无明确的自身或周围环境物体旋转感,仅有头重脚轻、站立不稳、脑昏眼花感觉的为头昏,亦可称为假性眩晕,可由其他系统或全身性疾病而引起。

【发生机制】　前庭系统主要包括前庭器、前庭神经、脑干内的前庭核、小脑蚓部、内侧纵束、大脑前庭皮质区(颞叶)等部分。正常的机体平衡与定向功能有赖于视觉、本体觉与前庭系统(合称平衡三联)的协同作用来完成,以前庭系统对机体姿位平衡的维持最重要。当前庭系统受到较大刺激或病理性损害时,前庭感觉的刺激与来自肌肉、关节的本体觉和视觉感受器对空间定向的冲动不一致时,就产生运动错觉,即眩晕。由于前庭核通过内侧纵束与动眼神经有密切联系,当前庭病变或受到刺激时常出现眼球震颤。由于前庭核通过前庭脊髓束等与脊髓前角相联系,当前庭病变或受到刺激时可出现身体向一侧倾倒。由于前庭核与脑干内的血管运动中枢和迷走神经核等相联系,当前庭病变或受到刺激时可出现恶心、呕吐、面色苍白、出汗、脉搏改变等自主神经功能紊乱表现。

【病因】 按照病因分为中枢性眩晕和周围性眩晕。

(一)中枢性眩晕(脑性眩晕)

1. 颅内血管性疾病 椎-基底动脉供血不足、锁骨下动脉偷漏综合征、延髓外侧综合征、脑动脉粥样硬化、小脑出血等。

2. 颅内占位性病变 听神经纤维瘤、小脑肿瘤、第四脑室肿瘤等。

3. 颅内感染性疾病 颅后凹蛛网膜炎。

4. 颅内脱髓鞘疾病及变性疾病 多发性硬化、延髓空洞症。

5. 其他 癫痫等。

(二)周围性眩晕(耳性眩晕)

1. 梅尼埃(Meniere)病 一般认为由内耳的淋巴代谢失调引起,内耳淋巴分泌过多或吸收障碍,引起内耳膜迷路积水,刺激前庭。

2. 迷路炎 中耳炎(胆脂瘤、炎症性肉芽组织等)直接破坏迷路的骨壁引起,少数是细菌或病毒经血行或淋巴扩散至迷路引起迷路炎。

3. 前庭神经元炎 原因未明,目前认为由病毒感染造成。

4. 药物中毒 药物对内耳前庭损害所致。对内耳前庭损害造成损害的药物主要是氨基苷类药物,包括链霉素、双氢链霉素、庆大霉素、卡那霉素、阿米卡星、新霉素等。另外,异烟肼、水杨酸钠、奎宁等亦可造成内耳前庭损害。

5. 晕动病 乘坐车船或飞机时,内耳迷路受到机械性刺激,引起前庭功能紊乱所致。

【临床表现】

(一)基本表现

睁眼时有周围景物旋转、上下晃动或左右移动的感觉,而闭眼时有自身旋转或晃动的感觉是眩晕的典型表现。常伴有眼球震颤、平衡失调以及恶心、呕吐、出汗、心动过缓、血压下降等自主神经功能紊乱症状。

(二)几种常见眩晕性疾病的表现

1. 梅尼埃病 以发作性眩晕伴耳鸣、听力减退及眼球震颤为主要特点,严重时可伴有恶心、呕吐、面色苍白和出汗,发作时间多短暂,很少超过2周。

2. 前庭神经元炎 好发于青年人,病前常有病毒感染史,突然出现剧烈眩晕,转头加重,持续7~10天后逐渐减轻,六周后消失,伴患侧持续眼球震颤、恶心、呕吐,但不伴有耳鸣、耳聋。痊愈后很少复发。

3. 内耳药物中毒 有使用损害前庭药物史,常先有口周及四肢发麻,后出现渐进性眩晕伴耳鸣、听力减退等。

4. 晕动病 发生于乘船、乘车、乘飞机时,常伴恶心、呕吐、面色苍白、出冷汗等。

5. 椎-基底动脉供血不足 好发于中年以上,因椎动脉受压、扭曲引起,常见于颈椎骨质增生等,表现为旋转性眩晕、构语障碍、言语含糊不清、吞咽障碍等,常伴有共济失调,但多无耳鸣与听力下降。

【伴随症状】

1. 伴耳鸣和(或)听力下降 见于前庭器官疾病、第八对脑神经病变及肿瘤等。

2. 伴恶心、呕吐 见于梅尼埃病、晕动病等。

3. 伴共济失调 见于小脑、颅后凹或脑干病变。

4. 伴眼球震颤 见于脑干病变、梅尼埃病。

【诊断提示】

1. 问诊 有使用氨基苷类药物史提示药物中毒损害内耳前庭;反复发作的眩晕提示梅尼埃病;在上呼吸道病毒感染后出现的眩晕提示前庭神经元炎;突然扭头时出现眩晕颈椎骨质增生。

2. 体格检查 检查发现鼓膜穿孔提示迷路炎;检查发现听力减退及眼球震颤提示梅尼埃病,检查发现瞳孔大小不等常提示颅内肿瘤。

3. 辅助检查 怀疑颈椎骨质增生可行颈椎 X 线摄片;怀疑颅脑肿瘤应做 CT 或 MRI 检查;怀疑癫痫应做脑电图检查。

第十九节 抽 搐

骨骼肌不自主的强烈收缩称为抽搐(tic)。根据骨骼肌收缩的范围,通常可分为局限性抽搐和全身性抽搐。根据骨骼肌收缩的性质分为间歇性收缩、强直性收缩和阵挛性收缩。骨骼肌呈强直性收缩与阵挛性收缩时称为惊厥(convulsion),惊厥常表现为全身性抽搐。全身性抽搐对人的危害大,可造成骨折、呼吸暂停、意识障碍等。

【发生机制】 尚未完全明了。目前认为由运动神经元异常放电引起。上运动神经元异常放电与脑水肿、脑缺氧、脑局部瘢痕、低血糖、遗传缺陷等有关,下运动神经元异常放电与作用于脊髓前角等处的药物(士的宁)、毒素(破伤风毒素)等有关。

【病因】

(一)颅脑疾病

1. 颅内感染性疾病 见于流行性脑脊髓膜炎、流行性乙型脑炎、病毒性脑炎、脑脓肿等。

2. 颅内寄生虫病 见于脑囊虫病、脑包虫病、脑血吸虫病、脑型疟疾等。

3. 颅内肿瘤 包括脑肿瘤和颅内转移癌。常见的脑肿瘤有神经胶质瘤、脑膜瘤、垂体腺瘤、神经纤维瘤等。颅内转移癌常见于肺癌和鼻咽癌的颅内转移。

4. 脑血管疾病 见于脑出血、蛛网膜下腔出血、脑栓塞等。

5. 颅脑损伤 见于脑震荡、脑挫裂伤、颅内血肿等。

6. 某些类型的癫痫 见于癫痫大发作、强直性发作、部分运动性发作等。

(二)全身性疾病

1. 感染 见于中毒性肺炎、中毒性细菌性痢疾、伤寒、败血症、流行性出血热、破伤风、狂犬病等。

2. 内分泌及代谢障碍疾病 见于糖尿病、尿毒症、肝性脑病、低血糖、甲状腺危象、低钙血症、低镁血症、碱中毒等。

3. 心血管疾病 见于心肌梗死、严重休克、急性心源性脑缺血综合征等。

4. **中毒**　见于一氧化碳、安眠药、有机磷农药、酒精等中毒。

5. **物理因素所致疾病**　见于中暑、触电、淹溺等。

6. **其他**　癔病性抽搐。

【临床表现】

（一）全身性抽搐

全身骨骼肌痉挛，表现为四肢强直性或阵挛性抽搐，可伴短暂意识障碍（如昏迷）、呼吸停止、大小便失禁、舌咬伤、骨折等。癔病性抽搐为假性抽搐发作，意识存在，呼吸存在，无大小便失禁及身体伤害出现。

（二）局限性抽搐

局部骨骼肌痉挛，表现为单一肢体、手、足、口角、眼睑等处抽搐，可伴有局部不适感、焦虑、恐惧等。

【伴随症状】

1. **抽搐伴发热**　多见于小儿的急性感染，体温高达38℃以上时出现抽搐称为高热惊厥。

2. **抽搐伴血压增高**　见于高血压、急性肾小球肾炎、妊娠期高血压疾病等。

3. **抽搐伴脑膜刺激征**　见于脑膜炎、蛛网膜下腔出血等。

4. **抽搐伴意识丧失**　见于癫痫大发作等。

5. **抽搐伴剧烈头痛**　见于流行性脑脊髓膜炎、蛛网膜下腔出血等。

【诊断提示】

1. **问诊**　有颅脑外伤史的抽搐提示脑外伤后遗症；有遗传特质（癔病性格）在暗示状态下反复发作且无发作性外伤（摔伤、咬破舌头等）的抽搐提示癔病大发作；发作时发出羊鸣样尖叫且伴发作性外伤（摔伤、咬破舌头等）的抽搐提示原发性癫痫；被犬咬伤后数天或数月出现的抽搐提示狂犬病；皮肤受伤后数天或数月出现抽搐提示破伤风。

2. **体格检查**　脑膜刺激征阳性提示蛛网膜下腔出血、流行性脑脊髓膜炎等的诊断，前者通常无发热，后者伴高热。血压增高，提示高血压脑病和高血压危象。晚期妊娠的女性抽搐，提示妊娠期高血压疾病的子痫期。

3. **辅助检查**　颅脑CT检查对于颅脑病变诊断有重要价值。脑脊液检查有助于诊断脑炎、脑膜炎、脑脓肿、颅脑肿瘤及颅内出血等。血糖、血生化测定，可以明确低血糖、低钙、低镁等的诊断。

第二十节　意识障碍

意识是大脑功能活动的综合表现，即对周围环境和自身的知觉状态。正常人意识清醒。人对周围环境及自身状态的识别和觉察能力障碍称为意识障碍（disturbance consciousness）。意识持续中断或丧失称为昏迷（coma）。昏迷是最严重的意识障碍。

【发生机制】　意识有两个组成部分即意识内容及其"开关"系统。意识内容即大脑皮质的功能活动，包括记忆、思维、定向力和情感，以及通过视、听、语言和复杂运动等与外界保持紧密联系的能力。意识"开关"系统包括经典的感觉传导通路（特异性上行投射系统）和脑干网状上行激动系统（非特异性上行投射系统）。意识"开关"系统激活大脑皮质并使之维持一定水平的兴奋性,使机体处于觉醒状态,在此基础上,大脑皮质产生意识内容。各种因素如炎症、外伤、肿瘤、缺血、缺氧、葡萄糖供给不足、电解质及酸碱平衡紊乱、神经传导介质异常等造成脑干网状上行激动系统和大脑皮质广泛而严重的损害或功能严重低下时,即出现意识障碍。

【病因】

（一）颅脑疾病

1. 颅内感染性疾病　见于流行性脑脊髓膜炎、流行性乙型脑炎、病毒性脑炎、脑脓肿等。

2. 颅内肿瘤　包括脑肿瘤和颅内转移癌。常见的脑肿瘤有:神经胶质瘤、脑膜瘤、垂体腺瘤、神经纤维瘤等。颅内转移癌常见于肺癌和鼻咽癌的颅内转移。

3. 脑血管疾病　见于脑出血、蛛网膜下腔出血、脑栓塞等。

4. 颅脑损伤　见于脑震荡、脑挫裂伤、颅内血肿等。

（二）全身性疾病

1. 急性感染　见于中毒性肺炎、中毒性细菌性痢疾、伤寒、败血症、流行性出血热、脑型疟疾等。

2. 内分泌及代谢障碍疾病　见于糖尿病、尿毒症、肝性脑病、低血糖、甲状腺危象等。

3. 心血管疾病　见于心肌梗死、严重休克、急性心源性脑缺血综合征等。

4. 中毒　见于一氧化碳、镇静催眠药、有机磷农药、酒精等中毒。

5. 物理因素所致疾病　见于中暑、触电、淹溺等。

【临床表现】

（一）意识障碍的基本类型

1. 嗜睡　是一种病理性的倦睡,表现为持续的、延长的睡眠状态,可唤醒,并能正确回答问题及配合检查,但反应迟钝,刺激去除后即又入睡。

2. 意识模糊　是较嗜睡程度深的意识障碍。患者能保持简单的精神活动,但对时间、人物、地点的定向力发生障碍,常伴有错觉和幻觉,思维紊乱。

3. 昏睡　呈深度的睡眠状态,大声呼叫或强刺激(如压迫眶上神经、摇动患者身体等)方能唤醒,但很快又再入睡,醒时答话含糊或答非所问。

4. 昏迷　昏迷在临床上表现为意识丧失,运动、感觉和反射等功能障碍,以及任何刺激均不能使患者苏醒,按其程度分为浅昏迷和深昏迷。

（1）浅昏迷:其临床特点是:①意识部分丧失;②对疼痛刺激有痛苦表情或躲避反应;③角膜反射、瞳孔对光反射、吞咽反射、眼球运动存在。

（2）深昏迷:其临床特点是:①意识全部丧失;②对任何刺激均无反应;③肌肉松弛,深、浅反射消失,可出现病理反射。

5. 谵妄　这是一种以兴奋性增高为主的高级神经中枢急性活动失调状态,表现为意识模糊、定向力丧失、错觉、幻觉、躁动不安、言语杂乱。常见于急性感染发热期、某些药物(如颠茄类)中毒、代谢障碍、循环障碍、中枢神经疾病等。

（二）意识障碍与晕厥、眩晕、发作性睡病、闭锁综合征和持续性植物状态的区别

1. 晕厥（昏厥）　是指突然发生的短暂的意识丧失状态,是由于大脑一过性广泛

供血不足所致,可迅速恢复。昏迷的意识丧失通常持续时间较长,恢复较难。

2. **发作性睡病** 该病是一种睡眠异常。患者在正常人不易入睡的场合下,如行走、骑自行车、进食时均能出现难以抑制的睡眠,其性质与生理睡眠无异,持续数分钟至数小时,但可唤醒。

3. **眩晕** 是患者感到自身或周围环境物体旋转或摇动的一种主观感觉障碍,常伴有客观的平衡障碍,一般无意识障碍。

4. **闭锁综合征** 患者脑桥基底部损伤致其以下双侧锥体束损害,除眼睛能活动外,随意运动消失,但意识完全清醒,能用眼球垂直运动或睁闭眼示意。

5. **持续性植物状态(植物人)** 患者完全失去对自身及周围环境的认知,有睡眠-觉醒周期,丘脑下部及脑干的自主功能完全或部分保存,称为植物状态。此种状态持续1个月以上称为持续性植物状态,即植物人。昏迷患者无睡眠-觉醒周期。

【伴随症状】

1. **昏迷伴瞳孔扩大** 见于癫痫大发作、低血糖、阿托品或颠茄中毒、一氧化碳中毒等。

2. **昏迷伴瞳孔缩小** 见于氯丙嗪、有机磷农药、毒蕈、巴比妥类中毒及尿毒症、桥脑出血等。

3. **昏迷伴抽搐** 见于癫痫大发作、高血压脑病、脑出血、脑肿瘤等。

4. **昏迷伴黄疸** 见于肝性脑病、钩端螺旋体病等。

5. **昏迷伴皮肤湿冷** 见于低血糖、有机磷农药中毒、毒蕈中毒等。

6. **昏迷伴高血压** 见于高血压脑病等。

7. **昏迷伴低血压** 见于各种原因的休克。

8. **昏迷伴发热** 先发热后出现昏迷见于流行性乙型脑炎、流行性脑脊髓膜炎、中毒性细菌性痢疾等;先昏迷后出现发热见于脑出血、蛛网膜下腔出血、巴比妥类中毒等。

【诊断提示】

1. **问诊** 原发病病史的询问对诊断有很大帮助。有肝硬化、糖尿病、慢性肾脏病、甲状腺功能亢进症等病史及服毒、使用麻醉性药物史者出现昏迷,诊断就基本明确。在高温或烈日下劳动而突然出现昏迷,提示为中暑。老年人有高血压或动脉硬化病史,在用力、兴奋、情绪激动等状态下突然出现昏迷,提示脑出血。颅脑外伤后,患者由清醒转为昏迷或昏迷转为清醒后再度出现昏迷,应高度怀疑颅内血肿。

2. **体格检查** 口唇呈樱桃红色提示一氧化碳中毒。出现库斯莫尔(kussmaul)大呼吸应考虑糖尿病、尿毒症引起的代谢性酸中毒。瞳孔检查对昏迷患者尤为重要,对光反射存在,说明昏迷尚浅;对光反射消失,说明昏迷较深。

3. **辅助检查** 怀疑颅内感染疾病时可做脑脊液检查。怀疑糖尿病时可做血糖、血酮体检查。怀疑尿毒症时可做血尿素氮、血肌酐检查。怀疑患者服毒,应取残留呕吐物、洗胃液等做毒理学分析。脑电图对癫痫大发作的诊断有重要帮助。CT或MRI检查对脑出血、颅内血肿、颅内肿瘤的诊断有决定性价值。

(李广元 邓建梅 艾娟)

扫一扫
测一测

复习思考题

1. 试述发热的病因。
2. 试述临床上常见的热型及其对诊断的意义。
3. 试述心源性水肿和肾源性水肿的区别。
4. 试述咯血与呕血的鉴别。
5. 试述中心性发绀和周围性发绀的临床表现。
6. 试述腹泻时粪便性状对诊断的意义。
7. 试述黄疸的临床表现。
8. 试述浅昏迷与深昏迷的临床表现。

第三章

PPT 课件
03章PPT

体 格 检 查

扫一扫
知重点

学习要点

1. 体格检查的基本方法。

2. 生命体征与身体各部体格检查的具体方法。

3. 生命体征与身体各部的正常状态(值)。

4. 身体各种重要体征(如血压升高、淋巴结肿大、扁桃体肿大、甲状腺肿大、气管移位、啰音、心脏震颤、心脏杂音、腹膜刺激征、肝脏肿大、墨菲征、脾脏肿大、肾区叩击痛、振水音、锥体束征、拉赛克征等)的要点描述与临床意义。

第一节 体格检查概述

体格检查(physical examination)是指医师运用自己的感觉器官(眼、耳、鼻、手)和(或)借助简单的诊断工具(听诊器、体温表、血压计、叩诊锤等),来客观地了解和评估身体状况的一系列最基本的检查方法。通过体格检查所发现的患者客观异常表现称为体征。体征是临床诊断的主要依据之一,对多数疾病来说,医师将病史(症状)与体征结合起来分析、判断即可作出初步诊断。要达到熟练掌握和准确运用体格检查方法的目的,既需要扎实的医学知识,更需要反复的练习和临床实践。

一、体格检查常用的器具和物品

(一)必要的器具和物品

听诊器、血压计、体温表、压舌板、手电筒、叩诊锤、检眼镜、大头针或别针、软尺和直尺、棉花。

(二)选择性的器具和物品

检耳镜、检鼻镜、鹅颈灯、音叉(128Hz,512Hz)、视力表、胶布、纱布垫、乳胶手套、润滑油。

二、体格检查的注意事项

体格检查的过程是获取临床资料的过程,也是与患者交流、沟通、建立良好医患关系的过程。在体格检查中,要充分树立以患者为中心的思想意识,注意做到:①仪表端庄,举止大方,态度温和,认真负责,实事求是。②环境安静,室温适宜,光线充足。③一般应站在患者右侧,但在检查过程中可根据实际需要随时调整或变换体位。必要时应有第三者在场。④体格检查按一定的顺序进行:一般检查、头、颈、胸、腹、脊柱、四肢、生殖器、肛门及直肠、神经反射。危重患者,应打破常规,扼要询问、重点检查后立即抢救,待患者脱离危险后再补充检查。⑤对住院患者或再次求诊患者应根据病情变化随时复查,根据复查的结果补充或修正诊断。⑥检查前,向患者说明检查的原因、目的及要求;检查中,随时与患者交流,询问患者的感觉;检查后,对患者的合作表示感谢。

三、体格检查的基本方法

体格检查的基本方法有视诊、触诊、叩诊、听诊、嗅诊。在检查身体的不同部位时,这些检查方法可有所侧重地选择使用或配合使用。以视诊、触诊、叩诊、听诊这四种方法使用较多。

(一)视诊

医师利用视觉来观察患者的全身或局部状态的检查方法称为视诊(inspection)。视诊可分为一般视诊和局部视诊两种。一般视诊是指对患者一般状态的观察,如发育、营养、意识状态、面容、步态、体位等;局部视诊是对患者身体的某一部位的细致观察,如舌、巩膜、甲状腺、咽及扁桃体等。对某些特殊部位进行局部视诊时,则需要使用某些仪器。如观察鼓膜,要用检耳镜;观察眼底,要用检眼镜;观察鼻腔,要用检鼻镜。视诊时,被望的部位应尽量暴露,光线要充足,最好在自然光线下进行。夜间在灯光下常不易辨出黄疸、轻度发绀和某些皮疹。侧面来的光线观察搏动、肿物或脏器的轮廓比较清楚。

(二)触诊

医师利用手的感觉来判断所触部位脏器物理状态或患者反应的检查方法称为触诊(palpation)。触诊可用于身体各部位,尤以腹部触诊最为重要。触诊可以进一步肯定视诊所发现的体征并补充视诊不能观察到的情况。手的触觉以指腹较为敏感,掌指关节部掌面皮肤对震动较为敏感,因此,触诊时多用这两个部位。触诊可分为浅部触诊法和深部触诊法。

1. 浅部触诊法 一手轻轻平放在被检查部位,利用手掌关节和腕关节的弹力柔和地进行滑动触摸。此法适用于体表浅在病变、关节、软组织、浅部的动脉及静脉等。因其不引起患者痛苦,也不致引起肌肉紧张,故更有利于试验性检查腹部压痛、抵抗感、搏动、包块和某些肿大脏器。

2. 深部触诊法 深部触诊法多用于检查深部脏器和组织。根据检查的目的不同,又分为深部滑行触诊法、双手触诊法、冲击触诊法和深压触诊法。

(1)深部滑行触诊法:一手或两手重叠,由浅入深,逐渐加压,触到深部脏器或包块后,用稍弯曲并自然并拢的第2~4指的掌面在它的上面做上下左右的滑动触摸。此法多用于检查腹腔深部脏器及包块。

(2)双手触诊法:将左手置于被检查脏器或包块的背部,并将被检查部位推向右手方向,这样可以起到固定作用,同时又可使被检查脏器或包块更接近体表,以利于右手触诊。此法主要用于肝脾等的检查。

（3）冲击触诊法：用三或四个并拢的手指，取几乎垂直的角度，置于腹壁上相应的部位，向腹腔深部做数次急促而有力的冲击动作。在冲击时会出现腹腔内脏器在指端浮沉的感觉。由于采取急速的冲击，可使腹水从脏器表面暂时移去，脏器随之浮起，故指端易于触及肿大的肝、脾或腹腔包块。此法适用于大量腹水时触诊肿大的肝、脾。冲击触诊会使患者感到不适，操作时应避免用力过猛。

（4）深压触诊法：用一或两三个手指逐渐用力深压，用以探测腹腔深在部位的病变和确定腹腔压痛点，如阑尾压痛点、胆囊压痛点。

（三）叩诊

医师用手指叩击身体某部，使之震动而产生音响，根据音响的特点及指下的震动感来判断所叩脏器的状态与病变性质的检查方法称为叩诊（percussion）。该法最常运用于胸腹部。

1. 叩诊方法　根据叩诊的手法不同，叩诊分为间接叩诊法和直接叩诊法两种，间接叩诊法最常用。

（1）直接叩诊法：用右手中间三指的掌面，直接叩击被检查的部位。此法适用于大面积浅部病变的发现，如大量胸腔积液、肺部大面积实变、腹部胃肠高度胀气等。

（2）间接叩诊法（指指叩诊法）：叩诊时，左手中指第2指节紧贴在叩诊部位，其余四指微微抬起，避免与体表接触，右手各指自然弯曲，以中指指端垂直叩击左手中指第2指节的前端；叩诊时，运用腕关节和指掌关节的力量，防止肘关节或肩关节参加活动，叩击动作要是短促灵活、富有弹性；叩击后，右手中指立即抬起，以免影响震动的振幅与频率；叩击力量和间隔时间要均匀一致，以免影响音响的性质；叩诊一个部位时，可连续叩击2~3次；不同的病灶或检查部位，可视具体情况运用不同的叩击力量，病灶小或位置表浅，宜取轻叩诊法，检查部位范围较大或位置较深时，则需采用中等力量叩诊，当病灶位置距体表深远时，需采用重叩诊法（图3-1）。

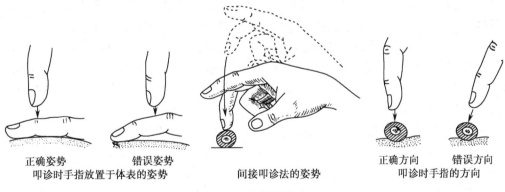

正确姿势　　错误姿势
叩诊时手指放置于体表的姿势

间接叩诊法的姿势

正确方向　　错误方向
叩诊时手指的方向

图3-1　间接叩诊法

2. 基本叩诊音　由于被叩击的组织或器官因致密度、弹性、含气量，以及与体表的间距不同，故在叩击时可产生不同的音响。根据音响的强弱、长短和高低的差异，通常分为清音、过清音、鼓音、浊音、实音5种基本叩诊音。

（1）清音：这是一种音调低、音响较强、震动时间较长的声音，是肺部的正常叩诊音，提示肺组织弹性、含气量、致密度正常。

（2）过清音：其音响、强度、震动时间介于清音与鼓音之间。叩击含气量增多、弹性减弱的肺组织时出现该音，临床上见于肺气肿。

（3）鼓音：这是一种音律和谐的乐音，音响比清音更强，震动时间也较长。在叩击含有大量气体的空腔器官时出现。正常见于左下胸的胃泡区及腹部。

（4）浊音（相对浊音）：这是一种音调较高、音响较弱、震动时间较短的声音。正常情况下，叩击被少量含气组织覆盖的实质脏器时产生，如心脏或肝脏被肺覆盖的部分；病理情况下，肺实变时可叩出浊音，见于肺炎球菌肺炎、肺梗死等。

（5）实音（绝对浊音）：这是一种比浊音音调更高、音响更弱、震动时间更短的声音。正常情况下，叩击实质性脏器如心脏或肝脏产生；病理情况下，见于大量胸腔积液、胸膜肥厚等。

知识链接

叩诊法的提出

18世纪中叶的一天，奥地利医师奥恩布鲁格（Auenbrugger，Joseph Leopold）在对一具男尸进行解剖后，证实死因是胸腔积液。于是，他思考能不能在死者生前就发现胸腔积液呢？怎样才能发现呢？他从经营酒业的父亲估量桶中剩余酒量的方法中受到了启发。父亲不时用手指敲打酒桶，凭敲打时酒桶发出的闷沉及清脆的声音来估计酒桶内酒量的多少。这种敲打法是否可以用来诊断胸腔积液呢？他选择正常人及疑有胸腔积液的患者进行叩诊，结果发出的声音迥然不同。经过对患者尸体抽液前后进行叩诊对比研究，他积累了相当经验之后，于1761年发表了专著《新的诊断法》，正式提出叩诊法。

（四）听诊

医师利用听觉听取体内脏器运动所产生的声音，借以判断被查脏器状态的检查方法称为听诊。听诊在胸部检查中最为重要。听诊方法分为直接听诊法和间接听诊法两种。

1. 直接听诊法　医师用耳直接贴附于被检者的体表进行听诊。此法听取的声音很弱，也不方便，目前临床上已基本不用，只是在某些特殊或紧急情况下偶尔采用。

2. 间接听诊法　借助于听诊器听诊的检查方法。此法使用方便，可在任何体位下使用，而且对脏器运动的声音起放大作用，故在临床上广为应用。听诊器是法国医师雷奈克（1781—1826））于1816年发明的，最早的听诊器是木质直筒的，与现在使用的听诊器在外表上有一定差别。

（1）听诊器的组成部件及使用：听诊器由耳件、体件、胶管等部分组成。使用时，耳件嵌在耳孔内，耳件方向要与外耳道相顺应。体件放在要听诊的部位，即可听到该部位脏器运动发出的声音。体件有钟型和膜型两种。钟型体件适用于听取低调声音，如二尖瓣狭窄的隆隆样舒张期杂音；膜型体件适用听取高调声音，如主动脉瓣关闭不全的舒张期杂音。近年来，随着新兴材料的不断出现和制作工艺的改进，一些质地优良、结构合理、方便使用的新式听诊器陆续运用到临床诊断工作中（图3-2）。

（2）间接听诊法的注意事项：①听诊应在安静、温暖的环境中进行，以避免外界噪声和寒冷致肌肉震颤产生附加音；②听诊器的体件要紧贴皮肤，避免与皮肤摩擦产生摩擦音，但也不要加压，以免皮肤紧张影响声音传导；③听诊时要注意力集中，排除其他声音的干扰，如听心音时，要排除呼吸音、胃肠蠕动音的干扰。

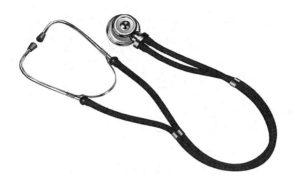

图 3-2 听诊器实图

听诊是临床医师的一项基本功,是诊断心肺疾病的重要手段,是体格检查中的重点与难点。学习听诊一定要勤学苦练,反复实践,以期达到切实掌握和熟练运用的程度。

（五）嗅诊

医师运用嗅觉来判断发自患者的异常气味与疾病之间关系的检查方法称为嗅诊(olfactory examination)。嗅诊时,医师用手将患者散发的气味扇向自己的鼻部,然后仔细判断气味的性质与特点。有时还需借助视诊等检查方法协助查明气味的来源。嗅诊时,要注意排除患者由外界沾染来的气味的影响。

嗅诊对疾病的诊断往往能提供重要的线索。例如:①痰液呈恶臭味提示患者患支气管扩张症或肺脓肿;②呼吸呈刺激性大蒜味提示有机磷杀虫药中毒;③呼吸呈烂苹果味提示糖尿病酮症酸中毒;④呼吸呈氨味提示尿毒症;⑤口腔有苦杏仁味提示食用过苦杏仁、桃仁等含氰苷及氢酸的食物或氰化物中毒;⑥尿液和汗液呈鼠尿味提示苯丙酮尿症。苯丙酮尿症是由于苯丙氨酸代谢障碍,不能转化为酪氨酸,导致苯丙氨酸及其酮酸蓄积并从尿中大量排出的遗传代谢疾病,临床主要表现为小儿智能低下、惊厥发作和色素减少。

（徐泽宇）

第二节 一般检查

一般检查是全身检查的第一步,是对患者全身状态等的概括性观察,检查方法以视诊为主,必要时配合触诊等其他方法。

一般检查的内容包括性别、年龄、体温、脉搏、呼吸、血压、发育与营养状态、意识状态、面容与表情、体位与步态、皮肤和淋巴结等。其中体温、脉搏、呼吸、血压被称为生命征(生命体征),是评价生命活动存在与否及其质量的指标,是一般检查的重要项目。

一、性别

（一）检查方法

性别(sex)的判断主要根据性征观察,必要时进行染色体检测。

性征的正常发育与雌激素和雄激素有关。男性,雄激素的主要生理作用为:①刺激男性附性器官(附睾、前列腺、阴茎等)的发育,并维持其成熟状态;②刺激男性副性征(胡须、喉结突出、声音低沉等)的出现,并维持其正常状态;③维持正常的性欲;

④促进蛋白质的合成;⑤刺激骨髓的造血功能。女性,雌激素的主要生理作用为:①刺激女性附性器官(输卵管、子宫、阴道、外阴等)的发育,并维持其成熟状态;②刺激女性副性征(乳房增大及产生乳晕、声音尖细等)的出现,并维持其正常状态;③维持正常的性欲;④其他:促进蛋白质的合成和降低血胆固醇等。另外,女性体内少量的雄激素可刺激阴毛和腋毛的生长。某些疾病或性染色体异常时会使性征发生改变,某些疾病的发生也与性别有一定的关系。

（二）某些疾病对性征的影响

肾上腺皮质肿瘤或长期使用肾上腺皮质激素,可使女性发生男性化,表现为:阴蒂肥大,喉结突出,声音低粗,长出胡须,乳房不发育,闭经。肝硬化所引起的睾丸功能损害或肾上腺皮质肿瘤可引起男性女性化,表现为:乳房发育,腋毛稀少,皮肤细腻,皮下脂肪丰满,声音尖细。垂体或垂体肿瘤(垂体嫌色细胞瘤、周围颅咽管瘤等)侵犯下丘脑时,可造成肥胖生殖无能综合征,男性表现为阴茎呈儿童型,不长胡须、阴毛、腋毛,中等肥胖,生长延迟等;女性表现为外阴呈儿童型,原发性闭经,中等肥胖等。

（三）性染色体异常对性别和性征的影响

性染色体在男性和女性各有不同,男性为46XY,女性为46XX。如果性染色体的数目和结构异常则会对性发育和性征产生影响,临床上出现性发育异常。①Turner综合征,又称性腺发育障碍症,染色体核型多为45XO,表现为女性,出现以下特征:矮身材,低智力,短颈,颈蹼,肘外翻,上腭高尖,下颌收缩,乳房不发育,原发性闭经。②Kliefelter综合征,又称细精管发育障碍症,染色体核型多为47XXY,表现为男性,出现以下特征:小阴茎,小睾丸,无精子,不育,胡须、阴毛与腋毛稀少或缺如,乳房发育,智力低下。

（四）性别与某些疾病发生率的关系

临床统计某些疾病的发生率与性别有关,如甲状腺疾病和系统性红斑狼疮多发生于女性,胃癌、食管癌多发生于男性;甲型血友病多见于男性,偶发于女性。

二、年龄

（一）检查方法

年龄(age)的判断主要通过问答和外貌观察,必要时进行骨龄测定。外貌观察年龄多以皮肤的弹性与光泽、肌肉的状态、毛发的颜色与分布、面与颈部皮肤的皱纹、牙齿的状态等为依据。人的健康状态与环境保健等有很大关系,因此发育的速度和衰老的程度也往往因此而不同,故对年龄的外貌观察只能是大体的判断。骨龄测定对于儿童和青少年的年龄判断有重要价值。

（二）年龄与疾病发生的关系

年龄与疾病的发生、发展及预后关系密切。如佝偻病、麻疹、白喉多见于幼儿与儿童;结核病、风湿热多见于少年与青年;高血压、动脉硬化性疾病则多见于中、老年人。

三、体温

（一）体温测量方法及正常范围

体温(temperature)使用体温计测量,测量方法有3种。

1. 口测法　将消毒体温计的水银端置于患者的舌下,紧闭口唇,不用口腔呼吸,以免影响结果。5分钟后读数,正常值为36.3~37.2℃。此方法测量结果较准确。

2. 腋测法 擦干腋下汗液,将体温计水银端放入腋窝深处,嘱患者夹紧,10分钟后读数,正常值为36~37℃。此法简便、安全,不易发生交叉感染,患者易接受,在临床应用最为广泛。

3. 肛测法 患者侧卧位,将肛门体温计的水银端涂以润滑剂,徐徐插入肛门,深达体温计的一半为止,5分钟后读数,正常值为36.5~37.7℃。此方法测量结果最准确,但患者不容易接受,多用于婴幼儿及神志不清者。

 知识链接

体温计的发明

1592年的一天,意大利科学家伽利略(Galileo)在一所大学里上实验课时,问他的学生:"当水的温度升高时,装在罐内的水为什么会上升?"有个学生回答说:"因为这时候水体积增大了,所以会膨胀上升。一旦水冷却了,体积就缩小,又会降下来。"学生的回答,使他深受启发。他把一根一端带圆泡另一端开口的玻璃管抽出空气,然后垂直插进一杯水中,发现周围的气温发生变化时,管内水柱的高低也随之发生变化,这是温度计的雏形。此后,经桑克托里、伏迪南、阿克得米亚等几经改进,制成了现在临床上广泛使用的体温计。

(二)体温测量的注意事项

体温测量时应注意:①体温测量前应将体温计汞柱甩到36℃以下;②婴幼儿及神志不清者禁用口测法;③使用口测法或腋测法时,测量前不能用热水漱口或热毛巾擦拭腋部;④体温计附近不能放置冰袋、热水袋等。

(三)体温异常及其临床意义

1. 体温升高 指体温高于正常,即发热,见于感染、创伤、肿瘤、抗原-抗体反应、内分泌代谢障碍疾病等。

2. 体温降低 指体温低于正常,常见于休克、严重营养不良、甲状腺功能减退及在低温环境下暴露过久时。

四、脉搏

(一)检查方法

检查脉搏(pulse),一般多查桡动脉,在某些特殊情况下也可查颞动脉、颈动脉、股动脉、足背动脉等。检查者以食指、中指和环指指腹平放于患者手腕桡动脉搏动处,压力大小以清楚触到脉搏为宜,计数1分钟,两侧均须触诊以作对比。

(二)正常状态

1. 脉率 正常成人脉率为60~100次/分钟。老年人偏慢,平均约为55~60次/分钟。婴幼儿偏快,可达130次/分钟。

2. 脉律 正常人脉律规则,部分健康的儿童、青少年可出现窦性心律不齐,表现为脉搏吸气时增快,呼气时减慢。

3. 强弱 正常人脉搏呈中等强度,且每次强度相等,但由于年龄、性别和体质等的不同,正常人之间有较大的差异。

(三)常见异常脉搏及其临床意义

1. 水冲脉 脉搏骤起骤降,犹如潮水涨落。检查时,紧握患者手腕掌面,将其前臂高举过头,可明显感知犹如水冲的脉搏。此为脉压差增大所致,见于主动脉瓣关闭不全、甲状腺功能亢进症、动脉导管未闭及严重的贫血等。

2. 交替脉 指节律规则而强弱交替的脉搏。为左心衰竭的重要体征之一,见于高血压性心脏病、急性心肌梗死及主动脉瓣关闭不全等。

3. 奇脉 指吸气时脉搏明显减弱或消失,又称"吸停脉"。心脏压塞或缩窄性心包炎时,吸气时右心舒张受限,回心血量减少,右心排血量相应减少,使肺静脉回流入左房血量减少,左室排血减少,形成脉搏减弱,甚至不能扪及。

4. 无脉 即脉搏消失。多见于严重休克,多发性大动脉炎由于某一段动脉闭塞相应部位脉搏亦可消失。

5. 脉搏短绌 指脉率少于心率。常见于心房颤动等。

五、呼吸

(一)检查方法及正常状态

呼吸(respiration)检查主要通过观察呼吸运动。静息状态下观察胸壁或腹壁的起伏,一吸一呼为一次,测1分钟记数。危重患者呼吸微弱时,可用棉花纤维置于患者鼻孔前,观察棉花纤维吹动次数,测1分钟记数。

正常成人静息状态下,呼吸节律规整,深浅适度,频率为16~20次/分钟,呼吸与脉搏之比为1:4。新生儿呼吸频率44次/分钟,随年龄增长而逐渐减慢。

(二)常见呼吸异常改变及其临床意义

1. 呼吸频率变化

(1)呼吸过速:指呼吸频率超过24次/分钟,见于发热、疼痛、贫血、甲状腺功能亢进症等。

(2)呼吸过缓:指呼吸频率低于12次/分钟,见于麻醉剂或镇静剂过量、颅内压增高等。

2. 呼吸深度变化

(1)呼吸浅快:见于胸膜炎、胸腔积液、气胸等。

(2)呼吸深快:见于剧烈运动时、情绪激动时等。

(3)呼吸深长:见于尿毒症酸中毒或糖尿病酮症酸中毒。此种呼吸可伴有鼾音,又称库斯莫尔(Kussmaul)呼吸,为严重的代谢性酸中毒时,机体为排除过多的二氧化碳而采取的调节代偿。

3. 呼吸节律变化

(1)潮式呼吸:又称陈-施(Cheyne-Stokes)呼吸,表现为呼吸由浅慢而趋深快,再由深快到浅慢,此期持续30秒至2分钟,随后经过5~30秒的呼吸暂停,又重复上述规律(图3-3)。

(2)间停呼吸:又称比奥(Biot)呼吸,表现为有规律的呼吸几次后,突然停止一段时间,又开始呼吸,如此周而复始(图3-4)。

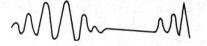

图3-3 潮式呼吸

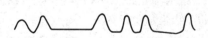

图3-4 间停呼吸

上述两种异常呼吸均由呼吸中枢的兴奋性降低所致。缺氧较轻时,呼吸中枢兴奋性下降,不能刺激引起呼吸,只有当缺氧加重,二氧化碳潴留到一定程度时,才能兴奋呼吸中枢,使呼吸恢复和加强。但呼吸增强,二氧化碳呼出后,呼吸中枢又失去刺激,呼吸再次减弱,乃至暂停。此两种呼吸多见于中枢神经系统疾病(脑炎、脑膜炎、颅内压增高等)和某些中毒(糖尿病酮症酸中毒、巴比妥中毒等)。间停呼吸较潮式呼吸更严重,多在临终前出现。另外,某些老年人深睡时可出现潮式呼吸,提示有脑动脉硬化,呼吸中枢供血不足。

六、血压

血压(blood pressure)是指流动的血液对血管壁的侧压力,通常指动脉血压。血压的高低主要取决于外周血管阻力、大动脉壁的弹性、心搏出量及心肌收缩力。

（一）测量方法

血压的测量方法包括直接测量法(即经皮穿刺将导管由周围动脉送至主动脉,导管末端接监护测压系统)和间接测量法(即袖带加压法)。目前临床上广泛采用间接测量法测量血压,常用的血压计有汞柱式、弹簧式和电子血压计,以汞柱式血压计最为常用。

测量血压时,被检者半小时内禁烟、禁咖啡、排空膀胱,在安静环境下休息 5~10分钟,取坐位或仰卧位,通常测右上肢血压。右上肢裸露,伸直并外展,上臂与心脏在同一水平。将袖带紧贴皮肤缠于上臂,使其下缘距肘弯横纹上方 2~3cm,袖带的气囊部分对准肱动脉。将听诊器体件置放在肱动脉处,向袖带内充气,边充气边听诊,充气至肱动脉搏动消失时,再升高 20~30mmHg 后,缓慢放气。当听到第一次声响时,血压计上的读数即为收缩压。继续放气,声音逐渐增强,然后突然减弱变为低沉,最终消失,声音消失时的读数为舒张压。收缩压与舒张压之差为脉压。血压至少应测量2 次,间隔 1~2 分钟;如收缩压或舒张压 2 次读数相差 5mmHg 以上,应再次测量,以 3次读数的平均值作为测量结果。收缩压与舒张压之差为脉压。舒张压加 1/3 脉压为平均动脉压。血压记录用收缩压/舒张压表示,单位为毫米汞柱(mmHg)。

某些疾病尚须加测下肢血压。被检者取俯卧位,袖带缠于大腿部,下缘距腘窝上方 3~4cm,其余步骤与判定方法同上。

知识链接

血压计的由来

18 世纪,一位英国牧师将一根接着铜管的玻璃管插入马的动脉内,测到了马的血压。19 世纪,法国医师发明了通过把脉搏的搏动传递给一个狭窄水银柱来显示血压的血压计,但仍然损伤血管。1896 年,意大利人里瓦·罗克西发明了不损伤血管的血压测定计,它包括橡皮球、橡皮囊臂带以及装有水银的玻璃管三部分。1905 年,俄国人尼古拉·科洛特科夫改进了血压计结构,并借助了听诊器来测量血压。测量时将橡皮囊带缚于上臂,将听诊器放在肘部,然后向囊带中打足气,再缓慢放出。压力下降到一定程度时,听诊器内就会传来"咚、咚"的动脉搏击音。听到第一个声音时所对应的压力就是收缩压。这种测量方法简便、准确,一直沿用至今。

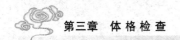

（二）血压标准

目前我国采用的血压标准见表3-1。

表3-1　血压水平的定义和分类（18岁以上成人）

类别	收缩压（mmHg）	舒张压（mmHg）
正常血压	<120	<80
正常高值	120~139	80~89
高血压	≥140	≥90
1级高血压（轻度）	140~159	90~99
2级高血压（中度）	160~179	100~109
3级高血压（重度）	≥180	≥110
单纯收缩期高血压	≥140	<90

注：如收缩压与舒张压不在同一级别时，按其中较高的级别分类，单纯收缩期高血压也可参照收缩压水平分为1级、2级、3级。

正常脉压约为30~40mmHg，两上肢血压可相差5~10mmHg，下肢血压比上肢血压高20~40mmHg。

（三）血压改变的临床意义

1. 高血压　采用标准测量方法，非同日至少3次血压值达到或超过140/90mmHg，或舒张压达到标准，即为高血压，如仅收缩压达到标准称为收缩期高血压。正常人的血压常受各种环境因素的影响而变动，尤以收缩压明显。情绪激动、紧张、恐惧、吸烟、疼痛等均可使血压上升。高血压大多数见于高血压，少数继发于其他疾病，如慢性肾炎、肾动脉狭窄、嗜铬细胞瘤等。

2. 低血压　指血压低于90/60mmHg。见于休克、急性心肌梗死、心力衰竭、心包压塞等。另外，可有体质性低血压和直立性低血压。

3. 脉压的改变　脉压>40mmHg为脉压增大，见于主动脉瓣关闭不全、甲状腺功能亢进症、严重贫血等。脉压<30mmHg为脉压减小，见于主动脉瓣狭窄、心包积液、心力衰竭等。

4. 四肢血压差异常　两上肢或上下肢血压的差异超过正常差异范围，或某一肢体血压测不出为四肢血压差异常。见于多发性大动脉炎、主动脉缩窄、主动脉夹层等。

七、发育与营养状态

（一）发育

发育（development）正常与否，根据年龄、智力和体格成长状态（身高、体重、第二性征）之间关系来判断。发育正常时，年龄、智力和体格成长状态之间的关系是对应的。

判断成人发育正常的指标有：①胸围约等于身高的1/2；②两上肢平展的长度约等于身高；③坐高约等于下肢的长度；④头部长度为身高的1/8~1/7。机体的发育受种族、遗传、内分泌、营养代谢、生活条件、体育锻炼等内外因素的影响，发育异常与内分泌的改变有密切关系。常见的发育异常有巨人症、肢端肥大症、垂体性侏儒症、呆小病。在发育成熟前,生长激素分泌增多可致体格异常高大,称巨人症;在发育成熟后,生长激素分泌增多可致肢端及面颊部骨骼明显增长,称肢端肥大症;生长激素分泌不足可致体格异常矮小(但智力正常),称垂体性侏儒症;小儿甲状腺激素分泌减少可致体格矮小(伴智力低下),称呆小病。

(二)体型

体型(habitus)是身体各部发育的外观表现,包括骨骼、肌肉的生长与脂肪分布状态等。正常成人体型分为以下 3 种:

1. 正力型(匀称型) 身体各部分匀称适中。

2. 无力型(瘦长型) 体高肌瘦、颈细长、胸廓扁平、腹上角呈锐角。

3. 超力型(矮胖型) 体格粗壮、颈粗短、肩宽平、胸围增大、腹上角呈钝角。

(三)营养状态

机体的营养状态(state of nutrition)取决于机体对营养物质摄取和利用的能力,与食物的摄入、消化、吸收和代谢等因素密切相关,并受到心理、社会、文化和经济等因素的影响,其状态可作为鉴定健康和疾病的标准之一。

1. 检查方法与正常状态

(1)测量体重与身高:根据体重与身高的关系判断营养状态。①标准体重:标准体重的计算方法为:标准体重(kg)= 身高(cm)-105。实际体重在标准体重的 ±10%范围内属于正常;②体重指数:体重指数(body mass index,BMI)的计算方法为:体重指数(BMI)= 体重(kg)/身高(m)的平方。我国成人 BMI 正常范围为 18.5~24。

(2)测量皮下脂肪厚度:①三头肌表面皮下脂肪厚度测量:被检者手臂放松下垂,掌心对着大腿侧面,检查者站在被检者背面,用拇指和食指在肩峰和尺骨鹰嘴的中点沿肢体长轴方向捏起皮下脂肪,捏时两指间的距离为3cm,用皮脂卡测量被捏起的皮肤皱褶的厚度,重复 2 次,取其平均值。标准厚度:男性为 1.25cm,女性为 1.65cm。②肩胛骨下皮下脂肪厚度测量:被检者取坐位或俯卧位,手臂及肩部放松,检查者用拇指和食指捏起肩胛下角下方处的皮下脂肪,捏时两指间的距离为3cm,用皮脂卡测量被捏起的皮肤皱褶的厚度,重复 2 次,取其平均值。标准厚度:男性为 1.25cm,女性为 1.65cm。

(3)综合判断:根据皮肤、毛发、皮下脂肪、肌肉的发育等综合判断。最简便而迅速的方法是观察皮下脂肪充实的程度,观察部位多选在前臂屈侧或上臂背侧下1/3处。

2. 营养状态分级 根据综合判断,临床上一般把营养状态分为良好、中等与不良 3 个等级。

(1)良好:皮肤黏膜红润、弹性良好,皮下脂肪丰满,肌肉结实,肋间隙、锁骨上窝深浅适中,肩胛部与股部肌肉丰满,毛发指甲润泽。

(2)不良:皮肤黏膜干燥、弹性减低,皮下脂肪菲薄,肌肉松弛无力,肋间隙、锁骨上窝凹陷,肩胛骨与髂骨嵴峋突出,毛发稀疏干枯,指甲粗糙而无光泽。

(3)中等:介于两者之间。

3. 常见的营养状态异常

(1)营养不良:由于摄食不足和(或)消耗增多引起。体重低于标准体重的 10%以上称消瘦,极度消瘦称恶病质。常见原因如下:

摄食及消化障碍:见于食管、胃肠道、肝、胆、胰腺病变,严重的恶心、呕吐所致的摄食障碍,消化液或酶的生成减少造成的消化和吸收不良。

消耗增多:见于活动性结核病、恶性肿瘤、代谢性疾病、内分泌疾病和严重的神经精神因素影响。

(2)营养过度:体内脂肪过多积聚引起体重增加,超过标准体重20%以上,或体重指数大于30(WHO标准)、大于28(中国标准)为肥胖。肥胖主要原因为摄食过多,也与内分泌、遗传、生活方式、运动及精神因素等有关。按病因肥胖可分为以下两种:

外源性肥胖:全身脂肪分布均匀,多无异常改变,常有遗传倾向。

内源性肥胖:多由某些内分泌疾病引起,如肥胖性生殖无能综合征、皮质醇增多症、甲状腺功能低下等。皮质醇增多症呈向心性肥胖,脂肪主要积聚在面颈、躯干及臀部,伴多毛、痤疮、皮肤紫纹等。

八、意识状态

意识(consciousness)是大脑功能活动的综合表现,即对环境的知觉状态。凡影响大脑功能活动的疾病都会引起不同程度的意识改变,这种改变称为意识障碍。

(一)检查方法

常用的检查方法有:①问答形式,即通过与患者的对话来了解其思维、反应、情感、计算及定向力等方面的情况;②痛觉试验;③各种反射测定,如瞳孔对光反射、角膜反射及腱反射等。

(二)正常意识状态

正常人意识清楚,反应敏锐,思维合理,语言清晰,语句流畅、描述恰当,表达自如,定向准确。

(三)意识障碍

见第二章第二十节意识障碍。

九、面容与表情

面容(facial features)是指面部呈现的状态。表情(expression)是指情感或情绪在面部的表现。

(一)正常状态

健康人面容润泽,表情自如,神态安怡。

(二)常见异常面容

1. 急性面容　面色潮红、兴奋不安、表情痛苦或有口唇疱疹。常见于急性感染性疾病,如肺炎球菌肺炎、疟疾、流行性脑脊髓膜炎等。

2. 慢性面容　面容憔悴,面色苍白或灰暗,双目无神。多见于慢性消耗性疾病,如恶性肿瘤、严重肺结核、肝硬化等。

3. 贫血面容　面色苍白,唇舌色淡,表情疲惫。见于各种原因引起的贫血。

4. 肝病面容　面色黧黄,额部、鼻背、双颊有褐色色素沉着。见于慢性肝脏疾病,如慢性肝炎、肝硬化、慢性血吸虫肝病。

5. 肾病面容　面色苍白,双睑、颜面浮肿,舌色淡。见于慢性肾脏疾病。

6. 二尖瓣面容 面色晦暗,两颊紫红,口唇发绀。见于风湿性心脏病二尖瓣狭窄(图 3-5)。

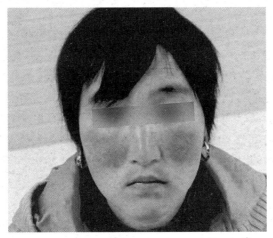

图 3-5 二尖瓣面容

7. 甲状腺功能亢进症面容 眼裂增大,眼球突出,表情惊愕,兴奋不安,烦躁易怒。见于甲状腺功能亢进症(图 3-6)。

8. 黏液水肿面容 面色苍白、颜面肿胀,睑厚面宽,表情淡漠,眉发脱落,反应迟钝,动作缓慢。见于甲状腺功能减退症。

9. 伤寒面容 表情淡漠,反应迟钝,呈无欲状态。见于伤寒。

10. 肢端肥大症面容 头颅增大,面部变长,下颌增大向前伸,眉及两颧隆起,耳鼻增大,唇舌肥厚。见于肢端肥大症(图 3-7)。

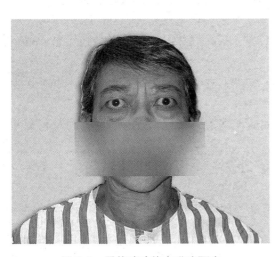

图 3-6 甲状腺功能亢进症面容

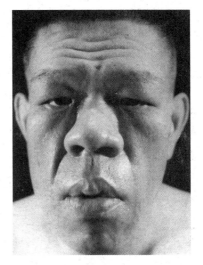

图 3-7 肢端肥大症面容

11. 满月面容 面如满月,皮肤发红,常伴有痤疮和毛发增多。见于库欣(Cushing)综合征及长期应用糖皮质激素者。

12. 苦笑面容 牙关紧闭,面肌痉挛,呈苦笑状。见于破伤风。

十、体位与步态

(一)体位

体位(position)指患者身体所处的状态。体位对某些疾病的诊断具有一定的意义。

1. 自动体位　身体活动自如,不受限制。见于正常人、轻症或疾病早期,也有部分患者病情虽严重而体位仍不受限制。

2. 被动体位　不能自己调整及变换身体位置。见于极度衰弱或意识丧失者。

3. 强迫体位　为减轻痛苦而被迫采取的体位。常见的强迫体位有以下几种。

(1)强迫仰卧位:患者仰卧,双腿蜷曲,借以减轻腹肌的紧张,见于急性腹膜炎。

(2)强迫俯卧位:俯卧可减轻脊背肌肉紧张。见于脊柱疾病。

(3)强迫侧卧位:卧向患侧,以减轻疼痛并有利于健侧呼吸。见于一侧胸膜炎和大量胸腔积液。

(4)强迫坐位(端坐呼吸):坐于床沿,两手置于膝盖上或扶持床边。此体位可增加肺通气量,减轻心脏负荷。见于心、肺功能不全。

(5)强迫蹲位:在步行或活动过程中,由于呼吸困难或心悸而采取蹲踞位或膝胸位以缓解症状。见于法洛四联症等先天性发绀型心脏病。

(6)角弓反张:颈及脊背肌肉强直,以致头向后仰,胸腹前凸,背过伸,躯干呈弓形。见于破伤风及小儿脑膜炎。

(7)辗转体位:因疼痛辗转反侧,坐卧不安。见于胆绞痛、肾绞痛等。

(二)步态

步态(gait)指走路时所表现的姿态。健康人躯干端正,动作自如,步态稳健。在某些疾病时,可引起步态的改变。常见典型的异常步态有以下几种。

1. 蹒跚步态　走路时身体左右摇摆似鸭行。见于佝偻病、大骨节病、进行性肌营养不良及先天性双侧髋关节脱位等。

2. 醉酒步态　行走时躯干重心不稳,步态紊乱似醉酒状。见于小脑疾患、酒精及巴比妥中毒。

3. 跨阈步态　踝部肌腱、肌肉弛缓,患足下垂,行走时必须抬高下肢才能起步。见于腓总神经麻痹。

4. 共济失调步态　行走时将足高抬,骤然垂落,双目向下注视,两脚间距较宽,闭目时不能保持平衡。见于脊髓痨。

5. 慌张步态　起步后小步急速趋行,身体前倾,有难以止步之势。见于帕金森(parkinson)病。

6. 剪刀步态　由于双下肢肌张力增高,移步时下肢内收过度,双腿交叉呈剪刀状。见于脑性瘫痪与截瘫。

十一、皮肤

皮肤(skin)的检查主要通过视诊观察,必要时可配合触诊检查。

(一)颜色

皮肤的颜色与毛细血管的分布,血液充盈度,色素量的多少及皮下脂肪的厚薄有关。常见的异常变化有以下几种。

1. 苍白 皮肤苍白见于贫血、休克、寒冷等。四肢末端的局限性苍白,多由于局部动脉痉挛或闭塞所致,见于雷诺病、血栓闭塞性脉管炎等。

2. 发红 皮肤发红与毛细血管扩张充血、血流加速和增多以及红细胞增多有关。生理情况见于运动、饮酒、日晒等;病理情况见于发热性疾病(肺炎球菌肺炎、肺结核等)、阿托品中毒、一氧化碳中毒等。

3. 发绀 皮肤呈青紫色,易见于口唇、面颊、耳廓及肢端。见于血液中还原血红蛋白增多或异常血红蛋白血症。

4. 黄染 皮肤、巩膜呈黄色。多见于黄疸。

5. 色素沉着 色素沉着是由于表皮基底层的黑色素增多,致使皮肤的色泽加深,可为全身性或局部性。正常人身体的外露部分,以及乳头、腋窝、生殖器官、关节、肛门周围等处色素较深。如这些部位的色素明显加深,或其他部位出现色素沉着,则提示有病理改变。常见于慢性肾上腺皮质功能减退症、肝硬化、晚期肝癌、疟疾及使用砷剂和抗肿瘤药物等。妊娠期妇女,在面部、额部可出现棕褐色对称性色素斑,称为妊娠斑。老年人全身或面部也可发生散在的色素斑片,称为老年斑。

6. 色素脱失 因酪氨酸酶缺乏,使体内酪氨酸不能转化为多巴而形成黑色素,导致皮肤局部或全身性色素脱失。

(1)白癜:为大小不等的多形性色素脱失斑片,可逐渐扩大,但进展缓慢,无自觉症状也不引起生理功能改变。常见于白癜风。

(2)白斑:为圆形或椭圆形色素脱失斑片,面积一般不大,常发生于口腔黏膜与女性外阴部,有发生癌变的可能。

(3)白化症:为一种遗传性疾病,由先天性酪氨酸酶缺乏引起,全身皮肤和毛发色素脱失。

(二)湿度

皮肤湿度与汗腺分泌功能有关。在气温高、湿度大的环境里出汗增多是一种生理调节功能。病理性出汗增多见于甲状腺功能亢进症、风湿热、结核病及布氏杆菌病等。夜间睡眠中出汗称盗汗,多见于结核病。手脚皮肤发凉而大汗淋漓称为冷汗,见于休克和虚脱患者。皮肤异常干燥见于维生素 A 缺乏症、严重脱水及黏液性水肿等。

(三)弹性

皮肤的弹性与年龄、营养状态、皮下脂肪及组织间隙液体量多少有关。儿童与青年人皮肤紧张富有弹性,老年人皮肤组织萎缩、皮下脂肪减少则弹性较差。检查方法是用食指和拇指将手背或上臂内侧皮肤提起,松手后,皮肤皱褶迅速恢复原状为弹性正常。皮肤皱褶展平缓慢为弹性减弱,见于慢性消耗疾病或严重脱水。

(四)皮疹

皮疹多为全身性疾病的表现之一,常见于传染病、皮肤病、药物及其他物质所致的过敏反应等。检查时应注意皮疹初现部位、发展顺序、分布情况、形态、大小、颜色、压之是否褪色、持续及消退时间、有无痛痒及脱屑等。

1. 斑疹 局部皮肤发红,一般不隆起皮面。见于斑疹伤寒、丹毒、风湿性多形性红斑等。

2. 丘疹 为局限性、实质性、隆起的损害,表面可呈扁平、圆形或乳头状。见于药物疹、麻疹、猩红热、湿疹等。

3. **斑丘疹** 在丘疹周围有皮肤发红的底盘称为斑丘疹。见于风疹、猩红热、药物疹等。

4. **玫瑰疹** 为直径2~3mm的鲜红色圆形斑疹,因病灶周围血管扩张所致,手指按压可褪色,松开时又复出现。多出现于胸腹部皮肤,为伤寒、副伤寒的特征性皮疹。

5. **荨麻疹** 又称风团,为稍隆起皮面苍白色或红色的局限性水肿,大小不等,发生快,消退亦快,常伴有剧痒,为速发性皮肤变态反应所致。见于各种食物或药物过敏。

(五)出血

皮下出血可分为以下几种:小于2mm称为瘀点;3~5mm为紫癜;5mm以上为瘀斑;片状出血伴皮肤隆起者为血肿。小的瘀点应与红色皮疹或小红痣鉴别。皮疹受压时一般可褪色或消失,瘀点和小红痣受压后不褪色。皮肤黏膜出血见于造血系统疾病、重症感染、某些血管损害性疾病以及毒物或药物中毒等。

(六)蜘蛛痣及肝掌

蜘蛛痣是皮肤小动脉末端分支扩张所形成的血管痣,形似蜘蛛(图3-8)。多出现于上腔静脉分布的区域,如面、颈、手背、上臂、前胸及肩部等处。大小不一,直径可由帽针头大到数厘米以上,检查时用棉签或火柴杆按压蜘蛛痣的中心,则其辐射状小血管网即褪色,去除压力后又复出现。一般认为蜘蛛痣的出现与肝脏对体内雌激素灭活作用减弱有关。常见于急、慢性肝炎或肝硬化,有时也见于妊娠期妇女及健康人。

慢性肝病患者手掌大、小鱼际处常发红,加压后褪色,称为肝掌,发生机制和临床意义与蜘蛛痣相同。

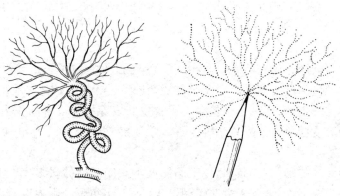

图3-8 蜘蛛痣

(七)水肿

水肿是皮下组织的细胞内及组织间隙内液体潴留过多所致。轻度水肿视诊不易发觉,可配合触诊。凹陷性水肿局部受压后可出现凹陷。非凹陷性水肿如黏液性水肿及象皮肿指压后无组织凹陷。全身性水肿常见于肾炎和肾病、心力衰竭、肝硬化失代偿期和营养不良等。局限性水肿见于局部炎症、外伤、过敏及血栓性静脉炎等。根据水肿的程度,可分为轻、中、重三度。

1. **轻度** 仅见于眼睑、眶下软组织、胫骨前、踝部皮下组织,指压后可见组织轻度下陷,平复较快。

2. **中度** 全身疏松组织均有可见性水肿,指压后可出现明显的或较深的组织下陷,平复缓慢。

3. 重度　全身组织严重水肿,低垂部皮肤紧张发亮,甚至有液体渗出。此外,胸腔、腹腔、鞘膜腔内可见积液,外阴部亦可见严重水肿。

（八）皮下结节

检查时注意其部位、大小、硬度、压痛及移动度。位于关节附近及长骨骺端圆形无压痛的硬质小结节多为风湿小结。在指尖、足趾、大小鱼际肌肌腱部位的粉红色有压痛的小结节称 Osler 小结,见于感染性心内膜炎。位于耳廓、跖趾等部位的黄白色(直径 1~2cm)结节,为尿酸盐结石或痛风石,见于痛风。游走性皮下结节,可见于肺吸虫病。

（九）毛发

毛发的多少、分布和颜色因性别与年龄而有所不同,亦受遗传、营养和精神状态的影响。一般男性体毛较多,女性体毛较少。中年以后因毛发根部的血运和细胞代谢减退,头发可逐渐减少或色素脱失,形成秃顶或白发。

1. 病理性脱发

(1)头部皮肤疾病:如脂溢性皮炎、螨寄生等,脱发以顶部为著。

(2)神经营养障碍:如斑秃,多为圆形脱发,范围大小不等,发生突然,可再生。

(3)某些发热性疾病:如伤寒。

(4)某些内分泌性疾病:如甲状腺功能减退症、垂体功能减退症等。

(5)理化因素性脱发:如接受过量的放射线、应用抗癌药物如环磷酰胺等。

2. 毛发异常增多　见于内分泌疾病或长期使用肾上腺皮质激素等。

(1)先天性多毛:特发性多毛症、先天性脊柱裂、毛痣等。

(2)内分泌疾病:库欣综合征、肢端肥大症、多囊卵巢综合征等。

(3)使用药物:大剂量睾酮、长期应用糖皮质激素、口服避孕药等。

十二、淋巴结

（一）正常状态

淋巴结(lymph node)分布于全身,体格检查时仅能检查身体各部表浅的淋巴结。正常淋巴结很小,直径多在 0.2~0.5cm,质地柔软,表面光滑,与毗邻组织无粘连,不易触及,无压痛。

（二）检查方法

表浅淋巴结检查的一般顺序为耳前、耳后、乳突区、枕骨下区、颌下、颏下、颈后三角、颈前三角、锁骨上窝、腋窝、滑车上、腹股沟、腘窝。检查颈部淋巴结时,可站在被检者背后,让其头稍低,或偏向检查侧,以使皮肤或肌肉松弛,有利于触诊。检查锁骨上淋巴结时,让被检者取坐位或卧位,头稍向前屈,用双手进行触诊,左手触诊右侧,右手触诊左侧,由浅部逐渐触摸至锁骨后深部。检查腋窝淋巴结时,医师用手扶住被检者前臂并稍外展,医师以右手检查左侧,以左手检查右侧,触诊由浅入深直至腋窝顶部。检查滑车上淋巴结时,以左(右)手托住被检者的左(右)前臂,用右(左)手在滑车上由浅入深地进行触摸。发现肿大淋巴结时,应注意其大小、数目、硬度、压痛、活动度、有无粘连,局部皮肤有无红肿、瘢痕、瘘管等。同时注意寻找引起淋巴结肿大的原发病灶。

（三）淋巴结肿大的临床意义

1. 局限性淋巴结肿大

（1）非特异性淋巴结炎：由引流区域的急、慢性炎症所引起，如化脓性扁桃体炎、牙龈炎可引起颈部淋巴结肿大。初起时柔软、有压痛、表面光滑、无粘连，肿大至一定程度即停止。慢性炎症时，淋巴结较硬，最终可缩小或消退。

（2）单纯性淋巴结炎：淋巴结本身的急性炎症，肿大的淋巴结有压痛、中等硬度，多见于颈部。

（3）淋巴结结核：肿大的淋巴结常发生在颈部血管周围，多发性，大小不等，质地稍硬，可相互粘连，或与周围组织粘连，如发生干酪性坏死，则可触及波动感。晚期破溃形成瘘管，愈合后可形成瘢痕。

（4）恶性肿瘤淋巴结转移：恶性肿瘤转移的淋巴结质地坚硬，或有象皮样感，一般无压痛，与周围组织粘连，不易推动。①右侧锁骨上窝淋巴结肿大多见于胸腔脏器癌肿（如肺癌、食管癌等）转移；②左侧锁骨上窝淋巴结肿大多见于腹腔脏器癌肿（如胃癌、肝癌等）转移；③腋窝淋巴结肿大常见于乳腺癌转移。

另外，魏尔啸淋巴结（Virchow node）通常指肿瘤向左侧锁骨上窝淋巴结群转移引起的淋巴结肿大，因此处系胸导管进颈静脉的入口，常为胃癌、食管癌转移的标志。

2. 全身淋巴结肿大

（1）感染性疾病：见于传染性单核细胞增多症、艾滋病、布氏杆菌病、麻风病、梅毒、钩端螺旋体病、黑热病、丝虫病等。

（2）非感染性疾病：见于淋巴瘤、急性白血病、慢性白血病、恶性组织细胞病、系统性红斑狼疮、干燥综合征等。

（黄金珠）

第三节 头部检查

一、头颅外形

（一）检查方法与正常状态

头颅（skull）检查应结合视诊与触诊进行。通过视诊观察头颅的大小、外形及运动情况；通过触诊了解头颅有无压痛和异常隆起。头颅的大小以头围来衡量，测量时以软尺自眉间向后经枕骨粗隆绕头一周。头围在发育阶段的变化为：新生儿约34cm，出生后的前半年增加8cm，后半年增加3cm，第2年增加2cm，第3～4年内约增加1.5cm，4～10岁共增加1.5cm，到18岁可达53cm或以上，此后基本无变化。矢状缝和其他颅缝大多在出生后6个月内骨化，骨化过早会影响颅脑的发育。

（二）常见异常头颅及其临床意义

1. 小颅　小儿囟门多在12～18个月内闭合，如过早闭合即可形成小颅畸形，较小的头围常提示大脑发育不全。

2. 巨颅　额、顶、颞及枕部突出膨大呈圆形，颈部静脉充盈，对比之下颜面很小。由于颅内压增高，压迫眼球，形成双目下视，巩膜上部外露，称落日现象。见于脑积水（图3-9）。

3. 尖颅 由于矢状缝与冠状缝过早闭合所致。其特征为头顶部尖突高起,与颜面比例失常。见于先天性尖颅并指(趾)畸形,即 Apert 综合征(图 3-10)。

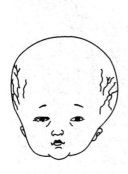
图 3-9 脑积水

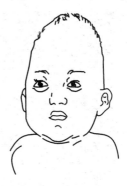
图 3-10 尖颅

4. 方颅 前额左右突出,头顶平坦呈方形。见于小儿佝偻病或先天性梅毒。

5. 变形颅 发生于中年人,以颅骨增大变形为特征,同时伴有长骨的骨质增厚与弯曲。见于畸形性骨炎(Paget 病)。

6. 头部运动异常:头部活动受限,见于颈椎疾患;头部不随意的颤动,见于帕金森病;与颈动脉搏动一致的点头运动,见于严重主动脉瓣关闭不全。

二、眼

(一)眉毛

正常人眉毛的疏密不完全相同,一般内侧与中间部分比较浓密,外侧部分较稀。外 1/3 眉毛稀疏或脱落,见于黏液性水肿、腺垂体功能减退症、麻风病等。

(二)眼睑

1. 眼睑水肿 因眼睑组织疏松,水肿易于在眼睑表现出来。常见于肾炎、肾病综合征、慢性肝病、营养不良、贫血、血管神经性水肿等。

2. 眼睑闭合障碍 双侧眼睑闭合障碍主要见于甲状腺功能亢进症;单侧眼睑闭合障碍见于面神经麻痹。

3. 上睑下垂 双侧上睑下垂见于先天性上睑下垂、重症肌无力;单侧上睑下垂提示动眼神经麻痹,见于脑炎、脑脓肿、脑外伤、白喉等。

4. 倒睫、睑内翻与睑外翻 倒睫、睑内翻主要见于沙眼,由瘢痕收缩所致,亦可因先天性发育异常引起。睑外翻可见于烧伤等引起的眼睑皮肤面瘢痕收缩和面神经麻痹导致的眼睑闭合障碍。

(三)结膜

按解剖部位,可将结膜分为三部分:睑结膜、球结膜和穹窿结膜。结膜的观察最好在自然光线下进行,必要时可在手电筒光照下进行。

1. 眼睑翻转法 观察睑结膜和穹窿结膜时,必须将眼睑翻转。下睑翻转法:以一手拇指或食指放在被检者下睑中央部睑缘稍下方往下牵拉下睑,同时嘱其向上看,下睑结膜和下穹窿结膜就可暴露。上睑翻转法:嘱被检者向下看,检查者将食指放在上睑中央眉下凹处,拇指放在睑缘中央稍上方的睑板前面,用这两个手指挟住此处眼睑皮肤,向前向下方牵拉眼睑,在食指轻轻下压的同时,拇指将眼睑皮肤往上捻卷,上睑即可被翻转(图 3-11)。

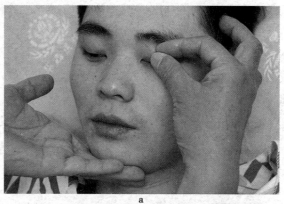

a

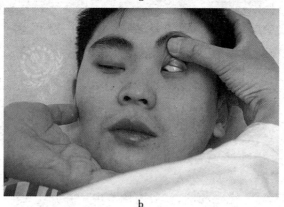

b

图 3-11　翻转眼睑观察上睑结膜

2. 常见改变及其临床意义　结膜充血见于结膜炎、角膜炎;结膜苍白见于贫血;结膜发黄见于黄疸;结膜出现散在出血点,见于亚急性感染性心内膜炎、败血症;滤泡、乳头增生及血管翳见于沙眼;黄白色小颗粒见于结膜结石;球结膜水肿见于颅内压增高、肺性脑病、流行性出血热和重症水肿等。

(四)巩膜

巩膜不透明,呈瓷白色。巩膜发黄,见于各种原因引起的黄疸,分布均匀,无隆起。内眦部出现黄色斑块,不均匀分布,隆起,为脂肪沉着所致,多见于中年及老年人,特别有高脂血症者。血液中其他黄色色素(如胡萝卜素等)增多时,一般黄染只出现于角膜周围,见于一次过食大量橘子、柑子等。

(五)角膜

角膜表面有丰富的感觉神经末梢,因此角膜的感觉十分灵敏。检查时应注意其透明度,有无云翳、白斑、溃疡、软化、新生血管、色素沉着等。云翳与白斑如发生在角膜的瞳孔部位,可引起不同程度的视力障碍;角膜周围血管增生(血管翳)可为严重沙眼所致;角膜软化见于婴幼儿营养不良、维生素 A 缺乏等;角膜边缘及周围出现灰白色混浊环,是类脂质沉着的结果,多见于老年人,故称为老年环,无自觉症状,不妨碍视力;角膜边缘出现黄色或棕褐色的色素环,环的外缘较清晰,内缘较模糊,称为凯-弗

（Kayser-Fleischer）环,是铜代谢障碍的结果,见于肝豆状核变性。

（六）瞳孔

检查瞳孔时应注意其形状、大小,两侧是否等大、等圆,对光及集合反射等。

1. 瞳孔的形状及大小 正常瞳孔为圆形,双侧等大、等圆,直径为 3～4mm。瞳孔括约肌收缩,使瞳孔缩小,由动眼神经的副交感神经支配;瞳孔扩大肌收缩则使瞳孔扩大,由交感神经支配。瞳孔形状可因疾病而变化,青光眼或眼内肿瘤时,瞳孔可呈椭圆形;虹膜粘连时其形状可不规则。引起瞳孔大小改变的因素很多,生理情况下,婴幼儿和老年人瞳孔较小,在光亮处瞳孔较小,青少年瞳孔较大,精神兴奋或在暗处瞳孔可扩大;病理情况下,瞳孔缩小见于虹膜炎症、中毒(有机磷类农药、毒蕈中毒)、药物反应(毛果芸香碱、吗啡、氯丙嗪)等,瞳孔扩大见于外伤、颈交感神经刺激、青光眼绝对期、视神经萎缩、药物影响(阿托品、可卡因)等。瞳孔大小不等,常提示有颅内病变,如脑外伤、脑肿瘤、中枢神经梅毒、脑疝等。双侧瞳孔不等大,且变化不定,可能为中枢神经和虹膜的神经支配障碍,如瞳孔不等大且伴有对光反射减弱或消失以及意识不清,往往为中脑功能损害的表现。

2. 对光反射 分直接对光反射和间接对光反射。检查时,嘱被检者注视正前方,以手隔开另一眼,用手电筒光照射其一侧瞳孔,被照的瞳孔立即收缩,移除光照后迅速复原,称直接对光反射灵敏;未被照的瞳孔也同时收缩,移除光照后迅速复原,称间接对光反射灵敏。对光反射迟钝或消失见于昏迷。浅昏迷对光反射迟钝,深昏迷对光反射消失。

3. 集合反射 嘱被检者注视 1m 以外的目标(通常是检查者的食指尖),然后将目标逐渐移近眼球(距眼球约 5～10cm),当目标缓慢移向眼球时,可见被检者双眼内聚(辐辏反射);当目标快速移向眼球时,可见被检者瞳孔缩小(调节反射),合称集合反射。集合反射消失,见于动眼神经损害、睫状肌和双眼内直肌麻痹。

（七）眼球

1. 眼球突出 双侧眼球突出见于甲状腺功能亢进症。患者除突眼外,可有以下眼征:①Dalrymple 征:眼球向正前注视时,角膜上缘的上方露出长条巩膜,呈受惊的眼部表情;②Graefe 征:眼球下转时上睑不能相应下垂;③Stellwag 征:瞬目减少;④Mobius 征:眼球集合能力减弱;⑤Joffroy 征:上视时无额纹出现。单侧眼球突出,多由于局部炎症或眶内占位性病变所致,偶见于颅内病变。

2. 眼球下陷 双侧下陷见于严重脱水,单侧下陷见于霍纳(Horner)征或眼球萎缩。霍纳征表现为一侧面部无汗、眼睑下垂、瞳孔缩小、眼球内陷,为颈交感神经节受损所致,可见于肺尖部肺癌等。

3. 眼球运动 检查者将目标物(手指或棉签)置于被检者眼前 30～40cm 处,嘱被检者固定头部,眼球随目标方向移动,一般先查左眼,后查右眼,按水平向左→左上→左下,水平向右→右上→右下 6 个方向的顺序进行。眼球运动受动眼、滑车、外展3 对脑神经支配,当这些神经麻痹时,就会出现眼球运动障碍,并伴有复视。由于支配眼肌运动的神经麻痹所发生的斜视,称为麻痹性斜视。多由脑炎、脑膜炎、脑脓肿、脑肿瘤、脑血管病所致。

双侧眼球发生一系列有规律的快速往返运动,称为眼球震颤。运动的速度起始时缓慢,称为慢相;复原时迅速,称为快相。运动方向以水平方向为常见,垂直和旋转方向较少见。检查时嘱被检者眼球随检查者手指所示方向（水平或垂直）运动数次，观察是否出现震颤。自发的眼球震颤见于耳源性眩晕、小脑疾患等。

4. 眼压 眼压是指眼球内部的压力，它是眼内容物对眼球壁施加的均衡压力。眼内容物包括玻璃体、晶状体和房水，对眼压影响最大的是房水。正常的眼压不仅维持了眼球的正常形态，而且保证屈光间质发挥最大的光学性能。检查眼压可采用指测法和眼压计测量法。应用指测法时，先让被检者向下看（不能闭眼），检查者用两食指交替地轻按上眼睑，其余手指放在额部及颞部。如发现眼球张力异常，则需用眼压计进一步测量。眼压的正常范围是 11~21mmHg。

眼压增高见于颅内压增高、青光眼；眼压降低见于各种原因所致的严重脱水、眼球萎缩等。

（八）眼功能

1. 视力 视力分为中央视力与周边视力两种。中央视力是检查眼底黄斑中心凹的功能，周边视力即视野的检查，是指黄斑中心凹以外的视网膜功能。通常所指的视力即中央视力。中央视力的检测通用国际标准视力表进行，包括远距离视力表和近距离视力表。体格检查常规使用远视力表。

（1）检查方法（远视力）：视力表按标准亮度的光线照明，被检者距离视力表 5m，两眼分别进行，一般先右后左，先用手掌或小板遮盖左眼，检查并记录右眼视力，遮盖眼时不要压迫眼球。检查者用杆指着视力表的试标，嘱被检者说出或用手势表示该试标的缺口方向，逐行检查，找出被检者的最佳辨认行。如果在 5m 处连最大的试标（0.1 行）也不能识别，则嘱其向视力表走近，直到识别试标 0.1 为止。如走到视力表1m 处不能识别最大的试标时，则检查指数。检查距离从 1m 开始，逐渐移近，直到能正确辨认为止，并记录该距离。如指数在 5cm 处仍不能识别，则查手动。如果眼前手动不能识别，则查光感，在暗室中用手电照射受试眼，另眼须用手掌捂紧不让透光，根据眼前能否感觉光亮，记录"光感"或"无光感"。佩戴眼镜者，应分别记录裸眼视力与矫正视力。

（2）正常标准及临床意义：正常远视力标准为 1.0，临床上又分为裸眼视力、矫正视力。裸眼视力，即不佩戴眼镜的视力；矫正视力，即验光试镜后的视力。临床诊断及视残评定的等级应以矫正视力为标准。视力好坏直接影响人的工作及生活能力。目前，一些发达国家将视力低于 0.5 称为视力损伤，作为能否驾车的标准。世界卫生组织的标准规定：双眼矫正视力均低于 0.3 为低视力，矫正视力低于 0.05 为盲。

知识链接

视野的手试对比检查法

视野是黄斑中心凹以外的视网膜功能。采用手试对比检查法可粗略地测定视野。检查方法为：被检查者与检查者相对而坐，距离约 1m，两眼分别检查。检查右眼视野时，嘱其用手遮住左眼，右眼注视检查者的左眼（检查者亦应将自己的右眼遮盖）。然后，检查者将其手指置于自己与被检查者中间等距离处，分别自上、下、左、右等不同的方位从外周逐渐向眼的中央部移动，嘱被检查者在发现手指时，立即示意。用类似的方法检查左眼视野。若被检查者能在各方向与检查者同时看到手指，则可判断视野大致正常。

2. 色觉

（1）检查方法：色觉检查要在适宜的光线下进行，让被检者在 50cm 距离处读出色盲表上的数字或图像，如 5～10 秒内不能读出表上的彩色数字或图像，则可按色盲表的说明判断为某种色盲或色弱。

（2）正常标准及临床意义：色觉正常者能快速准确识别色盲表上的数字或图像，色弱为对某种颜色的识别能力减低，色盲为对某种颜色的识别能力丧失。色觉障碍的患者不适合从事交通运输、服兵役（包括警察）、美术、印染、医疗、化验等项工作，因而色觉检查被列为体格检查的常规项目之一。

三、耳

（一）耳廓

注意耳廓的外形、大小、位置和对称性。缺损，见于先天性发育畸形和外伤。耳廓红肿伴局部热痛、常见于耳廓化脓性软骨膜炎。耳廓（耳轮处）出现黄白色结节，提示痛风石，见于痛风。

（二）外耳道

注意皮肤是否正常，有无溢液。有黄色油状物流出且无任何不适提示为油性耵聍，常伴腋臭。有脓液流出应考虑中耳炎、外耳道炎。有血液或脑脊液流出则应考虑颅底骨折。外耳道内有局部红肿疼痛，并伴耳廓牵拉痛提示外耳道疖肿。

（三）乳突

外壳由骨密质组成，内腔为大小不等的骨松质小房，乳突内腔与中耳相连。化脓性中耳炎引流不畅时可蔓延为乳突炎，此时可发现耳廓后方皮肤有红肿，乳突有明显压痛，有时可见瘘管或瘢痕等。严重时，可继发耳源性脑脓肿或脑膜炎。

（四）听力

听力检查可先用粗略的方法了解被检者的听力，必要时，通过精确测试方法确定耳聋的原因。

1. 检查方法　在静室内嘱被检者闭目坐于椅子上，并用手指堵塞一侧耳道，检查者持手表（机械表）或以拇指与食指互相摩擦，自 1m 以外逐渐移近被检者耳部，直到被检者听到声音为止，测量距离，同样方法查另一耳。比较两耳的测试结果并与检查者（正常人）的听力进行对照。一般在 1 米处可闻机械表声或捻指声。

2. 临床意义　听力减退见于耳道耵聍或异物阻塞、听神经损害、局部或全身血管硬化、中耳炎、耳硬化等。

四、鼻

（一）鼻的外形

视诊时注意鼻部皮肤颜色和鼻外形的改变。鼻外伤引起鼻出血者，应检查有无鼻骨或软骨的骨折或移位。蝶形红斑，鼻梁部皮肤出现红色斑块，病损处高起皮面并向两侧面颊部扩展，见于系统性红斑狼疮。酒渣鼻（rosacea），鼻尖和鼻翼处皮肤红斑和毛细血管扩张、组织肥厚，为中老年人常见的慢性皮肤损害。蛙鼻，鼻梁宽平如蛙状，由于鼻腔堵塞、外鼻变形所致，见于肥大性或多发性鼻息肉。鞍鼻（saddle nose），鼻梁凹陷，似马鞍状，见于鼻骨折、鼻骨发育不良、先天性梅毒和麻风病等。鼻翼扇动，吸气时鼻孔张大,呼气时鼻孔回缩,见于伴有呼吸困难的高热性疾病、支气管哮喘和心源性哮喘发作时。

（二）鼻中隔

正常鼻中隔位于鼻腔正中或稍有偏曲,如有明显的偏曲,并产生通气障碍,称为鼻中隔偏曲。严重的高位偏曲可压迫鼻甲,引起神经性头痛,也可因偏曲部骨质刺激黏膜而引起出血。鼻中隔出现孔洞称为鼻中隔穿孔,患者可听到鼻腔中有哨声,用小型手电筒照射一侧鼻孔,可见对侧有亮光透入。穿孔多为鼻腔慢性炎症、外伤等引起。

（三）鼻出血

注意出血是单侧还是双侧。临床上鼻出血多为单侧,常见于外伤、鼻腔感染、局部血管损伤、鼻咽癌、鼻中隔偏曲等。双侧出血则多由全身性疾病引起,如某些发热性传染病（流行性出血热、伤寒等）、血液系统疾病（血小板减少性紫癜、再生障碍性贫血、白血病、血友病）、高血压、重症肝炎、慢性肝炎、肝硬化、维生素 C 或维生素 K 缺乏等。

（四）鼻腔分泌物

鼻腔黏膜受到各种刺激时会产生过多的分泌物。清稀无色的分泌物为卡他性炎症,多为病毒感染引起;黏稠发黄或发绿的分泌物为鼻或鼻窦的化脓性炎症,多为细菌感染引起。

（五）鼻窦

鼻窦为鼻腔周围含气的骨质空腔,共 4 对(图 3-12),皆有窦口与鼻腔相通,当引流不畅时易于发生炎症。鼻窦炎时出现鼻塞、流涕、头痛和鼻窦压痛。各鼻窦区压痛的检查方法如下:

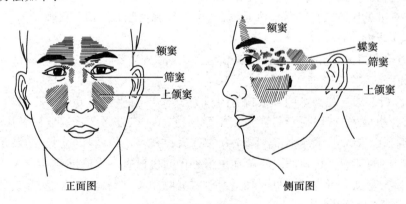

图 3-12 鼻窦

1. 上颌窦 检查者双手固定于被检查者两侧耳后,将拇指分别置于左右颧部向后按压。

2. 额窦 检查者一手扶持被检者枕部,用另一手拇指或食指置于眼眶上缘内侧用力向后向上按压,或以两手固定头部,双手拇指置于眼眶上缘内侧向后、向上按压。

3. 筛窦 检查者双手固定于被检者两侧耳后,双侧拇指分别置于鼻根部与眼内眦之间向后方按压。

4. 蝶窦 因解剖位置较深,不能在体表进行检查。

五、口

（一）口唇

注意口唇颜色、有无疱疹、口角糜烂及歪斜。健康人口唇红润光泽。口唇苍白常见于贫血等；口唇发绀常见于心肺疾病等；口唇颜色深红，见于发热性疾病或一氧化碳中毒；口唇干燥并有皲裂，见于严重脱水；单纯疱疹为口唇黏膜与皮肤交界处发生的成簇半透明小水疱，病原体为单纯疱疹病毒，在机体抵抗力降低时出现，常伴发于大叶性肺炎、流行性脑脊髓膜炎、疟疾等；口唇突然发生非炎症性、无痛性肿胀，见于血管神经性水肿；口唇肥厚增大见于黏液性水肿及肢端肥大症等；口角糜烂见于核黄素缺乏；口角歪斜见于面神经麻痹；唇裂见于先天性发育畸形。

（二）口腔黏膜

正常口腔黏膜光洁呈粉红色。出现蓝黑色色素沉着斑片多为肾上腺皮质功能减退症（Addison 病）。见到大小不等的黏膜下出血点或瘀斑，见于出血性疾病、维生素 C 缺乏等。在相当于第二磨牙的颊黏膜处出现帽针头大小白色斑点，周围有红晕，称麻疹黏膜斑（Koplik 斑），见于麻疹早期，对麻疹有诊断价值。黏膜溃疡可见于慢性复发性口疮。雪口病（鹅口疮）见于衰弱的患者、长期使用广谱抗生素和抗癌药者。

（三）牙齿

检查时应注意有无龋齿、残根、缺牙和义齿等。若有牙齿疾患应按下列格式标明所在部位：

```
                           上
       8 7 6 5 4 3 2 1 | 1 2 3 4 5 6 7 8
右 ————————————————————————————————————— 左
       8 7 6 5 4 3 2 1 | 1 2 3 4 5 6 7 8
                           下
```

1. 中切牙　2. 侧切牙　3. 尖牙　4. 第一前磨牙　5. 第二前磨牙　6. 第一磨牙　7. 第二磨牙　8. 第三磨牙

如 ⌐7 为左上第二磨牙病变；1⌐ 为右下中切牙病变；6⌐ 与 ⌐4 为龋齿，则记录为：$\frac{6}{4}$ 龋齿。

正常牙齿为瓷白色。牙齿呈黄褐色称斑釉牙，为长期饮用含氟量过高的水所致。中切牙切缘呈月牙形凹陷且牙间隙分离过宽，称为哈钦森（Hutchinson）牙，为先天性梅毒的重要体征之一。单纯牙间隙过宽见于肢端肥大症。

（四）牙龈

正常牙龈呈粉红色，质坚韧且与牙颈部紧密贴合。检查时压迫无出血及溢脓。牙龈水肿见于慢性牙周炎。牙龈缘出血常为口腔内局部因素引起，如牙石等，也可由全身性疾病所致，如维生素 C 缺乏症、血液系统疾病等。牙龈挤压后有脓液溢出，见于慢性牙周炎、牙龈瘘管等。牙龈的游离缘出现蓝灰色点线称为铅线，是铅中毒的特征。在铋、汞、砷等中毒时，也可出现类似的黑褐色点线状色素沉着，应注意结合病史鉴别。

（五）舌

检查时应注意舌质、舌苔及舌的活动状态。

1. 正常状态　正常人舌质淡红，苔薄白，舌体柔软，活动自如，伸舌居中，无震颤。

2. 异常改变及其临床意义 ①舌体肥大常见于肢端肥大症和黏液性水肿;②镜面舌(光滑舌),舌乳头萎缩,舌体变小,舌面光滑呈粉红色或红色,常见于缺铁性贫血、恶性贫血及慢性萎缩性胃炎;③草莓舌,舌乳头肿胀突出呈鲜红色,形如草莓,见于猩红热;④牛肉舌,舌面绛红,状如牛肉,见于烟酸缺乏;⑤地图舌,舌表面呈不规则隆起,状如地图,见于核黄素缺乏;⑥毛舌,舌面敷有黑色或黄褐色毛,此为丝状乳头缠绕真菌丝及其上皮细胞角化所形成,见于久病衰弱或长期使用广谱抗生素者;⑦舌震颤,见于甲状腺功能亢进症;⑧舌偏向一侧,见于舌下神经麻痹。

(六)咽部与扁桃体

咽部可分为鼻咽、口咽及喉咽三部分。咽部检查一般指检查口咽部。

1. 检查方法 被检者取坐位,头略后仰,张口并发"啊"音,检查者将压舌板放在其舌的前 2/3 与后 1/3 交界处并迅速下压,此时软腭上抬,在良好照明的配合下,迅速观察其软腭、腭垂、软腭弓、扁桃体、咽后壁情况。

2. 常见异常改变及其临床意义

(1)咽:①咽部黏膜急性充血、水肿,黏液分泌增多,提示急性咽炎;②咽部黏膜慢性充血、表面粗糙,出现簇状淋巴滤泡或颗粒,提示慢性咽炎;③咽后壁向前隆起,见于咽后脓肿。

(2)扁桃体:①扁桃体肿大,表面光滑,无充血,隐窝内清洁,提示扁桃体生理性肥大;②扁桃体肿大,急性充血,表面有白色或黄白色点状渗出物且易擦掉,伴寒战、高热,提示急性扁桃体炎;③扁桃体肿大,慢性充血,隐窝内可有黄白色渗出物,无寒战、高热,提示慢性扁桃体炎;④扁桃体肿大,表面有灰白色苔片状假膜,不易剥离,若强行剥离,则易引起出血,提示咽白喉。

3. 扁桃体肿大的分度 一般分为 3 度(图 3-13):不超过咽腭弓者为 I 度;超过咽腭弓者为 II 度;达到或超过咽后壁中线者为 III 度。应分两侧(左、右)记录扁桃体肿大的程度。

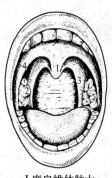 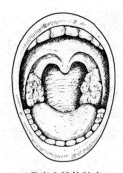 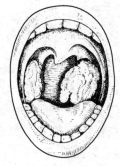

I 度扁桃体肿大　　　　II 度扁桃体肿大　　　　III 度扁桃体肿大

图 3-13　扁桃体位置及其肿大分度示意图

六、腮腺

(一)正常状态

腮腺位于耳屏、下颌角及颧弓所构成的三角区内,正常时腺体薄而软,触诊时摸不出腺体轮廓。腮腺导管位于颧骨下 1.5cm 处,横过嚼肌表面,开口于上颌第二磨牙相对的颊黏膜上,按压腮腺时,无分泌物流出。

（二）常见腮腺肿大的临床意义

腮腺肿大时,可见到以耳垂为中心的隆起,并可触及边缘不明显的包块。

1. 急性流行性腮腺炎　腮腺肿大多为双侧,始为单侧,继而累及对侧,表面皮肤亮而不红,有压痛,腮腺导管口可见红肿,挤压无脓性分泌物流出。

2. 急性化脓性腮腺炎　腮腺肿大多为单侧,表面皮肤红肿,有压痛,可有波动感,挤压时,腮腺导管口可见脓性分泌物溢出,多见于抵抗力低下的重症患者及口腔卫生不良者。

3. 腮腺肿瘤　混合瘤,质韧呈结节状,边界清楚,可有移动性。恶性肿瘤,质硬,生长迅速,与周围组织粘连,可伴有面瘫。

（刘　彬）

第四节　颈部检查

一、颈部的分区

为了准确描述和标记颈部病变的部位,根据解剖结构,可将每侧颈部分为两个三角区域:①颈前三角:为胸锁乳突肌内缘、下颌骨下缘与前正中线之间的区域;②颈后三角:为胸锁乳突肌后缘、锁骨上缘与斜方肌前缘之间的区域。

二、颈部的外形与活动

（一）正常状态

正常人直立位或坐位时颈部两侧对称,无偏斜。男性甲状软骨比较突出,形成喉头结节,女性则较平坦。颈部可向左右、前后自由转动,转动时可见胸锁乳突肌突起。

（二）异常改变及其临床意义

1. 头不能抬起　见于严重消耗性疾病的晚期、重症肌无力、进行性肌萎缩等。

2. 头向一侧偏斜　称为斜颈,见于颈肌外伤及瘢痕收缩、先天性斜颈等。

3. 颈部活动受限并伴有疼痛　见于颈肌扭伤或劳损、肥大性颈椎炎、颈椎关节脱位、颈椎结核及颈椎肿瘤等。

4. 颈部强直　为脑膜受刺激的特征,见于各种脑膜炎、蛛网膜下腔出血等。

5. 颈部包块　①颈部淋巴结肿大,质韧,轻度压痛,提示为非特异性淋巴结炎;②颈部淋巴结肿大,相互粘连、融合成团,破溃后流豆渣样或米汤样物,周围皮肤呈暗红色,提示颈淋巴结结核;③颈部淋巴结肿大,质硬,无压痛,后出现粘连、破溃、出血,分泌物有恶臭味,提示恶性肿瘤淋巴结转移或恶性淋巴瘤;④包块为圆形,位于舌骨下、颈前中线处,直径约1~2cm,表面光滑、囊性感、无压痛,且随舌伸缩上下活动,为甲状腺舌骨囊肿;⑤位于颈后三角区、多在出生后或2岁前即出现的囊性薄壁包块,提示为囊状水瘤,为淋巴组织发育异常所致。

三、颈部血管

（一）颈静脉

正常人立位或坐位时,颈外静脉常不显露,平卧时可稍见充盈,但不超过锁骨上缘

81

与下颌角距离的下 2/3 水平且无搏动。

1. **颈静脉怒张及肝-颈静脉回流征** 颈静脉充盈超过正常水平,称为颈静脉怒张。检查者用手压迫被检者右上腹肝脏部位,若颈静脉怒张更加明显,为肝-颈静脉回流征阳性。两者均提示静脉压增高,见于右心衰竭、缩窄性心包炎、大量心包积液及上腔静脉阻塞综合征,以右心衰竭最为常见。

2. **颈静脉搏动** 颈静脉怒张伴颈静脉搏动,提示三尖瓣关闭不全。

（二）颈动脉

正常人安静状态下看不到颈动脉搏动,颈部大血管区闻不到血管杂音。

1. **颈动脉搏动** 出现明显颈动脉搏动多见于主动脉瓣关闭不全、高血压、甲状腺功能亢进症及严重贫血等。颈动脉搏动应注意与颈静脉搏动鉴别:前者搏动强劲,为膨胀性,触诊时搏动感明显;后者搏动柔和,范围弥散,触诊时无搏动感。

2. **颈动脉杂音** 在颈部大血管区若听到收缩期明显的粗糙血管杂音,应考虑颈动脉或椎动脉狭窄造成,常见于由大动脉炎、动脉硬化等。

四、甲状腺

（一）正常状态

甲状腺位于甲状软骨下方,呈蝶状紧贴在气管的两侧,部分被胸锁乳突肌覆盖。其表面光滑,质地柔软,可随吞咽动作向上移动,视诊不能看到,触诊不能触及。

（二）检查方法

甲状腺的检查方法包括视诊、触诊及听诊。被检者取站立位或坐位,检查者先通过视诊观察甲状腺有无肿大及是否对称,然后进行触诊,触诊比视诊更能明确甲状腺的轮廓及病变的性质。甲状腺峡部触诊:站在被检者前面时,用拇指从胸骨切迹向上触摸,站在被检者后面时,用示指从胸骨切迹向上触摸,令其做吞咽动作配合。甲状腺侧叶触诊:站在前面触诊时,检查者一手拇指施压于一侧甲状软骨,将气管推向对侧,另一手食、中指在对侧胸锁乳突肌后缘向前推挤甲状腺,拇指在胸锁乳突肌前缘触诊,配合吞咽动作,重复查,可触及被推挤的甲状腺(图 3-14)。用同样方法查另一侧甲状腺。站在后面触诊时,类似前面触诊。一手食、中指施压于一侧甲状软骨,将气管推向对侧,另一手拇指在对侧胸锁乳突肌后缘向前推挤甲状腺,食、中指在其前缘触诊甲状腺(图 3-15),配合吞咽动作,重复查。用同样方法查另一侧甲状腺。当触到甲状腺肿大时,用钟型听诊器直接放在肿大的甲状腺上进行听诊。

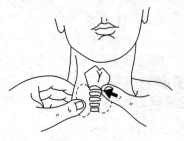 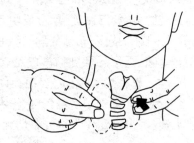

图 3-14　甲状腺前面触诊　　　　　图 3-15　甲状腺后面触诊

（三）甲状腺肿大的分度

甲状腺肿大分 3 度:不能看出肿大但能触及为Ⅰ度;能触及又能看到肿大,但在胸锁乳突肌以内者为Ⅱ度;肿大超过胸锁乳突肌外缘者为Ⅲ度。

（四）甲状腺肿大的临床意义

1. 单纯性甲状腺肿　包括地方性、散发性、生理性,以地方性甲状腺肿常见。地方性甲状腺肿,甲状腺肿大可达Ⅲ度,多为弥漫性,质地柔软,无压痛。

2. 甲状腺功能亢进症　甲状腺多为弥漫性肿大,质地较韧,无压痛,触诊可触及震颤,听诊能闻及明显的吹风样血管杂音。触及震颤和闻及血管杂音是甲状腺功能亢进症的特征性体征。

3. 甲状腺炎　主要包括急性化脓性甲状腺炎、亚急性甲状腺炎、慢性淋巴细胞性甲状腺炎和慢性侵袭性纤维性甲状腺炎等,以亚急性甲状腺炎和慢性淋巴细胞性甲状腺炎较常见。①急性化脓性甲状腺炎:细菌感染所致,表现为发热、甲状腺肿大及表面皮肤红、肿、热,化脓后有波动感;②亚急性甲状腺炎:目前认为与病毒感染有关,甲状腺多为轻度肿大,常伴有结节,质稍韧,自觉痛感,压痛明显,无固定、与周围组织无粘连;③慢性淋巴细胞性甲状腺炎,又称桥本(Hashimoto)甲状腺炎,目前认为是自身免疫性疾病,甲状腺多为中度对称肿大,质硬,可有痛感和压痛;④慢性侵袭性纤维性甲状腺炎:又称 Riedel 甲状腺炎,原因未明,有人认为与自身免疫有关,甲状腺出现单侧不规则坚硬肿块,与周围组织粘连、固定,压痛不明显,常伴咽部异物感、吞咽不适、声嘶、呼吸困难等周围器官压迫症状。

4. 甲状腺腺瘤　甲状腺出现单个圆形或椭圆形结节,质地稍硬,光滑,无压痛。

5. 甲状腺癌　甲状腺肿大,质地坚硬如石,表面有结节感,固定不易推动,无压痛。

五、气管

正常人气管位于颈前正中部,气管检查的目的是确定气管有无移位。

（一）检查方法

被检查者取坐位或仰卧位,颈部处于自然伸直状态,检查者将食指与无名指指端分别固定于两侧胸锁关节上,手掌与被检者胸骨相平行,中指远端在胸骨上窝处上下、左右触摸气管,触及后置其上,观察中指与食指、无名指指端之间的距离。中指触着气管在前正中线上,距食指、环指指端之间的距离相等,表示气管居中;两侧距离不相等则表示气管有移位。

（二）气管移位的临床意义

1. 气管移向健侧　见于患侧大量胸腔积液、大量胸腔积气、纵隔肿瘤及甲状腺肿大等。

2. 气管移向患侧　见于患侧肺不张、肺硬化、广泛胸膜粘连肥厚等。

3. 气管牵曳　又称为 Oliver 征,是指在主动脉弓动脉瘤时,由于心脏收缩时瘤体膨大将气管压向后下,因而每随心脏搏动可以触到气管向下的拽动。

（徐泽宇）

第五节　胸 部 检 查

一、胸部的体表标志与分区

为准确地描述和记录胸部病变的部位和范围,利用胸壁上某些突起的骨骼、凹陷和人为的画线等作为标志。

（一）骨骼标志

1. 胸骨角　又称路易（Louis）角,胸骨柄与胸骨体交接处向前突起而成。该角与第 2 肋软骨相连,为计数肋骨的重要标志。它平对主动脉弓上缘、气管分叉处和第 4 胸椎。

2. 第 7 颈椎棘突　颈背部最突出处,其下部为胸椎的起点,为计数椎骨的标志。

3. 肩胛下角(左、右)　肩胛骨最下端,直立位,两上肢自然下垂时,该角平对第 7 肋和第 8 胸椎水平,可作为计数肋骨和椎骨的标志。

（二）窝和分区

1. 自然陷窝

（1）胸骨上窝:为胸骨柄上方的凹陷部,正常时气管位于其后正中。

（2）锁骨上窝(左、右):为锁骨上方的凹陷部,相当于两肺尖的上部。

（3）锁骨下窝(左、右):为锁骨下方至第 3 肋骨下缘的凹陷部,相当于两肺尖的下部。

（4）腋窝(左、右):为上肢内上缘与胸壁相连的凹陷部。

2. 背部分区

（1）肩胛上区(左、右):为肩胛冈以上的区域,相当于两肺尖的下部。

（2）肩胛下区(左、右):为两肩胛下角以上连线与第 12 胸椎水平线之间的区域,后正中线将其分为左右两部分。

（3）肩胛区:肩胛冈以下、两肩胛下角连线以上、两肩胛骨内缘以外、腋后线以后的区域。

（4）肩胛间区(左、右):两肩胛骨内缘之间的区域。后正中线将其分为左右两部分。

（三）线性标志

1. 前正中线　为通过胸骨正中的垂直线。

2. 锁骨中线(左、右)　为通过锁骨的肩峰端与胸骨端两者中点的垂直线,即通过锁骨中点向下的垂直线。在正常男性和儿童此线常通过乳头。

3. 腋前线(左、右)　通过腋窝前皱襞的垂直线。

4. 腋后线(左、右)　通过腋窝后皱襞的垂直线。

5. 腋中线(左、右)　通过腋窝顶部的垂直线,即腋前线与腋后线等距离的平行线。

6. 肩胛线(左、右)　坐位两臂自然下垂时,通过肩胛下角的垂直线。

7. 后正中线　通过椎骨棘突的垂直线,即脊柱中线(图 3-16～图 3-18)。

二、胸壁、胸廓与乳房

（一）胸壁

1. 胸壁静脉　正常胸壁静脉无明显显露。胸壁静脉明显显露、充盈及曲张见于肝硬化门静脉高压症、上腔静脉或下腔静脉阻塞等。

2. 皮下气肿　指胸部皮下组织有气体积存。正常胸壁无皮下气肿。出现皮下气肿时,用手按压局部可有握雪感或捻发感,用听诊器听诊可听到类似捻头发的声音称为皮下气肿捻发音。皮下气肿系气体存积胸部皮下所致,提示气管、肺、胸膜损伤或病变,亦可见于胸壁皮肤产气杆菌感染。

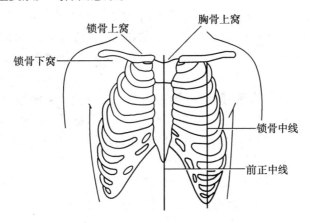

图 3-16 胸部体表标线与分区(正面图)

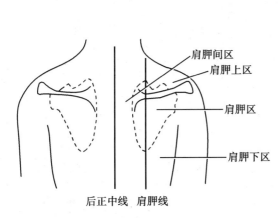

图 3-17 胸部体表标线与分区(背面图)

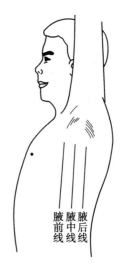

图 3-18 胸部体表标线与
分区(侧面图)

3. 胸壁压痛 正常胸壁无压痛。出现压痛见于肋间神经炎、肋软骨炎、胸壁软组织炎、肋骨骨折、急性白血病等。急性白血病时,可伴有胸骨叩击痛。

(二)胸廓

检查胸廓时,患者取坐位或立位,暴露胸廓,平静呼吸,检查者从前、后、左、右对患者胸廓形态进行视诊检查,必要时可配合触诊,要两侧对比观察。

1. 正常状态 正常胸廓两侧大致对称,两肩平齐。成人胸廓前后径小于左右径,前后径与左右径之比为 1∶1.5,小儿和老年人胸廓前后径略小于左右径或相等。

2. 常见的胸廓外形改变及其临床意义

(1)扁平胸:胸廓的前后径小于左右径的一半或以上,常见于瘦长体型或慢性消耗性疾病。

(2)桶状胸:胸廓的前后径与左右径几乎相等,呈圆桶状,常见于肺气肿,亦可见

85

于老年人或矮胖体型者。

（3）佝偻病胸：胸廓的前后径略长于左右径，其上下距离较短，胸骨下端向前突起，胸廓前侧壁肋骨凹陷，又称为鸡胸，见于佝偻病。佝偻病还可出现下列胸廓改变：佝偻病串珠，沿胸骨两侧各肋软骨与肋骨交界处隆起；肋膈沟，下胸部前面的肋骨外翻，沿膈附着的部位其胸壁向内凹陷形成沟状带；漏斗胸，胸骨剑突处显著内陷，形似漏斗。

（4）胸廓一侧或局部变形：胸廓一侧隆起多见于该侧大量胸腔积液、大量胸腔积气等。胸廓一侧凹陷见于该侧肺广泛纤维化、广泛胸膜肥厚粘连等。胸廓局部隆起见于心脏扩大、心包积液、升主动脉瘤、胸壁肿瘤及肋软骨炎等。胸廓局部凹陷见于局限肺不张等。

（5）脊柱畸形引起的胸廓改变：表现为脊柱前凸、脊柱后凸、脊柱侧凸等，主要为胸椎病变造成，严重畸形可引起呼吸、循环功能障碍。常见于胸椎先天发育畸形、胸椎结核、胸椎肿瘤、胸椎外伤等（图 3-19）。

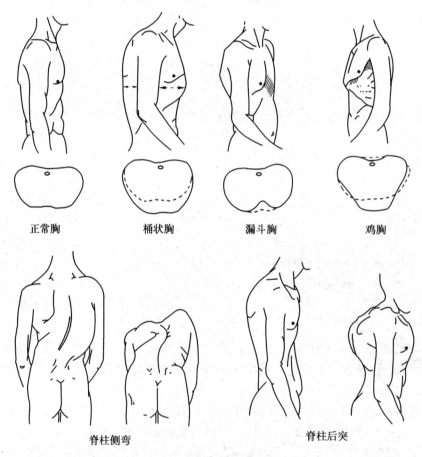

正常胸　　　　桶状胸　　　　漏斗胸　　　　鸡胸

脊柱侧弯　　　　　　　　　脊柱后突

图 3-19　胸廓外形的改变

（三）乳房

1. 检查方法　检查乳房时，应充分暴露双侧乳房、前胸、颈部，双上臂要在同一水平上。被检者可取坐位、站立位或仰卧位。一般先做视诊，然后再做触诊。

（1）视诊：检查者站在被检者的右面，观察双侧乳房的位置、大小、形态、对称性及有无溃疡、瘢痕、色素沉着、水肿、过度角化等。必要时可嘱被检者采取前倾位观察，此时乳房下垂，如有乳房病变并与胸肌粘连，则可出现局部凹陷。同时还需观察双侧乳头是否对称、有无移位和回缩、有无分泌物。

（2）触诊：①触诊顺序：为了检查和记录的方便，用通过乳头的水平线和垂直线将乳房分为1（外上）、2（外下）、3（内下）、4（内上）4个象限。检查时按外上、外下、内下、内上、乳头的顺序进行。②触诊要点及注意事项：触诊时，应手指平置，压力适中（以能触及肋骨而不引起疼痛为宜）；触诊时，手指掌面应做圆周运动或来回滑动；先触诊健侧，后触诊患侧；触诊时，必须注意乳房的硬度和弹性、有无压痛及包块。若触及包块须注意其部位、大小、形态、硬度、压痛及活动度（图3-20）。

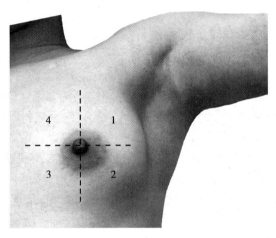

图3-20　乳房病变的定位与划区

2. 正常状态　儿童及男性乳房不大，乳头一般位于第四肋间锁骨中线处。女性乳房在青春期逐渐长大。青年女性发育成熟的乳房呈半球形，乳头呈圆柱状，乳房的上界在第2或第3肋骨，下界在第6或第7肋骨，内界起自胸骨缘，外界止于腋前线。孕妇及哺乳期妇女乳房明显增大，向前突出或下垂，乳晕扩大，色素加深，可见浅表静脉扩张。正常乳房触诊呈模糊的颗粒感和柔韧感。青年女性质地均匀一致，老年女性略有不平，哺乳期妇女有结节感。正常乳房无压痛、无包块。

3. 常见异常改变及其临床意义

（1）男性乳房异常：乳房增大常见于内分泌紊乱，如使用雌激素、肾上腺皮质功能亢进症及肝硬化等。

（2）女性乳房异常：①在腋窝与腹股沟连线上，出现多个乳头或乳房，称为副乳，为发育过程中退化不全所致；②乳房包块，初起为硬结，继之红、肿、热、痛，甚至出现波动感，提示为急性乳腺炎；③乳房包块，凸凹不平，质地坚硬，不易推动，表面皮肤呈"橘皮"或"猪皮"样或形成溃疡、易出血、有恶臭，提示为乳腺癌；④一侧或双侧乳房多个囊性包块，与周围乳腺组织分界明显，提示为乳腺囊性增生病（慢性囊性乳腺病）；⑤乳房单个质韧包块，位于外上象限，表面光滑，提示为乳房纤维腺瘤；⑥乳房乳晕区单个直径数毫米大小包块，伴乳头血性（亦可为暗棕色）溢液，提示为乳管内乳头状瘤；⑦非哺乳期乳头流出清淡乳汁，多伴有闭经、不育，提示为泌乳素瘤。

泌乳素瘤

泌乳素瘤多为微腺瘤,病因与发病机制目前尚未明确。好发于 20～30 岁女性,临床表现主要由垂体的瘤体细胞分泌大量的泌乳素(PRL)引起,典型的临床表现为闭经、溢乳、不孕(育)三联征,瘤体大者可致垂体占位性表现。血液检查显示高泌乳素血症。首选药物治疗,常用药物为溴隐亭。目前多种新型多巴胺 D_2 受体激动剂培高利特、喹高利特、卡麦角林等问世。

三、肺及胸膜

(一)视诊

1. **呼吸运动** 健康人在静息状态下呼吸运动稳定而有节律。正常男性与儿童以腹式呼吸为主,主要表现为膈肌运动,即胸廓下部及上腹部的动度较大。女性以胸式呼吸为主,主要表现为肋间肌运动。实际上这两种呼吸运动同时存在。某些疾病可使胸、腹式呼吸运动发生改变,常见改变为:胸式呼吸减弱而腹式呼吸增强,可见于肋间神经痛、肋骨骨折、肺炎、肺不张、胸膜炎、气胸等;腹式呼吸减弱而胸式呼吸增强,见于大量腹腔积液、腹腔巨大肿瘤等。

临床上当发生肺组织实变、肺气肿、肺肿瘤、肺空洞、胸腔积液、气胸、胸膜增厚或粘连等时,呼吸运动减弱或消失;发生代偿性肺气肿、酸中毒大呼吸时,呼吸运动增强。

当上呼吸道部分阻塞时,呼吸肌收缩,胸腔内负压增加,出现胸骨上窝、锁骨上窝及肋间隙向内陷,称为"三凹征"或三凹征阳性。因吸气时间延长,又称之为吸气性呼吸困难,多见于气管异物、气管肿瘤等。当下呼吸道部分阻塞时,出现呼气费力,可引起肋间隙膨隆。因呼气时间延长,又称之为呼气性呼吸困难,多见于支气管哮喘和慢性阻塞性肺气肿。

多见于气管(主支气管)异物、急性喉炎、急性喉水肿等。当下呼吸道狭窄或部分阻塞时,出现呼气费力,呼气时间延长,常见于支气管哮喘和慢性阻塞性肺气肿。

2. **呼吸频率、深度及节律** 见本章第二节一般检查。

(二)触诊

1. **胸廓扩张度** 呼吸时,胸廓随之扩大和回缩,有一定运动度,即胸廓扩张度。正常两侧胸廓扩张度一致。检查方法:检查者将两手掌平放于被检者前胸下部两侧,拇指沿肋缘指向剑突,在深呼气末,拇指尖置于前正中线(或后正中线)两侧对称部位,嘱其做深呼吸,两手随之移动,观察两手拇指分开的距离(图 3-21)。亦可于背部将两手掌贴于肩胛下区对称部位,两手拇指在后正中线相遇,当被检者做深吸气时,观察两拇指随胸廓扩张分开的距离是否相等。胸腔积液、气胸、肺不张及大叶性肺炎等,病侧胸廓扩张度减弱。

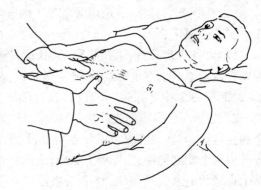

图 3-21 检查胸廓呼吸动度的方法

2. 语音震颤 被检者发自声门的语音产生声波振动,沿气管、支气管及肺泡传至胸壁,可用手感知,称为语音震颤。

(1)检查方法:检查者以双手掌或双手掌尺侧缘平置于被检者胸廓两侧对称部位,嘱其用同等的强度重复发低调长音"yi",此时检查者手掌可有振动感。检查顺序为自上到下,由前到后,双手交叉,左右对比。通过比较两侧相应部位的语音震颤的强弱,可判断胸内病变的性质。

(2)正常状态及影响因素:语音震颤的强度受发音的强弱、音调的高低、胸壁的厚薄、邻近组织及器官等情况的影响,故正常人胸部的语音震颤与年龄、性别、体型及部位有关:①成人较儿童强;②男性较女性强;③瘦者较胖者强;④前胸上部较下部强;⑤后背下部较上部强,肩胛间区较强;⑥右胸上部较左胸上部强。

(3)异常改变及其临床意义:病理情况下,影响语音震颤强弱的主要因素有气管与支气管是否通畅、肺组织的密度、胸膜腔的病变、胸壁传导是否良好等。

1)语音震颤增强:主要见于:①肺实变:肺泡内有炎性浸润,肺组织密度增高,声波传导良好,如大叶性肺炎实变期、肺梗死、压迫性肺不张等;②肺空洞:肺内有接近胸壁的大空洞,且与支气管相通,声波在洞腔中产生共鸣,若空腔周围有炎性浸润或与胸壁粘连,更有利于声波传导,如肺结核空洞、肺脓肿空洞等;③压迫性肺不张:肺组织受压后,肺泡内气体量减少,密度增加,声波传导良好,如胸腔积液上方肺组织受压、肿瘤压迫肺组织等。

2)语音震颤减弱或消失:主要见于:①支气管阻塞:声波传导受阻,如阻塞性肺不张;②肺气肿:肺内含气量增多;③胸腔积液或积气;④严重胸膜肥厚;⑤胸壁皮下气肿和水肿等。

3. 胸膜摩擦感 正常胸膜光滑,胸膜腔内有少量浆液起润滑作用,呼吸时不产生摩擦感。当胸膜发生炎症时,沉着其上的纤维蛋白使胸膜表面粗糙,呼吸时两层胸膜互相摩擦,触诊有似皮革相互摩擦的感觉,称为胸膜摩擦感,见于急性胸膜炎,在腋中线5~7肋间较易触及,呼气和吸气时均可出现,但吸气末更为明显。

(三)叩诊

1. 叩诊方法及注意事项

(1)叩诊方法:胸部叩诊的方法有间接和直接叩诊法两种,其中以间接叩诊法最为常用。

(2)注意事项:①体位:被检者可取坐位或卧位,叩诊前胸时,胸部挺直;叩诊背部时,头稍低,胸稍向前倾,两手抱肩或抱肘;叩诊侧胸时,上肢举起抱枕部。②板指方向:叩诊前胸部时,板指平贴在肋间且与肋骨平行;叩诊肩胛间区时,板指与脊柱平行;至肩胛下角以下,板指仍需平贴于肋间并与肋骨平行。③顺序:叩诊时应自上而下,由前向后,两侧对比。④力度:叩击力量要均等,轻重需适宜。

2. 正常叩诊音

(1)正常肺部叩诊音:在胸部叩诊,正常肺野呈清音。由于多种因素影响,存在生理性差异。如肺上叶的体积较下叶小,含气量较少,且上胸部肌肉较厚,故前胸上部较下部叩诊音相对稍浊;右肺上叶较左肺小,且惯用右手者右侧胸大肌较左侧为厚,故右肺上部叩诊音亦相对稍浊;背部肌肉、骨骼层次较多,故背部叩诊音较前胸部稍浊;右侧腋下部因受肝的影响叩诊音稍浊。

（2）正常胸部叩诊音：在胸部叩诊，正常可叩出四种叩诊音。正常肺野呈清音；左侧腋前线下方胃泡区，又称为 Traube 鼓音区（图 3-22），呈鼓音；心脏或肝脏被肺覆盖的区域呈浊音；心脏或肝脏未被肺覆盖的区域呈实音。

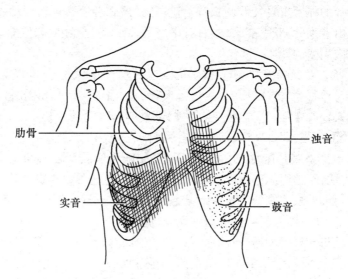

图 3-22　正常前胸叩诊音

3. 病理叩诊音　在正常肺部的清音区，若出现浊音、实音、过清音、鼓音，即为病理性叩诊音，提示肺、胸膜、胸壁有病理性改变。病理性叩诊音的性质和范围取决于病变的大小、性质及病变部位的深浅。一般病变部位深度距体表 5cm 以上，或病变范围直径小于 3cm 或少量胸腔积液，常不能分辨出叩诊音的改变。

（1）浊音：主要见于：①肺部大面积含气量减少，如肺炎、肺不张、肺梗死及重度肺水肿等；②肺内不含气的病灶，如肺内肿物、未破溃的肺脓肿等。

（2）实音：主要见于胸腔积液、胸膜肥厚、胸壁水肿、胸壁肿瘤等。

（3）鼓音：接近胸壁的肺内大空腔，其直径大于 3~4cm 时，病变区叩诊呈鼓音，如肺脓肿、空洞型肺结核、肺肿瘤或囊肿破溃形成的空洞；气胸时病侧呈鼓音。

（4）空瓮音：为兼有金属性回响的鼓音，见于张力性气胸或位置浅表、内壁光滑的巨大空洞。

（5）过清音：是由于肺泡含气量增加且弹力减弱所致，见于肺气肿。

4. 肺界的叩诊

（1）肺上界：即肺尖的宽度。自斜方肌前缘的中点开始向外叩，直至清音变为浊音，标记该点。然后再从上述中点向颈部方向叩，至清音变浊音，再标记该点。两点间的距离即为肺尖的宽度。正常宽度为 4~6cm，右侧较左侧稍窄。肺上界变窄或叩诊呈浊音，常见于肺结核；肺上界变宽，多见于肺气肿。

（2）肺下界：通常在两侧锁骨中线、腋中线和肩胛线上叩诊。正常人，在上述 3 条线上，肺下界分别为第 6、第 8 和第 10 肋间，两侧肺下界大致相同。叩诊时，嘱被检查者平静呼吸，从肺野的清音区开始，前胸部从胸骨角开始，后胸部从肩胛线上第 8 肋间开始，向下叩至实音点即为肺下界。肺下界可因体型、发育的不同而有差异。如矮胖者肺下界可上升一肋间，瘦长者则可下降一肋间。病理情况下，肺气肿、腹腔脏器下垂等可使肺下界下移,肺萎缩、胸腔积液、腹腔积液、腹腔巨大肿瘤等可使肺下界上移。

(3)肺下界移动度:即相当于呼吸时膈的移动范围。首先在被检者平静呼吸时,于肩胛线上叩出肺的下界,然后被检者在深吸气后屏住呼吸,立即再向下叩出肺下界,以笔做标记;再作深呼气后屏住呼吸,由下向上叩出肺下界,再以笔做标记,两个标记间的距离为肺下界移动度。正常人肺下界移动度范围为6~8cm。移动度范围的多少与肋膈窦的大小有关,在腋中线及腋后线处移动度最大。肺下界移动度减弱见于肺气肿、肺不张、肺纤维化、肺炎和肺水肿。当胸腔大量积液、积气及胸膜广泛增厚粘连时,其移动度不能叩出(图3-23)。

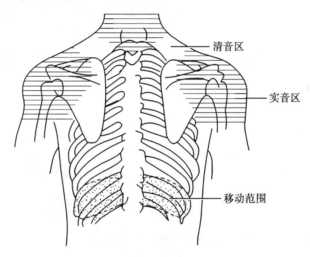

清音区

实音区

移动范围

图3-23 正常肺尖宽度与肺下界移动度

(四)听诊

被检者取坐位或卧位。听诊由肺尖开始,自上而下,由前向后,两侧对比。微张口做均匀呼吸,必要时做深呼吸或咳嗽。

1. 正常呼吸音

(1)支气管呼吸音:这种呼吸音是由口鼻吸入或呼出的气流在声门、气管及支气管形成湍流(旋涡)所产生的声音,类似将舌抬高,呼气时所发出的"哈"音。吸气是主动运动,吸气时声门增宽,气流通过较快;呼气是被动运动,声门变窄,气流通过较慢。①听诊部位:在喉部、胸骨上窝、背部第6~7颈椎及第1~2胸椎附近听到;②听诊特点:呼气时相长于吸气时相;呼气音强于吸气音。

(2)肺泡呼吸音:吸气时,气流经过支气管进入肺泡,冲击肺泡壁,使肺泡由松弛变为紧张,呼气时肺泡由紧张变为松弛,肺泡弹性的变化和气流产生的振动,形成肺泡呼吸音。此音类似上牙咬住下唇,吸气时发出的"夫"音。①听诊部位:除支气管呼吸音及支气管肺泡呼吸音分布区域外,肺部的其余部位,均可听到肺泡呼吸音;②听诊特点:吸气时相长于呼气时相;吸气音强于呼气音。肺泡呼吸音的强弱与呼吸的深浅、胸壁的厚薄、肺组织的弹性以及被检者体型、年龄、性别等有关。呼吸愈深愈快、肺泡呼吸音愈强;年龄愈小、胸壁愈薄、肺组织的弹性愈好,肺泡呼吸音则愈强。所以儿童强于成人,青、中年人强于老年人;男性强于女性,系因男性呼吸运动力量较强,且皮下脂肪较少;肺组织较多,肌肉较薄的部位,如乳房下部、肩胛下区、腋窝下部肺泡呼吸音较强,肺尖、肺底较弱。

（3）支气管肺泡呼吸音：该呼吸音兼有支气管呼吸音和肺泡呼吸音二者的特点，故亦称混合性呼吸音。①听诊部位：正常在胸骨角、右肺尖、肩胛间区3、4胸椎水平听到；②听诊特点：吸气时相与呼气时相大致相等；其吸气音近似肺泡吸气音，但音响较强，音调较高；呼气音近似支气管呼气音，但音响较弱，音调较低（图3-24）。

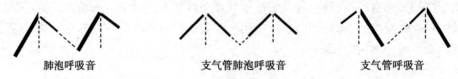

肺泡呼吸音　　　　　　支气管肺泡呼吸音　　　　　支气管呼吸音

图3-24　三种正常呼吸音示意图

升支为吸气时相，降支为呼气时相；线条粗细表示音响强弱，长短表示时相；
斜线与垂线的夹角表示音调高低，角度小为音调高，角度大为音调低

2. 异常呼吸音（病理呼吸音）

（1）异常肺泡呼吸音

1）肺泡呼吸音减弱或消失：其原因与进入肺泡的空气量减少、气流速度减慢及呼吸音传导障碍有关。肺泡呼吸音减弱可出现于双侧、单侧或局部。常见原因有：①全身衰竭，呼吸无力；②胸廓活动受限，如胸痛、肋软骨骨化、肋骨切除等；③呼吸肌疾病，如重症肌无力、膈肌麻痹或痉挛等；④支气管狭窄或阻塞，如慢性支气管炎、支气管哮喘、阻塞性肺不张；⑤肺疾患，如肺气肿、肺炎早期及肺纤维化等；⑥胸膜疾病，如气胸、胸腔积液及胸膜肥厚等；⑦腹部疾病，如大量腹水、腹腔内巨大包块等。

2）肺泡呼吸音增强：双侧肺泡呼吸音增强，系因呼吸运动及通气功能增强使进入肺泡的空气量增多和（或）进入肺泡的气流速度加快所致，见于运动后、发热、贫血及代谢性酸中毒等。一侧肺或胸膜疾病，则出现健侧代偿性肺泡呼吸音增强。

3）呼气延长：肺泡呼吸音呼气时相明显延长，系因下呼吸道狭窄或部分阻塞，使呼气阻力增加，或肺泡壁弹性减弱，使呼气驱动力下降所致，见于支气管哮喘、慢性支气管炎和阻塞性肺气肿等。

（2）异常支气管呼吸音：凡在肺泡呼吸音听诊区域内听到支气管呼吸音，即为异常支气管呼吸音。常见于以下病变：

1）肺组织实变：支气管呼吸音通过致密的实变部位，由于传导良好，在胸壁易于听到。实变范围愈大、愈浅，其声音愈强；反之则弱。见于大叶性肺炎实变期、肺梗死等。

2）肺内大空洞：当空洞较大与支气管相通，且其周围肺组织又有实变时，音响在空洞内产生共鸣，加之实变组织传导良好，故可在胸壁听到支气管呼吸音。见于肺脓肿空洞、肺结核空洞等。

3）压迫性肺不张：肺组织受压，使肺膨胀不全，组织变致密，传导良好，在积液的上方可听到较弱的支气管呼吸音。见于胸腔积液等。

（3）异常支气管肺泡呼吸音：凡在肺泡呼吸音听诊区域内听到支气管肺泡呼吸音，即为异常支气管肺泡呼吸音（异常混合性呼吸音）。其产生机制是：①实变部位较深，被正常肺组织遮盖；②实变范围较小，且与正常肺组织相互掺杂存在。见于支气管肺炎、大叶性肺炎早期、肺结核等。

3. 啰音 啰音(rale)是指伴随呼吸音出现的附加音。在正常情况下无啰音。依据其性质的不同,分为干啰音(rhonchi)和湿啰音(moist rale)两种。

(1)干啰音

1)产生机制:气管、支气管及细支气管狭窄或部分阻塞,气流通过时,产生湍流或黏稠分泌物振动所产生的音响。病理基础:①炎症引起的呼吸道黏膜充血、肿胀、黏稠分泌物增多;②支气管平滑肌痉挛;③管腔内有包块、异物;④管壁被管外淋巴结或包块压迫。

2)分类:根据其音调高低分为两种:①鼾音:又称低调干啰音,音调低而响亮,类似熟睡时的鼾声,发生于气管或主支气管;②哨笛音:又称高调干啰音,音调高,似乐音,根据其性质常被描述为哮鸣音、飞箭音、咝咝音等,多发生于较小支气管或细支气管。两侧广泛的细小支气管强烈痉挛导致管腔狭窄通常出现哮鸣音。

3)听诊特点:①吸气与呼气均可听到,但在呼气末明显;②不稳定,强度、性质、部位和数量易发生改变;③音调较高,每个音响持续时间较长;④同一机体可同时听到两种干啰音。

4)临床意义:出现干啰音提示气管、支气管有病变。①局限性,部位较固定者,常见于支气管内膜结核、支气管肺癌、纵隔肿瘤等;②双侧肺部弥漫性干啰音,尤其是哮鸣音,常见于支气管哮喘、慢性支气管炎、心源性哮喘、支气管肺炎等;③发生在主支气管以上的干啰音,有时不用听诊器亦可听到,谓之痰鸣,见于昏迷或濒死状态的患者(无力咳出分泌物)。

(2)湿啰音

1)产生机制:①呼吸过程中,气体通过气管、支气管及细支气管腔内的稀薄分泌物,如渗出液、痰液、血液及脓液等,形成的水泡破裂所产生的声音,故又称水泡音;②小支气管、细支气管管壁及肺泡因分泌物黏着而陷闭,吸气时突然被冲开,重新充气所产生的爆裂音。

2)分类:①大水泡音:又称粗湿啰音,产生于气管、主支气管或空洞内,于吸气早期出现;②中水泡音:又称中湿啰音,产生于中等口径的支气管,多发生于吸气中期;③小水泡音:又称细湿啰音,产生于小支气管和细支气管,多出现于吸气晚期;④捻发音:为一种极细而均匀一致的听诊音,似在耳边用手捻搓一束头发所发出的声音,故称捻发音,多于吸气末出现(图3-25)。

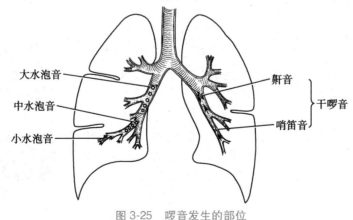

图 3-25 啰音发生的部位

3）听诊特点：①吸气与呼气均可听到，但在吸气末明显，②稳定，部位及性质等易变性小；③断续而短暂，一次连续多个出现；④同一机体可同时听到两种以上水泡音。

4）临床意义：出现湿啰音提示气管、支气管、肺实质有病变。①局限性湿啰音，多见于大叶性肺炎、肺结核、支气管扩张、肺脓肿、肺癌等；②两侧肺底的湿啰音，多见于肺淤血、支气管肺炎等；③两肺满布湿啰音，多见于慢性支气管炎、严重支气管肺炎、急性肺水肿等。

另外，捻发音是一种特殊的湿啰音。老年人或长期卧床患者，初次深呼吸时，可在肺底听到捻发音，经数次呼吸后消失，无临床意义。病理情况下，在细支气管和肺泡充血或炎症时可听到捻发音，见于肺炎早期、肺淤血早期等。

4. 语音共振　语音共振（听觉语音）产生的机制与语音震颤基本相同。

（1）检查方法：嘱被检者用耳语音调发"一"或"一、二、三"的音，检查者用听诊器在胸部听诊。正常语音共振在气管及支气管附近较强，在肺底较弱。

（2）临床意义：语音共振改变的临床意义与语音震颤基本相同，但较语音震颤更为灵敏。减弱多见于胸腔积液、支气管阻塞、胸膜肥厚、肺气肿等。某些病理变化可使语音共振增强或性质发生变化，根据听诊音的差异，分为支气管语音、胸语音、羊鸣音和耳语音。支气管语音，语音共振增强且更加清晰，见于肺实变；胸语音，语音共振比支气管语音更强、更响亮、更清晰，见于大范围的肺实变，且有时出现在支气管语音之前；羊鸣音，似羊叫声，可在中等量积液上方肺受到压迫的区域或肺实变伴有少量积液的部位听到；耳语音，当被检查者用耳语音调发"一"时，正常在肺泡呼吸音的区域仅听到极微弱的声音，该音增强、调变高且清晰时称耳语音，常见于肺实变。

5. 胸膜摩擦音　胸膜摩擦音是胸膜发生炎症或纤维素渗出时，脏层和壁层胸膜随呼吸运动相互摩擦所产生的声音。这种声音颇似用一手掩耳，以另一手指在其手背上摩擦时所听到的声音，吸气或呼气时均可听到，但一般在吸气末或呼气初较为明显，屏气时即消失。胸膜摩擦音最易听到的部位是前下侧胸壁（腋中线5~7肋间），即呼吸运动最大的部位，可随体位的改变而消失或复现。常发生于纤维素性胸膜炎、肺梗死、胸膜肿瘤及尿毒症，亦可见于严重脱水的患者。在靠近心脏的胸膜发生炎症时，在呼吸和心脏跳动时都可听到的摩擦音，称为胸膜心包摩擦音。

（五）常见肺及胸膜病变（疾病）体征

肺及胸膜的常见病变有肺实变、肺不张、肺水肿、肺空洞、肺气肿、气胸、胸腔积液、胸膜增厚等，其体征见表3-2。

表3-2　常见肺及胸膜病变体征

	视诊	触诊	叩诊	听诊
肺实变	胸廓对称，患侧呼吸运动减弱	气管居中，局部语颤增强	局部浊音	局部闻及支气管呼吸音、湿啰音，听觉语音增强
阻塞性肺不张	患侧胸廓凹陷，呼吸运动减弱	气管移向患侧，患侧或局部语颤消失	患侧或局部浊音或实音	患侧或局部呼吸音消失，无啰音，听觉语音消失或减弱

续表

	视诊	触诊	叩诊	听诊
压迫性肺不张	胸廓不定,患侧呼吸运动减弱	气管不定,患侧或局部语颤增强	患侧或局部浊音或浊鼓音	患侧或局部闻及支气管呼吸音,无啰音,听觉语音消失或减弱
肺水肿	胸廓对称,呼吸运动减弱	气管居中,语颤正常或减弱	双肺清音或浊音	双肺呼吸音减弱,闻及湿啰音,听觉语音正常或减弱
支气管哮喘	桶状胸,呼吸运动减弱	气管居中,语颤减弱	双肺过清音	双肺呼气延长,闻及广泛哮鸣音
肺气肿	桶状胸,呼吸运动减弱	气管居中,语颤减弱	双肺过清音	双肺呼吸音减弱,呼气延长,无啰音,听觉语音减弱
肺空洞	胸廓正常或局部凹陷,呼吸运动局部减弱	气管居中或移向患侧,局部语颤增强	局部鼓音、破壶音、空瓮音	局部闻及支气管呼吸音,湿啰音,听觉语音增强
气胸	患侧胸廓饱满,呼吸运动减弱或消失	气管移向健侧,患侧语颤减弱	患侧鼓音	患侧呼吸音减弱或消失,无啰音,听觉语音减弱或消失
胸腔积液	患侧胸廓饱满,呼吸运动减弱	气管移向健侧,患侧语颤减弱或消失	患侧实音	患侧呼吸音减弱或消失,无啰音,听觉语音减弱或消失
胸膜增厚	患侧胸廓凹陷,呼吸运动减弱	气管移向患侧,患侧语颤减弱或消失	实音或浊音	患侧呼吸音减弱或消失,无啰音,听觉语音减弱或消失

四、心脏

心脏在胸腔中纵隔内,位于胸骨体和第 2~6 肋软骨后方,第 5~8 胸椎前方,上方与大血管相连,下方为膈,其 2/3 居正中线左侧,1/3 在其右侧,心脏前部大部分为右心室和右心房,小部分为左心室和左心房,心脏后部大部分为左心房,小部分为右心房,心脏膈部主要为左心室。

细致准确的心脏检查对于判断有无心脏病以及心脏病的病因、性质、部位和程度均有重要意义。即便在现代诊断手段高度发展的今天,仍有一些心脏的体征是目前常规检查仪器不能发现的,如心音的改变、心脏杂音的判断,尤其在院外的某些意外、急诊患者、住院患者病情变化、某些偏远农村或山区等发生紧急情况时,更需要用心脏的视诊、触诊、叩诊、听诊方法,判断心脏结构与功能状态并作出快速及时的处理决定。因此,心脏检查是心血管疾病的诊断基础,应当重视并熟练掌握正确的心脏检查方法。

（一）视诊

心前区视诊时,被检者取仰卧位,检查者站在右侧,双眼视线与被检查者的心前区呈切线方向,观察心前区外形、心尖搏动及其他搏动。

1. 心前区外形　正常人心前区(相当于心脏在前胸壁上的投影)与右侧相应部位基本是对称的,异常情况有以下几种:

(1)心前区隆起:胸骨下段及胸骨左缘第3~5肋骨与肋间的局部隆起,为儿童时期心脏增大,尤其是右心室肥厚挤压胸廓所致。见于先天性心脏病如法洛四联症、肺动脉瓣狭窄等。

(2)心前区饱满:心前区肋间隙突出,常见于大量心包积液。

2. 心尖搏动　心脏收缩时,心尖向前冲击心前区左前下方胸壁,形成心尖搏动。

(1)正常心尖搏动:位于左侧第5肋间锁骨中线内侧0.5~1.0cm处,搏动范围的直径约为2.0~2.5cm。由于胸壁肥厚、肺气肿或女性乳房遮盖的影响,可使相当一部分正常人见不到心尖搏动。观察心尖搏动时,需注意其位置、强度、范围有无异常。

(2)心尖搏动位置的改变

1)生理因素的影响:①体位的影响:仰卧位时,心尖搏动可因膈肌较高而稍上移;左侧卧位时,心尖搏动可向左移2~3cm;右侧卧位时,心尖搏动可向右移1.0~2.5cm。②体型的影响:小儿、妊娠、矮胖体型者横膈位置较高,心脏常呈横位,心尖搏动向外上移位,可在左侧第四肋间锁骨中线外;瘦长体型者横膈下移,心脏呈垂直位,心尖搏动可位于左侧第6肋间。

2)病理因素的影响:①心脏疾病:左心室增大时,心尖搏动向左下移位;右心室增大时,因左心室被推向左后,心尖搏动向左移位,或向左上移位;先天性右位心时,心尖搏动位于右侧与正常心尖搏动相对应的部位。②胸部疾病:右侧胸腔积液或气胸时,心尖搏动移向健侧;肺不张、粘连性胸膜炎时,心尖搏动移向患侧。如侧卧位时,心尖搏动无移位,提示有心包纵隔胸膜粘连的可能。胸膜病变或脊柱畸形也可影响心尖搏动的位置。③腹部疾病:凡是能增加腹压而影响膈肌位置的疾病,均能影响心尖搏动的位置。例如大量腹水或腹腔巨大肿瘤使横膈抬高,心脏呈横位,导致心尖搏动位置上移。

(3)心尖搏动强弱及范围的改变:生理情况下,胸壁肥厚或肋间窄者,心尖搏动较弱且范围小;胸壁薄或肋间宽者心尖搏动相应增强且范围大;剧烈运动或精神紧张时,心尖搏动增强。病理情况下,发热、严重贫血、甲状腺功能亢进症及左心室肥厚均可使心尖搏动增强;扩张型心肌病、急性心肌梗死、心包积液、缩窄性心包炎、肺气肿、左侧大量胸腔积液及气胸等可使心尖搏动减弱甚或消失;心功能不全患者的心尖搏动较弥散,范围增大。

(4)负性心尖搏动:正常心脏收缩时,心尖搏动向外凸起。心脏收缩时心尖搏动内陷,称负性心尖搏动,见于粘连性心包炎或心包与周围组织广泛粘连时。亦可见于重度右心室肥厚引起心脏顺钟向转位而使左心室向后移位时。

3. 心前区其他搏动　常见的搏动有:①胸骨左缘第2肋间的搏动,多见于肺动脉扩张或肺动脉高压;②胸骨右缘第2肋间的搏动,多见于主动脉弓动脉瘤或升主动脉扩张;③胸骨左缘第3、4肋间的搏动,见于右心室肥大;④剑突下搏动,见于肺气肿伴右心室肥大或腹主动脉瘤。鉴别搏动来自右心室或腹主动脉的方法有两种:一是嘱患者深吸气,搏动增强则为右心室搏动,减弱则为腹主动脉搏动。二是用两三个手指平放,从患者剑突下向上压入前胸壁后方,搏动冲击手指末端,吸气时增强,则为右心室搏动;搏动冲击手指掌面,吸气时减弱,则为腹主动脉搏动。另外,消瘦者在剑突下亦可见到正常的腹主动脉搏动或垂位心的右心室搏动。

（二）触诊

心脏触诊检查内容包括:心尖搏动、心前区其他搏动、心脏震颤、心包摩擦感。触诊方法:触诊震颤和心包摩擦感多用右手掌小鱼际。

1. 心尖搏动 视诊未见心尖搏动时,可通过触诊确定,视诊已见心尖搏动时,可以进一步证实视诊的结果。其正常状态、异常改变及其临床意义同视诊。检查者先用右手全手掌并拢置于心前区感受心尖搏动,逐渐改换为用手掌的尺侧缘(小鱼际),或用示指和中指指腹并拢触诊,用指腹触诊确定心尖搏动的位置、范围、强度。由于心尖搏动冲击胸壁的时间即心室收缩的开始,触诊有助于确定心音、震颤及杂音出现的时期,也有助于确定心尖搏动是否为抬举性。抬举性心尖搏动是指心尖区徐缓、有力、局限的搏动,可使手指尖端抬起且持续到第二心音开始,同时心尖搏动范围也增大,见于左心室肥厚。

2. 心前区其他搏动 通过触诊进一步确定视诊已经发现的心前区其他搏动,常见的其他搏动同视诊。

3. 震颤 震颤是触诊时手掌在心前区触及的一种微细的震动感。该感觉与用手在猫喉部摸到的呼吸震颤相似,因此也称猫喘。触诊时使用手掌尺侧小鱼际或手指指腹处。心脏震颤为器质性心血管疾病的特征性体征之一。

（1）产生机制:血流紊乱形成湍流(旋涡)使心瓣膜、心腔壁或血管壁发生震动而出现震颤。震颤的强度与瓣膜狭窄的程度、血流速度及心脏两腔室之间的压力差大小有关。瓣膜狭窄程度越重,血流速度越快,压力越大,震颤越强。但过度狭窄则震颤消失。

（2）分类及临床意义:触到震颤的部位往往能闻及杂音,但听到杂音时,不一定能触及震颤。如能触及震颤则可以肯定心脏有器质性病变。发现震颤后应首先确定其部位,其次确定其出现的时期。根据震颤出现的时期,可分为收缩期震颤、舒张期震颤和连续性震颤3种。其出现的部位与临床意义见表3-3。

表3-3 心前区震颤的部位与临床意义

部位	时相	常见病变
胸骨右缘第2肋间	收缩期	主动脉瓣狭窄
胸骨左缘第2肋间	收缩期	肺动脉瓣狭窄
胸骨左缘第3、4肋间	收缩期	室间隔缺损
胸骨左缘第2肋间	连续性	动脉导管未闭
心尖区	舒张期	二尖瓣狭窄

4. 心包摩擦感 正常时心包腔内有少量的液体,以润滑壁层和脏层的心包膜。心包膜发生炎症时,纤维素渗出致心包膜表面粗糙,心脏收缩时粗糙的脏壁两层心包膜摩擦产生的震动在心前区被触知即为心包摩擦感。心包摩擦感在胸骨左缘第4肋间较易触及(因心脏在此处不被肺遮盖,且接近胸壁),以收缩期、坐位稍前倾、深呼气末更为明显。心包腔内渗液增多,将脏壁两层心包膜隔开后,心包摩擦感消失,故心包

摩擦感见于纤维素性心包炎,或称干性心包炎。

（三）叩诊

心脏叩诊的目的在于确定心脏(包括所属大血管)的大小、形状及其在胸腔内的位置。

1. 叩诊的方法及注意事项

（1）叩诊的方法:心界的叩诊采用间接叩诊法。

（2）注意事项:①体位:嘱被检者取仰卧位或坐位,平静呼吸;②板指方向:仰卧位时,指板与肋间平行,坐位时,指板与所测定的心脏边缘平行;③叩诊顺序:通常的顺序是由外向内,自下而上,先左后右(先叩左界再叩右界)。叩诊时,沿肋间进行。叩左界时,从心尖搏动外2~3cm处开始,叩诊音由清音变为浊音即为心界外缘,确定心界后,再依次上移一个肋间叩诊,直至第2肋间;叩右界时,先叩出肝上界,然后在上一肋间开始,依次上移至第2肋间止。对各肋间叩得的浊音界逐一做出标记,并测量其与前正中线的垂直距离。

2. 正常心脏浊音界 心脏的浊音界包括绝对浊音界和相对浊音界(图3-26)。心脏及大血管为不含气器官,叩诊呈绝对浊音(实音);而心脏被肺遮盖的部分叩诊呈相对浊音(浊音),心界是指心脏的相对浊音界,它反映心脏的实际大小。正常心右界各肋间几乎与胸骨右缘相合,仅在第4肋间处稍超过胸骨右缘;心左界在第2肋间几乎与胸骨左缘相合,其下一肋间直至第5肋间则逐渐左移并向左下形成向外凸起的弧形。正常人心脏左右相对浊音界与前正中线的平均距离见表3-4。正常成人左锁骨中线至前正中线的距离为8~10cm。

表3-4 正常成人的心脏相对浊音界

右界(cm)	肋间	左界(cm)
2~3	Ⅱ	2~3
2~3	Ⅲ	3.5~4.5
3~4	Ⅳ	5~6
	Ⅴ	7~9

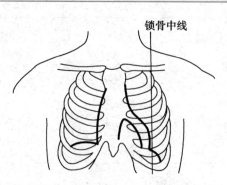

图3-26 心脏绝对浊音界和相对浊音界

心界各部分的组成:心左界于第2肋间处相当于肺动脉段,向下为左心房的左心耳,再向下为左心室;心右界于第2肋间相当于上腔静脉和升主动脉,向下为右心房;心下界心尖部为左心室,其余均为右心室(图3-27)。

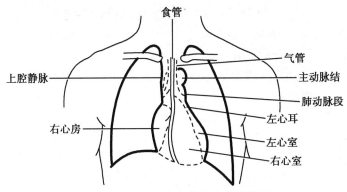

图 3-27　心脏各个部位在胸壁的投影

3. 心脏浊音界的改变及其临床意义　心脏浊音界的大小、形态、位置,受心脏本身因素和心脏以外因素的影响,以心脏本身因素的影响为主。

(1)心脏本身因素影响

1)左心室增大:心脏左界向左下扩大,心腰部由正常的钝角变为近似直角,使心浊音界外形呈靴形(靴形心)。常见于主动脉瓣关闭不全和高血压性心脏病,又称主动脉瓣型心(图 3-28)。

2)左心房与肺动脉段扩大:可使心腰部饱满或膨出,使心浊音界外形呈梨形(梨形心)。常见于二尖瓣狭窄,故又称二尖瓣型心(图 3-29)。

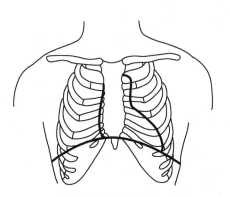

图 3-28　主动脉瓣关闭不全的
心浊音界(靴形心)

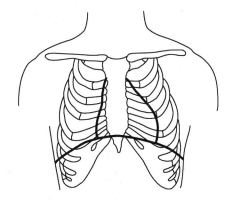

图 3-29　二尖瓣狭窄的心浊音界(梨形心)

3)心包积液:心界向两侧扩大,心浊音界的外形随体位改变,坐位时心浊音界呈三角烧瓶形,平卧位时心底部浊音界增宽。见于心包积液,为其特征性体征之一。

(2)心脏以外因素影响:一侧大量胸腔积液或气胸时可使心界移向健侧,而在患侧叩不出;一侧胸膜增厚或肺不张则使心界移向病侧;大量腹水或腹腔巨大肿瘤等可使横膈抬高,心脏呈横位,心脏左、右界都扩大;肺气肿时心脏浊音界变小或叩不出;肺浸润、肺实变、肺部肿瘤或纵隔淋巴结肿大时,因心脏浊音区与病变浊音区连在一起,则心脏浊音区无法叩出。

(四)听诊

1. 听诊概述

(1)心脏瓣膜听诊区:心脏各瓣膜关闭与开放时产生的声音,常沿血流方向传导到前胸壁体表的不同部位,此处听诊最清楚,称为心脏瓣膜听诊区。心脏有 4 个瓣膜,通常有 5 个瓣膜听诊区(其中主动脉瓣有两个听诊区)。注意,心脏各瓣膜听诊区与其瓣膜口在胸壁上的投影并不相一致(图 3-30)。

1)二尖瓣区:心尖部,即心尖搏动最强处,也称心尖区。该区正常一般位于左侧第 5 肋间锁骨中线稍内侧。

2)肺动脉瓣区:胸骨左缘第 2 肋间。

3)主动脉瓣区:胸骨右缘第 2 肋间。

4)主动脉瓣第二听诊区:胸骨左缘第 3、4 肋间,又称 Erb 区。

5)三尖瓣区:胸骨体下端近剑突稍偏右或稍偏左处。

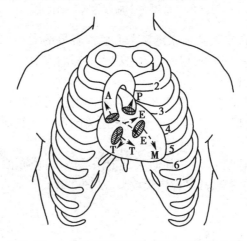

图 3-30　心脏瓣膜解剖部位与瓣膜听诊区位置

M:二尖瓣区　A:主动脉瓣区　E:主动脉瓣第二听诊区(Erb)　P:肺动脉瓣区　T:三尖瓣区

(2)听诊顺序:听诊时可由二尖瓣区开始,沿逆时针方向进行,即二尖瓣区→肺动脉瓣区→主动脉瓣区→主动脉瓣第二听诊区→三尖瓣区。亦可按二尖瓣区→主动脉瓣区→主动脉瓣第二听诊区→肺动脉瓣区→三尖瓣区的顺序进行。无论哪种顺序均不要遗漏听诊区,必要时也听颈部、左腋下或背部,以便全面了解心脏情况。

(3)听诊内容:心脏听诊内容包括心率、心律、心音、额外心音、心脏杂音及心包摩擦音。

2. 心率　心率是指每分钟心脏跳动的次数,以第一心音为准,通常在二尖瓣区听取。正常成人的心率范围是 60~100 次/分钟。

(1)窦性心动过速:成人心率超过 100 次/分钟(一般不超过 140~160 次/分钟)或婴幼儿心率超过 150 次/分钟,称为窦性心动过速。生理状况下见于情绪紧张、剧烈运动等;病理状态下见于发热、休克、严重贫血、心力衰竭、心肌炎、甲状腺功能亢进症和使用肾上腺素、阿托品等。

(2)窦性心动过缓:成人心率低于 60 次/分钟(一般在 40 次/分钟以上),称为窦性心动过缓。生理状况下见于身体十分健壮者,如运动员;病理状态下见于颅内压升高、胆汁淤积性黄疸、甲状腺功能减退症、高钾血症和使用强心苷、奎尼丁、β 受体阻滞剂等。心率低于 40 次/分钟,提示病态窦房结综合征或房室传导阻滞。

3. 心律　是指心脏跳动的节律。正常成人心脏跳动的节律是规整的。常见的心

律不齐有:

(1)窦性心律不齐:表现为吸气时心率增快,呼气时心率减慢,屏气时均匀。一般无临床意义,可见于部分健康的儿童及青少年。

(2)期前收缩:期前收缩简称早搏,是指在原来规则的心律基础上,心脏异位起搏点提前发出激动,引起一次心脏收缩,其后有一较长的间歇(代偿间歇),使基本的心律发生了改变。根据异位起搏点的不同,可分为室性早搏、房性早搏和交界性早搏,临床上以室性早搏最常见。根据早搏发生的频率可分为频发早搏(≥6 次/分钟)与偶发早搏(≤5 次/分钟)。早搏规律出现,可形成联律,每隔 1 个正常的心脏搏动出现 1 次早搏,称为二联律;每隔 2 个正常的心脏搏动出现 1 次早搏,或每隔 1 个正常心脏搏动出现 2 次早搏,称为三联律。室性早搏呈二联律或三联律,常见于洋地黄中毒或心肌病变。

(3)心房颤动:心房颤动是由于心房内异位起搏点发出的高频率的冲动(350~600 次/分钟)或异位冲动产生的环行运动所致。其听诊特点是:①心律绝对不规则;②第一心音强弱绝对不等;③脉搏短绌,即心室率大于脉率。心房颤动临床上常见于二尖瓣狭窄、冠状动脉粥样硬化性心脏病、甲状腺功能亢进症、高血压等。

4. 心音 用心音图检查,可记录到 4 个心音,按其在心动周期中出现的先后顺序,依次命名为第一心音(S_1)、第二心音(S_2)、第三心音(S_3)和第四心音(S_4)。用听诊器听诊,通常只能听到第一和第二心音,在儿童和青少年中有时可听到第三心音。

(1)第一心音:出现在心室的等容收缩期,它的出现标志着心室收缩期的开始。①产生机制:第一心音主要是由二尖瓣和三尖瓣关闭产生的震动形成。②最响部位:第一心音在心前区各部分均可听到,但在心尖部最响。③与心尖搏动的关系:第一心音与心尖搏动同时出现。④听诊特点:第一心音音调较低,强度较响,持续时间较长,约 0.1 秒。

(2)第二心音:出现在心室的等容舒张期,它的出现标志着心室舒张期的开始。①产生机制:第二心音主要是由主动脉瓣和肺动脉瓣关闭产生的震动形成。②最响部位:第二心音在心前区各部均可听到,但在心底部最响。③与心尖搏动的关系:第二心音在心尖搏动之后出现。④听诊特点:第二心音音调较高,强度较弱,持续的时间较短,约 0.08 秒。

(3)第三心音:有时在第二心音之后(自第二心音开始后 0.12~0.18 秒)还可听到一个短而弱的声音,称为第三心音。它是由于在心室的快速充盈期之末,血流自心房急速流入心室,冲击心室壁,使心室壁、房室瓣、腱索、乳头肌突然紧张、震动所致。第三心音的听诊特点是音调低钝而重浊,强度弱,持续时间短,约 0.04 秒。通常在心尖部或其内上方听得较清楚,左侧卧位、呼气末、或运动后心率由快又逐渐减慢时更为明显。见于部分正常的儿童和青少年。

(4)第四心音:出现在心室舒张末期,第一心音前 0.1 秒(收缩期前)。主要是由于心房肌在克服心室舒张末压用力收缩时使房室瓣及其相关结构如瓣膜、瓣环、腱索、乳头肌突然紧张震动所产生。正常情况下,不能被人耳听到,如能闻及则通常为病理性的,可在心尖部及其内侧听到。

心脏听诊最基本的技能是要判定第一心音和第二心音,并以此来判定心脏杂音或额外心音所处的心动周期时相。第一心音和第二心音的区别见表 3-5。

表 3-5　第一心音和第二心音的区别

区别点	第一心音	第二心音
最响部位	心尖部	心底部
音调	较低	较高
强度	较强	较弱
持续时间	较长,0.1 秒	较短,0.08 秒
与心尖搏动的关系	同时出现	在其后出现

（5）心音的改变及其临床意义

1）心音强度的改变:第一、第二心音同时增强见于胸壁薄或心脏活动增强时,如劳动、情绪激动、严重贫血等;同时减弱见于肥胖、胸壁水肿、左侧胸腔大量积液、肺气肿、心肌炎、心肌病、心肌梗死、心功能不全、休克、心包积液等。

第一心音强度的改变:①第一心音增强:见于二尖瓣狭窄、高热、贫血、甲状腺功能亢进症等。二尖瓣狭窄时,心室充盈减慢且减少,心室开始收缩时二尖瓣位置低垂,左心室血容量较少,使心室收缩期变短,左心室内压力迅速上升,致二尖瓣瓣膜突然紧张关闭,产生高调、清脆的第一心音。完全性房室传导阻滞时,心房和心室的搏动各不相关,形成房室分离,各自保持自己的心律,当心房、心室同时收缩时,则第一心音极强,称"大炮音"。②第一心音减弱:见于二尖瓣关闭不全、心肌炎、心肌病、心肌梗死、心力衰竭等。二尖瓣关闭不全时,左心室舒张期过度充盈,二尖瓣在心室收缩前位置较高,关闭时振幅较小,第一心音减弱。

第二心音强度的改变:①第二心音增强:主动脉瓣区第二心音增强,见于高血压、动脉粥样硬化等;肺动脉瓣区第二心音增强,见于肺动脉高压、二尖瓣狭窄等。②第二心音减弱:主动脉瓣区第二心音减弱,常见于主动脉瓣狭窄伴关闭不全,肺动脉瓣区第二心音减弱,常见于肺动脉瓣狭窄伴关闭不全。

2）心音性质的改变:当心肌有严重病变时,第一心音失去其原有的特征且明显减弱,与同时减弱的第二心音极相似,当心率增快时,收缩期与舒张期的时限几乎相等,听诊类似钟摆声,故称"钟摆律",又称"胎心率",常见于大面积急性心肌梗死、重症心肌炎等。

3）心音分裂:正常人心室收缩时,构成第一心音的两个主要成分二尖瓣与三尖瓣的关闭并不同步,二尖瓣关闭早于三尖瓣关闭约 0.02~0.03 秒。心室舒张时,构成第二心音的两个主要成分主动脉瓣与肺动脉瓣的关闭也不同步,主动脉瓣关闭早于肺动脉瓣关闭约 0.03 秒。当时间差小于 0.03 秒时,人耳是分辨不出来的,故听诊时为一个声音。如两个瓣膜关闭的时间差大于 0.03 秒时,听诊时即可听到两个声音,称为心音分裂。

第一心音分裂:二尖瓣与三尖瓣关闭的时间差增大造成第一心音分裂,在心尖区或胸骨左下缘听得较清楚。常见于完全性右束支传导阻滞、肺动脉高压等,因右心室收缩明显晚于左心室,故三尖瓣关闭明显晚于二尖瓣。

第二心音分裂:肺动脉瓣关闭与主动脉关闭的时间差增大造成第二心音分裂。生理性分裂,多见于青少年,由于深吸气时,胸腔负压增加,右心回心血量增加,右室射血时间延长,使肺动脉瓣关闭明显晚于主动脉瓣关闭造成。通常分裂,是最常见的第二心音分裂,常见于二尖瓣狭窄伴肺动脉高压、肺动脉瓣狭窄、完全性右束支传导阻滞(右室排血时间延长)等。固定分裂,是指第二心音分裂不受吸气、呼气的影响,第二心音分裂的两个成分时距较固定,见于先天性心脏病房间隔缺损。呼气时,右心房回心血量虽减少,但由于左房向右房的血液分流,右心血量增加,右心射血时间延长,肺动脉瓣关闭明显延迟,导致第二心音分裂,吸气时,回心血流增加,但右房压力增高使左向右分流稍减,抵消了吸气造成的右心血量增加,因此第二心音的分裂时距较固定。反常分裂,又称逆分裂,是指主动脉瓣关闭迟于肺动脉瓣,常见于完全性左束支传导阻滞、主动脉瓣狭窄、重度高血压等。

5. 额外心音　是指在正常的第一、第二心音之外听到的持续时间较短的附加心音。分为舒张期额外心音、收缩期额外心音和医源性额外心音。

(1)舒张期额外心音

1)奔马律:在第二心音之后出现的额外心音,当心率增加时,与原有的第一、第二心音构成类似马奔跑时的蹄声,故称奔马律。按出现的时间可分3种:①舒张早期奔马律:最常见,是病理性的第三心音,又称第三心音奔马律。第三心音奔马律是由于心室舒张期负荷过重,心肌张力减低与顺应性减退,以致心室舒张时,血流充盈引起室壁振动造成。舒张早期奔马律见于急性心肌梗死、重症心肌炎、心肌病等引起的心力衰竭时。②舒张晚期奔马律:又称收缩期前奔马律或房性奔马律,发生在第四心音出现的时间,为增强的第四心音,是由于心室舒张末期压力增高或顺应性减退,以致心房为克服心室的充盈阻力而加强收缩所产生的异常心房音。常见于高血压性心脏病、肥厚型心肌病、主动脉瓣狭窄等。③重叠型奔马律:为舒张早期和晚期奔马律重叠出现引起,如两种奔马律同时出现而无重叠则称舒张期四音律,常见于心肌病、心力衰竭等。奔马律是心肌严重损害的体征。

2)开瓣音:又称二尖瓣开放拍击声,见于二尖瓣狭窄而瓣膜尚柔软时。舒张早期血液自高压力的左房迅速流入左室,弹性尚好的瓣叶迅速开放后突然停止,产生的振动形成开瓣音,在心尖内侧听的较清楚。开瓣音的存在是二尖瓣瓣叶弹性尚好的标志,可作为二尖瓣分离术适应证的重要参考条件。

3)心包叩击音:舒张早期心室快速充盈时,增厚的心包阻碍心室舒张致心室在舒张过程中骤然停止导致室壁振动形成心包叩击音,在胸骨下段左缘听诊较清楚。见于缩窄性心包炎。

4)肿瘤扑落音:出现在第二心音后 0.08~0.12 秒左右,在心尖部或胸骨左缘第3、4 肋间听得较清楚,可随体位改变。见于心房黏液瘤。

(2)收缩期额外心音

1)收缩早期额外心音:在第一心音后 0.05~0.07 秒出现,又称收缩早期喀喇音,主要由于扩大的主动脉或肺动脉的动脉壁在心室射血时振动形成,在心底部听诊较清楚。肺动脉收缩期喷射音常见于肺动脉高压、原发性肺动脉扩张、轻度肺动脉瓣狭窄等。主动脉收缩期喷射音常见于高血压、主动脉瘤、轻度主动脉瓣狭窄等。

2)收缩中、晚期喀喇音:在第一心音后 0.08 秒出现称为收缩中期喀喇音,在第一心音后 0.08 秒以上出现称为收缩晚期喀喇音。见于二尖瓣脱垂,二尖瓣在收缩中、晚期脱入左房,引起瓣叶及其腱索突然振动产生收缩中、晚期喀喇音。由于二尖瓣脱垂可能造成二尖瓣关闭不全,因而部分二尖瓣脱垂患者可同时伴有收缩晚期杂音。收缩中、晚期喀喇音合并收缩晚期杂音合称为二尖瓣脱垂综合征。

(3)医源性额外心音:常见的有两种,人工瓣膜音和人工起搏音,前者是植入人工瓣膜所致,后者是植入心脏起搏器所致。

6. 心脏杂音:是指在心音与额外心音之外持续时间较长的音。

(1)杂音的产生机制:正常情况下血液流动呈层流状态,不发出声音。血流加速或血流紊乱使层流变为湍流(漩涡)震动心壁、大血管壁及瓣膜腱索产生杂音。具体机制如下(图3-31):

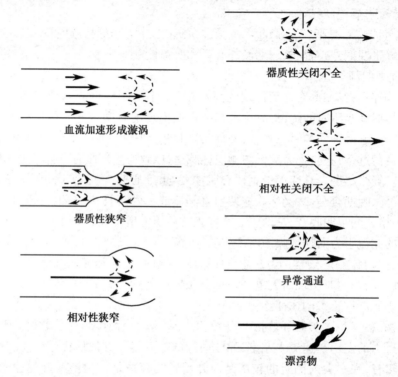

血流加速形成漩涡

器质性狭窄

相对性狭窄

器质性关闭不全

相对性关闭不全

异常通道

漂浮物

图 3-31　杂音产生机制示意图

1)血流加速:如剧烈运动、严重贫血、高热、甲状腺功能亢进症等。

2)瓣膜口狭窄:如二尖瓣狭窄、主动脉瓣狭窄、肺动脉瓣狭窄、先天性主动脉缩窄等。

3)瓣膜关闭不全:如主动脉瓣关闭不全、二尖瓣关闭不全、肺动脉瓣关闭不全、二尖瓣脱垂等。

4)心腔或大血管间异常通道:如房间隔缺损、室间隔缺损、动脉导管未闭等。

5)心腔内有漂浮物:如断裂的腱索等。

6)大血管瘤样扩张:如升主动脉瘤等。

(2)杂音的听诊要点:杂音的听诊应注意其出现的时期、最响部位、性质、传导方向、强度与形态,以及与体位、呼吸和运动的关系。

1)时期:按照杂音在心动周期中出现的时间可分为收缩期杂音(systolic murmur,SM)、舒张期杂音(diastolic murmur,DM)和连续性杂音(continous murmur)。出现在第一心音和第二心音之间的杂音称为收缩期杂音;出现在第二心音与下一心动周期第一心音之间的杂音称为舒张期杂音;连续出现在收缩期与舒张期的杂音称为连续性杂音。收缩期与舒张期均出现但不连续的杂音,称为双期杂音。应特别注意连续性杂音和双期杂音的区别。一般认为,收缩期杂音可能是功能性的也可能是器质性的,而舒张期杂音和连续性杂音只能是器质性的。按杂音出现的早晚、持续时间的长短,可分为早期、中期、晚期和全期杂音。

2)最响部位:杂音最响部位常与病变部位有关。一般情况下,杂音在某瓣膜听诊区最响,则提示该瓣膜有病变。例如:杂音在心尖部位最响,提示二尖瓣病变,杂音在主动脉瓣区最响,提示主动脉瓣病变等。心脏瓣膜以外的病变亦有不同的听诊部位,例如,室间隔缺损的杂音在胸骨左缘 3 肋间最响,房间隔缺损的在胸骨左缘 2 肋间最响,动脉导管未闭的杂音在胸骨左缘 2 肋间及附近最响。

3)传导方向:杂音可以较局限,也可以向远处传导,杂音传导常沿着产生杂音的血流方向传导。较局限的杂音,例如:二尖瓣狭窄的舒张期杂音局限于心尖区;肺动脉瓣狭窄的收缩期杂音局限于胸骨左缘第 2 肋间。向远处传导的杂音,例如:二尖瓣关闭不全的收缩期杂音在心尖部位最响,向左腋下及左肩胛下角处传导;主动脉瓣关闭不全的舒张期杂音,在主动脉瓣第二听诊区最响,向心尖部传导;主动脉瓣狭窄的收缩期杂音,在主动脉瓣区最响,向上传至颈部。一般来说,杂音传导越远,声音越弱,但性质不变。因此,在心前区两个听诊区听到同性质、同时期的杂音时,哪一听诊区最响,则提示该听诊区为病变区,若移动听诊部位,杂音逐渐减弱,而移近另一听诊区时杂音又增强但性质不同,则应考虑两个瓣膜或部位均有病变。

4)性质:是指杂音的频率不同表现出的音色与音调的不同。根据杂音音色可分为吹风样杂音、隆隆样(雷鸣样)杂音、机器样杂音、喷射样杂音、叹气样杂音、乐音样杂音和鸟鸣样杂音等。根据杂音音调可分为柔和和粗糙杂音。病变性质不同,杂音的性质也不同。因此,临床上可根据杂音的性质判断病变的性质。例如:心尖区舒张期隆隆样杂音提示二尖瓣狭窄,心尖区粗糙的全收缩期杂音,提示二尖瓣关闭不全,主动脉瓣第二听诊区舒张期叹气样杂音主要见于主动脉瓣关闭不全,胸骨左缘 2 肋间及附近的连续机器样杂音主要见于动脉导管未闭,乐音样杂音(海鸥鸣样或鸽鸣样)常见于感染性心内膜炎、梅毒性主动脉瓣关闭不全等。一般来说,功能性杂音音调较柔和,器质性杂音音调较粗糙。

5)强度与形态:杂音的强度即杂音响亮的程度,杂音的形态即杂音的强度在心动周期中的变化规律。收缩期杂音的强度一般采用 levine 6 级分级法,见表 3-6。舒张期杂音的强度也可参照此标准,或分为轻、中、重度三级。6 级杂音分类法的记录方法:听到的杂音级别为分子,总的分级级数为分母,如响度为 2 级的杂音,记为 2/6 级杂音。

表 3-6　杂音强度分级

级别	响度	听诊特点	震颤
1	最轻	很弱,须在安静环境下仔细听诊才能听到,易被忽略	无
2	轻度	较易听到,杂音柔和	无

续表

级别	响度	听诊特点	震颤
3	中度	明显的杂音,较响亮	无或可能有
4	响亮	杂音响亮	有
5	很响	杂音很强,向周围及背部传导	明显
6	最响	杂音极响、震耳,听诊器稍离开胸壁也能听到	强烈

一般 2 级以下的收缩期杂音为功能性的,无病理意义,3 级以上的多为器质性的,有病理意义。杂音的强度不一定与病变的严重程度成正比,病变较重时,杂音可较弱,相反,病变较轻时,杂音也可能较强。

常见的杂音形态(心音图记录)有 5 种:①递增型杂音:杂音由弱逐渐增强,如二尖瓣狭窄的舒张期隆隆样杂音。②递减型杂音:杂音由较强逐渐减弱,如主动脉瓣关闭不全时的舒张期叹气样杂音。③递增递减型杂音:又称菱形杂音,杂音由弱转强,再由强转弱,如主动脉瓣狭窄时的收缩期杂音。④连续型杂音:杂音由收缩期开始,逐渐增强,高峰在第二心音处,舒张期开始渐减,直到下一心动周期的第一心音前消失,如动脉导管未闭时的连续性杂音。⑤一贯型杂音:杂音强度大体保持一致,如二尖瓣关闭不全时的全收缩期杂音。

6)与体位、呼吸和运动的关系

体位:二尖瓣狭窄的舒张期杂音在左侧卧位时明显,主动脉瓣关闭不全的舒张期杂音在坐位且身体稍前倾时更清楚,二尖瓣、三尖瓣、肺动脉瓣关闭不全的杂音在仰卧位时较清楚。

呼吸:深吸气时,三尖瓣狭窄或关闭不全的杂音、肺动脉瓣狭窄或关闭不全的杂音(右心)增强。深呼气时,二尖瓣狭窄或关闭不全、主动脉瓣关闭不全或狭窄的杂音(左心)增强。深吸气后,紧闭声门并用力作呼气动作(Valsalva 动作),肥厚型梗阻性心肌病、主动脉瓣下狭窄的杂音增强,经瓣膜产生的杂音减弱。

运动:可使心脏杂音增强。

(3)杂音的临床意义:根据杂音产生的部位有无器质性病变,可区分为器质性杂音和功能性杂音,根据杂音的临床意义又可分为病理性杂音和生理性杂音。功能性杂音包括生理性杂音、相对性杂音(瓣膜相对狭窄或关闭不全产生的杂音)及全身性疾病导致的血流动力学改变(如甲状腺功能亢进症引起的血流加速)产生的杂音。生理性与器质性收缩期杂音的鉴别见表 3-7。

表 3-7　生理性与器质性收缩期杂音的鉴别

鉴别点	生理性	器质性
年龄	儿童、青少年多见	不定
部位	肺动脉瓣区或心尖区	不定
性质	柔和,吹风样	粗糙,风吹样,常呈高调
持续时间	短促	较长,多为全收缩期

续表

鉴别点	生理性	器质性
强度	≤2/6 级	≥3/6 级
震颤	无	3/6 级以上常伴有震颤
传导	局限	沿血流方向传导较远
心脏大小	正常	有心房或心室增大

1）收缩期杂音

A. 二尖瓣区：功能性杂音多见于运动、发热、贫血、妊娠及甲状腺功能亢进症等。杂音柔和，吹风样，2/6 级以下，时间短，较局限。相对性杂音：是指有心脏病理意义的功能性杂音，如左心室增大引起的二尖瓣相对性关闭不全、高血压性心脏病、冠心病、贫血性心脏病和扩张型心肌病等。杂音较粗糙，吹风样，强度 2/6～3/6 级，持续时间长。器质性杂音，见于风湿性二尖瓣关闭不全、二尖瓣脱垂综合征等。杂音粗糙，吹风样，高调、响亮，强度在 3/6 级以上，时限长，可占全收缩期，甚至遮盖第一心音，并向左腋下传导。

B. 主动脉瓣区：功能性杂音见于升主动脉扩张如高血压、主动脉粥样硬化等。杂音柔和，常伴有主动脉瓣区第二心音亢进。器质性杂音见于主动脉瓣狭窄。杂音为喷射性，响亮且粗糙，并向颈部传导，常伴有震颤及主动脉瓣区第二心音减弱。

C. 肺动脉瓣区：功能性杂音常见于儿童及青少年。杂音柔和、吹风样，强度在 2/6 级以下，持续时间短。心脏病理情况下的功能性杂音见于肺动脉扩张产生的相对性肺动脉瓣狭窄，多由肺淤血或肺动脉高压引起。杂音较响，伴肺动脉瓣区第二心音亢进。器质性杂音见于肺动脉瓣狭窄。杂音为典型的收缩中期杂音，呈喷射性，粗糙，强度在 3/6 级以上，常伴震颤及肺动脉瓣区第二心音减弱。

D. 三尖瓣区：功能性杂音见于右心室扩大引起的三尖瓣相对性关闭不全，如二尖瓣狭窄、肺源性心脏病。杂音为吹风样，柔和，吸气时增强，3/6 级以下。器质性杂音极少见。

E. 其他部位：功能性杂音见于部分青少年，在胸骨左缘第 2～4 肋间可闻及生理性杂音，主要是由于左或右心室将血液排入主或肺动脉时产生的紊乱血流所致，杂音柔和，无传导，一般为 1/6～2/6 级，平卧位吸气时清楚，坐位时减轻或消失。在胸骨左缘第 3、4 肋间出现的响亮而粗糙的收缩期杂音伴震颤提示为器质性杂音，见于室间隔缺损或肥厚型梗阻性心肌病。

2）舒张期杂音

A. 二尖瓣区：相对性二尖瓣狭窄引起的功能性舒张期杂音，可发生于主动脉瓣关闭不全时，又称 Austin Flint 杂音，不伴有第一心音亢进或开瓣音，主要由于舒张期从主动脉反流左心室的血液将二尖瓣前叶冲起形成。该杂音应注意与二尖瓣狭窄引起的杂音鉴别。风湿性二尖瓣狭窄引起的器质性杂音，在心尖部闻及，出现于舒张中晚期，调低，隆隆样，递增性，不传导，左侧卧位呼气末较清楚，常伴第一心音亢进、二尖瓣开瓣音及舒张期震颤。

B. 主动脉瓣区：各种原因引起的主动脉瓣关闭不全所致的器质性杂音，为舒张早期递减型,柔和,叹气样,可向胸骨左缘及心尖部传导,在主动脉瓣第二听诊区听的较清楚,前倾、坐位、呼气末屏气,更易听到。常见于风湿性主动脉瓣关闭不全、先天性主动脉瓣关闭不全、梅毒性升主动脉炎等。

C. 肺动脉瓣区:多为功能性杂音。肺动脉扩张导致相对性肺动脉瓣关闭不全的杂音称为 Graham Steel 杂音,杂音为递减型,柔和,吹风样,吸气末增强,较局限,多伴肺动脉瓣区第二心音增强,常见于二尖瓣狭窄伴明显肺动脉高压。

D. 三尖瓣区:杂音局限于胸骨左缘第4、5肋间,低调、隆隆样,深吸气末增强,见于三尖瓣狭窄。

3)连续性杂音:多见于先天性心脏病动脉导管未闭。杂音粗糙、响亮,似机器转动样,持续于整个收缩期与舒张期,掩盖第二心音,在胸骨左缘第2肋间稍外侧闻及,常伴震颤。此外,先天性心脏病主动脉与肺动脉间隔缺损、冠状动静脉瘘、冠状动脉窦瘤破裂等也可出现连续性杂音。

7. 心包摩擦音 纤维素的沉积使光滑的脏层与壁层心包膜变的粗糙,以致在心脏搏动时产生摩擦而出现的声音,称为心包摩擦音。该音为粗糙、高调、类似纸张摩擦的声音,在心前区或胸骨左缘第3、4肋间最清楚,坐位前倾或呼气末更明显,与呼吸无关,屏气时仍存在。见于各种感染性心包炎、急性心肌梗死后综合征、尿毒症、心脏损伤后综合征和系统性红斑狼疮等。当心包内有一定量积液后,心包摩擦音消失。

（五）常见心脏病变（疾病）体征

常见的心脏病变有二尖瓣狭窄、二尖瓣关闭不全、主动脉瓣关闭不全、主动脉瓣狭窄、心包积液等,其体征见表3-8。

表3-8 常见心脏病变体征

	视诊	触诊	叩诊	听诊
二尖瓣狭窄	二尖瓣面容,心尖搏动向左移位,发绀	心尖左移,心尖部可触及舒张期震颤,右心室肥大时可有剑突下抬举样搏动	心浊音界早期向左、后再向右扩大,心腰部膨出,心浊音界呈梨形	心尖部第一心音亢进,心尖部局限的隆隆样舒张中晚期杂音,可伴开瓣音、肺动脉瓣区第二心音亢进及分裂、肺动脉瓣区舒张期杂音。三尖瓣区收缩期杂音
二尖瓣关闭不全	心尖搏动向左下移位	心尖左下移位搏动有力,呈抬举性,重者可触及收缩期震颤	心浊音界向左下扩大,后期亦可向右扩大	心尖部3/6级以上粗糙的吹风样全收缩期杂音,范围广泛,向左腋部及左肩胛下角传导,并可掩盖第一心音,P_2亢进、分裂,心尖部第一心音减弱
主动脉瓣狭窄	心尖搏动向左下移位	心尖搏动局限,主动脉瓣区可触及收缩期震颤,脉搏细弱	心浊音界向左下扩大	主动脉瓣区(一区)响亮粗糙收缩期杂音,向颈部传导,可第二心音减弱、第二心音逆分裂。心尖部第一心音减弱

续表

	视诊	触诊	叩诊	听诊
主动脉瓣关闭不全	心尖搏动向左下移位,颈动脉搏动明显,并可随心脏收缩出现点头征	心尖部搏动弥散,呈抬举性,向左下移位,伴有水冲脉	心浊音界向左下扩大,心腰明显凹陷,心浊音界呈靴形	动脉瓣第二听诊区叹气样递减型舒张期杂音,向心尖部传导。心尖部可有柔和的隆隆样舒张期杂音。可有股动脉枪击音及杜氏双重杂音,主动脉瓣区第一心音减弱
心包积液	心前区饱满,颈静脉怒张,心尖搏动减弱或消失	心尖搏动弱且不易触到,脉搏快弱,奇脉,肝-颈静脉回流征	心浊音界向两侧扩大,并可随体位改变而变化,呈烧瓶样	心音遥远,心率增快

第六节　腹部检查

腹部位于胸廓和骨盆之间,包括腹壁、腹膜腔和腹腔脏器。腹部的范围,内部上起横膈,下至骨盆;体表前面上起两侧肋弓下缘和剑突,下至两侧腹股沟韧带和耻骨联合,后面为脊柱、肋骨和腰肌。腹部检查可采用视诊、触诊、叩诊、听诊,最主要的检查方法是触诊。为防止触诊和叩诊引起胃肠蠕动增加,影响肠鸣音检查,故腹部检查按视诊、听诊、触诊、叩诊的顺序进行,但记录时仍按视诊、触诊、叩诊、听诊的顺序记录。

一、腹部体表标志及分区

(一)体表标志

为了准确描记腹部脏器病变的部位和范围,需要借助腹部体表某些突起的骨骼、肌肉等作为标志,常用的体表标志(图 3-32)有:肋弓下缘、剑突、腹上角(两侧肋弓的交角)、腹直肌外缘、脐、髂前上棘、腹股沟韧带、肋脊角(背部两侧第 12 肋骨与脊柱的交角)、耻骨联合、腹中线(前正中线的延续)等。

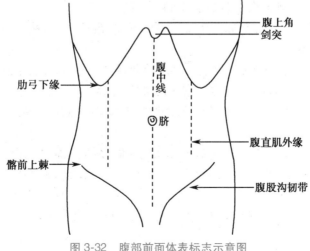

图 3-32　腹部前面体表标志示意图

（二）腹部分区

临床上常用的分区方法有四区法和九区法。

1. 四区法 通过脐画一条垂线和一条水平线,将腹部分为四区,即右上腹、右下腹、左上腹和左下腹。

2. 九区法 用两条水平线和两条垂直线,将腹部分为九区。两条水平线分别为两侧第 10 肋下缘的连线(上面)和两侧髂前上棘的连线(下面);两条垂线分别为通过左、右髂前上棘至腹中线的水平线中点的垂线。这四条线相交将腹部分成九区,即左、右上腹部(季肋部),左、右侧腹部(腰部),左、右下腹部(髂窝部),上腹部,中腹部(脐部)和下腹部(耻骨上部)(图 3-33)。各区所包含的主要脏器如下:

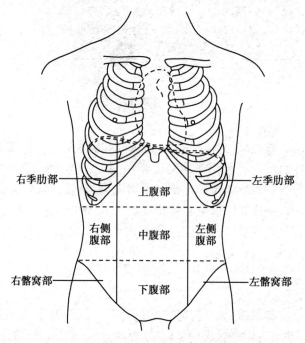

右季肋部 左季肋部
上腹部
右侧腹部 中腹部 左侧腹部
右髂窝部 下腹部 左髂窝部

图 3-33 腹部体表九区法示意图

（1）右上腹部(右季肋部):肝右叶、胆囊、结肠肝曲、右肾、右肾上腺。

（2）右侧腹部(右腰部):升结肠、空肠、右肾。

（3）右下腹部(右髂部):回肠下端、盲肠、阑尾、淋巴结、女性右侧卵巢及输卵管、男性右侧精索。

（4）左上腹部(左季肋部):脾、胃、结肠脾曲、胰尾、左肾、左肾上腺。

（5）左侧腹部(左腰部):降结肠、空肠、回肠、左肾。

（6）左下腹部(左髂部):乙状结肠、淋巴结、女性左侧卵巢及输卵管、男性左侧精索。

（7）上腹部:胃、肝左叶、十二指肠、胰头、胰体、横结肠、腹主动脉、大网膜。

（8）中腹部:十二指肠、空肠、回肠、下垂的胃及横结肠、肠系膜、输尿管、腹主动脉、大网膜。

（9）下腹部:回肠、乙状结肠、输尿管、胀大的膀胱及女性增大的子宫。

二、视诊

进行腹部视诊时,被检者应排空膀胱,取仰卧位,两手自然置于身体两侧。温度要适宜,光线要充足,暴露要充分(但暴露时间不宜过长),从头侧或足侧射来的光线有利于观察腹部表面的轮廓、包块、肠型及蠕动波。检查者一般站在被检者的右侧,按自上而下顺序观察。

（一）腹部外形

1. 正常状态　平卧时,匀称体型者,腹部平坦对称,即前腹壁与肋缘至耻骨联合大致位于同一水平面;小儿及肥胖者前腹壁呈圆形,高于肋缘与耻骨联合的平面,称腹部饱满;老年人及消瘦者前腹壁稍低于肋缘与耻骨联合的平面,称腹部低平。

2. 腹部膨隆　平卧时,前腹壁明显高于肋缘与耻骨联合平面,称腹部膨隆。

（1）全腹膨隆:①大量腹腔积液:腹壁松弛,液体沉积于腹腔两侧,呈蛙腹状。常见于肝硬化门静脉高压症、心力衰竭、缩窄性心包炎、腹膜转移癌、肾病综合征、结核性腹膜炎等。②腹内积气:包括胃肠道内积气和腹膜腔积气,腹部呈球形,转动体位,其形状无明显改变。胃肠道内积气常见于肠梗阻、肠麻痹。腹膜腔积气常见于胃肠穿孔、治疗性人工气腹。③腹内巨大包块:见于巨大卵巢囊肿、畸胎瘤等。④其他:晚期妊娠、肥胖症等。另外,当腹膜有炎症或肿瘤浸润时,腹部常呈尖凸状,称为尖腹。

（2）局部膨隆:多由于腹腔内某一脏器增大、炎性包块、腹内肿瘤、腹壁上的肿物、疝等引起。例如,右上腹膨隆见于肝癌、肝脓肿、肝淤血、肝血管瘤等;上腹部膨隆见于幽门梗阻、急性胃扩张等;右下腹膨隆见于回盲部结核或肿瘤、阑尾炎性包块;左下腹膨隆见于降结肠或乙状结肠肿瘤、干结粪块等。腹壁或腹膜后肿物如神经纤维瘤、纤维肉瘤等,一般不随体位而变动;膈下脏器或其肿块随呼吸移动。疝多在腹白线、脐、腹股沟、手术瘢痕区等部位,在腹压增加时出现膨隆,而降低腹压或卧位时消失。

3. 腹部凹陷　仰卧时前腹壁明显低于肋缘与耻骨联合平面,称腹部凹陷。

（1）全腹凹陷:见于极度消瘦和严重脱水。严重者前腹壁几乎贴近脊柱,肋弓、髂嵴和耻骨联合显露,使腹外形呈舟状,称舟状腹,见于恶病质,如慢性消耗性疾病的晚期(结核病、恶性肿瘤)、糖尿病等。

（2）局部凹陷:多由于手术后腹壁瘢痕收缩所致,当加大腹压或立位时凹陷更明显。吸气性呼吸困难时表现为上腹部在吸气时明显凹陷。

（二）呼吸运动

1. 正常状态　正常男性和儿童以腹式呼吸为主,正常成年女性以胸式呼吸为主。

2. 腹式呼吸改变

（1）腹式呼吸减弱或消失:常见于急性腹膜炎、膈肌麻痹、大量腹水、腹腔内巨大肿物及晚期妊娠等。

（2）腹式呼吸增强:常见于癔病、大量胸腔积液、大量胸腔积气等。

（三）腹壁静脉

1. 正常状态　正常腹壁皮下静脉一般不显露,较瘦或皮肤白皙的人隐约可见,腹壁皮肤薄而松弛的老年人多易看出,但静脉较直,无迂曲。脐水平线以上的腹壁静脉血流自下而上经胸壁静脉和腋静脉进入上腔静脉;脐水平线以下的腹壁静脉血流自上而下经大隐静进入下腔静脉。

2. **腹壁静脉曲张** 腹壁静脉曲张是指腹壁静脉明显显露且迂曲变粗,为侧支循环形成引起,常见于肝硬化门静脉高压症、上腔静脉阻塞、下腔静脉阻塞。

(1)判断腹壁静脉血流方向的方法:选择一段没有分支的腹壁静脉,检查者将右手食指和中指并拢压在该段静脉上,一手指紧压不动,另一手指沿静脉紧压而向外移动,将静脉中的血液挤出,到一定距离后放松该手指,观察该段静脉是否充盈。如挤空的这一段静脉快速充盈,则血流方向是从放松手指一端流向紧压手指一端;如挤空的这一段静脉无充盈,则血流方向是从紧压手指一端流向放松手指一端(图3-34)。

(2)腹壁静脉血流方向对血管阻塞部位的判断:①肝硬化门静脉高压症:腹壁静脉曲张以脐为中心向四周伸展呈"水母头样",血流方向与正常的血流方向相同;②下腔静脉阻塞:曲张的静脉分布在腹壁两侧,脐以下腹壁静脉血流方向自下而上;③上腔静脉阻塞:曲张的静脉分布在腹壁两侧,脐以上静脉血流方向自上而下。

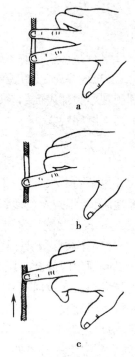

图3-34 判断静脉血流方向手法示意图

(四)胃肠型和蠕动波

胃和肠的轮廓分别称为胃型和肠型,胃肠蠕动时形成的推进性隆起称蠕动波。正常人腹部一般看不到胃肠型和蠕动波,腹壁松弛或菲薄的经产妇、老年人可能见到。

胃肠型和蠕动波多见于肠道梗阻。幽门梗阻(胃梗阻)时,可见胃型和胃蠕动波,胃蠕动波自左肋缘下开始,缓慢地向右推进,到达右腹直肌旁消失,称为正蠕动波,有时还可见到自右向左的逆蠕动波。肠梗阻时,可看到肠型和肠蠕动波,小肠梗阻所致的蠕动波多见于脐部。严重肠梗阻时,胀大的肠袢呈管状隆起,横行排列于腹中部,组成多层梯形肠型,并可见到明显蠕动波,方向不一致。出现肠麻痹时,则肠蠕动波消失。

(五)腹部皮肤

1. **皮疹** ①玫瑰疹:淡红色斑丘疹,直径2~3mm,压之退色,约2~4日消退,分批出现,见于伤寒;②带状疱疹:沿胸神经呈带状排列的粟粒至黄豆大小水疱,周围绕一红晕,多发生在腹壁一侧,一般不超过正中线,见于带状疱疹。

2. **颜色** 血液自腹膜后间隙渗到侧腹壁的皮下使左腰部皮肤呈蓝色(Grey-Turner sign),见于急性出血性胰腺炎等;腹腔内大出血使脐周围或下腹壁皮肤发蓝(Gullen sign),见于异位妊娠破裂等;腹部和腰部不规则的斑片状色素沉着,见于多发性神经纤维瘤;腹股沟及系腰带部位有褐色素沉着,见于肾上腺皮质功能减退;在脐与耻骨之间的中线上出现褐色素沉着,见于孕妇,分娩后可消失。

3. **腹纹** 多出现在下腹部。银白色条纹(腹壁真皮结缔组织因张力增高裂开所致),见于肥胖者、经产妇;妊娠纹,呈淡蓝色或粉红色,见于孕妇;紫纹,除下腹部外,尚出现在臀部、股外侧和肩背部,见于皮质醇增多症。

4. **瘢痕** 腹部瘢痕多为外伤、手术或皮肤感染的遗迹,特别是某些特定部位的瘢痕常提示手术史。

5. **疝** 体内的脏器或组织离开其正常的解剖位位,通过先天或后天的薄弱点、缺损或孔隙进入另一部位,称为疝。腹壁常见的疝有:脐疝,多见于婴幼儿,也可见于经产妇或大量腹水患者;切口疝,见于手术瘢痕愈合不良者;股疝,位于腹股沟韧带中部,多见于女性;腹股沟斜疝,多见于男性,位于腹股沟区或下降至阴囊。

6. 脐　正常脐清洁干燥。脐凹处出现浆液性或脓性分泌物,且有臭味,见于脐炎;脐凹处分泌物呈水样,且有尿臊味,见于脐尿管未闭;脐部溃疡坚硬、固定且突出,多见于癌肿。

三、触诊

腹部触诊时,被检者一般取仰卧位,头垫低枕,两手平放于躯干两侧,两腿屈起并稍分开,腹肌放松,张口缓缓作腹式呼吸。腹部无明确病变部位时,一般先从左下腹开始触诊,沿逆时针方向依次进行,最后至脐部;腹部有明确病变部位时,则应从正常部位开始,逐渐移向病变部位。触诊过程中,注意与被检者交流,随时观察其表情反应。

（一）腹壁紧张度

正常腹壁柔软,触诊时腹肌有一定张力,但无抵抗力。若检查者触诊的手过凉或因被检者不习惯被触摸、怕痒导致的腹肌自主性痉挛,称肌卫增强,在适应、诱导或转移注意力后可消失,属于正常现象。

1. 腹壁紧张度增加　在某些病理情况下可引起全腹或局部腹壁紧张度增加。

（1）全腹腹壁紧张度增强:①腹部饱满:腹壁肌张力增加,有抵抗感,但无肌痉挛,无压痛,主要由于腹腔内容物增加引起,见于肠胀气、气腹、大量腹水等;②腹部揉面感（柔韧感）:腹壁柔韧且具抵抗力,不易压陷,似和面时的柔韧性感,见于结核性腹膜炎、癌的腹膜种植或转移;③腹壁高度紧张:腹肌痉挛,有强烈抵抗感,伴明显压痛、反跳痛。腹壁硬如木板,称板状腹。全腹壁高度紧张见于急性弥漫性腹膜炎,多由急性胃肠道穿孔、胆囊穿孔、阑尾穿孔所致。

（2）局部腹壁紧张度增强:多由腹腔内某一脏器炎症波及腹膜引起,如左上腹肌紧张,常见于急性胰腺炎;右上腹肌紧张,常见于急性胆囊炎;右下腹肌紧张,常见于急性阑尾炎。

2. 腹壁紧张度减低　①全腹紧张度减低:腹壁松软无力,无弹性,多见于慢性消耗性疾病、大量放腹水后、经产妇、年老体弱及重度脱水等;②腹壁肌张力消失:见于重症肌无力、脊髓损伤所致腹肌瘫痪。

（二）压痛与反跳痛

正常腹部无压痛及反跳痛。由浅入深,按压腹壁时发生疼痛,称为压痛。在触诊腹壁出现压痛时,手指可在原处稍停留片刻,使压痛趋于稳定,然后迅速抬起手指,如此时被检者腹痛骤然加剧,并呈现痛苦表情,称为反跳痛。

1. 压痛　压痛有定位诊断的价值,当腹腔脏器出现炎症、淤血、肿瘤、破裂、扭转及腹膜受到各种刺激等,均可引起腹部压痛,压痛的部位往往正是病变所在部位。而有些病变的压痛仅局限于一点,称为压痛点。临床常见压痛部位或压痛点有:

（1）右上腹压痛:提示肝、胆等病变。

（2）上腹部压痛:提示胃、十二指肠等病变。

（3）左上腹压痛:提示胰、脾等病变。

（4）右下腹压痛:提示阑尾、升结肠、女性右侧输卵管或卵巢等病变。

（5）下腹部压痛:提示膀胱、女性子宫等病变。

（6）左下腹压痛:提示乙状结肠、女性左侧输卵管或卵巢等病变。

（7）脐部压痛:提示小肠病变,如急性肠炎、肠梗阻、各种肠寄生虫病等。

（8）阑尾压痛点:位于右髂前上棘至脐连线的中 1/3 与外 1/3 交界处,又称麦氏（Mc Burney）点。此点压痛,主要见于阑尾炎。

（9）胆囊压痛点:位于右侧腹直肌外缘与肋弓交界处。此点触痛,主要见于胆囊炎。

（10）肾脏和尿路压痛点:①季肋点,在第 10 肋前端;②上输尿管点,在腹直肌外缘脐水平线上;③中输尿管点,在两髂前上棘连线与通过耻骨结节所作垂直线的相交点,相当于输尿管进入骨盆处;④肋脊点,在脊柱外缘和第 12 肋骨下缘所成的夹角处;⑤肋腰点,在第 12 肋骨下缘和腰肌外缘所成的夹角处。上述各点压痛,主要见于泌尿系感染或结石(图 3-35)。

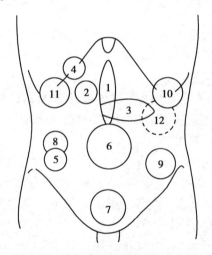

图 3-35　腹部常见压痛部位或压痛点

1. 胃炎、胃溃疡　2. 十二指肠溃疡　3. 胰腺炎　4. 胆囊炎　5. 阑尾炎
6. 小肠疾病　7. 膀胱炎或子宫病变　8. 回盲部炎症　9. 乙状结肠病变
10. 脾、结肠脾曲病变　11. 肝、结肠肝曲病变　12. 胰腺炎的腰部压痛点

2. 反跳痛　压痛的部位标志常着病变的部位,反跳痛的出现则表示病变已累及壁层腹膜。壁层腹膜受到的刺激越强烈,反跳痛越明显,腹肌抵抗程度也越严重,即腹肌越紧张。

腹部压痛、反跳痛、腹肌紧张三者同时存在称为腹膜刺激征,是急性腹膜炎的可靠体征。

（三）波动感

腹腔内有大量游离液体时,用手叩击腹部,可感到液体波动的感觉,称波动感,又称液波震颤。

1. 检查方法　患者取仰卧位,检查者用一手掌面贴于患者一侧腹壁,另一手四指并拢屈曲,用指端叩击对侧腹壁,如贴于腹壁的手掌有被液体波动冲击的感觉,为有波动感。为防止腹壁本身的震动传到对侧腹壁,可让助手将手掌尺侧缘或直尺压于脐部腹中线上,以阻止腹壁震动的传导。

2. 临床意义　触及波动感表示腹腔液体量已达 3000ml 以上。大量腹腔积液常见于肝硬化、原发性肝癌、急性腹膜炎、右心衰竭等。为观察腹腔积液的变化,常需定期在同样条件下测量腹围(常用厘米表示)进行比较。腹围测量方法是让患者排尿后平卧,用一软尺经脐绕腹一周,测得的周长即为腹围。

（四）腹部包块

腹部包块常由某些实质性脏器肿大(如肝、脾)或空腔脏器肿大(如胆囊)、肿瘤、囊肿或发炎的组织等引起。腹部触诊发现包块,一要注意触诊的要点,二要鉴别包块是良性还是恶性,三要区分包块是腹壁上的还是腹腔内的。

1. 触诊要点

(1)部位:从腹部各区的脏器分布,即可联想到其可能起源的脏器。如上腹中部的包块,多来源于胃或胰腺;右肋下的包块,常来源于肝脏和胆囊。

(2)大小:凡触及包块,都要准确量取纵径、横经和前后经的大小(厘米表示),以利动态观察。为了形象化,亦可用公认的大小实物作比喻,如黄豆、蚕豆、核桃、鸡蛋、拳头、西瓜等。

(3)形态:包块的形态如何,轮廓是否清楚,表面是否光滑,边缘是否规则,有无切迹等均应注意触察。如右肋缘下触到边缘光滑的卵圆形包块应考虑胆囊肿大;左肋缘下触到有明显切迹的包块主要考虑脾大。

(4)质地:质地一般可分软、韧、硬三种程度。包块质地柔软,见于囊肿、脓肿等,如卵巢囊肿、多囊肾等;质地韧可见于慢性肝炎;质地坚硬可见于肝癌等。

(5)压痛:炎性包块多有明显压痛,如右下腹包块的压痛,常见于阑尾周围脓肿、肠结核;右上腹肝脏肿大且有压痛常见于肝炎、肝脓肿等,淤血性肝肿大压痛多不明显。

(6)活动度:包块随呼吸上下移动,主要见于肝、脾、胃、肾或其肿物,胆囊因附在肝下,横结肠借助胃结肠韧带与胃相连,故其肿物也随呼吸而上下移动。肝脏、胆囊及带蒂的肿物或游走的脏器移动度大,局部炎性包块或脓肿及腹腔后壁的肿瘤,一般不移动。

(7)搏动性:如果在腹腔触到搏动性包块,则应考虑腹主动脉瘤的可能,但腹主动脉附近的包块,可因传导而触及搏动感,应加以鉴别。前者向四面扩散,后者只向一个方向传导。

2. 良性包块与恶性包块的鉴别

(1)良性包块:见于良性肿瘤、炎症包块、空腔脏器梗阻等。①良性肿瘤:由于生长缓慢,有完整的包膜,呈膨胀性生长,不转移。触诊时,一般界限清楚,表面光滑,边缘规则,活动度大。若为囊性,质地柔软,可呈圆形或卵圆形。②炎症包块:触诊可有明显压痛。③空腔脏器梗阻:有时包块可出现一些特殊形态,如肠套叠的腊肠样包块、蛔虫性肠梗阻的条索状包块、肠扭转可出现局部压痛的肠袢等。

(2)恶性包块:包括原发性恶性肿瘤与转移性恶性肿瘤。触诊时,包块呈实质性,形态不规则,表面凹凸不平,质地坚硬,活动受限。晚期患者可有恶病质。

3. 腹腔包块与腹壁包块的鉴别　腹壁紧张试验是区别包块位于腹壁还是腹腔内的方法:患者仰卧,两下肢伸直,腹肌放松,先观察包块的突出程度,再嘱患者用力屏气,抬头起坐或两腿悬空举起使腹肌紧张,如包块消失或不明显,表示包块位于腹腔内,如包块突出更为明显,则表示包块位于腹壁。

（五）肝脏触诊

1. 触诊方法

（1）单手触诊法:检查者右手中间三指并拢,腕关节自然伸直,从右锁骨中线的延长线上,自脐水平以下开始,触诊时嘱被检者作均匀而较深的腹式呼吸,触诊的手法应与呼吸运动密切配合,呼气时,腹壁松弛下陷,右手逐渐向腹部加压;吸气时,腹壁隆起,右手随腹壁缓慢被动抬起,但不要离开腹壁且稍加压力。当患者呼气时,手指压向腹腔深部;当患者吸气时,手指向上迎触下移的肝缘。此时,由于膈肌下降,而将肝下缘推向下方,恰好右手缓慢抬起且稍向前上方加压,便与肝下缘相遇,肝自手指下滑过;若未触及时,则可逐渐向上移动,每次移动不超过1cm,手指逐渐移向肋缘,直到触到肝缘或肋缘。

（2）双手触诊法:是常用的触诊方法,检查者位于被检者的右侧,左手托住被检者右腰部,拇指张开置于肋部,左手稍向上推以固定肝脏,右手手法同单手触诊,在右锁骨中线及前正中线上,分别触诊肝下缘并测量其与肋缘及剑突根部的距离,以厘米表示(图3-36)。触诊时应注意:①主要以食指前桡侧指腹接触肝脏,因该部位最敏感;②对腹直肌发达者,右手应放在腹直肌外缘稍向外,否则肝缘易被其掩盖;③应配合呼吸运动,吸气时手指上抬速度要落后于腹壁的抬起,呼气时手指应在腹壁下陷前提前下压,这样才易触到肝脏;④对肝脏巨大的患者,检查者右手食指应从髂前上棘平面开始,逐渐上移直至触到肝缘;⑤对有腹水的患者,应用冲击触诊法。

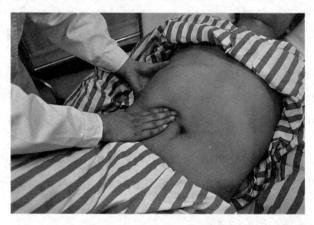

图3-36 双手法肝脏触诊

2. 触诊内容

（1）大小:正常人的肝脏,在右肋缘下一般触不到。腹壁松软或体瘦的人,于深吸气末,可于右肋弓下触及肝下缘,但不超过1cm,在剑突下可触及肝下缘,但一般不超过3cm,在腹上角较锐的瘦高者剑突根部下可达5cm,但不应超过剑突根部至脐距离的1/3。触及超过正常范围的肝脏见于肝肿大或肝下移。两者可用叩诊肝界的方法鉴别,如肝上界降低,且肝上下径正常,则为肝下移;如肝上界正常或升高则提示肝肿大。

肝下移肝脏质地柔软,表面光滑,无压痛。常见于内脏下垂、肺气肿或右侧胸腔积液(致膈肌下移)。

肝肿大可分为弥漫性肝肿大和局限性肝肿大。弥漫性肝肿大常见于肝炎、脂肪肝、肝淤血、肝硬化早期、白血病、血吸虫病、华支睾吸虫病等。局限性肝肿大常见于肝脓肿、肝囊肿、肝肿瘤等。

（2）质地：临床上常将肝脏的质地分为3级，即质软、质韧、质硬。正常肝脏质地柔软，如触口唇；慢性肝炎及肝淤血时，肝脏质韧如触鼻尖；肝硬化、肝癌质硬如触前额。肝脓肿或肝囊肿有液体时，呈囊性感，大而表浅者可触到波动感。

（3）表面形态和边缘：正常肝脏表面光滑，边缘整齐，且厚薄一致。肝边缘钝圆见于脂肪肝或肝淤血。肝表面不光滑，呈不均匀的小结节状，边缘不整齐且薄厚也不一致，见于肝癌、肝硬化、多囊肝和肝包虫病。肝表面呈大块状隆起，见于巨块型肝癌或肝脓肿。肝表面分叶似香蕉状，见于肝梅毒。

（4）压痛：正常肝脏无压痛。当肝包膜有炎性反应或因肝肿大受到牵拉时，则出现肝压痛。轻度弥漫性压痛见于肝炎、肝淤血等；剧烈局限性压痛常见于较表浅的肝脓肿。

当右心衰竭引起肝淤血肿大时，用手压迫肝脏可使颈静脉怒张更明显，称为肝-颈静脉回流征阳性。

（5）搏动：正常肝脏及炎症、肿瘤等引起的肝肿大并不伴有搏动。触到肝脏搏动，应注意分清是单向性的还是扩张性的。单向性常为传导性搏动，是肝脏传导了其下面的腹主动脉的搏动引起的，故置于肝脏表面的手掌有被向上推动的感觉。扩张性搏动见于三尖瓣关闭不全，是右心室收缩时的搏动通过右心房、下腔静脉而传导至肝脏引起的，将两手掌分别置于肝脏左右叶上面，即可感到两手被推向两侧。

（6）肝区摩擦感：检查者将右手掌面轻贴于肝区，让被检者作腹式呼吸运动，正常时触不到摩擦感。肝表面和邻近的腹膜因有纤维素性渗出物而变得粗糙时，二者相互摩擦产生的振动被触知，称为肝区摩擦感，见于肝周围炎。

（7）肝震颤：正常肝脏触诊无震颤。检查需用浮沉触诊法。当手压下时，如感到一种微细的震动感，称为肝震颤，见于肝包虫病，因包囊中的多数子囊浮动，撞击囊壁而形成震颤。

（六）胆囊触诊

1. 胆囊肿大　可用单手滑行触诊法或钩指触诊法，触诊要领同肝脏触诊。正常胆囊一般不能触及。当胆囊肿大时，在右肋弓下腹直肌外缘可触到一卵圆形或梨形、张力较高的包块，随呼吸运动上下移动，质地视病变性质不同。胆囊肿大的主要原因有：①胆总管阻塞，胆汁大量潴留，见于壶腹周围癌、胆总管结石等，触之一般为囊性感而无压痛；②急性胆囊炎，胆囊渗出物潴留，触之有囊性感和明显压痛；③胆囊结石或胆囊癌，触之有实体感；④胰头癌，癌肿压迫胆总管导致胆道阻塞，黄疸进行性加深，胆囊也显著肿大，但无压痛，无发热，称无痛性胆囊增大征阳性（Courvoisier征）。

2. 胆囊触痛及墨菲（Murphy）征　检查者以左手掌平放于被检查者右肋弓缘部，将左手拇指指腹勾压于右腹直肌外缘与肋弓交界点（胆囊点）处，嘱被检者缓慢深吸气。在吸气过程中，发炎的胆囊下移时碰到用力按压的拇指，可引起疼痛，此为胆囊触痛。因剧烈疼痛而使吸气停止，称墨菲征阳性（图3-37）。胆囊触痛及墨菲征阳性提示急性胆囊炎。

（七）脾脏触诊

1. 触诊方法　脾脏明显肿大而位置又较表浅时,可用右手单手触诊法,如肿大的脾脏位置较深,则应用双手触诊法。双手触诊法的检查方法是:被检者取仰卧位,两腿稍屈曲,检查者左手绕过被检者腹前方,手掌置于其左腰部第7～10肋处,试将脾脏从后向前托起,右手掌平放于腹部,与左肋弓大致成垂直方向,用弯曲的手指末端轻轻压向腹部深处,配合腹式呼吸运动,逐渐由下向上接近肋弓,有节奏

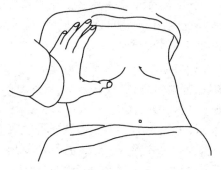

图 3-37　Murphy 征检查法

地进行触摸,直到触及脾缘或左肋弓缘为止。如果脾脏肿大,当被检者深吸气时,触诊的手指可触到脾脏边缘。当脾脏轻度肿大而仰卧位不易触到时,可嘱被检者改用右侧卧位,右下肢伸直,左下肢屈曲,此时用双手触诊法则容易触到脾脏。

正常脾脏不能被触及,触及脾脏时应注意其大小、质地、表面情况、有无压痛及摩擦感等。

2. 脾脏肿大的测量方法　多采用三线测量法,以厘米表示。①1 线测量(甲乙线):指在左锁骨中线上,左锁骨中线与左肋弓缘交点至脾下缘的距离。当脾脏轻度肿大时,可仅做 1 线测量。②2 线测量(甲丙线):是指左锁骨中线与左肋弓缘交点至脾脏最远点的距离。③3 线测量(丁戊线):是指脾右缘与前正中线的最大距离。如脾脏向右增大超过前正中线时,以"+"表示;未超过前正中线则测量脾右缘与前正中线的最短距离,以"−"表示(图 3-38)。

3. 脾脏肿大的触及特点　①位于左季肋部,其下缘可随呼吸上下移动;②有明显的边缘,中等以上的脾脏肿大者,可触到有特征性的 1～2 个脾切迹及脾的表面;③增大的脾位置较浅,贴近前腹壁,手指难以插入左肋缘下,在其上方叩诊呈浊音并与左季肋部脾浊音区相延续。

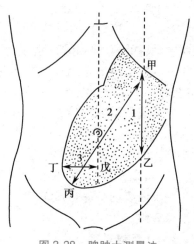

图 3-38　脾肿大测量法

4. 脾脏肿大的分度及临床意义　正常脾脏不能触及。临床上通常将肿大的脾脏分为轻度、中度和高度 3 种程度。深吸气时,脾脏在肋下不超过 2cm 者为轻度肿大,常见于急性或慢性肝炎、粟粒型结核、伤寒、急性疟疾、感染性心内膜炎、败血症等,一般质地柔软;超过 2cm 至脐水平线以上,为中度肿大,常见于肝硬化、慢性淋巴细胞性白血病、慢性溶血性黄疸、淋巴瘤、系统性红斑狼疮、疟疾后遗症等,一般质地较硬;超过脐水平线或前正中线则为高度肿大,又称巨脾。脾表面光滑,常见于慢性粒细胞性白血病、黑热病、慢性疟疾和骨髓纤维化症等;表面不光滑且有结节,则见于恶性组织细胞病、淋巴肉瘤;脾脏表面有囊性肿物多见于脾囊肿。脾压痛见于脾脓肿、脾周围炎和脾梗死,由于脾包膜有纤维素渗出,并累及壁层腹膜,故脾脏触诊时有摩擦感并有明显压痛。

（八）腹部正常可触到的脏器

正常人,尤其是体质较瘦者,腹腔内某一器官可以被触及,应注意与异常包块鉴别。常可被触及的脏器有:右肾下极、腹直肌腱划、主动脉腹部(腹主动脉)、横结肠(上腹部触到的一个活动的稍向下弯的横条状物,如腊肠样粗细)、乙状结肠(左下腹腹股沟韧带处触及的平滑、稍硬、腊肠样粗、无压痛的圆筒状物,有粪块潴留时,呈粗索条状物)、第 4~5 腰椎椎体、盲肠(在右下腹近腹股沟韧带处可触到的表面光滑、无压痛、中度活动性的圆柱状物)、充盈的膀胱(在耻骨联合上方触及的囊性物,排尿后立即消失)、子宫(妊娠 12 周后,可在耻骨联合上方触到)。

四、叩诊

通过腹部叩诊了解腹腔实质脏器的大小和部位有无变化及有无叩痛、胃肠道充气状况、腹腔内有无积气或积液、胃与膀胱扩大的程度等。腹部叩诊一般采用间接叩诊法。

（一）腹部叩诊音

正常情况下,腹部大部分区域的叩诊音为鼓音,肝脏、脾脏、充盈的膀胱、增大的子宫占据的部位以及两侧腹部近腰肌处为浊音或实音。肝、脾及其他脏器的极度肿大,腹腔内肿瘤或大量腹水时,鼓音区范围缩小,病变部位可出现浊音或实音;胃肠高度胀气和胃肠穿孔致气腹时,鼓音区范围增大,鼓音也更明显。

胃泡鼓音区:又称为考伯(Traube)区,在左前胸下部,为胃内含气所致。上界为肺的下缘及横膈,下界为肋弓,右界为肝左叶,左界为脾,成一半月形区。正常时此鼓音区的大小因胃内含气量的多少而异,胃扩张时此鼓音区增大,肝脾肿大时此鼓音区缩小。因此,此一区域之大小,可间接探知肝脾大小程度。此外,左侧胸腔积液时,该鼓音区也缩小。

（二）肝脏叩诊

通过肝脏叩诊可确定肝脏的界限和肝区有无叩击痛。

1. 肝脏的界限 叩诊肝上界时,通常是沿右锁骨中线、右腋中线和右肩胛线,由肺区向下叩至肝区,依次可叩得 3 个音响:即清音→浊音→实音,由清音转为浊音时,即为肝上界,此处相当于被肺遮盖的肝顶部。正常肝上界位于右锁骨中线第 5 肋间,腋中线第 8 肋间,肩胛线第 10 肋间。矮胖体型者肝上下界均高一肋间,瘦长体型者则低一个肋间。继续向下叩,浊音转为实音,此处肝脏不被肺所遮盖,而直接贴近胸壁,称为肝绝对浊音界。再继续向下叩,由实音转为鼓音处,即为肝下界。确定肝下界,也可由腹部鼓音区沿右锁骨中线或正中线向上叩,由鼓音转为实音处即是。正常肝下界,一般恰在右肋弓缘上。叩得的肝下界比触得的肝下缘一般高 1~2cm,但若肝缘明显增厚,则两者接近。肝脏叩诊可以大致确定肝脏大小。沿右锁骨中线测量肝脏上缘至下缘的距离,成人正常约为 9~11cm。

肝脏浊音界扩大见于肝癌、肝脓肿、肝炎、肝淤血及多囊肝等;肝脏浊音界缩小见于急性重型肝炎、肝硬化和胃肠胀气等;肝浊音界消失代之以鼓音,多见于急性胃肠穿孔等。肝脏浊音界向上移位见于右肺纤维化、右下肺不张及气腹、鼓肠等;肝浊音界向下移位见于肺气肿、右侧张力性气胸等。膈下脓肿时,由于肝下移和膈升高,肝浊音区也扩大,但肝脏实际并未增大。

2. 肝区叩击痛 检查者将左手掌置于被检者右季肋部肝脏表面,右手握拳,中等力量叩击左手背,正常无疼痛或轻度疼痛,出现较明显的疼痛时,称为肝区叩击痛。肝区叩击痛多见于肝炎、肝脓肿、肝癌和肝内胆管结石等。当有膈下炎症、左侧脾胃周围炎症时,亦可出现剧烈的叩击痛,应注意区别。

（三）膀胱叩诊

膀胱叩诊在耻骨联合上方进行,自上向下叩。膀胱空虚时,叩不出膀胱的轮廓。当膀胱有尿液充盈时,耻骨上方叩出膀胱圆形浊音区。女性妊娠时的子宫增大、子宫肌瘤、卵巢囊肿,在该部位也叩出浊音,须加以鉴别。方法是让被检者排尿或导尿后复查,如浊音区转为鼓音,即为尿潴留所致膀胱增大。腹水时,耻骨上方叩诊也有浊音区,但此区的弧形上缘凹向脐部,而膀胱肿大时,浊音区的弧形上缘凸向脐部。

（四）肾区叩击痛

被检者采取坐位或侧卧位,检查者用左手掌平放在被检者的肾区,即肋脊角处,右手握拳用中等强度的力量叩击左手背,正常时肾区无叩击痛。肾区叩击痛常见于急性肾盂肾炎、肾结石、肾结核、肾脓肿及肾周围炎等。

（五）移动性浊音

腹腔内有较多的液体存留时,由于重力的作用,液体潴积于腹腔的低处,故在此处叩诊呈浊音。被检者取仰卧位,腹中部因肠管内有气体,故在液面浮起,叩诊呈鼓音,两侧腹部因腹水积聚,叩诊呈浊音。检查者将板指固定在左侧腹的浊音处不动,嘱被检者右侧卧位,再进行叩诊,此时因腹水积于下部,而肠管上浮,故上部呈鼓音,下腹呈浊音。再嘱被检者取左侧卧位,同样方法叩诊,原来的浊音区变为鼓音区,原来的鼓音区变为浊音区。这种因体位不同而出现浊音区变动的现象,称为移动性浊音。当腹腔内游离腹水在 1000ml 以上时,即可叩出移动性浊音。少量的腹水可通过肘膝位叩出。让被检者取肘膝位,使脐部处于最低部位,由侧腹向脐部叩诊,如脐部由仰卧位时的鼓音转为浊音,则提示有腹水的可能。出现腹水常见于心力衰竭、肾炎、肝硬化、急性腹膜炎等。

五、听诊

腹部听诊时,应将听诊器体件置于腹壁上,有规律地移动其位置,全面听诊腹部九区,尤其是上腹部、脐部、右下腹部及肝、脾各区,重点是了解胃肠蠕动情况,对胃肠梗阻或急性腹膜炎等的诊断有一定帮助。

（一）肠鸣音

肠管蠕动时,肠内的气体和液体随之而流动,产生一种断断续续的咕噜声(或气过水声),称为肠鸣音。听诊肠鸣音通常在脐的周围听诊最清楚。

1. 正常状态 正常情况下,肠鸣音大约每分钟 4~5 次,其频率、声响和音调变异较大,餐后或饥饿时明显,休息时较微弱。

2. 临床意义

（1）肠鸣音活跃:肠鸣音每分钟达 10 次以上,但音调无明显改变,常见于急性肠炎、口服泻药后、胃肠道大出血等。

（2）肠鸣音亢进:肠鸣音每分钟达 10 次以上,音调高亢、响亮,呈金属音,见于机械性肠梗阻。

（3）肠鸣音减弱或消失：肠鸣音明显少于正常或 3~5 分钟才可听到 1 次，称肠鸣音减弱，见于胃肠动力不足、老年性便秘、电解质紊乱（低钾血症）等；如持续 5 分钟内未出现肠鸣音，称肠鸣音消失，可见于各种原因所致的麻痹性肠梗阻或急性腹膜炎等。

（二）振水音

振水音是指胃内气体与液体相互撞击而发出的声音。正常人喝进较多液体后可听到振水音，但空腹或饭后 6~8 小时以上则无振水音。

1. 检查方法　被检者取仰卧位，检查者将听诊器体件置于被检者上腹部，或用耳凑近此处，然后用稍弯曲的手指连续迅速地冲击上腹部，仔细听诊有无振水音。

2. 临床意义　空腹或饭后 6~8 小时以上听到振水音，表示胃内有液体潴留，见于幽门梗阻、急性胃扩张、胃液体分泌过多。

（三）血管杂音

正常腹部无血管杂音。腹部血管杂音对诊断某些疾病有一定的作用，听诊中不能忽视，血管杂音可分为动脉性杂音和静脉性杂音。

1. 动脉性杂音　①若在腹中部闻及粗糙的收缩期吹风样杂音，提示腹主动脉瘤、腹主动脉狭窄，前者可触及一搏动性包块，后者伴有下肢血压低于上肢，甚至足背动脉搏动消失；②若在左或右上腹闻及粗糙的收缩期吹风样杂音，提示肾动脉狭窄。

2. 静脉性杂音　在脐周或上腹部闻及连续柔和的嗡鸣音，提示肝硬化门静脉高压症，可伴以脐为中心的辐射状腹壁静脉曲张。

（四）胎心音

妊娠 4 个月后可听到胎儿心音，该音系双音，第一音和第二音相接近，如钟表的"滴答"音，每分钟 120~160 次。妊娠 6 个月以前，胎儿心音多在脐下正中或稍偏左、右听到，妊娠 6 个月以后，胎儿心音多在胎背所在侧听得清楚。胎儿心音消失，提示出现死胎，胎儿心音过快或过慢，常提示胎儿缺氧。

六、常见腹部病变（疾病）体征

腹部的常见病变有腹水、幽门梗阻、胃肠胀气、气腹、急性腹膜炎、急性胆囊炎、急性阑尾炎等，其体征见表 3-9。

表 3-9　常见腹部病变体征

病变	视诊	触诊	叩诊	听诊
腹腔积液（腹水）	腹部隆起，呈蛙腹，可有脐疝、腹壁静脉曲张，腹式呼吸减弱或消失	大量腹水可有液波震颤	大量腹水叩出移动性浊音	肠鸣音减弱或消失
幽门梗阻	可见到胃型胃蠕动波		空腹时可叩到振水音	可闻及气过水声
腹腔积气	全腹膨隆，腹部呈球形	腹壁紧张度可增加	鼓音范围增大，甚至全腹，肝浊音界消失	肠鸣音减弱或消失

续表

病变	视诊	触诊	叩诊	听诊
胃肠胀气	腹部局部膨胀或全腹部膨隆(如积气在小肠可见脐周不规则肠型和蠕动波)	腹壁紧张度可增加	鼓音范围增大,甚至全腹	肠鸣音减弱或消失
急性腹膜炎	急性危重病容,表情痛苦,强迫仰卧位,双下肢屈曲,呼吸浅快、腹式呼吸减弱或消失,腹部膨隆	腹肌紧张、腹部压痛和反跳痛,重者呈板状腹	鼓音,可有移动性浊音,叩诊肝浊音界缩小或消失	肠鸣音减弱或消失
急性阑尾炎	急性病容,表情痛苦	右下腹阑尾点局限压痛、反跳痛和腹肌紧张,有时右下腹可触及一压痛性包块		肠鸣音减弱或消失
急性胆囊炎	急性病容,表情痛苦	右上腹肌紧张,Murphy征阳性,有时可触及一囊性包块	胆囊区可有叩击痛	

第七节 脊柱与四肢检查

一、脊柱检查

脊柱是支撑体重、维持躯体各种姿势的重要支柱,也是躯体完成各项活动的枢纽。脊椎疾病主要表现为疼痛、姿势或形态异常以及活动受限等。脊柱检查应注意其弯曲度、有无畸形、活动是否受限、有无压痛及叩击痛等。

(一)脊柱的弯曲度

1. 检查方法 患者站立位或坐位,从侧面观察有无过度的前后弯曲,用手指沿脊柱棘突,以适当压力从上向下划过,划压后皮肤出现一条红色充血痕,以此痕为标准观察脊柱有无侧弯。

2. 生理性弯曲 正常人直立时,脊柱从侧面观察有 4 个生理性弯曲,即颈段稍向前凸、胸段稍向后凸、腰椎明显向前凸、骶椎明显向后凸。

3. 脊柱畸形

(1)脊柱后凸:脊柱胸段过度向后弯曲称脊柱后凸,也称驼背。脊柱后凸时,前胸凹陷,头颈部前倾。常见于:①佝偻病:多见于儿童,坐位时胸段呈明显均匀性向后弯曲,仰卧位时弯曲可消失。②结核病:多见于青少年,病变常在胸椎下段及腰段,由于椎体的破坏、压缩,棘突明显向后凸出,形成特征性的成角畸形,常伴有其他部位的结核病如肺结核等。③强直性脊柱炎:多见于成年人脊柱胸段成弧形或弓形向后凸,常伴脊柱强直性固定,仰卧位时亦不能伸直。④脊椎退行性变:多见于老年人,病变部位多在脊柱胸段上半部。由于骨质退行性变,胸椎椎体被压缩而造成胸椎明显后凸。⑤其他:外伤所致脊椎压缩性骨折、脊椎骨软骨炎、发育期姿势不良。

(2)脊柱前凸:脊柱过度向前弯曲称为脊柱前凸。病变多发生在腰椎。检查时发现患者腹部明显向前突出,臀部明显向后突出。多见于晚期妊娠、大量腹水、腹腔巨大肿瘤、髋关节结核及先天性髋关节后脱位。

(3)脊柱侧凸:脊柱离开后正中线向左或右偏曲称脊柱侧凸。根据侧凸发生的部位不同,可分为胸段侧凸、腰段侧凸及胸腰段联合侧凸;根据侧凸的性状不同,分为姿势性侧凸和器质性侧凸。①姿势性侧凸:姿势性侧凸的早期,脊柱的弯曲度不固定,改变体位可使侧凸消失。如平卧或向前弯腰时脊柱可恢复常态。因此姿势性侧凸时,脊柱无结构异常。主要见于儿童发育期坐、立姿势不良,一侧下肢明显短于另一侧而引起代偿性侧凸,椎间盘突出等所致坐骨神经痛引起的侧凸,脊髓灰质炎后遗症等。②器质性侧凸:脊柱器质性侧凸的特点是改变体位不能使侧凸得到纠正。主要见于慢性胸膜肥厚或胸膜粘连、肩部或胸廓畸形、先天性脊柱发育不全、佝偻病等。

(二)脊柱活动度

1. 检查方法　患者取直立位,将其骨盆固定,嘱做前屈、后伸、侧弯、旋转等动作,以观察脊柱的情况及有无变形,已有脊柱外伤、可疑骨折或关节脱位的患者,应避免脊柱活动,以防止损伤脊髓。

2. 正常活动范围　正常脊柱有一定活动度,但各部位的活动范围明显不同。颈椎和腰椎的活动范围最大,胸椎的活动范围很小,骶椎几乎不活动。颈椎前屈时,颏部可触及胸骨柄。颈椎后伸时,两眼可直视上空,鼻尖及额部在同一水平,颈、胸椎部皮肤皱褶可与枕外隆凸接近。颈部左、右侧曲,可使耳廓接近肩部。颈椎在做旋转运动时(两肩不得发生旋转),可使下颌碰肩,且可看到侧方。胸腰段前屈与后伸,伸膝位前屈时,手指尖可达足或地面。后伸时,指尖可达腘窝上方。脊柱左、右侧弯可使脊柱成一均匀的弯弧,指尖可达膝侧。脊柱左、右旋转(医师用两手固定骨盆,然后患者两手抱住枕骨,躯干做左、右旋转运动),旋转不受限。正常人直立时,在骨盆固定的条件下,颈段、胸段、腰段的活动范围参考值见表3-10。

表 3-10　颈、胸、腰椎及全脊椎活动范围

	前屈	后伸	左右侧弯	旋转度(一侧)
颈椎	35°~45°	35°~45°	45°	60°~80°
胸椎	30°	20°	20°	35°
腰椎	45°	30°	35°	45°
全脊柱	128°	125°	73.5°	115°

3. 活动受限的临床意义

(1)颈椎活动受限:颈椎及软组织有病变时,活动常不能达到以上范围,否则有疼痛感,严重时出现僵直。主要原因是:①颈部肌纤维质炎及韧带劳损;②颈椎病;③结核或肿瘤浸润;④颈椎外伤、骨折或关节脱位。

(2)腰椎活动受限:检查时应注意询问病史,观察局部有无肿胀变形等。主要原因是:①腰部肌纤维质炎及韧带受损;②腰椎椎管狭窄;③椎间盘突出症;④腰椎结核

或肿瘤;⑤腰椎骨折或脱位。

（三）脊柱压痛与叩击痛

1. 压痛 检查脊柱有无压痛时,嘱被检者取端坐位,身体稍向前倾。医师以右手拇指从枕骨粗隆开始,自上而下逐个按压脊椎棘突、棘突韧带及椎旁肌肉。正常均无压痛。若有压痛,则提示该部位的脊椎或肌肉可能有相应的病变。常见的病变有脊椎结核、椎间盘突出症、脊椎外伤或骨折、棘上韧带剥离、棘间韧带损伤、腰肌纤维炎或劳损等。另外,落枕时,斜方肌中点处有压痛,颈肋综合征及前斜角肌综合征,锁骨上窝和颈外侧三角区内有压痛。

2. 叩击痛

（1）检查方法:脊柱叩击痛的检查方法有两种:直接叩击法和间接叩击法。

直接叩击法:用叩诊锤或手指直接叩击各椎体的棘突。此法多用于检查胸椎与腰椎。

间接叩诊法:嘱患者取端坐位,医师将左手掌面置于其头顶,右手半握拳,以小鱼际肌部位叩击左手背,观察患者脊柱各部位有无疼痛。

（2）临床意义:正常人脊柱各部位无叩击痛。出现叩击痛的部位即为病变处,颈椎病变或颈椎间盘脱出症,间接叩诊时可出现上肢的放射性疼痛。叩击痛阳性见于脊柱结核、脊椎骨折及椎间盘突出症等。

（四）脊柱的试验检查

1. 颈椎试验检查

（1）臂丛神经牵拉试验:患者取坐位,医师一手将患者头部推向健侧,另一手握住患者腕部向外下方牵引,如能诱发患肢疼痛、麻木感即为阳性,多见于颈椎病。

（2）侧屈椎间孔挤压试验:患者取坐位,头稍向患侧的侧后方倾斜,医师立于患者后方,双手交叉放于患者头顶向下施加压力,使椎间孔变小,若出现颈部疼痛,并向患侧上肢放射则为阳性,多见于颈椎病及颈椎间盘突出症。

（3）旋颈试验:患者取坐位,头略后仰,并向左、右做旋转动作。如患者出现头痛、头昏、视力模糊等症状,提示椎动脉型颈椎病。主要因为转头时椎动脉受到扭曲,加重了椎-基底动脉供血不足,头部停止转动,症状便可消失。

（4）前屈旋颈试验:患者取坐位,嘱其头颈部前屈,并左右旋转,如颈椎处感到疼痛,则为阳性,多见于颈椎小关节退行性变。

2. 腰骶椎试验检查

（1）拾物试验:多用于小儿腰部前屈运动的检查。患者站立,嘱其拾起地上物品,腰椎正常者两膝能伸直,腰部弯曲将物品拾起,腰椎僵硬者,则一手扶膝、蹲下,腰部挺直地屈膝下蹲拾物,称为拾物试验阳性。多见于腰椎结核、腰椎间盘突出症、腰肌外伤或炎症。

（2）摇摆试验:患者取平卧位,双髋、双膝关节极度屈曲,双手抱于膝前,医师手扶患者双膝,左右摇摆,使腰部做被动屈曲及摇摆活动,如有腰部疼痛为阳性,见于腰部组织劳损或腰骶部病变。

（3）股神经牵拉试验:患者取俯卧位,下肢伸直,医师将一侧下肢抬起或膝关节屈曲,使髋关节过伸,引起沿股神经区放射性疼痛,即大腿前方出现放射痛为阳性,见于腰椎3、4椎间盘突出压迫腰2~4神经根。

（4）骨盆回旋试验：又称腰骶关节试验。患者取仰卧位，医师极度屈曲两侧髋、膝关节，使臀部离床，腰部被动前屈，若腰骶部出现疼痛则为阳性。见于腰部的软组织损伤及腰骶椎病变（如腰椎间盘突出症）。

（5）屈颈试验：患者可取仰卧位、端坐位或直立位，医师一手置于患者胸前，另一手置于其枕后，将患者头部前屈，若出现腰痛及下肢放射痛即为阳性，主要是因为屈颈时，脊髓在椎管内可上升 1~2cm，脊神经根受到牵拉，加重了突出的椎间盘对神经根的压迫，出现下肢的放射痛。常见于腰椎间盘突出症。

二、四肢检查

四肢的检查以视诊和触诊为主，两者互相配合，注意观察四肢及其关节的形态，肢体的位置、活动度或运动情况。正常人四肢与关节左右对称，形态正常，无肿胀，活动自如。

（一）肢体的形态异常

1. 指关节变形

（1）梭形关节：指间关节增生，肿胀呈梭状畸形，为双侧对称病变。早期出现局部红肿及疼痛，晚期可见手指关节明显僵直，活动受限，手腕及手指向尺侧偏斜。多见于类风湿关节炎（图 3-39）。

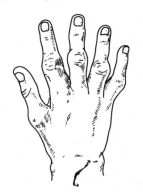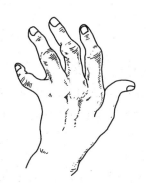

图 3-39　梭形关节

（2）爪形手：手指关节呈鸡爪样变形。常见于进行性肌萎缩、脊髓空洞症及麻风等。第 4、5 指爪形手则见于尺神经损伤。

（3）其他：单个指关节出现梭形肿胀见于骨结核或内生软骨瘤，指间关节侧方肿胀见于手指侧副韧带损伤。

2. 杵状指（趾）　手指或足趾末端肥厚、增生，指甲从根部到末端拱形隆起，呈杵状膨大，称杵状指（趾）或鼓槌状指（趾）。一般认为杵状指（趾）的发生与肢体末端慢性缺氧、代谢障碍及中毒性损害有关。主要因为这些因素可使肺及肝破坏还原型铁蛋白的能力减弱，加之缺氧使末梢毛细血管增生、扩张，使指（趾）端血流丰富，软组织增生膨大。杵状指（趾）常见的原因有：①呼吸系统疾病，如支气管肺癌、支气管扩张、慢性肺脓肿；②心血管疾病，如亚急性细菌性心内膜炎、发绀型先天性心脏病；③营养障碍性疾病，如肝硬化；④其他，锁骨下动脉瘤可引起同侧杵状指（图 3-40）。

3. 匙状甲　又称反甲，表现为指甲中央凹陷，边缘翘起，指甲变薄，表面粗糙、有条纹。主要原因是缺铁或某些氨基酸代谢紊乱所致营养障碍。见于缺铁性贫血、高原病,偶见于风湿热及甲癣。

4. 肩关节畸形　正常双肩对称,肩关节外形为浑圆状,呈弧形。常见的肩关节畸形有:①方肩:肩关节弧形轮廓消失,肩峰突出,常见于肩关节脱位或三角肌萎缩;②耸肩:两侧肩关节一高一低,颈短耸肩,多见于先天性肩胛高耸症及脊柱侧弯;③肩章状肩:锁骨骨折,远端下垂,使该侧肩下垂,肩部突出畸形,如戴肩章状,多见于外伤性肩锁关节脱位、锁骨外端过度上翘(图 3-41)。

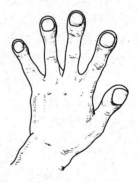

图 3-40　杵状指

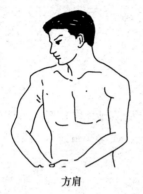 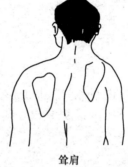 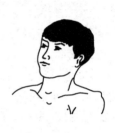

方肩　　　　　　　　耸肩　　　　　　　肩章状肩

图 3-41　肩部常见畸形

5. 胼胝或鸡眼　多因不正常的负重摩擦或挤压摩擦引起,病因不同,其发生的部位也不同,如𧿹外翻,在第 1 跖骨内侧;足内翻,在足外侧与第 5 跖骨下方;横弓下陷,在足掌中部;马蹄足,在第 2~4 跖骨下方等。

6. 扁平足　足弓塌陷,足前部外展,足底与跟底外翻,内踝加大,外踝缩小,足跟变宽,跟腱止点外移。

7. 足内、外翻畸形　①足内翻:足外侧负重,跟骨内旋,前足内收,足纵弓高度增加,站立时足不能踏平,呈固定形内翻、内收位,多见于先天性畸形或脊髓灰质炎后遗症;②足外翻:足内侧负重,跟骨外旋,前足外展,足纵弓塌陷,足呈固定形外翻、外展位,多见于胫前、胫后肌麻痹。

8. 马蹄内翻足　踝关节跖屈,前半足触地,足不能背屈,多取旋后及内收位,多与内翻足并存,称马蹄内翻足,也称"马蹄足"。多见于跟腱挛缩或腓总神经麻痹。

9. 膝内、外翻畸形　正常双脚并拢直立时,两膝与两内踝都可同时靠拢。如双内踝靠拢时,两侧膝关节分离,呈"O"形弯曲,称"O"形腿。如两侧膝关节靠拢时,两内踝分离,呈"X"形弯曲,称"X"形腿。多见于佝偻病。

(二)肢体的运动功能异常

肢体的主动运动是在神经的协调下由肌肉、肌腱带动关节来完成的,其中任何一个环节受到损害,都会引起运动功能障碍。

1. 肢体瘫痪　随意运动(自主运动)是指在意识支配下的运动,随意运动功能的丧失称为瘫痪。肢体瘫痪可分为单瘫、偏瘫、截瘫、交叉瘫及双侧瘫。

(1)单瘫:为单一肢体的随意运动丧失。多见于脊髓灰质炎。

（2）偏瘫：为一侧肢体的随意运动丧失，可伴有同侧中枢性面瘫与舌瘫，是最常见的一种瘫痪。多见于脑出血、脑动脉血栓形成、脑栓塞等。

（3）截瘫：为双侧下肢随意运动丧失。常见于脊髓外伤、脊髓炎、脊柱结核等，是由脊髓横贯性损伤造成的。

（4）交叉瘫：为一侧脑神经损害所致的同侧周围性脑神经瘫痪和对侧肢体的中枢性瘫痪。多见于脑干病变。

（5）双侧瘫：是四肢瘫的一种，为脑桥、延髓、两侧内囊损害所致。多见于脑血管病变。

2. 手指震颤　是指两组拮抗肌交替收缩所产生的不自主动作（不随意动作），可有以下几种类型：①静止性震颤：静止时表现明显，动作如同"搓丸"样，在做意向性动作时则减轻或消失，伴肌张力增高，见于帕金森病；②动作性震颤：休息时无震颤，动作时出现，在动作终末、愈接近目的物愈明显，见于小脑疾患；③老年性震颤：与帕金森病类似，为静止性震颤，发生于老年人，肌张力通常不高，可表现为手抖或点头。

3. 扑翼震颤　属动作性震颤，将患者两臂抬起，使其手和腕部悬空，则可出现两手快落慢抬的震颤动作，与飞鸟扑翼相似。见于慢性肝病及肝性昏迷。

4. 舞蹈症　为肢体大关节快速的、无目的、不对称的运动，类似舞蹈，睡眠时可减弱或消失。多见于儿童脑风湿性病变。

5. 手足搐搦　发作时手足肌肉紧张性痉挛。手搐搦表现为腕部屈曲，手指伸展，指掌关节屈曲，拇指内收，靠近掌心并与小指相对，形成"助产士手"；足搐搦则表现为踝关节与跖趾关节跖屈曲状，足趾伸直。在发作间隙可做激发试验诱发：在患者前臂缠血压计袖带，然后充气使水银柱达舒张压以上，持续4分钟出现搐搦为阳性。见于低钙血症和碱中毒。

（三）肢体的血管异常

肢体的血管检查包括动脉和静脉的检查。检查动脉，主要检查上肢的肱动脉、桡动脉、尺动脉和下肢动脉的股动脉、腘动脉、胫后动脉及足背动脉。注意动脉有无迂曲、扩张、动脉壁增厚，有无搏动、震颤及血管杂音。检查静脉，主要检查上肢的头静脉、贵要静脉、肘正中静脉、前臂正中静脉和下肢的大隐静脉、小隐静脉，注意静脉有无扩张、扭曲、伸延、囊袋状隆起，有无溃疡、瘘道形成等。

1. 动脉变硬迂曲呈条索状　正常情况下，动脉管壁光滑、柔软，有一定的弹性，用一手指压迫其血管，使其血液阻断，则其远端的动脉壁不能触及，如仍能触及，则标志已有动脉硬化。动脉壁变硬、弹性丧失、呈条索状，见于早期动脉硬化；动脉迂曲甚至出现结节，见于明显动脉硬化。

2. 动脉搏动减弱或消失　生理情况下，两侧脉搏差异很小。两侧桡动脉搏动强弱不等，见于上肢多发性大动脉炎等；左侧脉搏出现较右侧晚，见于主动脉弓动脉瘤；下肢脉搏弱于上肢脉搏、甚至触不到，见于下肢多发性大动脉炎、主动脉缩窄；一侧胫后动脉或足背动脉脉搏减弱或消失，多见于下肢血栓闭塞性脉管炎等。

3. 下肢静脉曲张　主要是下肢的浅静脉（大、小隐静脉）血液回流受阻或静脉瓣功能不全所致。多见于长期从事站立性工作的人或栓塞性静脉炎患者。一般多发生在小腿，曲张的静脉如蚯蚓状怒张、弯曲，久立加重，卧位抬高下肢可减轻，局部皮肤颜色紫暗并有色素沉着，甚至形成溃疡，久治不愈或遗留棕褐色瘢痕，严重时小腿有明显的肿胀感。

4. 周围血管征 周围血管征包括:①水冲脉;②枪击音(将听诊器膜型体件放在股动脉上,闻及与心跳一致的、短促响亮如射枪的"嘭-嘭"音);③杜若兹(Duroziez)双重杂音(将听诊器鼓型体件稍加压力置于股动脉上,闻及收缩期与舒张期双期吹风样杂音);④毛细血管搏动征(用手指轻压患者指甲末端或以玻片轻压患者口唇黏膜,局部随心动周期出现规律性的红、白交替改变)。周围血管征主要见于明显的主动脉瓣关闭不全、动脉导管未闭、甲状腺功能亢进症等。

(四)肢体的试验检查

1. 肩部病变试验检查

(1)搭肩试验:嘱患者将一手置于对侧肩关节前方,如肘不能贴于胸壁,或手不能置于对侧肩上,即为阳性。见于肩关节脱位。

(2)抗力试验:嘱患者屈肘并做前臂旋后动作,医师给以阻力,如肱骨结节间沟部位疼痛,即为阳性。见于肱二头肌长头肌腱炎或腱鞘炎。

2. 肘关节病变试验检查

(1)伸肘试验:将患者患侧手部放置在患者头顶上,再嘱患者主动伸直肘关节,如不能自动伸直,即为阳性。见于尺骨鹰嘴骨折。

(2)桡骨头试验:以患者左手为例,肘关节屈曲成直角,医师左手握住患者手部,右手食指、中指并列,中指尖置于肱骨外上髁处,食指所按处就是桡骨头。然后将前臂做旋前、旋后运动,食指尖即可感到桡骨头的旋转运动。如桡骨头向前或向外突出,旋转运动受限,即为阳性。见于桡骨头脱位。

(3)旋臂屈腕试验:患者屈肘,医师一手握住其肘关节上方,另一手握住腕部,前臂旋前,将腕部被动掌屈,再被动使肘部缓慢伸直,如肱骨外上髁处出现剧痛,即为阳性。见于肱骨外上髁炎,为桡侧伸腕长肌起点扭伤所致。

3. 腕部病变试验检查

(1)屈拇握拳试验:患者拇指内收屈曲握拳,将拇指握于掌心内,医师一手握住腕关节上方,另一手使患者的腕关节被动向尺侧偏斜,引起桡骨茎突处明显疼痛,即为阳性。见于桡骨茎突处腱鞘炎。

(2)腕三角软骨挤压试验:患者腕关节位于中立位,然后使腕关节被动向尺侧偏斜,并纵向挤压,若出现下尺桡关节疼痛,即为阳性。见于腕关节软骨损伤、尺骨茎突骨折。

4. 髋关节病变试验检查

(1)"4"字试验:又称骶髂关节分离试验。患者取仰卧位,患侧下肢屈膝屈髋,将患侧踝部置于对侧膝关节上,呈"4"字形,医师一手按住对侧髂前上棘,另一手将患侧膝部向外侧按压,如骶髋部出现疼痛为阳性。阳性表示该侧髋关节有病变。做此试验时,应先确定骶髂关节有无病变,如有病变,也可呈阳性。

(2)托马斯(Thomas)征:患者仰卧于硬板床上,两下肢伸直,腰椎因代偿作用,向前凸起,此时,医师可将手插入腰部下方。将健侧髋、膝关节极度屈曲,使腰背部紧贴床面,此时,患肢呈屈曲畸形,即为阳性。见于该侧髋关节有屈曲性挛缩畸形、髋关节结核。

5. 膝关节病变试验检查

(1)浮髌试验:患者采取平卧位,下肢伸直放松,医师左手拇指与其余四指分开固定在肿胀关节上方,并加压压迫髌上囊,右手拇指与其余四指分开固定在肿胀关节下方,使关节液集中于髌骨平面,然后用右手食指垂直按压髌骨并迅速抬起,按压时髌骨与关节面有碰触感,松手时髌骨浮起,即为浮髌试验阳性,提示有中等量以上的关节积液(图3-42)。

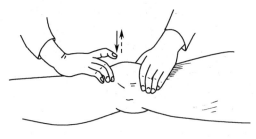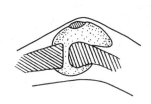

图 3-42 浮髌试验

(2)回旋挤压试验(改良麦氏征):患者取仰卧位,医师一手握住其膝关节以稳定大腿并感觉异常声响,另一手握住其足跟。检查外侧半月板时,先使小腿在内旋位充分内收、极度屈膝,然后外展、伸直。在伸直过程中,有声响和疼痛为阳性,提示外侧半月板损伤。检查内侧半月板时,先使小腿在外旋位充分外展、极度屈膝,然后内收、伸直。在伸直过程中,有声响和疼痛为阳性,提示内侧半月板损伤。

(3)抽屉试验:患者取坐位或仰卧位,屈膝90°,足平放于床上,医师一手紧握小腿下部,另一手握住小腿上端,向前、向后推拉胫骨近端,正常时前后可有少许活动,一般在0.5cm左右。如超过此范围,即为阳性。向前活动增大表示前交叉韧带损伤,向后活动增大,表示后交叉韧带损伤。

6. 血管病变试验

(1)肢体垂举试验:患者患肢下垂时,皮肤先潮红,后发绀,再将其抬高45°,2~3分钟后,足部皮肤出现苍白、发凉、疼痛,即为阳性。见于血栓闭塞性脉管炎。

(2)动脉栓塞部位试验:患者取仰卧位,医师用梳子沿胫骨前面从上向下划至足背,并在小腿两侧及后面各划一路,即可出现一条条血管舒张性红纹,用湿布揩干后更明显,此红纹在动脉栓塞部位以下,则颜色变淡甚至消失。

(周艳丽)

第八节　生殖器、肛门与直肠检查

一、生殖器检查

(一)男性生殖器检查

男性生殖器包括阴茎、阴囊、睾丸、附睾及精索、前列腺等。睾丸、附睾及精索位于阴囊内。检查时应让患者充分暴露下身,双下肢取外展位,先检查外生殖器阴茎及阴囊,后检查内生殖器、前列腺及精囊。

1. 阴茎　呈圆柱体,分头、体、根三部分,由3个海绵体(两个阴茎海绵体,一个尿道海绵体)构成。阴茎皮肤薄而软,并有显著的伸缩性。阴茎海绵体充血后阴茎变粗、变硬,称为勃起。

（1）包皮：阴茎的皮肤在冠状沟前向内翻转覆盖于阴茎表面称为包皮，成人包皮不应掩盖尿道口，翻起后应露出阴茎头。若翻起后仍不能露出尿道口或阴茎头称为包茎，多为先天性包皮口狭窄或炎症、外伤后粘连所致。包皮超过阴茎头，但翻起后能露出阴茎头和尿道口，称为包皮过长，易引起炎症或包皮嵌顿，甚至可诱发阴茎癌。

（2）阴茎头与阴茎颈：阴茎前端膨大的部分称为阴茎头，俗称龟头。在阴茎头、颈交界部位有一环形浅沟，称为阴茎颈或阴茎头冠。检查时将包皮上翻暴露出全部阴茎头及阴茎颈，观察其表面的色泽、有无充血、水肿、分泌物及结节。正常阴茎头红润光滑，质地柔软。出现硬结并伴有暗红色溃疡、易出血或融合为菜花状，应考虑阴茎癌。阴茎颈处出现单个椭圆形硬质溃疡称为硬下疳，愈后留有瘢痕，提示梅毒。阴茎部如出现淡红色小丘疹融合成蕈样，呈乳突状突起，提示尖锐湿疣。

（3）尿道口：检查时用示指置于龟头上、拇指置于龟头下，轻轻挤压将尿道口分开，仔细观察有无红肿、分泌物及溃疡。正常尿道口黏膜红润、清洁、无分泌物。尿道口红肿，附着分泌物或有溃疡，且有触痛，多见于尿道炎。尿道口狭窄见于先天性畸形或炎症粘连。尿道口位于阴茎腹面称为尿道下裂。

（4）阴茎大小：正常成年人阴茎长 7～10cm。成人阴茎过小呈婴儿型见于垂体功能或性腺功能不全。儿童阴茎过大呈成人型，见于性早熟，如促性腺激素过早分泌，假性性早熟见于睾丸间质细胞瘤。

2. 阴囊　为腹壁的延续部分，囊壁由多层组织构成。阴囊内有一隔膜将其分为左右两个囊腔，各含精索、睾丸和附睾。

（1）检查方法：采用视诊与触诊。被检者取立位或仰卧位，两腿分开。先观察阴囊皮肤及外形，后进行阴囊触诊。触诊时，检查者将双手拇指置于阴囊前面，其余四指放在阴囊后面，双手同时触诊。触睾丸时，应注意其大小、形状、硬度、有无触痛及缺如，并注意两侧的对比。阴囊肿大时，应做透光试验。阴囊透光试验做法：用不透明的纸片卷成圆筒（直径约 5cm），一端置于肿大的阴囊表面，手电筒在对侧照射，从纸筒的另一端观察阴囊。如阴囊呈半透明橙红色，为透光试验阳性；不透光则为透光试验阴性。

（2）阴囊外观：正常阴囊皮色深暗多皱褶，外有少量阴毛，富有汗腺及皮脂腺。视诊时注意观察皮肤有无皮疹、脱屑等损害，观察阴囊外形有无肿胀。常见异常改变及其临床意义：①阴囊肿大见于阴囊水肿、睾丸鞘膜积液、阴囊疝或睾丸肿瘤。阴囊疝是肠管或肠系膜经腹股沟管下降至阴囊内所形成，表现为一侧或双侧阴囊肿大，触之有囊性感，有时可推回腹腔，但用力使腹腔内压增高时可再降入阴囊。鞘膜积液触之有水囊样感。睾丸鞘膜积液（液体）与阴囊疝或睾丸肿瘤（实体物）可通过阴囊透光试验鉴别，前者阴囊透光试验阳性，后者阴囊透光试验阴性。②阴囊象皮肿：阴囊皮肤水肿粗糙、增厚如象皮样，多为血丝虫病引起的淋巴管炎或淋巴管阻塞所致。

（3）精索：由输精管、提睾肌、血管及淋巴管等组成，位于附睾上方，呈柔软的索条状，无压痛。常见异常改变及其临床意义：①精索呈串珠样肿胀，见于输精管结核；②精索触及蚯蚓团样感，为精索静脉曲张；③靠近附睾的精索有结节，常由血丝虫病引起；④精索有挤压痛且局部皮肤红肿，多见于精索的急性炎症。

（4）睾丸：睾丸呈椭圆形，表面光滑柔韧，两侧大小基本一致。常见异常改变及其临床意义：①睾丸急性肿痛且压痛明显，见于外伤、流行性腮腺炎、淋病等。②睾丸慢性肿痛多由结核引起。③单侧睾丸肿大、质硬并有结节,应考虑睾丸肿瘤或白血病细胞浸润。④睾丸过小常为先天性或内分泌疾病引起,如肥胖性生殖无能症等;睾丸萎缩见于流行性腮腺炎或外伤后遗症及精索静脉曲张。⑤睾丸未降入阴囊内而在腹股沟管内或阴茎根部、会阴部等处,称为隐睾症,一侧多见。⑥未触及睾丸,应考虑先天性无睾症。后两者影响生殖器官和第二性征的发育。

(5)附睾:是贮存精子和促进精子成熟的器官,位于睾丸后外侧,上端膨大为附睾头,下端细小如囊锥状为附睾尾,正常无结节,无压痛。常见异常改变及其临床意义:①附睾呈结节状硬块,并伴有输精管增粗且呈串珠状,多为附睾结核。结核灶可与阴囊皮肤粘连,破溃后形成瘘管不易愈合。②急性炎症时肿痛明显,常伴有睾丸肿大,附睾与睾丸分界不清。③慢性附睾炎时,附睾肿大且有轻压痛。

3. 前列腺

(1)正常状态:前列腺位于膀胱下方,耻骨联合后约2cm处,是包绕尿道根部的实质性附属性腺,尿道从前列腺中纵行穿过,排泄管开口于尿道前列腺部。正常成人前列腺距肛门约4cm,质韧而有弹性,左、右两叶之间可触及中间沟,每叶前列腺约拇指指腹大小。

(2)检查方法:被检者取肘膝位或右侧卧位。检查者食指戴指套,涂以润滑剂(常用液状石蜡),徐徐插入肛门,向腹侧触诊。触诊时,注意前列腺大小、质地、表面情况、压痛、中间沟是否消失等。需留取前列腺液送检时,应同时做前列腺按摩。方法是:食指由外向内、同时向下徐徐按摩数次后,再沿中间沟向尿道口方向滑行挤压,即可见前列腺液从尿道口流出。

(3)常见异常改变及其临床意义:①前列腺肿大且有明显压痛,见于急性前列腺炎;②前列腺肿大,中间沟消失但表面光滑、质硬、无压痛及粘连,见于良性前列腺肥大症;③前列腺肿大、质硬,并可触及结节,应考虑前列腺癌。

(二)女性生殖器检查

女性生殖器包括内外两部分,一般情况下女性患者的生殖器不作常规检查,全身性疾病疑有局部表现时或怀疑生殖系统疾病时对女性生殖器进行检查。检查时患者应排空膀胱,暴露下身,仰卧于检查台上,两腿外展、屈膝,检查者戴无菌手套进行。检查采用视诊与触诊。触诊包括双合诊、三合诊、肛腹诊。未婚女性一般行肛腹诊。特别提示:男性医护人员检查女性患者时,须有女医务人员或患者家属在场。

1. 外生殖器

(1)阴阜:位于耻骨联合前面,此处因皮下脂肪丰富而柔软丰满。性成熟后皮肤有阴毛,呈倒三角形分布,为女性第二性征。常见异常改变及其临床意义:①若阴毛先浓密后脱落而明显稀少或缺如,见于性功能减退症或席汉综合征(Sheehan's syndrome)。席汉综合征是指产后大出血、出血性休克引起垂体缺血性坏死,促性腺激素分泌减少导致阴毛脱落、性欲减退、闭经及产后无乳的一组表现。②阴毛明显增多,呈男性分布,多见于肾上腺皮质功能亢进症。

(2)大阴唇与小阴唇:大阴唇为一对纵行长圆形隆起的皮肤皱襞,皮下组织松软,富含脂肪及弹力纤维,性成熟后表面有阴毛。未生育妇女两侧大阴唇自然合拢遮盖外阴;经产妇两侧大阴唇常分开;老年人或绝经后常萎缩。小阴唇位于大阴唇内侧,为一对较薄的皮肤皱襞,两侧小阴唇常合拢遮盖阴道外口。小阴唇表面光滑、呈浅红色或褐色,前端融合后包绕阴蒂,后端彼此会合形成阴唇系带。常见异常改变及其临床意义:①阴唇皮肤增厚似皮革,色素增加,并有群集成片的小多角性扁平丘疹,伴外阴瘙痒,提示为外阴慢性单纯性苔藓;②阴唇皮肤变薄,干燥,皲裂,菲薄甚至似卷烟纸样,提示为外阴硬化性苔藓;③阴唇出现对称性、多发性米粒至高粱粒大小成簇疱疹,提示为生殖器疱疹;④阴唇及其周围多发性乳头状疣,其上可有指样突起,可融合成鸡冠状或菜花样,提示为尖锐湿疣;⑤局部色素脱失,出现境界醒目的白色斑片,提示为外阴白癜风。

(3)阴蒂:阴蒂为两端小阴唇前端会合处与大阴唇前连合之间的隆起部分,外表为阴蒂包皮,露出的阴蒂头直径约 0.6~0.8cm。常见异常改变及其临床意义:①阴蒂过小见于性功能发育不全。②阴蒂肥大主要见于女性假两性畸形,该畸形是由于肾上腺皮质增生、肿瘤或使用了大量的雄激素造成女性的男性外表。表现为阴蒂肥大似阴茎、喉结突出、发音低粗、乳房不发育等。

(4)阴道前庭:阴道前庭为两侧小阴唇之间的菱形裂隙,前部有尿道口,后部有阴道口。前庭大腺分居于阴道口两侧,如黄豆粒大,开口于小阴唇与处女膜的沟内。未开始性生活者处女膜完整,已婚者有处女膜裂痕,经产妇仅余残痕。常见异常改变及其临床意义:①尿道口两侧红肿、疼痛并有脓液流出,见于前庭大腺脓肿;②尿道口两侧肿大明显而压痛轻,可见于前庭大腺囊肿。

2. 内生殖器

(1)阴道:阴道为生殖通道,平常前后壁相互贴近,内腔狭窄,但富于收缩和伸展性。受性刺激时阴道前 1/3 产生收缩,分娩时可高度伸展。用拇、食指分开两侧小阴唇,在前庭后部可见阴道外口,其周围有处女膜。正常阴道黏膜呈浅红色,柔软、光滑。观察时应注意其紧张度,有无肿块、分泌物、出血等。

(2)子宫:正常宫颈表面光滑,妊娠时质软呈紫色,成年未孕子宫长约 7.5cm,宽约 4cm,厚约 2.5cm。触诊子宫使用双合诊法,应注意宫颈有无充血、糜烂、肥大及息肉。正常产后妇女子宫增大,触之较韧,光滑无压痛;子宫体积匀称性增大见于妊娠;非匀称性增大见于各种肿瘤。

(3)输卵管:正常输卵管表面光滑、质韧无压痛,不易触及。常见异常改变及其临床意义:①输卵管肿胀、增粗或有结节,弯曲或僵直,且常与周围组织粘连、固定,明显触压痛者,多见于急、慢炎症或结核;②明显肿大可为输卵管积脓或积水;③双侧输卵管病变,管腔变窄或梗阻,则难以受孕。

(4)卵巢:卵巢为一对扁椭圆形性腺,具有生产卵子、分泌性激素的功能。成年女子的卵巢约 4cm×3cm×1cm 大小,表面光滑、质软。绝经后萎缩变小、变硬。常见异常改变及其临床意义:①增大伴压痛常见于卵巢炎症;②卵巢不同程度肿大常提示卵巢囊肿。

二、肛门与直肠检查

直肠全长约 12~15cm,上接乙状结肠,下连肛管,肛管下端在体表的开口为肛门。肛门与直肠的检查方法以视诊、触诊为主,辅以内镜检查。可根据检查目的的不同,让被检者采取不同的体位。

（一）常用体位

1. 肘膝位　被检者两肘关节屈曲,置于床上,胸部尽量靠近检查台,两膝关节屈曲成直角跪于检查床上,臀部抬高。此体位最常用于检查前列腺、精囊和进行乙状结肠镜检查(图 3-43)。

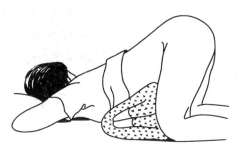

图 3-43　肘膝位

2. 左侧卧位　被检者向左侧卧位,右腿向腹部屈曲,左腿伸直,臀部靠近检查台右边。适用于病重、年老体弱或女性患者。

3. 仰卧位或截石位　被检者仰卧,臀部垫高,两腿屈曲、抬高并外展。适用于病重体弱者、膀胱直肠窝的检查和进行直肠双合诊(即右手示指在直肠内,左手在下腹部,双手配合,以检查盆腔脏器)。

4. 蹲位　被检者蹲成排大便时的姿势,屏气向下用力。适用于检查直肠脱出、内痔及直肠息肉等。

肛门与直肠检查结果及其病变部位应按时钟方向进行记录,并注明检查时的体位。肘膝位时肛门后正中点为 12 点钟位,截石位时则与此相反,为 6 点钟位。

（二）视诊

1. 视诊方法　检查者用手分开被检者臀部,仔细观察肛门及周围皮肤颜色及皱褶。正常颜色较深,皱褶自肛门向外周呈放射状,让被检者收缩肛门括约肌时皱褶更明显,做排便动作时皱褶变浅。另外,还应注意观察肛门周围有无脓血、黏液、肛裂、瘢痕、外痔、瘘管口、溃疡、脓肿等。

2. 常见异常改变及其临床意义　①肛门闭锁与狭窄,多见于新生儿先天性畸形,因感染、外伤、手术引起的肛门狭窄,可在肛周发现瘢痕。②肛门周围红肿及压痛,常见于肛门周围脓肿或炎症。③肛裂为肛管下段(齿状线以下)深达皮肤全层的纵行及梭行裂口或感染性溃疡,排便时疼痛,粪便周围附有少量鲜血,触诊时有明显触压痛。④痔是直肠下端黏膜下或肛管边缘皮下的内痔静脉丛或外痔静脉丛扩大和曲张所致的静脉团,常表现为大便带血、痔块脱出、疼痛或瘙痒感。痔可分为外痔、内痔和混合痔。外痔是肛门外口(齿状线以下)的紫红色柔软包块,表面为肛管皮肤覆盖;内痔是肛门内口(齿状线以上)的柔软紫红色包块,表面被直肠下端黏膜覆盖,排便时可突出肛门外;混合痔是齿状线上、下均可发现的紫红色包块,兼有内、外痔的特点。⑤肛门直肠瘘,简称肛瘘,是直肠、肛管(内口)与肛门皮肤(外口)相通的瘘管,多为肛管或直肠周围脓肿与结核所致,不易愈合。肛瘘可在肛门周围皮肤处发现瘘管开口,有时可见脓性分泌物流出,在直肠或肛管内可见内口或伴有硬结。⑥直肠脱垂,又称脱肛,是指肛管、直肠、乙状结肠下端的肠壁部分或全层向外翻出而脱出于肛门外,肛门外见到柔软紫红色包块。

（三）触诊

1. **触诊方法**　肛门和直肠的触诊称为肛门指诊或直肠指诊。被检者可采取肘膝位、左侧卧位或仰卧位,检查者右手食指戴指套或手套,涂适量润滑剂（如液状石蜡）,将食指置于肛门外口轻轻按摩,待被检者肛门括约肌放松后,再徐徐插入肛门、直肠内（图3-44）。指诊时注意有无触痛、波动感、包块,黏膜是否光滑,指套上是否有异常物质,如黏液、脓液、血液等。必要时做直肠镜和乙状结肠镜检查,以求准确诊断。

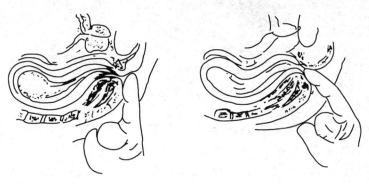

图3-44　直肠指诊

2. **常见异常改变及其临床意义**　①剧烈触痛,见于肛裂或感染;②触痛伴有波动感,见于肛门、直肠周围脓肿;③触及柔软、光滑而有弹性的包块,多为直肠息肉;④触及坚硬、凹凸不平的包块,应考虑直肠癌;⑤指诊后指套表面带有黏液、脓液或血液,提示直肠炎或直肠癌。

（黄金珠）

第九节　神经系统检查

神经系统检查包括脑神经、运动功能、感觉功能、神经反射及自主神经检查等。本节主要介绍脑神经、感觉功能、运动功能、神经反射检查。检查时,应使被检者充分配合,检查者要耐心细致,尽可能避免遗漏体征。

一、脑神经检查

（一）嗅神经

1. **检查方法**　被检者闭双眼,先按压住一侧鼻孔,检查者取检测气味用的物品靠近被检者另一侧开放的鼻孔,嘱其深吸气,然后让其说出所闻到的气味;用同样方法检查另一侧鼻孔。检测气味常用的物品有香皂、杏仁、香烟、咖啡、巧克力等。检查时应注意:①确定两侧的嗅觉是否一致;②为保证结果的准确性,可取2~3种不同测试物分别检测;③测试物的气味应为被检者熟悉且无刺激性,刺激性大的物品如甲醛、酒精、氨水等不宜采用。

2. **临床意义**　具有气味的微粒（嗅素）随气流进入鼻腔,接触嗅黏膜,溶入嗅腺的分泌物中,刺激嗅细胞发出神经冲动,经嗅神经、嗅球、嗅束、传至大脑海马旁回中的嗅觉中枢,产生嗅觉。从嗅黏膜到嗅觉中枢通路中的任何一个部位损害,均可出现嗅觉障碍。常见的嗅觉障碍有:①嗅素不能到达嗅区黏膜所致的嗅觉减退或失嗅:见于各种原因引起的鼻腔阻塞,如鼻甲肥大、鼻息肉、鼻中隔偏曲等;②嗅黏膜、嗅神经、嗅球、嗅束损害所致的嗅觉减退或失嗅:见于鼻炎、嗅神经炎、颅前窝骨折累及筛孔等;③嗅觉中枢病变所致的嗅觉异常:可表现为嗅觉过敏(嗅敏度增强)、错嗅(香被辨为臭)、幻嗅(无嗅素而有味)等,见于癔病、神经症、精神分裂症等。

（二）视神经

主要是视力检查,检查方法与临床意义见本章第三节头部检查。

（三）动眼神经、滑车神经、展神经

1. 检查方法 ①外观:主要观察眼裂有无增大或缩小,眼球有无突出或内陷,眼球有无偏斜,眼睑有无下垂,瞳孔状况;②眼球运动:嘱其向上、向下、向内、向外转动运动,观察有无眼球运动障碍,眼球有无偏斜;③对光反射(直接与间接)与调节反射。

2. 临床意义 ①出现眼球运动向内、向上、向下运动障碍,上睑下垂,瞳孔散大,出现复视,调节反射消失,均提示动眼神经麻痹;②单纯出现眼球向下及向外运动障碍(减弱),提示滑车神经麻痹;③出现眼球向外运动障碍及伴有麻痹性内斜视,提示展神经麻痹。

（四）三叉神经

三叉神经感觉纤维分布于面部皮肤及眼、鼻、口腔黏膜;运动纤维支配咀嚼肌、颞肌和翼状内外肌的运动。

1. 检查方法 ①感觉功能:嘱被检者闭眼,依次进行触觉、痛觉、温觉等的检查,检查时,应注意仔细观察被检者的反应,两侧对比,如有异常,确定其病变区域(眼支分布于眼裂以上的皮肤,上颌支分布于眼裂与口裂之间,下颌支分布于口裂与下颌底之间)。检查触觉用棉絮或软毛刷触面部皮肤,检查痛觉用针尖轻刺面部皮肤,检查温觉用装热水(40~50℃)或冷水(5~10℃)的试管接触面部皮肤。②角膜反射(详见本节神经反射检查)。③运动功能:检查者用双手分别按压被检者两侧的颞肌、咀嚼肌并嘱其做咀嚼动作,比较两侧肌力,嘱其做张口动作,比较下颌有无歪斜(以露齿时上下门齿的中缝线为标准)。

2. 临床意义 ①感觉功能障碍:某支分布区域或一侧面部触觉、痛觉、温觉减退或消失,提示该支或同侧三叉神经损害,常见于三叉神经痛、脑桥小脑脚肿瘤、延髓空洞症;②运动功能障碍:一侧咀嚼肌肌力减弱、下颌偏向病侧,提示该侧三叉神经运动纤维受损,常见于牙根脓肿、龋齿、颅脑损伤或肿瘤等。

（五）面神经

1. 检查方法 ①运动功能:首先观察被检者额纹、鼻唇沟、眼裂、口角有否改变,并作两侧对比,然后嘱其做皱额、闭眼、露齿、微笑、鼓腮、吹口哨等动作,并作两侧对比;②味觉功能:让被检者伸舌,检查者依次取少量酸(柠檬)、甜(糖)、苦(奎宁)、咸(盐)的测试物品溶于水后,用棉棒蘸取涂在被检者一侧舌前部,嘱被检者用手指出某个预定的符号(酸、甜、苦、咸),但不能讲话和缩舌,分别测试两侧。注意每测一种测试物后应用清水漱口,以免发生干扰。

2. 临床意义 ①一侧额纹变浅或消失、眼裂增大、鼻唇沟变浅,不能皱额、闭眼、鼓腮或吹口哨漏气,露齿或微笑时口角歪向健侧,提示该侧面神经周围性瘫痪,常见于面神经炎等；②双侧额纹正常、眼裂正常、能皱额、能闭眼，但一侧鼓腮或吹口哨漏气、露齿或微笑口角歪向患侧，提示该侧中枢性瘫痪，常见于脑血栓形成、脑出血、脑肿瘤、脑炎等；③舌前 2/3 味觉消失，提示面神经在面神经管内损伤，常见于面神经炎。中枢性面瘫与周围性面瘫的鉴别见表 3-11。

表 3-11　中枢性面瘫和周围性面瘫的鉴别

项目	中枢性面瘫	周围性面瘫
受损部位	核上组织受损（皮质、皮质脑干纤维、内囊、脑桥等）	面神经核或面神经受损
病因	脑血管疾病、脑肿瘤、脑炎等	受寒、耳部或脑膜感染、神经纤维瘤等
面肌	病灶对侧颜面下部肌肉麻痹，不能露齿、鼓腮、吹口哨	病灶同侧面肌麻痹，不能露齿、鼓腮、吹口哨
角膜反射	存在	消失
鼻唇沟	变浅	变浅
口角	示齿时口角偏向病侧	示齿时口角偏向病灶对侧
味觉功能	无障碍	舌前 2/3 味觉障碍

（六）位听神经（前庭蜗神经）

1. 检查方法

（1）听力：听力粗测：在安静环境下，被检者用棉花阻塞另一侧外耳道，检查者持机械手表自 1m 以外逐渐移近该侧耳，直至被检者听清表声为止，记录手表与该耳的距离，同样方法测另一耳。正常人一般在距离 1m 处可闻及机械表音。听力精确测试：最常用、最基本的是音叉试验。①任内试验：（Rinne test）：又称气骨导比较试验。检查者手持音叉柄，向另一手掌的鱼际肌或肘关节处轻击音叉臂，检查气导听力时，立即将振动的叉臂末端置于距被检者外耳道 1cm 处，且与外耳道口位于同一水平面；检查骨导听力时，立即将振动的叉柄末端的底部紧贴在鼓窦区或其上方的颅外面。通过比较同侧气传导和骨传导的时间判断耳聋的性质。气导声响强于骨导声响，为正常人或感音性耳聋；骨导声响较气导强，为传导性耳聋；两者传导时间相等为混合性耳聋或中度传导性耳聋。②韦伯试验（Weber test）：又称骨导偏向试验。检查者将音叉击响后，立即将振动的叉柄末端的底部紧贴在颅中线的前额部或下颌部，比较被检者两侧耳骨导听力的强弱。两侧听力相等，为正常人或两耳听力同等程度下降；病侧骨传导较强，骨导偏向耳聋侧，为传导性耳聋；病侧骨导听力减弱，骨导偏向健侧，为正常或感音性耳聋。③施瓦巴赫试验（Schwabch test）：又称骨导对比试验，是患者和正常人骨导听力进行比较。将击响的音叉按任内试验法交替测患者和正常人的骨传导听力，先放于正常人（一般为本人）身上，声音消失后，迅速放于被检者的身上。然后再给被检者做骨导试验，声音消失后，迅速放于检查者的相应部位。两者骨导时间相似，为正常；被检者骨导时间大于检查者（正常人），为传导性耳聋；被检者骨导时间小于检查者（正常人），为感音性耳聋。

（2）前庭神经：①一般观察：观察被检者有无眼球震颤、平衡障碍；②特殊检查：旋转试验、外耳道灌注冷水及热水试验，详见耳鼻咽喉科学。

2. 临床意义

(1)耳聋:传导性耳聋常见于耵聍栓塞、外耳道异物、中耳炎、鼓膜穿孔或破裂等。感音性耳聋常见于药物损害(链霉素、庆大霉素、卡那霉素等)、噪音损害、听神经炎、脑干血管病、多发性硬化等。

(2)平衡障碍:平衡障碍表现为眩晕,伴恶心、呕吐及眼球震颤,常见于梅尼埃(Meniere)病、迷路炎、椎-基底动脉供血不足、前庭神经元炎、听神经瘤等。

(七)舌咽神经与迷走神经

1. 检查方法　①运动功能:嘱被检者做张口动作,首先观察两侧软腭高度是否一致、悬雍垂是否居中,然后,嘱其发"啊"音,注意观察软腭上提及悬雍垂偏移情况;②味觉功能:同面神经的味觉功能检查,注意将测试物涂于舌后1/3处;③咽反射:嘱被检者做张口动作,用压舌板轻触咽后壁,正常出现咽部肌肉收缩并诱发恶心反射。再让其饮水,观察有无呛咳或水从鼻孔流出现象(如被检者平时已有饮食呛咳,不应再做饮水观察)。

2. 临床意义　一侧舌咽神经与迷走神经核及核以下损害,出现声音嘶哑及带鼻音,吞咽困难及呛咳,患侧软腭不能上抬,咽反射消失,悬雍垂偏向对侧;双侧舌咽神经与迷走神经核及核以下损害(周围性延髓麻痹),出现声音嘶哑及带鼻音,吞咽困难及呛咳,两软腭不能上抬,咽反射消失,常伴舌肌萎缩,又称真性延髓麻痹;双侧舌咽神经与迷走神经核上损害(中枢性延髓麻痹),出现声音嘶哑及带鼻音,吞咽困难及呛咳,但咽反射亢进,无舌肌萎缩,又称假性延髓麻痹。真性延髓麻痹与假性延髓麻痹的鉴别见表3-12。

表3-12　真性延髓麻痹与假性延髓麻痹的鉴别

项目	真性延髓麻痹	假性延髓麻痹
受损部位	延髓的舌咽、迷走神经或其核	双侧上运动神经元病损(主要是运动皮质及其发出的皮质脑干束)
病因	脑炎、脊髓灰质炎、多发性神经炎等	两侧脑血管病及脑炎等
表现	双侧受损时表现为声音嘶哑、吞咽困难、咽部感觉丧失、咽反射消失、常伴舌肌萎缩;一侧受损时表现为病侧软腭不能上举、悬雍垂偏向健侧、病侧咽反射消失	声音嘶哑、吞咽困难、咽部感觉存在、咽反射亢进、无舌肌萎缩,伴有下颌反射和掌颏反射亢进
锥体束征	阴性	阳性

(八)副神经与舌下神经

1. 副神经　副神经支配胸锁乳突肌与斜方肌。检查方法:让被检者做转头与耸肩动作,观察动作情况,并作两侧对比。临床意义:一侧胸锁乳突肌瘫痪,头不能向同侧倾斜,面不能转向对侧,可伴肌肉萎缩;一侧斜方肌瘫痪,同侧肩下垂,耸肩力量减弱,可伴肌肉萎缩。提示同侧副神经损伤。

2. 舌下神经　舌下神经支配舌肌。检查方法:让被检者伸舌,观察有无伸舌偏斜、舌肌萎缩及肌束颤动。临床意义:伸舌时,舌尖偏向一侧,伴舌肌萎缩,提示同侧舌下神经损伤;舌不能伸出,提示双侧舌下神经损伤。

二、运动功能检查

运动是指骨骼肌的活动,可分为随意运动和不随意运动。随意运动受大脑皮质运动区支配,主要由锥体束完成;不随意运动主要由锥体外系和小脑支配完成。

(一)肌力检查

1. 检查方法　肌力是指肢体随意运动时肌肉收缩的力量。嘱被检者肢体做伸、屈动作,检查者施以相反的力,观察肌力状态;或嘱被检者做肢体抬高动作,观察其肢体的活动状况。注意两侧比较。

2. 肌力分级　肌力采用0~5级六级分类法。

0级　完全瘫痪,肌肉无收缩。

1级　肌肉可收缩,但不能产生动作。

2级　肢体可在床面移动,但不能抬起。

3级　肢体能抗地心引力抬离床面,但不能克服阻力。

4级　肢体能对抗阻力,但力量较弱。

5级　正常肌力。

3. 临床意义　肌力减弱或丧失即瘫痪。具体临床意义见第三章第七节脊柱与四肢检查。

根据病变部位不同,瘫痪分为上运动神经元性瘫痪(中枢性瘫痪)和下运动神经元性瘫痪(周围性瘫痪),二者鉴别见表3-13。

表3-13　上、下运动神经元瘫痪鉴别

	上运动神经元瘫痪	下运动神经元瘫痪
瘫痪分布	整个肢体为主	肌群为主
肌张力	增强	减弱或消失
腱反射	增强或亢进	减弱或消失
病理反射	有	无
肌萎缩	无	有
肌束颤动	无	可有

(二)肌张力检查

1. 检查方法　肌张力是指静止状态下的肌肉紧张度。检查时,检查者用手挤捏被检者肌肉以感知其硬度及弹性;用一手扶住关节,另一手握住肢体远端做被动伸、屈动作以感知其阻力。

2. 临床意义

(1)肌张力增高:①肌肉坚实变硬,肢体被动伸、屈阻力大呈折刀现象(起始阻力大,终末突然减弱),提示锥体束损害,常见于脑血管病如脑血栓形成、脑出血等;②肌肉坚实变硬,肢体被动伸、屈阻力大呈铅管样(阻力均匀一致变大),提示锥体外系损害,可见于肝豆状核变性等;③在铅管样改变的基础上发生震颤,可形成齿轮样强直,见于帕金森病等。

（2）肌张力降低：肌肉松软无力，肢体被动伸、屈阻力减退，关节活动范围增大，提示脊髓或周围神经损害，常见于脊髓前角灰质炎、周围神经病等。

（三）不随意运动检查

不随意运动亦称不自主运动，是指被检查者意识清醒的情况下，出现的不受主观意识支配、无目的的异常动作。主要包括舞蹈症、震颤、抽搐等，检查方法及临床意义具体见第本章第七节脊柱与四肢检查。

（四）共济运动检查

机体完成某一动作时，某一肌群协调一致的运动称为共济运动。共济运动主要由小脑维持完成，前庭神经系统、视神经、深感觉、锥体外系等也参入其中。常用的检查有：

1. 指鼻试验　检查方法：被检者手臂外展伸直，以食指接触距其前方0.5m检查者的食指，再用食指触指自己的鼻尖，先慢后快，先睁眼做，再闭眼做，先做一侧，再做另一侧。临床意义：正常人指鼻准确。一侧指鼻不准确、动作缓慢或出现震颤，提示同侧小脑半球病变。睁眼时指鼻准确，闭眼时不准确，提示深感觉障碍，见于脊髓梅毒。

2. 跟膝胫试验　检查方法：被检者取仰卧位，将一侧足跟部放在另一肢体膝关节下端，嘱其足跟沿胫骨前缘滑下，先睁眼做，再闭眼做，先做一侧，再做另一侧，观察整个动作过程。临床意义：正常人整个动作过程流畅、准确。一侧动作不准确或出现震颤，提示同侧小脑半球病变。睁眼时动作准确，闭眼时动作不准确，提示深感觉障碍，见于脊髓梅毒。

3. 快复轮替动作　检查方法：让被检者伸直手掌，并以前臂做快速的旋前旋后动作，或一手用手掌、手背连续交替拍打对侧手掌，先做一侧，再先做另一侧，观察其整个动作过程。临床意义：整个动作过程流畅、准确。一侧动作笨拙，缓慢而不均匀，提示同侧小脑半球病变。

4. 闭目难立征（Romberg test）　检查方法：被检者双足跟并拢直立，向前平伸双手，先睁眼做，再闭眼做，观察其站立情况。正常人睁闭眼站立均平稳。睁闭眼均站立不平稳，提示小脑半球病变。睁眼时站立平稳，闭眼时，出现身体晃动或倾斜，提示深感觉障碍，见于脊髓梅毒。

三、感觉功能检查

感觉是作用于各个感受器的各种形式刺激在人脑中的直接反映。解剖学将感觉分为内脏感觉、特殊感觉（视觉、听觉、味觉、嗅觉）和一般感觉（浅感觉、深感觉和复合感觉）。感觉功能检查必须在被检者意识清醒及精神状态正常时进行。检查时应嘱被检者闭目，充分暴露被测部位，将刺激物由感觉障碍区移向正常区，或由正常区移向感觉过敏区，注意两侧对比、上下对比及远近端对比。对意识不清的被检者或小儿，可根据面部表情、肢体回缩动作及哭叫等反应，粗略估计感觉功能有无障碍。避免暗示性提问，必要时重复进行。

（一）浅感觉检查

1. 检查方法　检查触觉用棉花捻触皮肤或黏膜，检查痛觉用别针的针头均匀地轻刺皮肤，检查温度觉用装热水（40～50℃）或冷水（5～10℃）的试管接触皮肤。嘱被检者闭眼，依次进行触觉、痛觉、温度觉的检查，检查时，应注意仔细观察被检者的反应,两侧对比,如有异常(感觉过敏、减退或消失),确定其区域。

2. 临床意义　痛觉、温度觉异常,提示脊髓丘脑侧束损害。触觉异常,提示脊髓丘脑后索损害。

(二)深感觉检查

1. 检查方法　被检者闭眼,依次检查运动觉、位置觉、震动觉,并作两侧对比。检查运动觉时,检查者用手轻捏被检者的手指或足趾上下移动,让其说出移动的方向;检查位置觉时,检查者将被检者的肢体摆成一定姿势或放置在一定位置,让其说出其所摆姿势或所处的位置;检查震动觉时,检查者将敲击后震动的音叉(128Hz)柄放在被检者肢体突起的骨骼处如内踝、外踝、桡骨茎突、尺骨鹰嘴、髌骨等,让其说出有无震动及震动持续时间。

2. 临床意义　正常人能正确说出检查时的运动觉、位置觉、震动觉。一侧深感觉障碍或消失,提示同侧脊髓后索损害。

(三)复合感觉(精细触觉,皮质感觉)检查

1. 检查方法　被检者闭眼,依次检查皮肤定位觉、两点辨别觉、实体辨别觉和体表图形觉,并作两侧对比。检查皮肤定位觉时,用棉签轻触被检者皮肤,让其说出所触部位;检查两点辨别觉时,用分开的双脚规轻刺被检者两点皮肤,逐渐缩小距离,直至感觉为一点时为止(正常:指尖处皮肤为2~8mm,手背处皮肤2~3cm,躯干处皮肤6~7cm);检查实体辨别觉时,将硬币、笔、火柴盒等日常熟悉的物品让被检者用手抚摸,然后说出物品的名称及形状;检查体表图形觉时,检查者在被检者皮肤上画简单图形如三角形、圆形或写简单的字,然后让其说出是何图形或何字。

2. 临床意义:复合感觉障碍,提示大脑皮质损害。

(四)感觉障碍

根据病变的性质,感觉障碍可分为抑制性症状和刺激性症状。

1. 抑制性症状　指感觉径路破坏出现感觉减退或缺失。

(1)感觉缺失:是指被检者在意识清楚的情况下,对刺激无任何感知。若同一部位各种感觉均缺失,称为完全性感觉缺失;在同一部位一种或数种感觉缺失而其他感觉存在,称为分离性感觉障碍。

(2)感觉减退:是指被检者在意识清楚的情况下,感觉敏感度下降,对强的刺激产生弱的感觉。

2. 刺激性症状　是指由于感觉径路受到刺激或兴奋性增高而出现的异常感觉。

(1)感觉过度:对刺激的阈值增高且反应时间延长。表现为对轻微刺激的辨别力减弱,当受到强烈刺激后,经过一段时间潜伏期达到阈值后,才出现一种定位不明确的强烈不适感或疼痛。

(2)感觉过敏:指给予轻微刺激引起强烈疼痛的感觉。

(3)感觉异常:指无外界刺激而出现的异常自发性感觉,如麻木感、痒感、针刺感、蚁走感、束带感、肿胀感等。

(4)感觉倒错:指对刺激的错误感觉,如非疼痛刺激产生疼痛的感觉,冷的刺激产生热的感觉。

(5)疼痛:依病变部位及疼痛特点分为:①局部疼痛:指病变部位的局限性疼痛,如神经炎的局部神经痛;②放射性疼痛:指疼痛由局部扩展到受累的感觉神经支配区,

如坐骨神经痛;③扩散性疼痛:疼痛由一个神经分支扩散到另一分支分布区,如手指远端挫伤疼痛扩散到整个上肢;④牵涉痛:内脏病变出现的相应体表区疼痛,如心绞痛引起左肩及左上肢痛。

四、神经反射检查

神经反射检查对神经系统疾病的定位诊断具有重要价值。反射是通过反射弧(感受器、传入神经元、中枢、传出神经元和效应器)完成的。反射弧中任何一个环节发生病变,都能影响反射活动,表现为反射减弱或消失。同时,反射又受高级神经中枢控制,锥体束以上发生病变时,则可使反射活动失去抑制,而出现反射亢进。检查时应使被检者肌肉放松,肢体置于合适位置并注意两侧对比。

(一)生理反射

根据刺激的部位,可将生理反射分为浅反射和深反射。刺激皮肤或黏膜引起的反射称为浅反射,刺激肌腱、骨膜引起的反射称为深反射。

1. 浅反射

(1)角膜反射:嘱被检者眼睛向内侧注视,用湿棉絮尖从视野外侧轻触被检者一侧角膜外缘,观察眼睑闭合情况,同侧眼睑闭合称为直接角膜反射,对侧眼睑闭合称为间接角膜反射。角膜反射的传入神经为三叉神经眼支,中枢为脑桥,传出神经为面神经。临床意义:正常反应为双侧眼睑迅速闭合。直接与间接角膜反射均消失,见于被测侧三叉神经损害;直接反射消失,间接反射存在,见于被测侧面神经瘫痪;角膜反射完全消失,见于深昏迷。

(2)腹壁反射:被检者仰卧,双下肢稍屈曲,使腹壁松弛,检查者用钝头竹签分别沿肋弓下缘、平脐水平及腹股沟上缘平行方向,迅速由外向内轻划两侧腹壁皮肤,正常反应受刺激部位腹肌收缩,即腹壁反射存在(图3-45)。腹壁反射的传入、传出神经均为肋间神经。反射中枢:上腹壁为胸髓7~8节段;中腹壁为胸髓9~10节段;下腹壁为胸髓11~12节段。上、中或下部反射消失分别见于上述不同平面的胸髓病损。一侧腹壁反射减弱或消失见于同侧锥体束病损。双侧腹壁反射完全消失见于深昏迷、急性腹膜炎、肥胖者、老年人及经产妇等。

(3)提睾反射:用钝头竹签由下而上轻划男性被检者股内侧上方皮肤,观察睾丸上提情况。正常反应为同侧提睾肌收缩,睾丸上提(图3-45)。其传入和传出神经皆为生殖股神经,中枢为腰髓1~2节段。双侧反射消失见于腰髓1~2节段损害;一侧反射消失见于同侧锥体束损害。此外,腹股沟疝、阴囊水肿、睾丸炎等局部病变亦可使该反射减弱或消失。

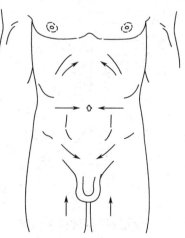

图3-45 腹壁反射和提睾反射检查示意图

2. 深反射

(1)肱二头肌反射:检查者左手托住被检者屈曲的肘部,拇指置于肱二头肌肌腱上,以叩诊锤叩击拇指,观察前臂运动情况。正常反应为肱二头肌收缩,前臂快速屈曲。肱二头肌反射传入、传出神经为肌皮神经,反射中枢在颈髓5~6节段(图3-46)。

(2)肱三头肌反射:被检者上臂外展,肘部半屈,检查者左手托住被检者肘部,右手用叩诊锤直接叩击鹰嘴上方1.5~2cm处的肱三头肌肌腱,观察前臂运动情况。正常肱三头肌收缩,前臂稍伸展。肱三头肌反射的传入、传出神经为桡神经,反射中枢在颈髓7~8节段(图3-47)。

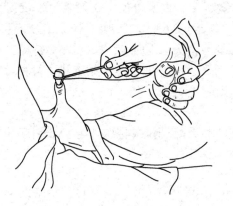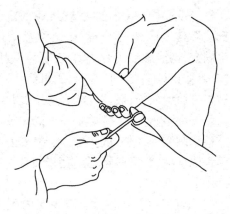

图3-46 肱二头肌反射检查示意图　　　　图3-47 肱三头肌反射检查示意图

(3)膝腱反射:被检者取坐位时,小腿完全放松下垂,取仰卧位时,检查者左手托起膝关节,使髋、膝关节稍屈曲,右手用叩诊锤叩击髌骨下方股四头肌肌腱,观察小腿运动情况。正常反应为股四头肌收缩,小腿伸展。膝反射的传入、传出神经为股神经,反射中枢在腰髓2~4节段(图3-48)。

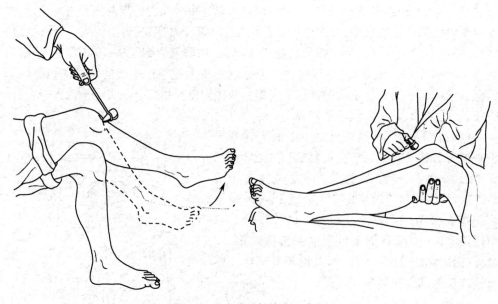

图3-48 膝腱反射检查示意图

(4)跟腱反射:被检者仰卧,髋及膝关节稍屈曲,下肢取外展外旋位,检查者左手托被检者足掌,使足呈过伸位,右手持叩诊锤叩击跟腱,观察足运动情况。正常反应为腓肠肌收缩,足向跖面屈曲。跟腱反射的传入、传出神经为胫神经,反射中枢在骶髓

1~2节段(图3-49)。

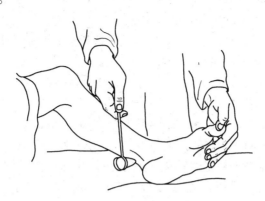

图3-49 跟腱反射检查示意图

深反射改变的临床意义:①深反射减弱和消失:常见于下运动神经元瘫痪,如周围神经炎、神经根炎、脊髓前角灰质炎等;肌肉疾患,如重症肌无力、周期性瘫痪等;脑或脊髓的急性损伤,如急性脊髓炎、脑出血早期;深昏迷、深度麻醉等。被检查者精神紧张或注意力集中于测部位,可出现可疑性减弱或消失。②深反射亢进:常见于锥体束损害,如脑血栓形成、脑出血等。此外,也见于神经症、甲状腺功能亢进症等。

（二）病理反射

病理反射是指锥体束损害时,大脑失去了对脑干和脊髓的抑制功能而出现的异常反射,又称锥体束征。锥体束征阳性常见于脑血栓形成、脑出血、脑炎等。1.5 岁以内的婴幼儿由于锥体束尚未发育完善,也可出现这种反射,不属于病理性。临床常用的病理反射有:

1. 巴宾斯基(Babinski)征　被检者仰卧,髋及膝关节伸直,检查者用钝头竹签由后向前划足底外侧缘,至小趾根部再转向跖趾侧,正常反应为足趾均不动或向跖面屈曲。阳性反应为踇趾缓缓背伸,其余四趾呈扇形散开(图3-50)。

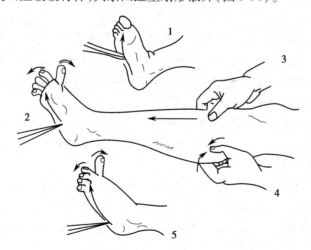

图3-50 几种病理反射示意图

1. Babinski 征阴性　2. Babinski 征阳性　3. Oppenheim 征阳性

4. Gordon 征阳性　5. Chaddock 征阳性

2. 奥本海姆(Oppenheim)征　检查者用拇指及示指沿被检者胫骨前缘自上而下用力滑擦,阳性反应同 Babinski 征(图 3-50)。

3. 戈登(Gordon)征　检查者将拇指和其余四指分置于被检者腓肠肌处,以适度力量挤捏,阳性反应同 Babinski 征(图 3-50)。

4. 查多克(Chaddock)征　检查者用钝头竹签沿被检者足背外侧从外踝下方由后向前划至趾跖关节处,阳性反应同 Babinski 征(图 3-50)。

以上 4 种病理反射以 Babinski 征最典型,最常用,价值也最大。

5. 霍夫曼(Hoffmann)征　左手持被检者腕部,右手中指与食指夹住被检者中指,稍向上提,使腕部处于轻度过伸位,然后以拇指迅速弹刮被检者中指指甲。正常五指均不动,阳性反应为其余四指轻微掌屈。此征为上肢锥体束征,较多见于颈髓病变(图 3-51)。

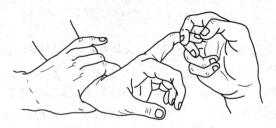

图 3-51　Hoffmann 征检查示意图

（三）阵挛

1. 髌阵挛　被检者仰卧,下肢伸直,用拇指和食指夹住髌骨上缘,突然用力向下方快速推动并维持用力,髌骨出现节律性的上下运动为髌阵挛阳性,临床意义同深反射亢进。

2. 踝阵挛　被检者仰卧,髋关节稍屈曲,一手托其腘窝,一手持其足掌前端,急速推其踝关节背屈并继续维持适当用力。踝关节出现节律性伸屈运动,为踝阵挛阳性。临床意义同深反射亢进。

（四）脑膜刺激征

软脑膜和蛛网膜的炎症,或蛛网膜下腔出血,可刺激脊神经根,导致其支配的肌肉发生反射性痉挛,当牵拉这些肌肉时,被检者可出现防御反应,从而产生一系列阳性体征,统称为脑膜刺激征。见于各种脑膜炎、脑炎、蛛网膜下腔出血、颅内压增高、脑水肿等。

1. 颈强直　被检者去枕仰卧,双下肢伸直,检查者右手置于被检者胸前,左手托其枕部并使其做被动屈颈动作。正常颈部柔软易屈,若颈有抵抗或下颌不能前屈并有痛苦表情,提示为颈强直。

2. 凯尔尼格(Kernig)征　被检者仰卧,检查者托起被检者一侧大腿,使髋、膝关节各屈曲成直角,然后一手置于其膝关节前上方固定膝关节,另一手托其踝部,将被检者小腿抬高尽量使其膝关节伸直。正常膝关节可伸达 135°以上。阳性表现为伸膝受限,并伴大腿后侧及腘窝部疼痛(图 3-52)。

3. 布鲁津斯基(Brudzinski)征　被检者仰卧,下肢伸直,检查者用一手托被检者枕部,另一手置于其胸前,使头前屈。正常表现双下肢不动;阳性表现为双侧膝关节和髋关节同时屈曲(图 3-53)。

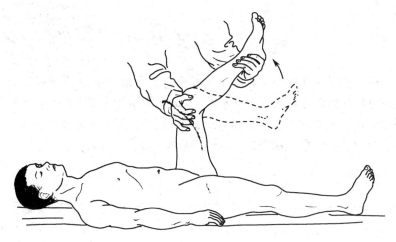

图 3-52　Kernig 征检查示意图

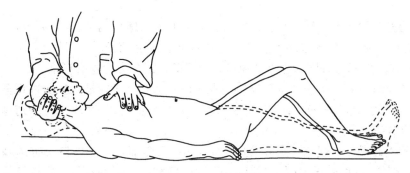

图 3-53　Brudzinski 征检查示意图

（五）拉赛克（Lasegue）征

Lasegue 征为神经根或坐骨神经受刺激引起。常见于坐骨神经炎、腰椎间盘突出症或腰骶神经根炎等造成的坐骨神经痛。

被检者仰卧，双下肢伸直，检查者一手置于被检者膝关节上，另一手将其下肢抬起。正常人伸直的下肢可抬高 70° 以上，抬高小于 30° 以下并出现自上而下的放射性疼痛为阳性（图 3-54）。

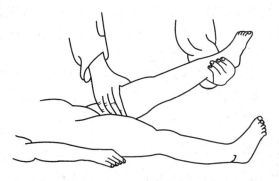

图 3-54　Lasegue 征检查示意图

（王晶　张敏）

145

第十节　全身体格检查

全身体格检查是对住院患者和健康人群全身各个部位进行的全面系统的体格检查。它是医学生和临床医师必备的基本功,也是评价和考核临床医师临床技能的重要指标。医学生在分段学习了各器官和系统的检查之后,必须能够融会贯通,综合运用,顺序、流畅、合理、全面、系统地完成全身体格检查。

一、全身体格检查的基本要求

1. 检查前准备要充分　全身体格检查前,检查者要充分做好准备工作。①要穿戴工作衣帽,服装大方整洁;②要剪短指甲,双手清洗干净;③要清点好检查所需要的器械(如听诊器、叩诊锤、体温计等);④向被检者自我介绍并告知检查目的,以取得对方合作。

2. 检查时顺序要合理　全身体格检查应遵循先整体后局部、先外后内、从头到脚分段进行的原则,合理的顺序不仅可以提高检查的效率,而且能尽最大可能减少体位变动,减轻患者的不适,同时也能避免检查项目的遗漏和方便检查记录。

3. 检查时内容要全面　全身体格检查的目的是对全身的健康状况进行全面细致的筛查,因此,要力求内容全面,收集尽可能完整的客观资料,完成病历特别是住院病历的各项信息要求。

4. 检查时操作要规范　在分段体格检查中,已详细学习了体格检查的基本方法和身体各部位、各重要器官(如甲状腺、甲状腺、肝脏等)的检查手法,在全身体格体检时应严格按照各项体格检查项目的要求,步骤清晰,手法精细,动作准确,操作规范。只有这样才能获得有价值的体检结果。

5. 检查时要注意原则性和灵活性的统一　进行全身体格检查时,既要遵守检查的基本原则,而又不拘泥于检查的基本原则,尽可能做到原则性与灵活性完美的统一。主要做到:①在全身体格检查中,应与患者有适度的沟通与交流,边查边问,边查边想,边查边分析,边查边判断;②在全身体格检查中,应根据问诊的提示,对罹患的脏器和系统有所侧重;③在全身体格检查中,对急诊和危重患者,不能按常规进行,在必要的检查后先抢救,其余检查待病情稳定后再行补充;④在全身体格检查中,对体位受限的患者,某些检查如外生殖器、肛门、直肠检查等,应根据具体病情确定是否检查,如需检查应有第三者在场,并注意保护患者隐私。

6. 检查后处理要完善　全身体格检查后,要注意做到:①向患者致谢,并交代检查后患者应注意的事项;②整理好检查的器械,收拾干净弃用的物品(如棉球、竹签、废纸片)并带走;③及时记录检查结果。

二、全身体格检查的一般顺序

进行全身体格检查时,总的原则是要尽量减少患者的体位变动,因而检查的顺序常因体位不同而不同。检查的一般顺序如下:

1. 卧位检查顺序　一般情况→生命体征→头部检查→颈部检查→前、侧胸部检查→腹部检查→上肢检查→下肢检查→神经系统检查→(嘱患者取坐位)背部检查→

（嘱患者取站立位）脊柱、四肢关节运动及共济运动检查→（必要时）外生殖器检查→肛门与直肠检查。

2. 坐位检查顺序　一般情况→生命体征→头部检查→颈部检查→上肢检查→背部检查→（嘱患者取卧位）前、侧胸部检查→腹部检查→下肢检查→神经系统检查→（嘱患者取站立位）脊柱、四肢关节运动及共济运动检查→（必要时）外生殖器检查→肛门与直肠检查。

三、全身体格检查的检查要点

根据全身体格检查的基本要求和检查的逻辑顺序，拟定检查的基本项目，准备检查器械。以下检查项目既是全身筛查必不可少的，也是完成住院病历规定的各项检查。

1. 一般情况　观察发育、体型、营养、意识、面容、表情、体位等一般状态。

2. 生命体征　测量体温（腋温 10 分钟）；触诊桡动脉测脉搏至少 30 秒；观测呼吸至少 30 秒；测右上肢血压 2 次。

3. 头部检查　尽量在自然光线下进行检查。

（1）观察头颅外形、异常运动、毛发色泽及分布、头部有无损伤等情况，触诊头部有无包块、压痛。

（2）观察眉毛分布、有无脱落。

（3）观察眼睑有无内翻、水肿，上睑有无下垂。

（4）观察眼球外形、有无突出或下陷。

（5）检查双眼的近视力。

（6）检查上、下睑结膜、球结膜、巩膜、泪囊。

（7）检查面神经运动功能（皱额、闭目）。

（8）检查眼球 6 个方位的运动功能。

（9）检查瞳孔形状及大小、双侧是否等大同圆、直接对光反射和间接对光反射、调节与集合反射。

（10）观察双侧耳廓有无畸形、结节，外耳道有无溢液，检查乳突有无压痛，触诊颞颌关节及其运动。

（11）检查双耳听力。

（12）检查外鼻、鼻前庭、鼻中隔。

（13）检查双侧鼻道通气状态。

（14）检查鼻窦（额窦、筛窦和上颌窦）有无压痛、叩击痛。

（15）观察口唇、牙齿、牙龈、口腔黏膜、悬雍垂、扁桃体、咽后壁、舌质、舌苔及伸舌运动情况等。

（16）检查面神经运动功能（露齿、鼓腮、吹口哨）。

（17）检查三叉神经功能运动功能、感觉功能。

4. 颈部检查

（1）观察颈部外形、皮肤状况、颈静脉是否充盈。

（2）分别触诊双侧颈动脉搏动情况。

（3）触诊颈部淋巴结（按顺序由浅入深触诊耳前→耳后→枕后→颌下→颏下→颈

前→颈后→锁骨上淋巴结),注意其部位、大小、数目、硬度、压痛、活动度、有无粘连、局部皮肤有无改变等。

(4)触诊甲状软骨、甲状腺峡部、甲状腺侧叶(配合吞咽动作),注意甲状腺的轮廓、大小、表面情况、有无结节、肿块和震颤。

(5)听诊颈部血管、甲状腺及有无杂音。

(6)触诊气管位置。

(7)检查颈椎屈曲、左右活动度。

(8)检查副神经(耸肩及对抗头部旋转运动)。

5. 前、侧胸部检查

(1)观察胸廓外形、对称性、肋间隙宽度、胸部皮肤、胸壁有无静脉曲张、呼吸运动等。

(2)检查胸壁弹性、有无皮下气肿、压痛、胸骨有无压痛。

(3)检查双侧乳房,注意双侧乳房大小、对称性、乳头位置、有无异常分泌物、皮肤有无改变、有无结节及包块,男性有无乳房增生。

(4)触诊腋窝淋巴结(由浅入深触诊外侧淋巴结群、胸肌淋巴结群、肩胛下淋巴结群、中央淋巴结群、腋尖淋巴结群),注意其部位、大小、数目、硬度、压痛、活动度、有无粘连、局部皮肤有无改变等。

(5)检查胸廓扩张度。

(6)检查触觉语颤,注意双侧对比,是否对称、有无增强或减弱。

(7)检查胸膜摩擦感。

(8)叩诊双肺(按自上而下,由外向内,双侧对比的原则依次叩诊肺尖、前胸和侧胸),注意叩诊音分布,叩出肺下界。

(9)听诊双肺(按自上而下,由外向内,双侧对比的原则依次听诊肺尖、前胸和侧胸),注意比较对称部位两侧呼吸音有无异常、有无啰音。

(10)检查语音共振。

(11)检查胸膜摩擦音。

(12)观察心尖搏动、心前区有无异常搏动。

(13)触诊心尖搏动、心前区有无震颤。

(14)检查心包摩擦感。

(15)叩诊心脏相对浊音界。

(16)听诊心脏(依次听诊心脏各瓣膜听诊区),听取心率、心律、心音、杂音、心包摩擦音。

6. 背部检查

(1)请受检者坐起,充分暴露背部。

(2)观察脊柱、胸廓外形、呼吸运动。

(3)检查胸廓活动度、对称性。

(4)检查双侧触觉语颤。

(5)叩诊双侧后胸部。

(6)叩诊双侧肺下界移动度(在肩胛线上)。

(7)听诊双侧后胸部。

（8）检查双侧语音共振。

（9）检查脊柱有无侧弯、压痛、叩击痛。

（10）检查双侧肋脊点、肋腰点有无压痛。

（11）检查双侧肾区有无叩击痛。

7. 腹部检查

（1）请受检者取仰卧位，正确暴露腹部。

（2）请受检者屈膝放松腹肌，双上肢置于躯干两侧，平静呼吸。

（3）观察腹部外形、对称性、皮肤、脐及腹式呼吸等。

（4）在脐区听诊肠鸣音至少1分钟。

（5）听诊腹部有无血管杂音。

（6）检查振水音。

（7）叩诊全腹。

（8）叩诊肝脏上、下界。

（9）检查肝脏有无叩击痛。

（10）检查移动性浊音。

（11）浅触诊全腹部。

（12）深触诊全腹部。

（13）单手法触诊肝脏（配合加深腹式呼吸）。

（14）双手法触诊肝脏（配合加深腹式呼吸）。

（15）剑突下触诊肝脏。

（16）检查肝-颈静脉回流征。

（17）检查墨菲征。

（18）双手法触诊脾脏。

（19）双手法触诊肾脏。

（20）检查麦氏点有无压痛。

（21）检查腹部触觉、痛觉。

（22）检查腹壁反射。

8. 上肢检查

（1）观察上肢皮肤、关节、双手及指甲等。

（2）触诊指间关节和掌指关节。

（3）检查指关节运动。

（4）检查上肢远端肌力。

（5）触诊腕关节。

（6）检查腕关节运动。

（7）触诊双肘鹰嘴和肱骨髁（肱骨内上、外上髁）。

（8）触诊滑车上淋巴结。

（9）检查肘关节运动。

（10）检查屈肘、伸肘的肌力。

（11）视诊肩部外形。

（12）触诊肩关节及其周围。

(13)检查肩关节运动。

(14)检查上肢触觉、痛觉。

(15)检查肱二头肌反射。

(16)检查肱三头肌反射。

(17)检查桡骨膜反射。

(18)检查霍夫曼征。

9. 下肢检查

(1)观察双下肢外形、皮肤、趾甲等。

(2)触诊腹股沟区有无肿块、疝等。

(3)触诊腹股沟淋巴结横组。

(4)触诊腹股沟淋巴结纵组。

(5)触诊股动脉搏动,必要时听诊。

(6)检查髋关节屈曲、内旋、外旋运动。

(7)检查双下肢近端肌力(屈髋)。

(8)触诊膝关节及浮髌现象。

(9)检查膝关节屈曲运动。

(10)检查髌阵挛和踝阵挛。

(11)检查跟膝胫试验。

(12)触诊踝关节及跟腱。

(13)检查有无水肿。

(14)触诊双足背动脉。

(15)检查踝关节背屈、跖屈活动。

(16)检查双足背屈、跖屈肌力。

(17)检查踝关节内翻、外翻运动。

(18)检查屈趾、伸趾运动。

(19)检查下肢触觉(或痛觉)。

(20)检查膝反射。

(21)检查跟腱反射。

(22)检查巴宾斯基征。

(23)检查查多克征。

(24)检查奥本海姆征。

(25)检查戈登征。

(26)检查凯尔尼格征。

(27)检查布鲁津斯基征。

(28)检查拉塞格征。

10. 肛门、直肠检查(必要时)

(1)嘱受检者左侧卧位,右腿屈曲。

(2)观察肛门、肛周、会阴区。

(3)戴上手套,示指涂以润滑剂行直肠指诊。

(4)观察指套上有无分泌物。

11. 外生殖器检查 必要时进行,向患者解释检查的必要性,消除顾虑,注意保护隐私。被检查者取仰卧位,确认膀胱已经排空。

(1)男性生殖器检查

1)视诊阴毛、阴茎、冠状沟、龟头、包皮。

2)视诊尿道外口。

3)视诊阴囊,必要时做提睾反射。

4)触诊双侧睾丸、附睾、精索。

(2)女性生殖器检查

1)视诊阴毛、阴阜、大阴唇、小阴唇、阴蒂。

2)视诊尿道口及阴道口。

3)触诊阴阜、大阴唇、小阴唇。

4)触诊尿道旁腺、巴氏腺。

12. 共济运动、步态、脊柱活动度检查 被检查者在站立状态下进行。

(1)指鼻试验(睁眼、闭眼)。

(2)指指试验(睁眼、闭眼)。

(3)轮替动作。

(4)闭目难立试验(注意做保护动作)。

(5)观察步态。

(6)检查颈椎活动度,做前屈、后伸、左右侧弯、旋转动作。

(7)检查腰椎活动度:做前屈、后伸、左右侧弯、旋转动作。

四、全身体格检查的记录要点

1. 一般检查

(1)发育:记录发育是否正常,与年龄、智力、体格成长是否相称。

(2)体型:记录体型(无力型、超力型、正力型)。

(3)营养:记录营养状态(良好、中等、不良)。

(4)意识:记录意识状态(清晰、淡漠、模糊、昏睡、谵妄、昏迷)。

(5)面容、表情:记录面容与表情状态(安静,忧虑,烦躁,痛苦,急、慢性病容或特殊面容)。

(6)体位:记录体位状态(自主、被动、强迫)。

2. 生命体征

(1)体温:一般记录腋窝温度。

(2)桡动脉:记录桡动脉搏动的强度、频率、节律及两侧是否对称。

(3)呼吸:记录呼吸的频率、节律及深度。

(4)血压:记录收缩压与舒张压的值(格式为:160/90mmHg)及脉压值。

3. 头部检查

(1)头颅:记录头颅外形、有无异常运动;毛发色泽及分布是否均匀;头皮有无损伤、包块、压痛。

(2)眼:记录眉毛分布是否均匀、有无脱落;眼睑有无内翻、水肿,上睑有无下垂;眼球外形有无突出或下陷;视力(双眼)是否正常;睑结膜、球结膜有无充血和出血点;

巩膜有无黄染;泪囊有无红肿和异常分泌物;皱额、闭目是否正常;眼球在6个方位的运动功能是否正常、有无眼球震颤;双侧瞳孔是否等大同圆,对光反射(直接和间接)是否存在,调节与集合反射是否存在。

(3)耳:记录耳廓有无畸形、结节;外耳道有无溢液及何种溢液;乳突有无压痛。

(4)听力:记录双耳听力是否正常。

(5)鼻:记录外鼻皮肤、外形有无异常改变;鼻骨或软骨有无骨折或移位;鼻中隔有无偏曲;鼻腔是否通气、有无异常分泌物;鼻窦(额窦、筛窦和上颌窦)有无压痛、叩击痛。

(6)口:记录口唇颜色、有无唇裂、干燥或皲裂;牙齿排列是否整齐,有无龋齿、残根、缺齿、义齿等;牙龈有无红肿、出血或溢脓;口腔黏膜有无溃疡、出血或瘀斑;悬雍垂是否居中,有无咽部充血、红肿;扁桃体有无肿大及其肿大的程度;舌体、舌质、舌苔及伸舌运动等有无异常;面神经运动功能(露齿、鼓腮、吹口哨)有无异常;三叉神经运动功能与感觉功能有无异常。

4. 颈部检查

(1)外形:记录两侧是否对称、直立。

(2)颈静脉:记录是否充盈。

(3)颈动脉:记录有无异常搏动及血管杂音。

(4)颈部淋巴结:按顺序(耳前→耳后→枕后→颌下→颏下→颈前→颈后→锁骨上)记录淋巴结的大小、数目、硬度、压痛、活动度、有无粘连、局部皮肤有无改变等状态。

(5)甲状腺:记录甲状腺的轮廓、大小(分度)、表面情况,有无结节、肿块,有无震颤及血管杂音。

(6)气管:记录位置是否居中。

(7)颈椎活动度:记录屈曲、左右活动有无异常。

(8)副神经:记录耸肩及对抗头部旋转运动有无异常。

5. 前、侧胸部检查

(1)胸廓:记录外形是否对称,肋间隙宽度,胸部皮肤,胸壁有无静脉曲张,呼吸运动等情况。

(2)胸壁:记录胸壁弹性,有无皮下气肿、压痛,胸骨有无压痛。

(3)乳房:记录双侧乳房大小、对称性、乳头位置、有无异常分泌物、皮肤有无改变、有无结节及包块,男性有无乳房增生。

(4)腋窝淋巴结:记录外侧淋巴结群、胸肌淋巴结群、肩胛下淋巴结群、中央淋巴结群、腋尖淋巴结群的状态。

(5)胸廓扩张度:记录双侧是否对称。

(6)触觉语颤:记录双侧是否对称、有无增强或减弱。

(7)胸膜摩擦感:记录是否触及。

(8)叩诊双肺:记录肺尖宽度,前胸和侧胸的叩诊音分布,锁骨中线、腋中线、肩胛线上肺下界的位置。

(9)听诊双肺:记录肺尖、前胸和侧胸对称部位两侧呼吸音有无异常,有无啰音。

(10)语音共振:记录双侧有无增强和减弱。

(11)胸膜摩擦音:记录是否闻及。

(12)心前区:记录有无异常隆起和凹陷、心尖搏动位置、心前区有无异常搏动。

(13)震颤:记录心前区有无震颤,震颤出现的部位与时相。

(14)心包摩擦感:记录是否触及。

(15)叩诊心脏相对浊音界:按规定格式记录心脏左界和右界。

(16)听诊心脏:记录心率、心律、心音、杂音、心包摩擦音。

6. 背部检查

(1)外形:记录脊柱、胸廓有无形态异常,呼吸运动是否对称。

(2)胸廓活动度:记录是否对称。

(3)触觉语颤:记录双侧是否对称。

(4)叩诊双侧后胸部:记录叩诊音有无异常。

(5)肺下界移动度:记录肺下界移动范围(在肩胛线上)。

(6)听诊双侧后胸部:记录有无呼吸音异常和啰音。

(7)语音共振:记录双侧有无增强和减弱。

(8)脊柱:记录有无侧弯、压痛、叩击痛。

(9)肋脊点、肋腰点:记录双侧有无压痛。

(10)双侧肾区:记录有无叩击痛。

7. 腹部检查

(1)听诊肠鸣音:记录肠鸣音次数及音调。

(2)听诊血管杂音:记录腹部有无血管杂音及位置、时相。

(3)叩诊振水音:记录是否触及。

(4)叩诊全腹:记录叩诊音有无异常。

(5)叩诊肝界:记录肝上、下界距离(在右锁骨中线上)。

(6)叩诊肝脏:记录质地、边界、表面情况、有无叩击痛。

(7)叩诊移动性浊音:记录是否存在。

(8)浅触诊全腹部:记录腹肌紧张程度。

(9)深触诊全腹部:记录有压痛与反跳痛,有无包块及包块状态。

(10)肝-颈静脉回流征:记录阳性或阴性。

(11)胆囊触诊:记录有无压痛、墨菲氏征阳性或阴性。

(12)脾脏触诊:记录大小、质地、边缘、表面情况。

(13)肾脏触诊:记录位置、有无压痛及肿块。

(14)触诊麦氏点:记录有无压痛与反跳痛。

(15)腹部触觉、痛觉:记录是否存在。

(16)腹壁反射:记录是否存在。

8. 上肢检查

(1)上肢皮肤、关节、双手及指甲:记录有无异常及异常状态。

(2)指间关节、掌指关节、指关节:记录有无畸形、活动是否灵活。

(3)上肢远端肌力:记录是否正常。

(4)腕关节:记录有无结节、包块、活动是否受限。

(5)双肘鹰嘴和肱骨髁(肱骨内上、外上髁):记录有无结节、压痛。

(6)滑车上淋巴结:记录有无肿大及状态。

(7)肘关节运动:记录是否灵活。

(8)屈肘、伸肘的肌力:记录是否正常。

(9)肩关节及其周围:记录外形有无畸形,活动是否受限。

(10)上肢触觉、痛觉:记录是否正常。

(11)肱二头肌反射:记录是否存在,两侧是否对称。

(12)肱三头肌反射:记录是否存在,两侧是否对称。

(13)桡骨膜反射:记录是否存在,两侧是否对称。

(14)霍夫曼征:记录是否存在,两侧是否对称。

9. 下肢检查

(1)双下肢外形、皮肤、趾甲:记录有无异常及异常状态。

(2)腹股沟区:记录有无肿块、疝。

(3)腹股沟淋巴结横组:记录有无肿大及状态。

(4)腹股沟淋巴结纵组:记录有无肿大及状态。

(5)股动脉搏动:记录有无异常搏动,听诊有无血管杂音。

(6)髋关节活动度:记录屈曲、内旋、外旋运动有无受限。

(7)双下肢近端肌力(屈髋):记录是否正常及异常状态。

(8)膝关节:记录有无红肿、浮髌试验阴性或阳性。

(9)膝关节活动:记录屈曲运动是否受限。

(10)髌阵挛和踝阵挛:记录是否存在。

(11)跟膝胫试验:记录是否准确。

(12)踝关节及跟腱:记录有无异常。

(13)下肢水肿:记录有无水肿,凹陷性或非凹陷性。

(14)双足背动脉:记录有无异常搏动。

(15)踝关节背屈、跖屈活动、内翻、外翻运动:记录是否受限。

(16)双足背屈、跖屈肌力:记录是否正常。

(17)下肢触觉(或痛觉):记录是否灵敏。

(18)膝反射:记录是否灵敏,两侧是否对称。

(19)跟腱反射:记录是否灵敏,两侧是否对称。

(20)巴宾斯基征:记录是否引出,两侧是否对称。

(21)查多克征:记录是否引出,两侧是否对称。

(22)奥本海姆征:记录是否引出,两侧是否对称。

(23)戈登征:记录是否引出,两侧是否对称。

(24)凯尔尼格征:记录是否引出,两侧是否对称。

(25)布鲁津斯基征:记录是否引出,两侧是否对称。

(26)拉塞格征:记录是否引出,两侧是否对称。

10. 肛门、直肠检查

(1)肛门、肛周、会阴区:记录有无结节、肛裂、炎症、皮疹等。

(2)直肠指诊:记录进指是否容易、有无直肠触痛、穹窿有无肿物、指套上有无分泌物或出血。

11. 外生殖器检查

(1)男性外生殖器检查

1)阴毛:记录分布类型、有无缺如或稀少。

2)阴茎:记录大小形态有无异常,有无硬结和溃疡,尿道外口有无触痛或排泄物。

3)睾丸:记录形状大小是否一致,有无肿物和触痛,提睾反射是否存在。

4)附睾:记录位置是否正常,有无增大、肿块和触痛。

5)精索:记录有无肿胀及静脉曲张。

(2)女性外生殖器检查

1)阴毛、阴阜、大阴唇、小阴唇、阴蒂:记录有无畸形、水肿、炎症、溃疡、赘生物或肿块。

2)阴道:记录有无畸形、充血、出血、溃疡、瘢痕、肿块,有无异常分泌物等。

12. 共济运动、步态、脊柱活动度检查

(1)指鼻试验(睁眼、闭眼):记录是否准确。

(2)指指试验(睁眼、闭眼):记录是否准确。

(3)轮替动作:记录是否灵活。

(4)闭目难立试验:记录是否平稳及不平稳状态。

(5)步态:记录有无异常步态。

(6)颈椎活动度:记录前屈、后伸、左右侧弯、旋转是否受限。

(7)腰椎活动度:记录前屈、后伸、左右侧弯、旋转是否受限。

(周艳丽)

复习思考题

扫一扫
测一测

1. 简述扁桃体肿大的临床分度。

2. 简述甲状腺肿大的临床意义。

3. 简述大叶性肺炎实变期的典型体征。

4. 简述心房颤动的听诊特点。

5. 试述淋巴结肿大的临床意义。

6. 试述干啰音与湿啰音的听诊特点及临床意义。

7. 试述心脏杂音产生的机制。

8. 试述心脏杂音的特性及听诊要点。

9. 试述肝脏触诊的检查方法。

10. 试述肌力的分级。

第四章

实验室检查

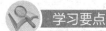
学习要点

1. 血液检查项目(特别是红细胞计数、血红蛋白测定、白细胞计数及分类计数、血小板计数、红细胞沉降率、出血时间、凝血时间)的参考值与改变的临床意义。

2. 尿液检查项目(特别是化学检查、显微镜检查)的参考值与改变的临床意义。

3. 粪便检查项目(特别是显微镜检查、粪便隐血试验)的参考值与改变的临床意义。

4. 肝功能检查项目(特别是血清蛋白测定、血清胆红素测定、血清转氨酶测定)的参考值与改变的临床意义。

5. 肾功能检查项目(特别是肾小球功能测定)的参考值与改变的临床意义。

6. 其他检查项目(血糖、血脂、血淀粉酶、心肌酶与心肌特异蛋白、乙型病毒性肝炎病毒标志物测定)的参考值与改变的临床意义。

实验室检查是指主要运用物理、化学、免疫学、生物学、遗传学及分子生物学等技术和方法对人体的血液、体液、分泌物、排泄物及组织细胞等标本进行观察、测定,以获得反映机体功能状态、病理变化、病因等客观资料的检查方法。它对协助疾病的诊断、进行病情观察、制订治疗与护理措施及判断预后等具有重要意义。

第一节 血液检查

一、标本采集

血液标本分为全血、血浆和血清。全血主要用于对血细胞成分的检查;血清用于大部分临床生化检查和免疫学检查;血浆适用多数出血与凝血功能项目的检查。血液一般检查需要采集全血或血浆标本。

(一)采集方法

1. 皮肤采血法(毛细血管采血法) 皮肤采血法(skin puncture for blood collection)多选择手指或耳垂部位采血,主要用于微量需血的检查或一般常规检查,采血量 0.01~0.1ml。采血时尽量避开有炎症、化脓、冻伤等皮肤损伤部位,切忌用力挤压。

2. 静脉采血法 静脉采血法(venipuncture for blood collection)通常选择肘部静脉、腕部静脉或手背静脉采集,用于需血量较多的检测项目或全自动血液分析仪测定时,采血量2~5ml。严禁从静脉输液管中采集血液标本。

3. 真空采血法 真空采血法是应用真空负压采血器从静脉采集化验血标本的一种采血方法,通常选择肘部静脉、腕部静脉或手背静脉采集。适合于小儿采血,其成功率高,标本合格率高。

（二）注意事项

1. 抗凝剂的使用 因检验目的不同,某些检验项目需要在全血和血浆标本中使用抗凝剂以获得抗凝血。血液检查中需加入抗凝剂的检验项目有全血细胞分析、血红蛋白检查、红细胞沉降率、血浆凝血酶原时间、活化部分凝血酶原时间等。常用的抗凝剂有:①草酸盐(有效抗凝浓度2mg/ml);②枸橼酸钠(有效抗凝浓度5mg/ml);③肝素(有效抗凝浓度0.1~0.2mg/ml);④乙二胺四乙酸(EDTA)盐(有效抗凝浓度1~2mg/ml)。

2. 及时送检和检验 血液标本离体后,其代谢活动仍在继续进行,为防止检验结果受影响,采集后应立即送检,并尽快进行检查。

3. 实验结果分析 分析检验结果应密切结合临床资料,并考虑药物、饮食因素等对检验结果的影响。药物、饮食对血液检查的影响主要有:许多药物由于其药理学或毒理学的影响,进入人体后可引起人体生理、生化和病理方面的复杂变化(这些变化并非原发病所致),从而影响临床检验结果;另一些药物由于其物理化学性质可与检验试剂起反应,从而干扰检验结果,出现假阳性假阴性或多种无法解释的结果。如抗癌药物:绝大多数抗癌药物对人体造血系统有抑制和毒害作用,可导致血液中红细胞、白细胞、血小板和血红蛋白数量的减少(少数药物可使血细胞异常升高),肝功能改变,有的使血脂值升高。为了最大限度地避免和清除"药物干扰检测"这一现象,医师、化验师和药师必须研究不同给药途径给药后的药物代谢动力学,判定检验结果时要综合考虑给药途径、药物的血药浓度水平、药物的半衰期、排泄途径和清除率等。高脂高糖饮食会对血糖血脂的检测产生影响。

二、血液一般检查

血液一般检查包括血液细胞成分的常规检测(简称血液常规检测)、网织红细胞检测和红细胞沉降率检测。传统的血常规检查(blood routine test)只包括红细胞计数、血红蛋白测定、白细胞计数及其分类计数。近年来,由于血液学分析仪器的广泛应用,血液常规检查的项目增多,包括红细胞计数和血红蛋白测定、红细胞形态测定、网织红细胞检查、血细胞比容测定、红细胞平均指数测定、红细胞沉降率、白细胞计数及白细胞分类、血小板计数、血小板平均值测定及血小板形态检测。

（一）红细胞计数和血红蛋白测定

通过红细胞计数(red blood cells count,RBC)和血红蛋白(hemoglobin,HGB,Hb)测定,主要了解是否有贫血以及贫血的程度。

1. 参考值

人群	红细胞数	血红蛋白
成年男性	$(4.0 \sim 5.5) \times 10^{12}/L$	$120 \sim 160g/L$
成年女性	$(3.5 \sim 5.0) \times 10^{12}/L$	$110 \sim 150g/L$

新生儿	$(6.0 \sim 7.0) \times 10^{12}/L$	$170 \sim 200g/L$
70岁以上男性		$94 \sim 122g/L$
70岁以上女性		$87 \sim 112g/L$

2. 临床意义

(1)红细胞和血红蛋白增多:①红细胞相对性增多:由血液浓缩引起,见于严重吐泻、大面积烧伤、大量出汗等。②红细胞绝对性增多:继发性增多,生理情况下见于高原地区居民;病理情况下见于慢性心、肺疾患,如发绀型先天性心脏病、肺源性心脏病等。原发性增多,多见于真性红细胞增多症。真性红细胞增多症(polycythemia vera)是一种原因未明的红细胞增多为主的骨髓增殖性疾病,目前认为是多能造血干细胞受累所致。其特点为红细胞持续性显著增多,可达$(7 \sim 10) \times 10^{12}/L$,血红蛋白达$180 \sim 240g/L$。本病属慢性和良性增生,部分患者可转变为白血病。

(2)红细胞和血红蛋白减少:①生理性减少见于3个月至15岁以前的儿童、妊娠中晚期的孕妇、老年人等;②病理性减少见于各种原因引起的贫血,如再生障碍性贫血、缺铁性贫血、溶血性贫血等。

临床上根据血红蛋白减少的程度将贫血分为4级:轻度,血红蛋白低于参考值的低限至90g/L;中度,90~60g/L;重度,60~30g/L;极重度,低于30g/L。

临床上根据红细胞和血红蛋白减少的比例可初步判断贫血的类型:①正细胞性贫血,红细胞与血红蛋白按比例减少,见于急性失血性贫血、溶血性贫血及再生障碍性贫血等;②小细胞低色素性贫血,血红蛋白减少比红细胞减少更明显,见于缺铁性贫血、铁粒幼细胞性贫血和海洋性贫血等;③大细胞性贫血,红细胞减少比血红蛋白减少更明显,见于巨幼红细胞性贫血等。

临床上根据红细胞计数的实际数值水平判断:高于$6.8 \times 10^{12}/L$,应采取相应的治疗措施;低于$3.5 \times 10^{12}/L$,为诊断贫血的界限;低于$1.5 \times 10^{12}/L$,应考虑输血。

(二)红细胞形态检查

1. 正常形态与大小 正常红细胞为淡红色双凹圆盘形,大小较一致,直径6~9μm,中央淡染区的大小相当于细胞直径的1/3~2/5左右。

2. 形态异常 ①球形红细胞增多,涂片中此种细胞超过20%才有诊断价值,见于遗传性球形红细胞增多症、自身免疫性溶血性贫血;②椭圆性红细胞增多,一般高于25%~50%才有诊断价值,主要见于遗传性椭圆性红细胞增多症;③口形红细胞,中央淡染区呈扁平裂缝状,状如微张口的嘴形或鱼口状,超过10%有诊断价值,常见于遗传性口形红细胞增多症,少量可见于弥散性血管内凝血及酒精中毒;④靶形红细胞,中央淡染区扩大,但中心部位又有部分色素存留而深染,形似射击的靶标,见于珠蛋白生成障碍性贫血、异常血红蛋白病、缺铁性贫血等;⑤镰形红细胞,状似镰刀,见于镰形红细胞性贫血;⑥泪滴形红细胞,呈泪滴状,见于骨髓纤维化、珠蛋白生成障碍性贫血、溶血性贫血等;⑦棘细胞及刺细胞,棘细胞外周呈钝锯齿状突起,刺细胞外周呈不匀称、不规则的棘刺状突起,主要见于棘形红细胞增多症(先天性无β脂蛋白血症);⑧裂细胞,指红细胞发生各种明显的形态学改变,可呈梨形、新月形、逗点形、三角形、盔形等,见于弥散性血管内凝血、血栓性血小板减少性紫癜、心血管创伤性溶血性贫血等。

3. 大小异常 红细胞大小异常包括:①小红细胞,直径<6μm,见于小细胞低色素性贫血,如缺铁性贫血;②大红细胞,直径>10μm,见于溶血性贫血、急性失血性贫血等;③巨红细胞,直径>15μm,常见于巨幼细胞贫血;④红细胞大小不均,直径相差可达1倍以上,见于缺铁性贫血、溶血性贫血、失血性贫血及巨幼细胞贫血等,其中以巨幼细胞贫血最为明显。

（三）网织红细胞检查

网织红细胞(reticulocyte,Ret)是指晚幼红细胞脱核后到完全成熟的红细胞之间的过渡型细胞。由于晚幼红细胞脱核后,其胞质内还残存核糖体等嗜碱性物质,经煌焦油蓝或新亚甲蓝染色后呈现浅蓝或深蓝色的网织状,故称网织红细胞。

1. 参考值

人群	百分数	绝对值
成人	0.5%~1.5%	$(24~84)\times10^9$/L
新生儿	2%~6%	$(25~75)\times10^9$/L

2. 临床意义

（1）判断骨髓造血情况

1）网织红细胞增多:提示骨髓红细胞系增生旺盛。常见于溶血性贫血、急性失血性贫血,也见于放射治疗和化学治疗后造血恢复时。

2）网织红细胞减少:提示骨髓造血功能低下。见于再生障碍性贫血,典型病例常低于0.5%,其绝对值小于15×10^9/L,该检验结果为再生障碍性贫血的诊断标准之一。也见于恶性贫血、骨髓病性贫血等。

（2）观察贫血疗效:缺铁性贫血和巨幼细胞性贫血经有效治疗3~5天后可见网织红细胞增高,7~10天达高峰,2周左右逐渐减低,此称网织红细胞反应。网织红细胞反应是贫血治疗疗效观察的指标和贫血患者随访检查的项目之一。

（3）骨髓移植效果监测:骨髓移植后第21天,如Ret大于15×10^9/L,常表示无移植并发症;若Ret小于15×10^9/L,伴中性粒细胞和血小板计数增高,提示可能为骨髓移植失败。

（四）血细胞比容测定

血细胞比容(hematocrit,HCT,Ht),以前称红细胞压积(PCV),是指在一定条件下,经离心沉淀后压紧的红细胞在全血标本中所占体积的比值。

1. 参考值

人群	温氏法(Wintrobe法)	微量毛细管法(微量法)
成年男性	0.40~0.50L/L	(0.467 ± 0.039)L/L
成年女性	0.37~0.48L/L	(0.421 ± 0.054)L/L

2. 临床意义

（1）血细胞比容增高:见于①各种原因引起的血液浓缩,致血细胞比容相对性增高,如大量呕吐、严重腹泻、大面积烧伤、大手术后,临床上测定脱水患者血细胞比容,了解血液浓缩程度,作为计算补液参考;②真性红细胞增多症引起血细胞比容绝对性增高,可高达0.60L/L以上,甚至达0.80L/L。

（2）血细胞比容减低:见于各种原因引起的贫血。但不同种类贫血,血细胞比容减低的程度并不与红细胞计数完全一致。再生障碍性贫血为正细胞性贫血,缺铁性贫血为小细胞性贫血,巨幼细胞性贫血为大细胞性贫血。

（五）红细胞平均指数测定

红细胞平均指数包括:平均红细胞容积(mean corpuscular volume,MCV),指每个红细胞的平均体积,以飞升(fl,1L=10^{15}fl)为计量单位;平均红细胞血红蛋白量(mean corpuscular hemoglobin, MCH), 指每个红细胞内所含血红蛋白的平均量, 以皮克 (pg, $1g = 10^{12}pg$) 为计量单位; 平均红细胞血红蛋白浓度 (mean corpuscular hemoglobin concentration, MCHC), 指每升血液中平均所含血红蛋白浓度 (克数), 以 g/L 计量单位。临床检验分为血液分析仪法 (EDTA 抗凝全血) 和手工法, 血液分析仪法的数值由仪器直接打印报出, 手工法的数值由已测得的 RBC、Hb 和 HCT 计算得出, 其计算公式为:

$$MCV(fl) = HCT(L/L)/RBC(\times 10^{12}/L)$$
$$MCH(pg) = Hb(g/L)/RBC(\times 10^{12}/L)$$
$$MCHC(g/L) = Hb(g/L)/HCT(L/L)$$

1. 参考值

项目	血液分析仪法	手工法
MCV	80~100fl	80~92fl
MCH	27~34pg	27~31pg
MCHC	320~360g/L	320~360g/L

2. 临床意义 分析 MCV、MCH、MCHC 三项红细胞平均值, 可进行贫血的形态学分类, 见表 4-1。

表 4-1 贫血的形态学分类 (血液分析仪法数值)

贫血类型	MCV(fl)	MCH(pg)	MCHC(%)	病因
正细胞性贫血	80~100	27~34	32~36	再生障碍性贫血、急性溶血性贫血、急性失血性贫血、白血病等
大细胞性贫血	>100	>34	32~36	恶性贫血、巨幼细胞性贫血
小细胞低色素性贫血	<80	<27	<32	缺铁性贫血、铁粒幼细胞性贫血、珠蛋白生成障碍性贫血
单纯小细胞性贫血	<80	<27	32~36	慢性感染及中毒引起的贫血

(六) 红细胞沉降率

红细胞沉降率 (erythrocyte sedimentation rate, ESR) 是指红细胞在一定条件下沉降的速率, 简称血沉。

1. 参考值 男性 0~15mm/1h 末 (魏氏法, Westergren 法)

女性 0~20mm/1h 末 (魏氏法, Westergren 法)

2. 临床意义 红细胞表面的唾液酸带有负电荷, 故红细胞相互排斥不易聚集, 悬浮于血浆中, 下沉缓慢。影响红细胞聚集的因素主要存在于血浆中, 白蛋白带有负电荷具有抑制红细胞聚集、减缓下沉的作用; 纤维蛋白原、球蛋白、免疫复合物等带有正电荷具有促进红细胞聚集、加快下沉的作用, 尤以纤维蛋白原为促进血沉最有力的物质。另外, 红细胞数量多时, 阻力大, 下沉慢; 红细胞数量少时, 阻力小, 下沉快。

(1) 血沉增快

生理性增快: 见于 12 岁以下儿童、60 岁以上老人、妇女月经期、妊娠 3 个月以上的孕妇等。

病理性增快: 见于①炎症性疾病: 感染是血沉增快最常见的原因, 感染时血中 α_1

抗胰蛋白酶、α_2巨球蛋白、C-反应蛋白、结合球蛋白、纤维蛋白原等反应物质增多,这些物质易使红细胞形成缗钱状聚集,故血沉增快;②组织损伤及坏死:范围较大的组织损伤或手术创伤、脏器梗死后的组织坏死都可使血沉增快;③恶性肿瘤:迅速增长的恶性肿瘤血沉增快,恶性肿瘤手术切除后或治疗较彻底,血沉可趋正常,复发或转移时又可增快;良性肿瘤血沉多正常;④高球蛋白血症:如系统性红斑狼疮、多发性骨髓瘤、慢性肾炎、肝硬化、巨球蛋白血症等;⑤贫血:贫血患者的血沉可随贫血加重而增快,但两者并不成正比,异形红细胞不容易聚集成缗钱状,故遗传性红细胞增多症、镰形红细胞性贫血患者的血沉增快不明显;⑥高胆固醇血症:动脉粥样硬化、糖尿病、肾病综合征、黏液性水肿等高胆固醇血症的患者血沉可加快。

血沉虽然为一非特异性指标,但对判断结核病、恶性肿瘤、自身免疫性疾病(风湿热、类风湿关节炎、系统性红斑狼疮等)有一定的价值,常可作为疾病是否活动的监测指标,病变活动时血沉加快,病变好转或静止时血沉逐渐恢复正常。另外,对急性心肌梗死和心绞痛的鉴别也有一定的价值,急性心肌梗死时血沉加快,心绞痛发作时血沉正常。

(2)血沉减慢:一般无意义。

(七)白细胞计数及白细胞分类

通过白细胞计数(white blood cells count,WBC)及白细胞分类(white blood cells differential count,DC),了解白细胞总数及其各组成细胞的变化,借以协助相关疾病的诊断。

1. 参考值

(1)白细胞计数:

人群	白细胞计数
成人	$(4 \sim 10) \times 10^9 / L$
新生儿	$(15 \sim 20) \times 10^9 / L$
6个月~2岁	$(11 \sim 12) \times 10^9 / L$

(2)白细胞分类:百分数和绝对值见表4-2。

表4-2 白细胞分类的百分数和绝对值

细胞分类	百分数(%)	绝对值(10^9/L)
中性粒细胞(N)		
杆状核(st)	0~5	0~0.5
分叶核(sg)	50~70	2~7
嗜酸性粒细胞(E)	0.5~5	0.02~0.5
嗜碱性粒细胞(B)	0~1	0~0.1
淋巴细胞(L)	20~40	0.8~4
单核细胞(M)	3~8	0.12~0.8

2. 临床意义 白细胞总数的增多或减少主要受中性粒细胞数量的影响,故白细胞总数增多或减少与中性粒细胞的增多或减少有着密切关系和基本相同的临床意义。

(1)中性粒细胞(neutrophil,N)

1)中性粒细胞增多:中性粒细胞增多常伴随白细胞总数的增多。

生理性增多:见于妊娠后期及分娩时、剧烈运动或劳动后、饱餐或淋浴后、高温或严寒等。

病理性增多:常见于急性感染,特别是急性化脓性感染,为其最常见的原因;严重的组织损伤及大量血细胞破坏,如严重外伤、大面积烧伤、较大手术、急性心肌梗死及严重的血管内溶血等;急性大出血,急性大出血后,白细胞总数及中性粒细胞明显增多,特别是内出血时,白细胞总数可高达 $20 \times 10^9 / L$;急性中毒,如糖尿病酮症酸中毒、尿毒症、急性铅中毒、急性汞中毒及安眠药中毒等;白血病和其他恶性肿瘤;骨髓增殖性疾病。

2)中性粒细胞减少:常见于某些革兰阴性杆菌感染(如伤寒、副伤寒)、某些病毒感染(如流行性感冒、病毒性肝炎)及某些原虫感染(如疟疾、黑热病);血液病,如再生障碍性贫血、非白血性白血病、恶性组织细胞病、巨幼细胞贫血、严重缺铁性贫血等;物理、化学因素损伤,如 X 线、γ 射线等物理因素和苯、铅、汞、氯霉素、抗肿瘤药等化学因素损伤骨髓;脾大及其功能亢进。

(2)嗜酸性粒细胞(eosinophil,E)

1)嗜酸性粒细胞增多:见于过敏性疾病,如支气管哮喘、药物过敏、食物过敏等;寄生虫病,如蛔虫病、钩虫病、血吸虫病等;皮肤病,如湿疹、剥脱性皮炎、天疱疮、银屑病等;血液病,如慢性粒细胞白血病、嗜酸性粒细胞白血病等。

2)嗜酸性粒细胞减少:见于伤寒或副伤寒初期、应激状态(大手术、烧伤等)、长期应用肾上腺皮质激素后等。

(3)嗜碱性粒细胞(basophil,B)

1)嗜碱性粒细胞增多:见于过敏性疾病,如过敏性结肠炎、药物过敏、食物过敏等;血液病,如慢性粒细胞白血病、嗜碱性粒细胞白血病等;恶性肿瘤(特别是转移癌);传染病,如流行性感冒、水痘、结核病等。

2)嗜碱性粒细胞减少:无临床意义。

(4)淋巴细胞(lymphocyte,L)

1)淋巴细胞增多

生理性增多:婴儿出生时淋巴细胞约占 35%,粒细胞占 65%。4~6 天后淋巴细胞可达 50%,与粒细胞比例大致相等。4~6 岁时,淋巴细胞比例逐渐减低,粒细胞比例增加,逐渐达正常成人水平。

病理性增多:主要见于感染,如麻疹、风疹、水痘、流行性腮腺炎、传染性单核细胞增多症、病毒性肝炎等病毒感染,也可见于百日咳杆菌、结核杆菌、布鲁菌、梅毒螺旋体、弓形体等感染;恶性肿瘤,如淋巴细胞性白血病、淋巴瘤等;急性传染病的恢复期;移植排斥反应。

2)淋巴细胞减少:主要见于应用肾上腺皮质激素、烷化剂、抗淋巴细胞球蛋白等的治疗以及放射线损伤、免疫缺陷性疾病、丙种球蛋白缺乏症等。

(5)单核细胞(monocyte,M)

1)单核细胞增多

生理性增多:见于婴幼儿及儿童。

病理性增多:见于疟疾、黑热病、活动性肺结核、急性感染的恢复期、单核细胞白血病、多发性骨髓瘤、恶性组织细胞病、淋巴瘤、骨髓增生异常综合征等。

2）单核细胞减少：无临床意义。

（八）白细胞形态异常

1. 中性粒细胞的中毒性改变　主要出现细胞大小不均、中毒颗粒（胞质中出现粗大、分布不均、深紫或紫黑色颗粒）、空泡形成、核变性（出现核固缩、溶解及碎裂）等改变。多见于严重感染、急性中毒及大面积烧伤等。

2. 中性粒细胞的核象变化　中性粒细胞核象是指粒细胞的分叶状况。正常时，外周血中性粒细胞核以 3 叶居多，杆状核与分叶核之比为 1∶13。

（1）核左移（shift to the left）：外周血液中出现不分叶核粒细胞（包括杆状核粒细胞、晚幼粒、中幼粒或晚幼粒细胞等）的百分率增高（超过 5%）时，称为核左移。核左移分再生性左移和退行性左移，前者是指核左移伴有白细胞总数增高，后者则表现为核左移而白细胞总数不增高、甚至减低。核左移常见于感染，尤其是急性化脓性细菌所致的感染，也见于急性中毒、急性溶血、急性失血等。杆状核粒细胞>5% 为轻度核左移；杆状核粒细胞>10%，并伴有少数晚幼粒细胞为中度核左移；杆状核粒细胞>25%，并出现更幼稚的粒细胞为重度核左移。

（2）核右移（shift to the right）：外周血液中若中性粒细胞核出现 5 叶或更多分叶，其百分率超过 3% 称为核右移。主要见于恶性贫血、应用抗代谢药物后、炎症恢复期等，如在疾病进展期突然出现核右移，则表示预后不良。

3. 异形淋巴细胞　指外周血液中见到的形态变异的不典型淋巴细胞。异形淋巴细胞增多可见于传染性单核细胞增多症、流行性出血热、药物过敏、输血后、血液透析或体外循环术后、放射治疗后等。

（九）血小板计数

血小板计数（platelet count or blood platelet count，PC，BPC，PLT）是测定全血中的血小板数量。

1. 参考值　$(100\sim300)\times10^9/L$

2. 临床意义　正常人血小板数随时间和生理状态变化：午后高于早晨；冬季高于春季；高原居民高于平原居民；月经前减低，月经后增高；运动、饱餐后增高；妊娠中晚期增高。静脉血比毛细血管血高 10%。

（1）血小板减少：指血小板数低于 $100\times10^9/L$。见于：①血小板生成障碍：如再生障碍性贫血、急性白血病；②血小板破坏过多：如特发性血小板减少性紫癜、脾功能亢进、免疫性血小板减少症；③血小板消耗增多：如弥散性血管内凝血（DIC）；④其他：肝硬化、大量输入库存血或血浆、感染。

当血小板为 $(20\sim50)\times10^9/L$ 时，可有轻度出血或手术后出血；当血小板低于 $20\times10^9/L$ 时，可出现较严重出血；当血小板低于 $5\times10^9/L$ 时，常有严重出血。

（2）血小板增多：指血小板超过 $400\times10^9/L$。原发性增多见于骨髓增殖性疾病，如真性红细胞增多症、原发性血小板增多症、骨髓纤维化早期、慢性粒细胞性白血病等；反应性增多见于急性感染性疾病、急性溶血（输血反应、某些药物不良反应、母婴血型ABO 不合、毒素、机械性因素等，导致红细胞短时间内大量破裂，血红蛋白溢出，从而引起一系列临床表现）、某些癌症患者。

（十）血小板平均容积和血小板分布宽度测定

1. 血小板平均容积（mean platelet volume，MPV）　代表单个血小板的平均容积。

（1）参考值：7～11fl

（2）临床意义：增加见于：①血小板破坏增加而骨髓代偿功能良好者；②造血功能抑制解除后（MPV 增加是造血功能恢复的首要表现）。减低见于：①白血病患者；②骨髓造血功能不良或骨髓造血功能衰竭。

2. 血小板分布宽度（platelet distribution width，PDW） 反映血小板容积大小的离散度，用所测单个血小板容积大小的变异系数（CV%）表示。

（1）参考值：15%～17%

（2）临床意义：减少表明血小板的均一性高。增高表明血小板大小悬殊，见于急性髓系白血病、巨幼细胞贫血、慢性粒细胞白血病、脾切除后、巨大血小板综合征、血栓性疾病等。

三、溶血性贫血检查

（一）红细胞渗透脆性试验

红细胞渗透脆性试验（erythrocyte osmotic fragility test）是测定红细胞对不同浓度低渗氯化钠的抵抗力。在低渗氯化钠溶液中，红细胞逐渐膨胀甚至破裂而溶血。将患者的红细胞加入按比例配制的不同浓度低渗氯化钠溶液中观察其溶血情况，开始溶血时氯化钠溶液的浓度为红细胞最小抵抗力，完全溶血时氯化钠溶液的浓度为其最大抵抗力。

1. 参考值 开始溶血：0.42%～0.46%（4.2～4.6g/L）NaCl 溶液

完全溶血：0.28%～0.34%（2.8～3.4g/L）NaCl 溶液

2. 临床意义

（1）脆性增高：指在>0.50%NaCl 溶液中开始溶血、在>0.38%NaCl 溶液中完全溶血。主要见于遗传性球形红细胞增多症、温抗体型自身免疫性溶血性贫血、遗传性椭圆形红细胞增多症。

（2）脆性减低：主要见于海洋性贫血、缺铁性贫血等。海洋性贫血又称地中海贫血（Thalassemia），是一组遗传性溶血性贫血，其共同特点是由于珠蛋白基因的缺陷使血红蛋白中的珠蛋白肽链有一种或几种合成减少或不能合成，导致血红蛋白的组成成分改变，本组疾病的临床症状轻重不一，大多表现为慢性进行性溶血性贫血。

（二）酸化溶血试验（Ham 试验）

阵发性睡眠性血红蛋白尿症（paroxysmal nocturnal hemoglobinuria，PNH）患者存在对补体敏感性增高的红细胞，在 pH 6.6～6.8 的血清中，经 37℃ 孵育，易发生溶血。

1. 参考值 阴性

2. 临床意义 阳性：主要见于 PNH。

知识链接

阵发性睡眠性血红蛋白尿症

阵发性睡眠性血红蛋白尿症是一种后天获得性造血干细胞基因突变引起的溶血性疾病。发病年龄多在 20～40 岁，主要临床表现为慢性血管内溶血、栓塞、全血细胞减少、血红蛋白尿等。确诊试验为酸化血清溶血试验、蛇毒因子试验等。常规治疗主要是使用右旋糖酐、碳酸氢钠、肾上腺皮质激素等控制溶血发作和使用雄激素刺激血细胞生成。

（三）抗人球蛋白试验（Coombs 试验）

自身免疫性溶血性贫血（autoimmune hemolytic anemia，AIHA）患者体内免疫发生异常，产生的自身抗体或（和）补体结合在红细胞膜上，使红细胞破坏加速。不完全抗体（IgG）无法架接两个邻近的红细胞，而只能和一个红细胞抗原相结合。人球蛋白抗体是完全抗体，可与多个不完全抗体的 Fc 段相结合，导致红细胞凝集现象，称为抗人球蛋白试验阳性。直接 Coombs 试验阳性说明患者红细胞表面上包被有不完全抗体，而间接 Coombs 试验阳性则说明患者血清中存在着不完全抗体。

1. 参考值　直接、间接抗人球蛋白试验：阴性

2. 临床意义　①直接 Coombs 试验阳性见于新生儿溶血病、自身免疫性溶血性贫血、系统性红斑狼疮、类风湿关节炎、恶性淋巴瘤、甲基多巴及青霉素等引起的药物性溶血反应；②间接 Coombs 试验主要用于 Rh 或 ABO 妊娠免疫性新生儿溶血病母体血清中不完全抗体的检测。

（四）血浆游离血红蛋白检查

1. 参考值　<50mg/L

2. 临床意义　血管内溶血时血浆游离血红蛋白明显增高，自身免疫性溶血性贫血、珠蛋白生成障碍性贫血可轻度增高，血管外溶血时正常。

四、出血与凝血检查

（一）出血时间测定

出血时间（bleeding time，BT）是指在一定条件下，将皮肤毛细血管刺破后，血液自然流出到自然停止所需要的时间。试验前患者须停用阿司匹林等抗血小板药物。

1. 参考值　Duke 法：1~3 分钟，超过 4 分钟为异常。

　　　　　IVY 法：2~6 分钟，超过 7 分钟为异常。

　　　　　出血时间测定器法：(6.9±2.1) 分钟，超过 9 分钟为异常。

2. 临床意义

（1）BT 延长：见于①血小板明显减少，如血小板减少性紫癜；②血小板功能异常，如血小板无力症、巨大血小板综合征；③凝血因子严重缺乏，如血管性血友病（vWD）、弥散性血管内凝血（DIC）；④血管壁异常，如遗传性出血性毛细血管扩张症；⑤药物影响，如服用阿司匹林、双嘧达莫等。

（2）BT 缩短：主要见于血栓前状态或血栓性疾病，如心血管疾病（冠心病、二尖瓣狭窄合并心房颤动等）、脑血管疾病（脑动脉硬化、脑血栓形成等）、糖尿病伴周围血管病、DIC、妊娠高血压综合征等。

（二）凝血时间测定

凝血时间（clotting time，CT）是指离体静脉血发生凝固所需要的时间。它反映内源性凝血系统的功能状态，是内源性凝血系统的筛选试验之一。

1. 参考值　普通试管法：4~12 分钟

　　　　　硅管法：15~32 分钟

2. 临床意义

（1）CT 延长：见于血友病 A、血友病 B、纤维蛋白原缺乏症、重症肝病（肝硬化晚期、肝癌晚期、重症肝炎等）、新生儿出血症、药物影响（应用肝素等抗凝剂）等。

（2）CT 缩短：见于血液高凝状态、血栓性疾病。

（三）毛细血管脆性试验

毛细血管脆性试验（capillary fragility test，CFT）又称束臂试验，是通过物理加压来检查毛细血管壁柔韧性和完整性的一种方法，当毛细血管本身的结构和功能、血小板的质和量以及体液因子有缺陷或受到某些化学物质、物理因素的作用时，毛细血管的脆性和通透性增加。

1. 检查方法　在前臂屈侧肘弯下 4cm 处画一直径 5cm 的圆圈，并标出原有出血点。按常规测量血压方法绑缚袖带，使压力维持在收缩压和舒张压之间（一般在 90mmHg）8 分钟。解除袖带 5 分钟后观察圈内新出血点数。

2. 参考值　男性<5 个；女性及儿童<10 个。

3. 临床意义　新出血点增多：见于遗传性出血性毛细血管扩张症、过敏性紫癜、维生素 C 或维生素 P 缺乏症、原发性或继发性血小板减少症、先天性或获得性血小板功能缺陷症、血管性血友病等。

（四）血浆凝血酶原时间测定

血浆凝血酶原时间（prothrombin time，PT）指在受检血浆中加入组织凝血活酶和 Ca^{2+} 后血浆凝固所需要的时间。此为外源性凝血系统的筛选试验，可同时报告凝血酶原比值（PTR）和国际标准化比值（INR）。PTR 即被检血浆的凝血酶原时间（s）/正常血浆的凝血酶原时间（s）；INR 即 PTR[ISI]，ISI 为国际敏感度指数，ISI 越小（小于 2.0）组织凝血活酶的敏感性越高。

1. 参考值　PT：11～13 秒，测定值超过对照值 3 秒以上为异常；PTR：1.0±0.05；INR：1.0±0.1。

2. 临床意义

（1）PT 延长：见于凝血因子（Ⅱ、Ⅴ、Ⅶ、Ⅹ 及纤维蛋白原）缺乏、维生素 K 缺乏、重症肝病（肝硬化晚期、肝癌晚期、重症肝炎等）、纤维蛋白溶解亢进、DIC、药物影响（使用肝素等抗凝剂）等。

（2）PT 缩短：见于血液高凝状态和血栓性疾病，如 DIC 早期、心肌梗死、脑血栓形成、多发性骨髓瘤、药物影响（如长期口服避孕药）等。

（3）口服抗凝剂的监测：PT 是监测口服抗凝剂的首选试验。在应用口服抗凝剂的过程中，使 PT 维持在对照值（12.0±1.0）秒的 1.5～2 倍、PTR 维持在 1.5～2.0 为最佳。PTR>2.0 时，出血发生率为 22%，PTR<2.0 时，出血发生率仅为 4%。

（五）活化部分凝血活酶时间测定

活化部分凝血活酶时间（activated partial thromboplasting time，APTT）是指在受检血浆中加入部分凝血活酶磷脂悬液和 Ca^{2+} 后血浆凝固所需要的时间。此为内源性凝血系统的筛选试验，又是监测肝素治疗的首选指标。

1. 参考值　32～43 秒，较正常对照值延长 10 秒以上为异常。

2. 临床意义　同凝血时间（CT），但较普通试管法 CT 更敏感。

五、血型检查

血型（blood group）是人类的一种遗传性状，与人类输血关系密切的是 ABO 血型系统，其次是 Rh 血型系统。

（一）血型鉴定

1. ABO 血型鉴定

（1）ABO 血型系统的抗原与抗体：ABO 血型系统分类是以红细胞表面的抗原（A或 B 抗原）为分型原则，红细胞表面含有某种抗原，则血清中就不会存在相对应的天然抗体，因此将血型分为 A 型、B 型、O 型、AB 型 4 型，见表 4-3。

表 4-3 ABO 血型系统分型

血型	红细胞表面抗原	血清中抗体
A	A	抗 B
B	B	抗 A
O	无	抗 A 与抗 B
AB	A 与 B	无

（2）ABO 血型系统的鉴定：进行 ABO 血型鉴定时，用已知标准血清鉴定受检者（血型未知）红细胞表面的抗原称正向定型，同时用已知标准红细胞鉴定受检者血清中的抗体称反向定型。只有受检者红细胞表面的抗原鉴定和血清中的抗体鉴定所得结果完全相符时，才能肯定受检者血型。ABO 血型系统定型试验结果判定见表 4-4。

表 4-4 ABO 血型系统定型试验结果判定

血型	标准血清+被检红细胞（正向定型）			标准红细胞+被检血清（反向定型）		
	抗 A（B 型血清）	抗 B（A 型血清）	抗 AB（O 型血清）	A 型红细胞	B 型红细胞	O 型红细胞
A	+	-	+	-	+	-
B	-	+	+	+	-	-
O	-	-	-	+	+	-
AB	+	+	+	-	-	-

2. Rh 血型鉴定 人类血型系统中，Rh 血型在临床上的重要性仅次于 ABO 血型系统。1940 年，有人证明人的红细胞上有与恒河猴（macacus rhesus）红细胞相同的抗原，于是将这种抗原命名为 Rh 抗原。含有此种抗原者称为 Rh 阳性，不含有此种抗原者称为 Rh 阴性。

（1）Rh 血型系统的抗原与抗体：目前认定人类红细胞上的 Rh 抗原有 5 种，按抗原性的强弱依次为 D、E、C、c、e，因 D 抗原的抗原性最强，故其临床意义最大。Rh 血型相应的抗体也有 5 种，即抗 D、抗 E、抗 C、抗 c、抗 e，抗 D 抗体是其中最重要的抗体。由于大多数 Rh 血型不和的输血反应和新生儿溶血都是抗 D 抗体引起，所以粗略地称含 D 抗原的红细胞为 Rh 阳性，不含 D 抗原的红细胞为 Rh 阴性，Rh 血型鉴定也仅做 D 抗原的鉴定。凡是抗 D 血清阳性，即为 Rh 抗原阳性。我国汉族人中 99% 以上为 Rh 抗原阳性。

（2）Rh 血型系统的鉴定：Rh 抗原中抗原性最强、出现频率最高、临床意义较大的是 D 抗原，故临床实验室一般只做 D 抗原鉴定，根据 D 抗原存在与否，分为 Rh 阳性及阴性。鉴定所采用的方法依抗体的性质而定，如系完全抗体可用生理盐水凝集试验；如系不完全抗体则应用胶体介质法、木瓜酶（或菠萝酶）法或抗人球蛋白法。

（二）交叉配血试验

1. 概念　配血试验是检查供、受血者中是否含有不相合的抗原、抗体成分。供血者红细胞与受血者血清的反应称主侧，供血者血清与受血者红细胞的反应称次侧，两者合称为交叉配血。在输血前必须进行交叉配血试验，目的是：①进一步验证 ABO 血型鉴定的正确性，防止血型鉴定错误导致的输血后严重溶血反应；②发现不规则抗体；③发现 ABO 血型以外的配血不合。目前以聚凝胺（polybrene）配血法较好，不仅能检出 IgM、IgG 抗体外，还能发现引起溶血性输血反应的大多数抗体。交叉配血试验常用试管法进行。

2. 结果判定　同型血交叉配血时，主侧、次侧均无凝集反应、无溶血，表示血型相合，可以输血；异型配血时（指供血者为 O 型，受血者为 A 型、B 型或 AB 型），如主侧无凝集、无溶血，次侧有凝集、无溶血，但凝集较弱，效价低于 1∶200，可以少量输血（一般不超过 200ml）；不论何种原因导致主侧凝集，绝对不可输用。

3. 临床意义

（1）避免溶血性输血反应：由于 ABO 血型抗体多是 IgM 型天然抗体，首次血型不合即可引发严重的输血反应。因此，输血前必须进行血型鉴定和交叉配血试验，完全相配时才能输血。

（2）避免新生儿溶血症：新生儿溶血症是指母亲血型与胎儿血型不合引起的一种溶血性疾病。ABO 血型溶血病，是因 IgG 型抗体能通过胎盘，在母亲和胎儿血型不合时发生溶血，病情一般较轻，多发生于 O 型血母亲孕育 A 型或 B 型血胎儿时，与胎次无关。

（3）提高器官移植的成功率：ABO 抗原为强移植原，血型不合时加速对移植物的排斥，导致移植失败，特别是皮肤和肾脏移植，肾脏移植 ABO 血型不合者，失败率达 46%，而血型相合者，失败率为 9%。

（4）其他：ABO 血型检查还可用于亲缘鉴定、法医学鉴定及某些相关疾病的调查。

附　血液分析仪简介

血液分析仪（hematology analyzer，HA）是目前临床血液一般检查最常用的检测仪器，常用的有三分群与五分群两大类仪器，主要有两大功能：细胞计数和细胞分类，一般能检测 20 多项参数，功能较全的仪器最多的能检测 40 多项参数。三分群血液分析仪测定项目与参考值，见表 4-5。

表 4-5　三分群血液分析仪测定项目与参考值

测定项目	男性	女性	
白细胞计数（WBC）	3.9~9.7	3.5~9.1	×10⁹/L
淋巴细胞群（LYM）	18.7~47	18.7~47	%
中间细胞群（MID）	3.5~7.9	3.5~7.9	%

续表

测定项目	男性	女性	
粒细胞群（GRAN）	46.0~76.5	46.0~76.5	%
淋巴细胞群绝对值（LYM）	1.0~3.3	1.0~3.3	$\times 10^9$/L
中间细胞群绝对值（MID）	0.2~0.7	0.2~0.7	$\times 10^9$/L
粒细胞群绝对值（GRAN）	1.8~6.4	1.8~6.4	$\times 10^9$/L
红细胞计数（RBC）	4.3~5.9	3.9~5.2	$\times 10^{12}$/L
血红蛋白（HGB）	137~179	116~155	g/L
血细胞比容（HCT）	0.4~0.52	0.37~0.47	L/L
红细胞平均容积（MCV）	83~101	80~101	fl
红细胞平均血红蛋白量（MCH）	27.2~34.7	27.2~34.3	pg
红细胞平均血红蛋白浓度（MCHC）	329~360	329~340	g/L
红细胞体积分布宽度（RDW）	<14.5	<14.5	%
血小板计数（PLT）	98~302	98~302	$\times 10^9$/L
血小板平均体积（MPV）	7.6~13.2	7.6~13.2	fl
血小板体积分布宽度（PDW）	14.8~17.2	14.8~17.2	%

第二节　尿液检查

一、标本采集

（一）采集方法

一般通过自然排出方式收集尿液,如果排尿有困难,可以采用导尿或者耻骨上膀胱穿刺方式取得。

1. 晨尿(morning urine)　清晨首次尿(first voided morning urine),适用于蛋白质、细菌、有形成分的镜检、妊娠试验及尿本周(Bence-Jones)蛋白测定,采集量一般为5~20ml。

2. 随机尿(random urine)　随时留取的尿液标本,适合于门诊或急诊患者的临时化验,以及隐血、酮体、尿糖、尿淀粉酶等的检验,采集量一般为10ml。

3. 计时尿(timed urine)　3小时尿:上午6—9点时段内采集,用于检查尿液有形成分、1小时尿排泄率检查。餐后尿:通常收集午餐后2小时尿,有利于病理性糖尿、蛋白尿或尿胆原检查。12小时尿:晚上8时排尿弃去,此后开始收集至次日上午8时最后一次排出的全部尿液,适用于Addis计数、微量白蛋白、球蛋白排泄率测定。24小时尿:上午8时排尿弃去,此后开始收集至次日上午8时最后一次排出的全部尿液,用于检测体内代谢产物,如肌酐、肌酸、尿素、蛋白质、17-羟类固醇、17-酮类固醇、电解质、儿茶酚胺以及尿浓缩结核杆菌检查。

4. 清洁中段尿 用肥皂水或碘伏清洗女性外阴、男性阴茎头后,收集中段尿 10~20ml 于灭菌容器内,用于细菌培养。

（二）注意事项

1. 避免污染,及时送检 尿液标本要避免污染,成年女性采集尿液标本时应避开月经期,防止阴道分泌物混入,用清洁干燥容器盛取标本。清洁中段尿留取时要严格用肥皂水或碘伏局部清洗,盛于干燥灭菌容器内。尿液标本应争取在采集后半小时内送检。

2. 妥善保存,防止变质 不能立即检验的标本,置冰箱 2~8℃保存 6~8 小时,并根据不同的检验目的加入化学试剂。①甲苯:用于尿糖、尿蛋白检测的防腐剂,每升尿液中加入 5ml;②甲醛:能较好的保护细胞和管型,每升尿液中加入 400g/L 甲醛 5ml;③麝香草酚:用于尿电解质、结核杆菌检查的防腐剂,每升尿液中加入 1g;④盐酸:用于尿 17-羟或 17-酮类固醇、肾上腺素、去甲肾上腺素及儿茶酚胺等化学成分定量检测防腐剂,每升尿液加入 5~10ml;⑤冰乙酸:用于醛固酮和 5-羟色胺检测的防腐剂,24 小时尿液中加入 10~25ml。

二、尿液一般检查

（一）一般性状检查

1. 尿量 正常成人 24 小时尿量一般为 1000~2000ml。

（1）多尿:24 小时尿量超过 2500ml 称为多尿。①暂时性多尿:见于饮水过多、应用利尿剂、静脉输液过多等;②病理性多尿:见于糖尿病、尿崩症、慢性肾炎早期、急性肾衰竭多尿期及精神性多尿等。

（2）少尿或无尿:24 小时尿量少于 400ml 或每小时尿量少于 17ml,称少尿;24 小时尿量少于 100ml,称无尿。少尿或无尿根据病因可分为肾前性、肾性和肾后性。①肾前性:是肾脏血流量减少或不足造成的少尿或无尿,见于休克、严重脱水、心力衰竭、肾动脉栓塞等;②肾性:是肾脏实质病变特别是肾单位病变造成的少尿或无尿,见于急性肾炎、肾小管坏死、肾衰竭等;③肾后性:是指尿路梗阻造成的少尿或无尿,见于泌尿系结石、膀胱肿瘤、良性前列腺肥大症等。

2. 外观 正常新鲜尿液多呈淡黄色,透明。尿液颜色受尿色素、盐类沉淀、食物、药物、尿量等影响较大,有时可出现混浊。常见的异常颜色有:

（1）血尿:呈淡红色云雾状、洗肉水样或混有血凝块。每升尿液内含血量超过 1ml 即可出现淡红色。血尿主要见于泌尿系统感染、肿瘤、结石、结核、外伤等,亦可见于出血性疾病如血小板减少性紫癜、血友病等。

（2）血红蛋白尿和肌红蛋白尿:呈浓茶色、酱油色或红葡萄酒色。血红蛋白尿见于严重的血管内溶血,如蚕豆病、阵发性睡眠性血红蛋白尿及血型不合的输血反应等。肌红蛋白尿常见于挤压综合征、缺血性肌坏死等。挤压综合征通常系指四肢或躯干肌肉丰富的部位,受外部重物、重力的长时间压榨,或长期固定体位的自压,而造成的肌肉组织的缺血性坏死,出现以肢体肿胀、肌红蛋白尿及高血钾为特点的急性肾衰竭的一种病理过程。

（3）脓尿和菌尿:菌尿呈云雾状,静置后不下沉;脓尿放置后可有白色云絮状沉淀,加热或加酸均不能使混浊消失。脓尿和菌尿见于泌尿系统感染,如肾盂肾炎、膀胱炎等。

（4）胆红素尿:呈深黄色豆油样,振荡后泡沫亦呈黄色且不易消失。见于胆汁淤积性黄疸及肝细胞性黄疸。

（5）乳糜尿：呈乳白色。见于丝虫病和肿瘤压迫淋巴管。

（6）黑酸尿：呈黑色。为先天性代谢障碍性疾病，主要表现黑色尿、耳软骨呈蓝灰色、巩膜黑斑、皮肤棕色色素沉着、慢性多发性关节炎。

3. 气味　正常新鲜尿液一般无味，有时呈挥发酸味，尿液长时间放置后，因尿素分解可出现氨臭味。新鲜尿即有氨臭味，见于慢性膀胱炎、尿潴留等；糖尿病酮症酸中毒，尿液呈烂苹果味；有机磷农药中毒，尿液呈蒜臭味；苯丙酮尿症尿液呈鼠尿味，以小儿多见。

4. 酸碱反应　正常尿液 pH 约为 6.5，波动在 4.5~8.0。尿液酸碱度受膳食结构影响较大，以肉食为主尿液偏酸性，以素食为主尿液偏碱性。

（1）酸度增高：见于酸中毒、糖尿病、痛风、白血病、服用某些药物（氯化铵、维生素 C 等）、低钾性代谢性碱中毒（排酸性尿为其特征之一）等。

（2）碱度增高：见于碱中毒、膀胱炎、肾小管性酸中毒、尿潴留等。

5. 尿比密（specific gravity，SG）　尿比密是指在 4℃ 条件下尿液与同体积纯水的重量之比。正常成人为 1.015~1.025。

（1）比密增高：见于肾前性少尿、急性肾炎、糖尿病、肾病综合征等。

（2）比密减低：见于大量饮水、慢性肾衰竭、尿崩症等。

（二）化学检查

1. 尿糖

（1）参考值：定性试验　阴性；定量　0.56~5.0mmol/24h 尿。

（2）临床意义　①血糖增高性糖尿：见于糖尿病、嗜铬细胞瘤、库欣（Cushing）综合征、肢端肥大症、肝硬化、胰腺炎、胰腺癌等，其中以糖尿病最常见。②血糖正常性糖尿：由于肾小管重吸收葡萄糖的功能减退所致，又称肾性糖尿。常见于慢性肾炎、肾病综合征、间质性肾炎和家族性糖尿等。③暂时性糖尿：生理性糖尿见于大量进食碳水化合物、静脉注射大量葡萄糖后；应激性糖尿见于颅脑外伤、急性脑血管病、急性心肌梗死等。④其他糖尿：因进食或体内代谢失调可出现乳糖、半乳糖、果糖、甘露糖及戊糖等非葡萄糖糖尿。

2. 尿蛋白

（1）参考值：定性试验　阴性；定量　0~80mg/24h。

（2）临床意义：蛋白尿是指定性试验阳性或定量试验>150mg/24h 尿或定量试验>100mg/L 尿。

生理性蛋白尿：见于发热、严重受寒、精神紧张、剧烈活动后、长期站立后等。尿蛋白定性一般不超过一个（+），定量不超过 0.5g/24h。

病理性蛋白尿：包括肾小球性蛋白尿、肾小管性蛋白尿、混合性蛋白尿、溢出性蛋白尿、组织性蛋白尿和假性蛋白尿等 6 种。①肾小球性蛋白尿：为最常见的一种蛋白尿。各种原因导致肾小球滤过膜通透性及电荷屏障受损，血浆蛋白大量虑入原尿，超过肾小管重吸收能力所致。常见于急性肾炎、慢性肾炎、慢性肾盂肾炎、肾病综合征等。②肾小管性蛋白尿：炎症或中毒等因素引起近曲小管对低分子量蛋白质的重吸收减弱所致。常见于肾盂肾炎、间质性肾炎、肾小管性酸中毒、肾小管损伤（汞、镉、砷、苯、四氯化碳、庆大霉素、多黏菌素等）及肾移植术后。③混合性蛋白尿：肾脏病变同时累及肾小球和肾小管而产生的蛋白尿。常见于慢性肾炎、肾盂肾炎、系统性红斑狼疮性肾炎、糖尿病型肾病综合征等。④溢出性蛋白尿：血液中异常增多的低分子蛋白质，超过肾小管的重吸收能力随尿排出。见于溶血性贫血（血红蛋白尿）、挤压综合征（肌红蛋白尿）、多发性骨髓瘤、轻链病及浆细胞病（凝溶蛋白尿）等。⑤组织性蛋白尿：炎症或药物刺激肾小管分泌蛋白质增多或肾组织被破坏引起的蛋白尿。⑥假性蛋白尿：由于尿内混有血、脓、黏液、阴道分泌物等而导致蛋白定性试验阳性。

知识链接

多发性骨髓瘤

多发性骨髓瘤是一种恶性浆细胞瘤，其肿瘤细胞起源于骨髓中的浆细胞，而浆细胞是 B 淋巴细胞发育到最终功能阶段的细胞。目前，世界卫生组织（WHO）将其归为 B 细胞淋巴瘤的一种，称为浆细胞骨髓瘤/浆细胞瘤。其特征为骨髓浆细胞异常增生伴有单克隆免疫球蛋白或轻链（本周蛋白）过度生成。主要临床表现为贫血、骨痛、肾功能不全、出血、神经症状、高钙血症等，由于正常免疫球蛋白生成受抑制，易继发各种细菌性感染。主要治疗措施为化学治疗、造血干细胞移植、放射治疗及输血、抗感染等支持疗法。

3. 酮体

（1）参考值：阴性。

（2）临床意义：多见于糖尿病酮症酸中毒。发热、严重呕吐、腹泻、禁食、酒精性肝炎、肝硬化等亦可因糖代谢障碍而出现酮尿。

（三）显微镜检查

1. 细胞

（1）红细胞：正常尿沉渣镜检红细胞 0~3 个/高倍视野（HP），超过 3 个/HP 而外观无改变称镜下血尿。常见于急性肾炎、慢性肾炎、肾结核、肾结石、肾肿瘤、肾盂肾炎、急性膀胱炎、血友病等。

（2）白细胞：正常尿沉渣镜检白细胞 0~5 个/HP。白细胞大量出现常见于泌尿系化脓性感染，如肾盂肾炎、膀胱炎、尿道炎等。

（3）上皮细胞：正常尿液中可见到少量上皮细胞。上皮细胞大量出现常见于泌尿系感染、损伤、肿瘤等。

2. 管型　管型是蛋白质、细胞或碎片在肾小管、集合管中凝固而成的圆柱形蛋白聚体。

（1）透明管型：主要由蛋白质构成，无色透明，较细，两端钝圆，偶尔含有少量颗粒。正常 0~偶见/HP。剧烈运动、重体力劳动、麻醉、发热等可一过性增多；急性肾炎、慢性肾炎、急性肾盂肾炎、恶性高血压及心力衰竭等增多。

（2）颗粒管型：由大小不等颗粒聚集于透明管型基质中形成，颗粒占管型体积的 1/3 以上。见于急性肾炎、慢性肾炎、肾盂肾炎、肾小管损伤等。

（3）细胞管型：透明管型内含有可辨的细胞，其含量超过管型体积的 1/3。上皮细胞管型，常见于肾小管损伤，肾移植手术后发生排异反应也易见到此种管型；红细胞管型，常见于急性肾炎、慢性肾炎；白细胞管型，常见于肾盂肾炎、间质性肾炎等。

（4）其他：蜡样管型，出现常提示有严重的肾小管坏死；脂肪管型，常见于肾病综合征、慢性肾炎急性发作、中毒性肾病等；肾衰竭管型，见于肾衰竭（图4-1）。

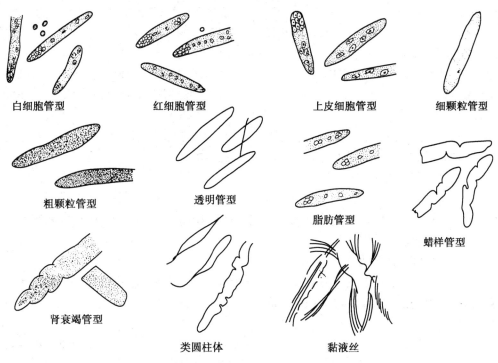

| 白细胞管型 | 红细胞管型 | 上皮细胞管型 | 细颗粒管型 |

粗颗粒管型　　　　透明管型　　　　脂肪管型　　　　蜡样管型

肾衰竭管型　　　　类圆柱体　　　　黏液丝

图 4-1　尿中各种管型和类似管型物质

3. 结晶体　尿沉渣在显微镜下正常可观察到各种形态的盐类结晶，一般无临床意义。经常出现于新鲜尿中并伴有较多红细胞时，有患泌尿系结石的可能。

4. 病原体　清洁中段尿经培养后，找到大肠埃希菌（旧称大肠杆菌）等细菌，见于泌尿系化脓性感染；找到结核杆菌，见于泌尿系结核；找到淋球菌，见于淋病。

三、尿液其他检查

（一）尿溶菌酶测定

溶菌酶来自单核细胞和中性粒细胞，可从肾小球滤过，但90%以上被肾小管重吸收，所以正常尿液中很少或无溶菌酶。

1. 参考值　尿液 0~2mg/L。

2. 临床意义　尿溶菌酶升高：主要见于肾小管损害性疾病如肾小管中毒等，亦可见于急性单核细胞白血病（血溶菌酶增加，超过肾小管重吸收能力）。

（二）尿凝溶蛋白（本周蛋白，Bence-Jones protein）

凝溶蛋白是免疫球蛋白的轻链，能自由通过肾小球滤过膜，当浓度超过近曲小管重吸收的极限时可自尿中排出。该蛋白在 pH 4.9±0.1 条件下加热至40~60℃时可发生凝固，温度升高至90~100℃时又可溶解，温度下降至56℃左右时又发生凝固，故称凝溶蛋白。

1. 参考值　阴性。

2. 临床意义　阳性：主要见于多发性骨髓瘤、巨球蛋白血症等。

（三）尿胆红素

1. 参考值　定性　阴性；定量　≤2mg/L。

2. 临床意义 阳性或增多：见于胆汁淤积性黄疸和肝细胞性黄疸。

（四）尿胆原

1. 参考值 定性 阴性或弱阳性；定量 ≤10mg/L。

2. 临床意义

（1）阳性或增多：①肝功能受损，见于病毒性肝炎、中毒性肝损害、肝硬化等；②溶血性疾病，见于异型输血、自身免疫性溶血等；③肠道对尿胆原的回吸收增加，见于顽固性便秘、肠梗阻等。

（2）减少或消失：见于①胆道梗阻，见于胆石症、胆管肿瘤、胰头癌等；②新生儿（因肠内缺乏细菌）及长期服用抑制肠道细菌的药物。

（五）尿淀粉酶

1. 参考值 Somogyi 法：尿淀粉酶 <1000U/L。

2. 临床意义 增高：①急性胰腺炎，这是尿淀粉酶增高的主要原因；②胰腺管阻塞，见于胰腺癌、胰腺损伤等。

（六）尿红细胞形态

1. 参考值 正常人尿红细胞计数<10000/ml；肾小球性血尿多形性红细胞大于计数的 80%，血尿红细胞平均体积为（58.3±16.35）fl，非肾小球源性血尿为（112.5±14.45）fl。

2. 临床意义 肾小球性血尿红细胞呈多形性改变（>80%），见于各种肾小球疾病；非肾小球性血尿红细胞呈均一性，见于尿路系统炎症、结石、肿瘤、畸形、血液病等。

（七）尿微量清蛋白

在无尿路感染和心衰竭的情况下，尿中有少量清蛋白的存在，浓度在 20~200μg/min 的亚临床范围，称为微量清蛋白尿，但用常规蛋白半定量方法不易检测到，需用放免法或酶联免疫吸附法、免疫比浊法检测。

1. 参考值 正常人尿清蛋白排出率（UAE）为 5~30mg/24h，超过 30mg/24h 为微量清蛋白尿。

2. 临床意义 见于①糖尿病，为早期糖尿病肾病的诊断指标；②肾小球疾病、狼疮性肾炎、小管间质疾病等；③高血压、高脂血症、肥胖、吸烟、剧烈运动及饮酒等。

（八）尿电解质

1. 尿钠检查

（1）参考值：130~260mmol/24h（3~5g/24h）

（2）临床意义：①减少，见于各种原因引起的低钠血症，如呕吐、腹泻、严重烧伤、糖尿病酸中毒等。②一次性尿钠检测意义：急性肾小管坏死时，一次性尿钠>40mmol/L；肾前性少尿时，一次性尿钠<30mmol/L。

2. 尿钙检查

（1）参考值：2.5~7.5mmol/24h（0.1~0.3g/24h）

（2）临床意义：①减少：见于甲状旁腺功能减退、慢性肾衰竭、慢性腹泻、小儿手足搐搦症等；②增多：见于甲状旁腺功能亢进症、多发性骨髓瘤等。

3. 尿钾检查

（1）参考值：51~102mmol/24h 尿

（2）临床意义：①尿钾排出增多：见于原发性醛固酮增多症、库欣综合征、肾小管间质疾病、肾小管酸中毒、糖尿病酸中毒、药物（如硫酸锂、乙酰唑胺）等；②尿钾排出减少：多见于各种原因引起的钾摄入少，吸收不良或胃肠丢失过多。

（九）乳糜尿试验

乳糜尿乃因从肠道吸收的乳糜液未经正常的淋巴道引流入血液而逆流进入尿中所致，如含有较多的血液则称为乳糜血尿。尿液中的乳糜是一种脂肪微滴，可使尿外观呈不同程度的乳白色。用脂肪溶剂（如乙醚）可将其从尿中提取，并可用脂溶性染料如苏丹Ⅲ染料染色。

1. 结果判断　乙醚与尿液接触处的乙醚层涂片，加苏丹Ⅲ染色，若出现红色脂肪球，则为乙醚试验阳性。

2. 参考值　阴性。

3. 临床意义　乳糜尿见于丝虫病，也可见于结核、肿瘤、胸腹部创伤或某些原因引起的肾周淋巴循环受阻，淋巴管阻塞而致乳糜液进入尿液。

附　尿液分析仪简介

干化学尿分析仪又称尿液分析仪，是用干化学法检测尿中某些成分的自动化仪器，该仪器将已使用的尿试纸条应用现代光-电技术检测其有否成色反应及成色程度，并用微电脑控制检测过程和处理结果。其基本组成包括试条及传送装置、光-电系统、微电脑三部分。尿自动分析仪常使用 8~11 种检测组合试验，8 项检测项目包括蛋白、葡萄糖、酸碱度（pH）、酮体、胆红素、尿胆原、隐血和亚硝酸盐；9 项检测项目在 8 项基础上增加了尿白细胞检查；10 项检测项目在 9 项基础上增加了尿比密检查；11 项检测项目在 10 项检测增加了维生素 C 检查。干化学尿分析仪具有同时自动完成多项检测、操作简易、标本用量少、检测速度快等优点，但影响因素多，易出现假阳性或假阴性结果，因此本法一般仅用于作初诊患者或健康体检的筛选试验。11 种检测项目及参考值见表 4-6。

表 4-6　尿自动分析仪检测项目及参考值

项目及代码	参考值
酸碱度（pH）	5~7
蛋白（PRO）	阴性（<0.1g/L）
葡萄糖（GLU）	阴性（<2mmol/L）
酮体（KET）	阴性
隐血（BLD）	阴性（<10 个红细胞/μl）
胆红素（BIL）	阴性（1mg/L）
尿胆原（UBG）	阴性或弱阳性
亚硝酸盐（NIT）	阴性
白细胞（LEU）	阴性（<15 个白细胞/μl）
比密（SG）	1.015~1.025
维生素 C（VC）	阴性（<10mg/L）

第三节 粪便检查

一、标本采集

（一）自然排出的粪便标本采集

1. 用洁净干燥的容器留取新鲜标本，不得混有尿液或其他物质，如做细菌学检查应将标本盛于加盖无菌容器内立即送检。

2. 粪便标本有脓血时，应当挑取脓血及黏液部分涂片检查，外观无异常的粪便要多点取样检查。

3. 对某些寄生虫及虫卵的初筛检测，应采取三送三检，因为许多肠道原虫和某些蠕虫卵都有周期性排出现象。

4. 从粪便中检测阿米巴滋养体等寄生原虫，应在收集标本后 30 分钟内送检，并注意体温。

5. 粪便隐血检测，患者应素食 3 天，并禁服铁剂及维生素 C，否则易出现假阳性。

（二）肠道粪便标本的采集

需要检测粪便而患者不能自行排出粪便或无粪便排出时，应通过肛门采集粪便标本。

1. 将手指带上指套插入直肠取得粪便。

2. 用无菌生理盐水棉签轻插至直肠内 6~7cm 处旋转取得粪便。

3. 用生理盐水灌肠获取粪便标本。

二、一般性状检查

（一）量

正常成人多每日排便 1 次，其量约 100~300g，因饮食习惯、食物种类、食量等不同有较大差异。慢性胰腺炎等疾病引起的消化不良粪便量增多。

（二）颜色与性状

正常成人为黄褐色圆柱状软便，婴儿粪便呈黄色或金黄色糊状。常见病理改变有：

1. **稀糊状或水样便** 见于各种感染性或非感染性腹泻。小儿粪便呈绿色稀糊状提示肠炎；大量黄绿色稀汁样便（3000ml 或更多）并含有膜状物应考虑伪膜性肠炎；副溶血性弧菌食物中毒排洗肉水样便；出血坏死性肠炎排红豆汤样便。

2. **米泔样便** 呈白色淘米水样，量大。见于霍乱、副霍乱。

3. **黏液便** 正常粪便中含少量黏液，因与粪便均匀混合不易看见。小肠炎症时，增多的黏液均匀地混于粪便中；大肠及直肠病变时，增多的黏液附着于粪便表面，常见于过敏性结肠炎、细菌性痢疾、阿米巴痢疾等。

4. **脓性及脓血便** 常见于痢疾、溃疡性结肠炎、局限性肠炎、结肠或直肠癌等。阿米巴痢疾，呈暗红色果酱样；细菌性痢疾，以黏液及脓为主。

5. **鲜血便** 常见于痔疮、直肠息肉、直肠癌及肛裂等。

6. **柏油样便** 呈柏油状。多见于上消化道出血，如消化性溃疡、胃癌、钩虫病等。

7. 白陶土样便　见于胆汁淤积性黄疸。钡餐造影术后粪便可呈黄白色。

8. 细条状便　提示直肠狭窄,多见于直肠癌。

（三）气味

正常粪便因含硫化物及粪臭素等而有臭味。慢性肠炎、慢性胰腺炎、直肠癌溃烂继发感染出现恶臭味。

（四）寄生虫虫体

可在粪便中见到的寄生虫虫体有蛔虫、蛲虫及绦虫等较大虫体或其片段。

三、显微镜检查

（一）细胞

1. 白细胞　正常粪便中无或偶见。小肠炎症,白细胞一般少于 15 个/HP。细菌性痢疾可见大量白细胞或脓细胞。过敏性肠炎、肠道寄生虫病（尤其是钩虫病及阿米巴痢疾）粪便中可见到较多的嗜酸性粒细胞。

2. 红细胞　正常粪便中无。出现红细胞见于细菌性痢疾、阿米巴痢疾、溃疡性结肠炎、结肠癌等。

3. 巨噬细胞　正常粪便中无。主要见于细菌性痢疾等。

4. 肠黏膜上皮细胞　正常粪便中无。常见于结肠炎、伪膜性肠炎等。

5. 肿瘤细胞　粪便中找到成堆的肿瘤细胞见于乙状结肠癌、直肠癌等。

（二）食物残渣

正常粪便中的食物残渣均系已充分消化后的无定形细小颗粒,仅可偶见淀粉颗粒和脂肪小滴等。淀粉颗粒增多见于慢性胰腺炎、腹泻;脂肪小滴增多见于急性或慢性胰腺炎、胰腺癌、消化不良综合征等;结缔组织主要见于蛋白酶缺乏症;肌肉纤维、植物纤维及植物细胞在肠蠕动亢进、腹泻时增多。

（三）寄生虫和寄生虫卵

肠道寄生虫病,可在粪便中查到相应虫体及虫卵。特别是虫卵检查,对诊断肠道寄生虫病具有决定性价值（图 4-2）。

四、化学检查

（一）粪便隐血试验

粪便隐血试验（fecal occult blood test,FOBT）是指用化学方法检查出肉眼和显微镜都不能证实的消化道少量出血的试验。联苯胺法原理:消化道少量出血后,红细胞被破坏,释放出的血红蛋白能催化过氧化氢,释放出新生态氧,将试剂中的联苯胺氧化成联苯胺蓝而显蓝色。颜色的深浅与血红蛋白的量成正比。

1. 参考值　阴性。

2. 临床意义　阳性主要见于消化性溃疡（活动时呈阳性）、胃癌（持续阳性）、钩虫病等。

（二）胆色素试验

结合胆红素随着胆汁进入肠道后,在肠道细菌的作用下,转变为无色的粪胆原（尿胆原）,粪便被排出时,其中的粪胆原（尿胆原）被氧化为黄色,这是粪便呈黄色的主要原因。

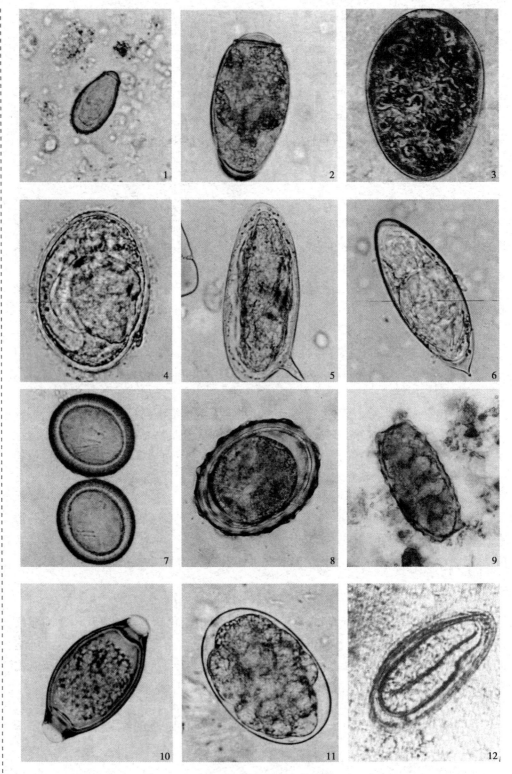

图 4-2 常见肠道寄生虫虫卵

1. 华支睾吸虫卵 2. 卫氏并殖吸虫卵 3. 布氏姜片虫卵 4. 日本血吸虫卵 5. 曼氏血吸虫卵 6. 埃及血吸虫卵 7. 带绦虫卵 8. 受精蛔虫卵 9. 未受精蛔虫卵 10. 鞭虫卵 11. 钩虫卵 12. 蛲虫卵

1. 参考值　结合胆红素:阴性。

　　　　　　粪胆原(尿胆原):阳性。

　　　　　　粪胆素(尿胆素):阳性。

2. 临床意义　婴儿(肠道正常菌群尚未建立)或使用大量抗生素后的成人,结合胆红素可呈阳性;胆汁淤积性黄疸,粪胆原(尿胆原)、粪胆素(尿胆素)可呈弱阳性或阴性。

第四节　肝功能检查

肝脏是人体最大的外分泌腺,具有许多重要的功能,其主要的功能有:①调节糖、蛋白质和脂肪的代谢;②调节胆红素的代谢;③解毒功能;④灭活激素(雌激素、抗利尿激素等);⑤合成某些重要的因子(凝血因子、红细胞生成素原、血管紧张素原等)。肝功能检查只能检查肝脏的部分功能。

一、标本采集

采集空腹(禁食8小时)静脉血进行肝功能检查,全项检查需抽血5~10ml,单项检查2ml。标本采集时应注意:①血液标本盛放于干燥洁净的试管内,防止溶血;②检验血清胆红素用的标本避免阳光直射;③酶学检查的血液标本应抗凝,抗凝剂一般选择肝素。

二、蛋白质代谢功能检查

(一)血清总蛋白和白蛋白、球蛋白测定

总蛋白(total protein,TP)主要包括白蛋白(albumin,A)和球蛋白(globulin,G)。白蛋白是由肝细胞合成的,肝细胞是合成白蛋白的唯一细胞,肝细胞破坏后减少。球蛋白的主要成分是免疫球蛋白,免疫球蛋白由肝脏和肝脏以外的单核-吞噬细胞系统产生,肝脏或肝脏以外慢性炎症刺激单核-吞噬细胞系统,血清球蛋白增加。

1. 参考值(成人)　总蛋白:60~80g/L

　　　　　　　　　白蛋白:40~55g/L

　　　　　　　　　球蛋白:20~30g/L

　　　　　　　　　A/G:(1.5~2.5):1

2. 临床意义

(1)血清白蛋白

血清白蛋白减少:①白蛋白合成减少,见于肝细胞损害(慢性肝炎、肝硬化、肝癌等)、合成原料不足(蛋白摄入不足、消化吸收不良、慢性消耗性疾病等);②白蛋白丢失过多,见于肾病综合征、严重烧伤等。

血清白蛋白增高:一般不会增高,增高仅见于各种原因引起的血液浓缩。

(2)血清球蛋白

血清球蛋白增高:①慢性肝脏疾病,如慢性肝炎、肝硬化等;②M球蛋白血症,如多发性骨髓瘤、原发性巨球蛋白血症等;③自身免疫性疾病,如系统性红斑狼疮、风湿热等;④其他慢性感染,如结核病、疟疾、黑热病、麻风病及慢性血吸虫病等。

血清球蛋白降低:较少见。①生理性减少,见于3岁以下的婴幼儿;②免疫功能抑制,见于长期应用肾上腺皮质激素或免疫抑制剂;③先天性低γ球蛋白血症。

（3）A/G 倒置：白蛋白降低和（或）球蛋白增高均可引起 A/G 倒置，临床上常见于慢性肝炎、肝硬化。

（二）血清蛋白电泳

血清蛋白电泳是利用血清蛋白的电性质不同，检测血清中不同的蛋白质占血清总蛋白的含量。在碱性环境中，血清蛋白质均带负电，在电场中向阳极泳动，因血清中各种蛋白质的等电点及电荷量不同，它们在电场中的泳动速度也不同。白蛋白分子量小、所带负电荷相对较多，在电场中泳动速度最快；γ 球蛋白分子量最大，泳动速度最慢。通过电泳可区分为白蛋白、α_1 球蛋白、α_2 球蛋白、β 球蛋白和 γ 球蛋白 5 个区带。

1. 参考值

醋酸纤维素膜法　白蛋白：0.62～0.71（62%～71%）

　　　　　　　　　α_1 球蛋白：0.03～0.04（3%～4%）

　　　　　　　　　α_2 球蛋白：0.06～0.10（6%～10%）

　　　　　　　　　β 球蛋白：0.07～0.11（7%～11%）

　　　　　　　　　γ 球蛋白：0.09～0.18（9%～18%）

2. 临床意义

（1）肝脏疾病：轻型急性肝炎电泳结果多无异常。重型肝炎、慢性肝炎、肝硬化、肝癌合并肝硬化，α_1 球蛋白、α_2 球蛋白、β 球蛋白减少，γ 球蛋白增加，慢性活动性肝炎和失代偿的肝硬化 γ 球蛋白增加尤为显著。

（2）M 球蛋白血症：多发性骨髓瘤、原发性巨球蛋白血症，白蛋白降低，γ 球蛋白明显升高，β 球蛋白亦可升高，大部分患者在 γ 区带、β 区带或 β 区带与 γ 区带之间可见结构均一、基底窄、峰高尖的 M 蛋白。

（3）其他：肾病综合征、糖尿病肾病，α_2 球蛋白及 β 球蛋白（脂蛋白的主要成分）增高，白蛋白及 γ 球蛋白降低。

三、胆红素代谢功能检查

血清中的总胆红素（total bilirubin，TB）包括结合胆红素（conjugated bilirubin，CB）和非结合胆红素（unconjugated bilirubin，UCB）。前者溶于水，能被肾小球滤过进入尿中。后者不溶于水，不能被肾小球滤过进入尿中。

（一）血清总胆红素检查

1. 参考值　1.7～17.1μmol/L 。

2. 临床意义　增高见于各种原因引起的黄疸。溶血性黄疸通常<85.5μmol/L；肝细胞性黄疸在 17.1～171μmol/L；胆汁淤积性黄疸>171μmol/L（不完全性梗阻为 171～265μmol/L，完全性梗阻通常 >342μmol/L）。17.1～34.2μmol/L，为隐性黄疸；34.2～171μmol/L，为轻度黄疸；171～342μmol/L，为中度黄疸；>342mμmol/L，为重度黄疸。

（二）血清结合胆红素和非结合胆红素检查

1. 参考值　结合胆红素：0～6.8μmol/L。

　　　　　　非结合胆红素：1.7～10.2μmol/L。

2. 临床意义　单纯血清非结合胆红素增高主要提示溶血性黄疸，单纯血清结合胆红素增高主要提示胆汁淤积性黄疸，血清非结合胆红素和结合胆红素均增高主要提示肝细胞性黄疸。

四、血清酶检查

（一）血清氨基转移酶

用于检查肝功能的主要是丙氨酸氨基转移酶（alanine aminotransferase，ALT）和天门冬氨酸氨基转移酶（aspartate aminotransferase，AST）。ALT主要分布在肝脏，其次在骨骼肌、肾脏、心肌等；AST主要分布在心肌，其次在肝脏、骨骼肌和肾脏。在肝细胞中，ALT主要存在于非线粒体中，而大约80%的AST存在于线粒体内，由上可知ALT与AST均为非特异性细胞内功能酶，正常时血清含量很低，但当细胞受损时，细胞膜通透性增加，胞浆内的ALT与AST释放入血液，血清中ALT与AST活性升高。中等度肝细胞损伤时，ALT反映肝细胞损伤的灵敏度较AST为高，但严重肝细胞损伤时，血清中AST/ALT比值升高。

1. 参考值 终点法（Karmen法）   速率法（37℃）

   ALT 5~25卡门单位   10~40U/L

   AST 8~28卡门单位   10~40U/L

   ALT/AST ≤1   ALT/AST ≤1

2. 临床意义 升高：①肝细胞损害，见于病毒性肝炎、酒精性肝病、药物性肝炎、肝硬化、肝癌、胆汁淤积等，以病毒性肝炎诊断价值最大。急性病毒性肝炎，ALT与AST均显著升高，以ALT升高更明显，ALT/AST>1；慢性病毒性肝炎，ALT与AST轻度上升，ALT/AST>1，若AST升高较ALT显著，即ALT/AST<1，提示慢性肝炎进入活动期。酒精性肝病AST显著升高，ALT几近正常。肝内、外胆汁淤积，转氨酶可轻度升高。②心肌细胞损害，以AST升高为主，见于急性心肌梗死、心肌炎等。③其他细胞损害，见于皮肌炎、进行性肌萎缩、肺梗死等，转氨酶轻度升高。

（二）γ-谷氨酰转移酶

γ-谷氨酰转移酶（γ-glutamyl transpeptidase，γ-GT）在肾脏、肝脏和胰腺含量丰富，但血清中的γ-GT主要来自肝胆系统。γ-GT在肝脏中广泛分布于肝细胞的毛细胆管一侧和整个胆管系统，因此当肝内合成亢进或胆汁排出受阻时，血清中γ-GT增高。

1. 参考值 硝基苯酚速率法（37℃）<50U/L。

2. 临床意义 升高：①胆道阻塞性疾病，原发性胆汁性肝硬化、硬化性胆管炎等；②肝癌（γ-GT明显升高，可达参考值上限的10倍以上）；③病毒性肝炎、肝硬化；④酒精性肝病及药物性肝炎；⑤其他，见于胰腺炎、胰腺肿瘤、前列腺肿瘤等。

知识链接

酒精性肝病

酒精性肝病是由于长期大量饮酒导致的肝脏疾病。初期通常为脂肪肝，进一步发展成酒精性肝炎、肝纤维化和肝硬化，统称为酒精性肝病。主要临床表现为恶心、呕吐、黄疸、肝脏肿大和压痛，可并发上消化道出血和肝衰竭。肝功能检查天门冬氨酸氨基转移酶（AST）和γ-谷氨酰转移酶（γ-GT）明显升高，禁酒后明显下降。治疗的关键措施是戒酒。在戒酒的基础上，提供高蛋白、低脂饮食，并注意补充维生素B、维生素C、维生素K及叶酸，可加用甘草酸、水飞蓟宾、辅酶Q等肝细胞保护药物。

（三）碱性磷酸酶

碱性磷酸酶（alkaline phosphatase，ALP）主要分布在肝脏、骨骼、肾、肠及胎盘中，血清中的 ALP 大部分来源于肝脏与骨骼。

1. 参考值　速率法（30℃）　成人 40～110U/L，儿童<250U/L

2. 临床意义　升高：①肝内、外胆管阻塞性疾病，见于胰头癌、胆道结石、原发性胆汁性肝硬化等；②肝细胞损害，见于病毒性肝炎、酒精性肝病、药物性肝炎、肝硬化等；③骨骼疾病，见于纤维性骨炎、佝偻病、骨折愈合期等；④儿童、孕妇。

（四）单胺氧化酶

单胺氧化酶（monoamine oxidase，MAO）主要分布在肝、肾、胰、心等器官，其活性与体内结缔组织增生呈正相关，因此临床上常用来观察肝脏纤维化程度。

1. 参考值　正常成人　伊藤法　　　中野法
　　　　　　　　　　　<30U　　　23～49U

2. 临床意义　升高：①肝脏病变，见于重症肝硬化、伴有肝硬化的肝癌、慢性肝炎（提示有肝细胞坏死和纤维化形成）等；②肝外疾病，见于慢性充血性心力衰竭、糖尿病、甲状腺功能亢进症、系统性硬化症等。

第五节　肾功能检查

肾是机体重要的器官之一，其主要功能有：①调节机体水、电解质和酸碱平衡；②排出体内的毒物、废物、代谢产物；③产生某些重要的因子（肾素、红细胞生成因子、1,25 二羟 D_3 等）。

肾功能检查包括肾小球功能试验和肾小管功能试验。肾小球功能试验主要包括血尿素氮测定、血清肌酐测定和内生肌酐清除率测定等，肾小管功能试验主要包括浓缩稀释试验、酚红排泄试验、尿溶菌酶测定等。

一、标本采集

采集空腹（禁食 8 小时，一般晨起早餐前采血）静脉血，全项检查采血 5ml，单项检查采血 2ml。标本采集时应注意：①血液标本盛放于干燥洁净的试管内，防止溶血；②测定内生肌酐清除率时，采集标本前禁食肉类 3 天，禁饮咖啡、茶，停用利尿剂，避免剧烈运动。

二、肾小球功能试验

（一）血尿素氮测定

血尿素氮（blood urea nitrogen，BUN）测定是用来反映血液中的尿素含量的。尿素是蛋白质代谢的最终产物，血液中的尿素习惯上用尿素氮的浓度来表示。机体中的尿素主要经肾排出（约占 90%），尿素经肾小球滤过后，正常情况下，有 30%～40% 被肾小管重吸收，肾小管有少量排泌。肾小球滤过率降低时，尿素排出减少，其在血液中浓度增高。

1. 参考值　成人　　　　　　　婴儿及儿童
　　　　　　3.2～7.1mmol/L　　1.8～6.5mmol/L

2. 临床意义　增高：①器质性肾功能损害，见于慢性肾炎、严重肾盂肾炎、肾动脉硬化症、肾结核和肾肿瘤晚期等；②肾血流量减少，见于严重脱水、休克、心力衰竭等；③蛋白质分解过多，见于急性传染病、上消化道大出血、大面积烧伤、大手术后、甲状腺功能亢进症等。

（二）血肌酐测定

肌酐（creatinine，Cr）是肌酸代谢的产物。血液中的肌酐包括内生肌酐（体内肌肉中的肌酸分解而来，生成量恒定，产生的速度为 1mg/min，不受食物成分影响）和外源性肌酐（来源于摄入的鱼类、肉类食物）。一般来说，空腹血肌酐水平较稳定，外源性肌酐不足以影响清晨空腹血肌酐的测定。肌酐只从肾小球滤过并以同样速度清除（肾小管基本不吸收也不排泌）。当肾小球滤过功能下降时，其清除肌酐的速度低于内生肌酐的产生速度，血肌酐浓度上升。

1. 参考值

人群	全血	血清
男性	$88.4 \sim 176.8 \mu mol/L$	$53 \sim 106 \mu mol/L$
女性	$88.4 \sim 176.8 \mu mol/L$	$44 \sim 97 \mu mol/L$

2. 临床意义　升高：主要见于急性或慢性肾衰竭。

（三）内生肌酐清除率测定

内生肌酐清除率（endogenous creatinine clearance，Ccr）测定是检查肾小球滤过功能较为有效的方法。肌酸存在于肌肉中，肌酐（Cr）是肌酸的代谢产物，由肾排出。人体内肌酐的生成有内源性和外源性两种，在严格控制饮食条件和肌肉活动相对稳定的情况下，内源性肌酐的生成量较恒定。肌酐主要从肾小球滤过，且不被肾小管重吸收，排泌量很少。故肾单位时间内将若干毫升血液中的内在肌酐全部清除出去，称为内生肌酐清除率。

1. 参考值　80~120ml/min。

2. 临床意义

（1）判断肾小球损害的敏感指标：成人内生肌酐清除率降至 50ml/L 时血清尿素氮、肌酐仍在正常范围，故是反映肾小球滤过功能下降的敏感指标。

（2）评估肾功能的损害程度：内生肌酐清除率 70~51ml/min，为轻度肾功能损害；内生肌酐清除率 50~31ml/min，为中度肾功能损害；内生肌酐清除率<30ml/min，为重度肾功能损害。

（3）指导治疗：内生肌酐清除率<30~40ml/min，应限制蛋白质摄入；内生肌酐清除率<30ml/min，噻嗪类利尿剂治疗常无效；内生肌酐清除率<10ml/min，应结合临床进行透析治疗或肾移植术。

根据血尿素氮、血肌酐、内生肌酐清除率可将肾功能分为 4 期，见表 4-7。

表 4-7　肾功能分期

分期 项目	1 期 （代偿期）	2 期 （失代偿期）	3 期 （肾衰竭期）	4 期 （尿毒症期）
Ccr（ml/min）	80~51	50~20	19~10	<10
Cr（μmol/L）	<178	178~445	445~707	>707
BUN（mmol/L）	<9	9~20	20~28.6	>28.6

三、肾小管功能试验

(一)浓缩稀释试验

浓缩稀释试验又称莫氏试验(Mosenthal test),是用来检测肾脏浓缩稀释功能的一项试验。在复杂的神经体液(特别是抗利尿激素)的调节下,肾远曲小管和集合管等根据体内对水分的需求保留或排出水分。当体内水分增多时,尿排出增多,比密减低;当体内水分不足时,尿排出减少,比密升高。肾小管损害后,肾脏浓缩稀释功能减退,可通过昼夜尿量和尿比密反映出来。

1. **参考值** 正常 24 小时尿量为 1000~2000ml;昼尿量与夜尿量之比为(3~4):1,夜尿量不应超过 750ml;最高尿比密应>1.020;最高与最低尿比密之差,不应小于 0.009。

2. **临床意义** ①尿量减少而比密增加常见于急性肾小球肾炎、肾前性少尿等;②尿量增多或夜尿增多、低比密尿(尿液最高比密低于 1.018)或尿比密固定在 1.010,常见于慢性肾炎、慢性肾盂肾炎、急性肾衰竭多尿期等。

(二)酚红排泌试验

酚红排泌试验(phenolsulfonphthalein excretion test)是利用肾小管能排泌酚红的性能来反映肾小管功能的一项检查。酚红是一种对人体无害的染料,注射入血液后,约 94% 由近端肾小管上皮细胞主动排泌,因此尿液中排出酚红的量,可作为判断近端小管排泌功能的指标,但其排泌量受肾血流量影响较大。

1. **参考值**

人群	注射后排泌时间	排泌量
成人	15 分钟	28%~51%(平均 35%)。
成人	120 分钟	63%~84%(平均 70%)。

2. **临床意义** 酚红排泌量降低:15 分钟排泌量<25% 或 2 小时排泌量<55%,提示肾小管功能减退,见于慢性肾炎、慢性肾盂肾炎、肾血管硬化症、心力衰竭、休克等。

(三)尿渗量(尿渗透压)测定

尿渗量(osmolality,Osm)是指尿液中具有渗透活性的全部溶质微粒的总数量。

1. **参考值** 禁饮 8 小时后:尿渗量 600~1000mOsm/(kg·H_2O),平均 800mOsm/(kg·H_2O);血浆渗量 275~350mOsm/(kg·H_2O),平均 300mOsm/(kg·H_2O);尿渗量/血浆渗量(3~4.5):1。

2. **临床意义** 禁饮 8 小时后,尿渗量<600mOsm/(kg·H_2O),且尿渗量与血浆渗量比值≤1,提示肾浓缩功能减退。

四、肾小球与肾小管功能试验

(一)β_2-微球蛋白测定

β_2-微球蛋白(β_2-M)是人体有核细胞特别是由淋巴细胞产生的一种小分子球蛋白,人体内浓度非常稳定,容易被肾小球滤过,但 99.9% 被肾小管摄取,因此正常尿中极少。肾小管损害时,摄取减少,尿中增多。

1. **参考值** 尿<0.3mg/L 或 < 370μg/d;血清 1~2mg/L。

2. **临床意义**

(1)尿液:尿 β_2-M 增多,提示肾小管损害,见于肾盂肾炎、肾小管中毒(氨基苷类抗生素、重金属)等。

(2)血液:血 β_2-M 增多:①提示肾小球滤过功能下降;②见于恶性肿瘤(因癌细胞或肉瘤细胞可产生大量 β_2-M)等。

（二）α_1-微球蛋白（游离）测定

α_1-微球蛋白(α_1-MG)为肝细胞和淋巴细胞产生的一种小分子糖蛋白,在血浆中以游离和结合两种形式存在,游离形式的 α_1-MG 可被肾小球自由滤过,但在原尿中99%被近曲小管重吸收并分解,故仅有极少量从尿中排泄。

1. 参考值　尿<15mg/24h(成人);血清 10~30mg/L。

2. 临床意义

(1)尿液:尿 α_1-MG 增多,提示近端肾小管功能损伤,特异性较高。

(2)血液:血清 α_1-MG 增多,提示肾小球滤过功能下降;血清 α_1-MG 减少,见于重症肝炎等严重肝细胞坏死。

（三）视黄醇结合蛋白（游离）测定

视黄醇结合蛋白测定(RBP)为维生素 A 转运蛋白,由肝细胞合成,广泛存在于人体血液、尿液及其他体液中,游离的 RBP 由肾小球滤过后大部分被近曲小管重吸收并分解利用,仅有少量从尿中排泄。

1. 参考值　尿(0.11±0.07)mg/L;血清 45mg/L。

2. 临床意义

(1)尿液:尿 RBP 增多,提示早期近端肾小管功能损伤。

(2)血液:血清 RBP 增多,提示肾小球滤过功能下降。

第六节　脑脊液检查与浆膜腔积液检查

一、脑脊液检查

脑脊液(cerebrospinal fluid,CSF)主要来自脑室系统内脉络丛的超滤和分泌,充满脑室及蛛网膜下腔。脑脊液检查对神经系统疾病的诊断具有重要意义。

（一）标本采集

1. 适应证与禁忌证

(1)适应证:①有脑膜刺激症状;②疑有颅内出血;③疑有脑膜白血病;④原因不明的剧烈头痛、昏迷、抽搐或瘫痪等。

(2)禁忌证:①颅内压显著增高(视乳头水肿或有脑疝先兆);②休克;③衰竭或濒危状态;颅后窝有占位性病变。

2. 采集方法　脑脊液标本一般由腰椎穿刺取得(穿刺方法见附录一中的腰椎穿刺术),特殊情况下可采用小脑延髓池或脑室穿刺术。穿刺成功后先作压力测定,然后将脑脊液分别收集于 3 支无菌试管内,每管 1~2ml。第一管供细菌学检查;第二管供化学或免疫学检查;第三管供细胞学检查。如疑为恶性肿瘤则另留一管供脱落细胞学检查。采集标本后及时送检并立即检验,以免放置过久导致细胞破坏、葡萄糖分解、病原微生物破坏或溶解。

（二）压力与一般性状检查

1. 压力

（1）参考值（侧卧位）　　测压管法　　　　　数滴法

　　　　　　　　　　　　70~180mmH$_2$O　　40~50滴/分钟

（2）临床意义

压力升高：提示颅内压升高：①中枢神经系统炎症，见于流行性脑脊髓膜炎、其他化脓性脑膜炎等；②出血：见于脑出血、蛛网膜下腔出血；③脑肿瘤；④脑寄生虫病；⑤其他，见于各种原因引起的脑水肿等。

压力降低：提示颅内压降低：①脊髓与蛛网膜下腔阻塞；②脱水与循环衰竭；③脑脊液漏。

2. 颜色　　正常脑脊液为无色水样液体。病理性改变有：①红色提示脑脊液中混有血液，主要见于蛛网膜下腔出血、脑室出血。如为穿刺损伤出血，一般仅最初数滴脑脊液为血性，随后颜色逐渐变淡。②黄色为变性血红蛋白、蛋白增高所致，主要见于陈旧性脑室或蛛网膜下腔出血、脊髓肿瘤等。③乳白色多因白细胞增加所致，见于化脓性脑膜炎。④微绿色见于铜绿假单胞菌感染所致的脑膜炎。

3. 透明度　　正常脑脊液清晰透明。病毒性脑炎、流行性乙型脑炎等，脑脊液中细胞数轻度增加，脑脊液多清晰或微混；结核性脑膜炎，细胞数中度增加，可呈毛玻璃样混浊；化脓性脑膜炎，细胞数显著增加，可呈乳白色混浊。

4. 凝固　　正常脑脊液不含纤维蛋白原，静置24小时不会凝固。急性化脓性脑膜炎，脑脊液静置1~2小时即可出现凝块或沉淀物；结核性脑膜炎，脑脊液静置12~24小时后可在液面形成纤细的薄膜，取薄膜涂片检查结核杆菌阳性率极高。若脑脊液同时有胶冻状凝结、黄变症及蛋白-细胞分离现象（蛋白明显增加而细胞数轻度增多），称为 Froin-Nonne 综合征，提示脊髓受压、蛛网膜下腔梗阻，见于脊髓肿瘤等。

（三）化学检查

1. 蛋白质测定

（1）参考值：定性试验（Pandy test）阴性

　　　　　定量试验　0.20~0.45g/L

（2）临床意义：脑脊液中蛋白增加：①中枢神经系统炎症，化脓性脑膜炎显著增加，结核性脑膜炎中度增加，病毒性脑膜炎轻度增加；②出血，脑或蛛网膜下腔出血轻度增加；③脑肿瘤，显著增加；④椎管内梗阻，脊髓肿瘤、蛛网膜下腔粘连等常显著增加；⑤其他，见于内分泌及代谢疾病、药物中毒、慢性炎症性脱髓鞘性多发性神经根炎等。中枢神经系统肿瘤、急性感染性多神经根神经炎、多发性硬化和多种中毒性多发性神经炎，以及椎管内梗阻等可出现细胞蛋白分离。细胞蛋白分离为脑脊液蛋白含量增高，白细胞计数正常或稍增高的现象。

2. 葡萄糖测定

（1）参考值：2.5~4.5mmol/L

（2）临床意义：化脓性脑膜炎，葡萄糖可显著减少或缺如；结核性脑膜炎，可减少；病毒性脑膜炎，多无变化。

3. 氯化物测定

（1）参考值：120~130mmol/L

（2）临床意义:结核性脑膜炎,氯化物明显减少,可降至 102mmol/L 以下;化脓性脑膜炎,可减少,多为 102~116mmol/L。

4. 乳酸脱氢酶及其同工酶测定 乳酸脱氢酶(lactate dehydrogenase,LDH)有 5 种同工酶形成,即 $LDH_1 \sim LDH_5$。

（1）参考值:成人 3~40U/L

（2）临床意义:①细菌性脑膜炎脑脊液中 LDH 多增高,同工酶以 LDH_4、LDH_5 为主,有利于与病毒性脑膜炎鉴别;②脑血管疾病 LDH 多明显增高;③脑肿瘤、脱髓鞘病的进展期脑脊液中 LDH 活性增高,缓解期下降。

（四）显微镜检查

1. 细胞计数

（1）参考值:无红细胞;成人白细胞计数 $(0 \sim 8) \times 10^6/L$,儿童白细胞计数 $(0 \sim 10) \times 10^6/L$,以淋巴细胞为主。

（2）临床意义

红细胞增加:见于脑室出血或蛛网膜下腔出血。

白细胞增加:①中枢神经系统感染性疾病:化脓性脑膜炎,白细胞可达数千 $\times 10^6/L$ 以上,以中性粒细胞为主;结核性脑膜炎,多不超过 $500 \times 10^6/L$,早期以中性粒细胞为主,以后淋巴细胞增多;病毒性脑炎、脑膜炎,白细胞数轻度增加,以淋巴细胞为主;新型隐球菌性脑膜炎,白细胞数增加,以淋巴细胞为主;寄生虫感染,白细胞数可增加,以嗜酸性粒细胞为主。②脑膜白血病,白细胞数增加,可见原始及幼稚白细胞。

2. 细菌学检查 细菌学检查可采用直接涂片法,将脑脊液离心沉淀后取沉淀物制成薄涂片,查找细菌。疑为化脓性脑膜炎,革兰染色后镜检;疑为结核性脑膜炎,抗酸染色后镜检;疑为新型隐球菌性脑膜炎,墨汁染色后镜检。

二、浆膜腔积液检查

人体的胸膜腔、腹膜腔、心包腔及关节腔等统称为浆膜腔。正常腔内仅含少量液体,主要起润滑作用。病理状态下,腔内液体增多,称为浆膜腔积液。因积液形成的原因及性质不同,可分为漏出液和渗出液两类。

（一）标本采集

通过浆膜腔穿刺获取标本(穿刺方法见附录一中的胸膜腔穿刺术、心包腔穿刺术、腹膜腔穿刺术、关节腔穿刺术),分装于 2 个无菌容器内,每个容器不少于 50～100ml,其中一管加乙二胺四乙酸(EDTA)抗凝。为防止积液出现凝块、细胞变性、细菌破坏和自溶,留取标本后应及时送检。对不能及时送检的标本可加入乙醇固定细胞成分。

（二）检查内容

1. 一般性状

（1）颜色:漏出液多为淡黄色。渗出液因病因不同可呈不同颜色,淡红、红色或暗红色(血性)多见于恶性肿瘤、结核病急性期、风湿性疾病等;黄色脓性见于化脓性细菌感染;绿色常见于铜绿假单胞菌感染等。

（2）透明度:漏出液多透明,渗出液呈不同程度的混浊。

（3）比密:漏出液比密多<1.018;渗出液比密多>1.018。

（4）凝固性：漏出液中纤维蛋白原含量甚微，一般不凝固；渗出液中含较多的纤维蛋白原及组织裂解产物，常自行凝固。

2. 化学检查

（1）黏蛋白定性试验（Rivalta试验）：黏蛋白是一种酸性糖蛋白，可在稀醋酸溶液中析出，产生白色沉淀。漏出液多为阴性反应；渗出液多为阳性反应。

（2）蛋白定量试验：漏出液蛋白总量多在25g/L以下；渗出液蛋白总量多在30g/L以上。

（3）葡萄糖测定：漏出液中葡萄糖含量与血糖近似；渗出液中葡萄糖可被某些细菌分解而减少。化脓性炎症，葡萄糖含量明显降低，甚至无糖；结核性炎症，葡萄糖含量降低。

（4）乳酸测定：乳酸含量>10mmol/L以上，高度提示为细菌感染；心功能不全、风湿性疾病、恶性肿瘤所致的积液中乳酸含量可轻度增高。

（5）乳酸脱氢酶（LDH）：胸腔积液中LDH活性以脓性积液最高，可达正常血清的30倍，其次为癌性积液，结核性积液略高于正常血清。漏出液中LDH活性与正常血清相近。

3. 显微镜检查

（1）细胞计数及分类：漏出液细胞较少，常低于$100×10^6$/L，主要为间皮细胞及淋巴细胞。渗出液细胞较多，常高于$500×10^6$/L。①中性粒细胞为主：多见于急性化脓性感染或结核性感染早期；②淋巴细胞为主：多见于慢性感染，如结核病、梅毒等；③嗜酸性粒细胞增多：多见于过敏性疾病、寄生虫病。

（2）脱落细胞学检查：浆膜腔积液中检出肿瘤细胞，是诊断原发性或转移性恶性肿瘤的重要依据。

（3）细菌学检查：将浆膜腔积液离心沉淀，取沉淀物涂片染色后镜检，查找病原菌，必要时可进行细菌培养或动物接种。

（三）渗出液与漏出液的鉴别

鉴别积液性质对某些疾病的诊断和治疗有重要意义。两者鉴别见表4-8。

表4-8 渗出液与漏出液的鉴别

检查项目	漏出液	渗出液
原因	非炎症	炎症、肿瘤、化学或物理性刺激
外观	淡黄、浆液性	不定,可为血性、脓性、乳糜性
透明度	透明或微混	多混浊
比密	<1.018	>1.018
凝固	不自凝	能凝固
黏蛋白定性	阴性	阳性
蛋白定量	<25g/L	>30g/L
葡萄糖定量	与血糖相近	常低于血糖水平
细胞计数	$<100×10^6$/L	$>500×10^6$/L

续表

检查项目	漏出液	渗出液
细胞分类	以淋巴细胞、间皮细胞为主	根据病因不同,分别以中性粒细胞、淋巴细胞等为主,肿瘤可找到肿瘤细胞
细菌学检查	阴性	可找到病原菌
LDH	<200U	>200U

（周艳丽）

第七节　妊娠诊断试验与精液检查

一、妊娠诊断试验

妊娠诊断试验是用来检测尿液中的人类绒毛膜促性腺激素（human chorionic gonadotropin，HCG）的。HCG 由胎盘绒毛膜滋养层细胞所产生,在受孕后 10~14 天开始分泌,60~70 天达到分泌高峰,以后逐渐降低,维持至分娩后。除正常妊娠外,葡萄胎、绒毛膜上皮癌、睾丸畸胎瘤等滋养细胞肿瘤也可分泌大量 HCG。

（一）标本采集

1. 采集方法　留取清晨第一次尿液或新鲜尿液 10~20ml 于洁净容器内及时送检。

2. 注意事项　①在妊娠诊断时,阳性即可证明受孕,阴性时应跟踪复检;②尽量取晨尿,以提高检出阳性率;③尿液为蛋白尿、血红蛋白尿时,应加热煮沸 3 分钟后,离心取上清液检查,不使用污染严重的菌尿、血尿等标本检查。

（二）参考值

1. 胶乳凝集抑制试验（LAI）　阴性。

2. 单克隆金标诊断试纸（早早孕诊断试纸）　阴性。

（三）临床意义

1. 诊断早期妊娠　受孕后 35~50 天 LAI 呈阳性,受孕后 10 天左右单克隆金标诊断试纸即可呈现阳性。

2. 其他疾病的诊断及治疗观察　异位妊娠、葡萄胎、恶性葡萄胎、绒毛膜上皮细胞癌及睾丸畸胎瘤等 LAI 和单克隆金标试纸亦呈阳性。葡萄胎清除术或绒毛膜上皮癌手术后,将患者尿液浓缩 30 倍、60 倍,LAI 试验仍为阴性,说明手术治疗彻底;如呈阳性,提示治疗不彻底或病情复发。

二、精液检查

精液（semen）是男性生殖系统的分泌物,由精子（sperm）和精浆（seminal plasma）组成。睾丸曲细精管内的生精细胞在促性腺激素的作用下,经精原细胞、初级精母细胞、次级精母细胞及精子细胞的分化演变,最后发育成为成熟的精子。70% 精子贮存于附睾内,2% 贮存于输精管内,其余精子位于输精管的壶腹部。精浆是精子生存的介质和能量来源,对精子的存活和生理运动功能有重要作用。精液检查是判断男性生育能力的一项重要检查,是生殖门诊的常规检测项目。

（一）标本采集

禁止性生活 3～5 天,最长不要超过 7 天,尽量到医院采集标本。采集方法有手淫法、体外排精法和安全套法。因安全套含有对精子有害的物质,故该法较少用。遇不能射精的患者可采用电振动法或前列腺按摩法采集标本。将采集的全部精液盛放于清洁干燥的容器内,注明采集时间和前次排精日期,立即送检。精液检查应复查 2～3 次,以保证结果的可靠性。

（二）一般性状检查

1. 颜色及透明度　正常刚射出的精液呈灰白色或乳白色,久未射精的精液可呈淡黄色,液化后呈半透明样。①鲜红或暗红色的血性精液,见于生殖系统的非特异性炎症、结石、结核及肿瘤等;②黄色或棕色的脓性精液常见于精囊炎、前列腺炎等。

2. 量　正常一次排精量约为 1.5～5ml。①精液减少或无精液症:已数日未射精,精液量少于 1.5ml 为精液减少,精液量减至数滴、甚至排不出为无精液症,见于生殖系统非特异性炎症、结核、淋病等。②精液过多,一次排精量超过 8ml 为精液过多,主要是垂体促性腺激素浓度过高,刺激睾丸产生大量雄激素所致。

3. 黏稠度和液化时间　刚射出的精液呈胶胨状,放置后发生液化。正常精液液化时间(精液由胶胨状态转变为流动状态所需要的时间)小于 30 分钟。①刚射出的精液似米汤样为精子量减少或无精子症,常见于生殖系统炎症。②新鲜精液在室温下超过 60 分钟仍不液化称为精液延迟液化症,常见于前列腺炎。

4. 酸碱度　正常精液呈弱碱性,pH 7.2～8.0。pH 降低,男性生殖能力下降。

（三）显微镜检查

1. 精子计数　可用精子浓度和精子总数来表达。单位容积精液内的精子数量即精子浓度,正常 ≥15×10^9/L;1 次射精的精子绝对数量为精子总数,正常 ≥39×10^6/1 次射精。精子浓度持续低于 15×10^9/L,称为少精子症;多次精液检查(连续检查 3 次包括离心沉淀后)未发现精子称为无精子症。常见于睾丸结核、淋病、先天睾丸下降不全、先天性输精管发育不全、睾丸炎后遗症等。

2. 精子活动率和精子活动力

（1）精子活动率:是指活动精子数占精子总数的百分率。正常射精 30～60 分钟内精子活动率为 80%～90%,至少应>60%。

（2）精子活动力:是指精子前向运动的能力,即活动精子的质量。世界卫生组织(WHO)将精子活动力分为 3 级:①前向运动:精子运动积极,呈直线或大圈运动,速度快;②非前向运动:精子所有的运动方式缺乏活跃性,如小圈游动,鞭毛力量难以推动精子头部,或只有鞭毛的抖动;③无运动:精子没有运动。正常射精 30～60 分钟内总活力≥40%,前向运动>32%。

精子活动率小于 40%,且活动力低下,可造成男性不育。常见于精索静脉曲张、生殖系统感染等。

3. 精子形态　正常精子分头、体、尾三部分,长约 50～60μm,外形略似蝌蚪状。精子任何部位发生改变均称为形态异常精子,常见的形态异常有大头、小头、双头、双体、双尾等。正常精液中形态异常精子小于 20%。形态异常精子增多见于精索静脉曲张、生殖系统感染、睾丸或附睾功能不全等。

4. 精液的细胞学检查　正常精液中可有未成熟生殖细胞(少于1%)、少量白细胞(平均每高倍视野不超过 5 个)、少量上皮细胞、红细胞无或偶见。白细胞大量增多见于前列腺炎、精囊炎、附睾炎等。红细胞增多见于睾丸肿瘤、前列腺癌等。

5. 病原菌检查　男性生殖系统感染可从精液中检测到病原菌,常见的病原菌有葡萄球菌、链球菌、淋病奈瑟菌等,常造成男性不育。

第八节　临床常用生物化学检查

一、标本采集

(一)静脉采血法

血生化检查多需要采集空腹静脉血,通常选择肘部静脉、腕部静脉或手背静脉,同类项目检测需血量均为2ml,严禁从静脉输液管中及输血的血管中采集血液标本。采血后取下针头,将血液沿瓶壁缓慢注入相应容器,避免溶血。如需全血或血浆,则注入抗凝试管中,轻轻混匀防止凝固,得到抗凝全血,经离心后分离出血浆;如需血清,则注入干燥试管中,待血液自行凝固分离出血清。如同时抽取几个项目的血标本,一般应先注入培养瓶,再注入抗凝试管,最后注入干燥试管。女性内分泌检查一般在上午8—10 点间采血,皮质醇和促肾上腺皮质激素有昼夜分泌规律,应在凌晨 2 点和早 8 点采血。

(二)动脉采血法

血液气体分析需要采集动脉血,一般选择桡动脉、肱动脉或股动脉。严格无菌操作,以防感染。血标本应严格隔绝空气,抗凝(使用提前用肝素湿润内壁后且带软木塞的试管)。采集后立即送检,若不能及时送检,应将标本保存在4℃环境中,但不得超过 2 小时。吸氧者若病情许可应停止吸氧 30 分钟后再采血,否则应标记给氧浓度与流量。

二、血清电解质检查

(一)血清钾测定

血清钾(serum potassium)测定的是细胞外液钾离子的浓度。钾由肠道吸收,正常情况下,约90%的钾经肾脏随尿排出,10%左右由粪便排出,少量则由汗腺排出。机体对钾的调节主要依靠肾脏的调节和钾的跨细胞转运,当某些因素影响肾脏排泄及钾的跨细胞分布时即可引起钾的代谢障碍。

1. 参考值　3.5~5.5mmol/L

2. 临床意义

(1)增高:①摄入过多,见于高钾饮食、输入大量库存血液、静脉输注大量钾盐等;②排出减少,见于急性肾衰竭少尿期、长期使用保钾利尿剂、肾上腺皮质功能减退症等;③细胞内钾外移增多,见于严重溶血或组织损伤、酸中毒或组织缺氧、家族性高血钾麻痹等。

(2)降低:①钾摄入不足,见于长期低钾饮食、禁食、厌食、吸收障碍等;②钾丢失过多,见于严重呕吐、长期腹泻、胃肠引流、大剂量应用排钾利尿剂、肾上腺皮质功能亢进症、醛固酮增多症等;③细胞外钾内移,见于大剂量应用胰岛素、碱中毒、低钾性周期性麻痹、棉籽油中毒等。

（二）血清钠测定

血清钠(serum sodium)主要以氯化钠形式存在。机体摄入的钠几乎全部由小肠吸收,钠主要经肾脏随尿排出,汗液也可排出少量的钠。当摄入、吸收和排泄发生障碍时可引起钠的代谢紊乱。

1. 参考值　135～145mmol/L

2. 临床意义

（1）增高:①摄入过多,见于进食过量钠盐或输注大量高渗盐水等;②水分摄入不足或丢失过多,见于进食困难、水源断绝、大量出汗等;③其他,见于肾上腺皮质功能亢进症、原发性醛固酮增多症等。

（2）降低:①摄入不足,见于营养不良、长期低钠饮食、不恰当输液等;②丢失过多,见于严重呕吐、反复腹泻、胃肠造瘘后、大剂量应用排钠利尿剂、大面积烧伤、大量放腹水等;③其他,如抗利尿激素分泌过多、使用甘露醇、慢性肾功能不全、肝硬化失代偿期等。

（三）血清氯测定

血清氯(serum chloride)是指血清中氯的浓度,氯是细胞外液的主要阴离子,但在细胞内外均有分布。血清氯的调节是被动的,与钠的水平有关,血浆中的氯化物以氯化钠、氯化钾的形式存在。

1. 参考值　95～105mmol/L

2. 临床意义

（1）增高:①摄入过多,见于高盐饮食、静脉输入大量氯化钠等;②排泄减少,见于急性或慢性肾衰竭、尿路梗阻、心力衰竭等;③呼吸性碱中毒。

（2）降低:①丢失过多,见于严重的呕吐、腹泻、胃肠造瘘、慢性肾上腺皮质功能减退症、长期应用噻嗪类利尿剂等;②摄入不足,见于长期饥饿、无盐饮食等。

（四）血清钙测定

血清钙(serum calcium)钙含量很少,仅占人体钙含量的1%,体内99%的钙存在于骨骼中。血液中的钙有游离钙和结合钙两大类,其中游离钙具有生理活性。钙主要来自膳食,由小肠上段吸收,其吸收程度受肠道 pH 及钙溶解度影响。钙主要随粪、尿而排出体外。钙的代谢主要受维生素 D 及甲状旁腺激素的调节。钙的吸收、调节、排泄发生障碍,均可引起血清钙的异常。

1. 参考值　2.25～2.58mmol/L

2. 临床意义　临床上血清钙降低较血清钙增高多见。

（1）增高:见于静脉输入钙过多、甲状旁腺功能亢进症、多发性骨髓瘤、骨肉瘤、肺癌、肾癌、白血病、大剂量应用维生素 D 治疗。

（2）降低:①钙或维生素 D 摄取不足或吸收不良,见于长期低钙饮食、腹泻、胆汁淤积性黄疸等;②成骨作用增强,见于甲状旁腺功能减退症、恶性肿瘤骨转移等;③其他,见于急性坏死性胰腺炎、肾衰竭、肾病综合征、肾性佝偻病等。

（五）血清磷测定

血清磷(serum phosphorus)与血清钙有一定的浓度关系,即正常人的钙、磷浓度乘积为 36~40。人体中 70%~80% 的磷以磷酸钙的形式沉积于骨骼中,只有少部分存在于体液中。血磷水平受年龄和季节影响,新生儿与儿童的生长激素水平较高,故血磷水平较高。另外,夏季紫外线的影响,血磷的含量也较冬季为高。血液中的磷有无机磷和有机磷两种形式,临床检测的磷为无机磷。

1. 参考值　0.97~1.61mmol/L

2. 临床意义

(1)增高:①内分泌疾病,见于原发性或继发性甲状旁腺功能减退症;②排出障碍,肾功能不全;③维生素 D 过多,见于摄入过多的维生素 D;④其他,见于多发性骨髓瘤、骨折愈合期等。

(2)减低:①摄入不足,见于饥饿、恶病质、活性维生素 D 缺乏等;②丢失过多,见于大量呕吐、血液透析、腹泻等;③其他,见于糖尿病酮症酸中毒、甲状旁腺功能亢进症等。

(六)血清铁测定

血清铁(serum iron)即与转铁蛋白结合的铁,其含量不仅取决于血清中铁的含量,还受转铁蛋白的影响。

1. 参考值　男性 11~30μmol/L;女性 9~27μmol/L

2. 临床意义

(1)增高:见于再生障碍性贫血、溶血性贫血、白血病、急性肝炎、慢性活动性肝炎及反复输血等。

(2)降低:见于缺铁性贫血、消化性溃疡、恶性肿瘤、慢性炎症、月经过多、长期缺铁饮食以及生理状态下机体需铁增加时。

三、血清脂类检查

(一)血清总胆固醇测定

血清总胆固醇(total cholesterol,TC)来源于食物及体内的合成或转化,其水平受年龄、家族、性别、遗传、饮食、精神等多种因素影响,且男性高于女性,体力劳动者低于脑力劳动者。因此,很难制定统一的标准值。根据胆固醇高低及其引起心、脑血管疾病的危险性分为合适水平、边缘升高和升高水平。

1. 参考值　合适水平:<5.20mmol/L

边缘水平:5.23~5.69mmol/L

升高水平:>5.72mmol/L

2. 临床意义

(1)增高:见于动脉粥样硬化症、冠状动脉粥样硬化性心脏病、脑血管疾病、高脂血症、甲状腺功能减退症、肾病综合征、类脂性肾病、胆汁淤积性黄疸、长期高脂饮食、精神紧张、妊娠期、长期吸烟及饮酒、药物影响(使用糖皮质激素、避孕药、环孢素 A、阿司匹林)等,特别对动脉粥样硬化症、冠状动脉粥样硬化性心脏病的诊断有重要意义。

(2)降低:见于急性重型肝炎、肝硬化、甲状腺功能亢进症、贫血、营养不良、恶性肿瘤、药物影响(使用雌激素、甲状腺激素、钙拮抗剂)等。

(二)血清甘油三酯测定

甘油三酯(triglyceride,TG)是血中脂类的主要成分,来源于膳食及体内肝脏、脂肪组织和小肠的合成。它直接参与胆固醇及胆固醇酯的合成,是动脉粥样硬化的危险因素之一。

1. 参考值　0.56～1.70mmol/L

2. 临床意义

(1)增高:见于冠状动脉粥样硬化性心脏病、原发性高脂血症、动脉粥样硬化症、肥胖症、糖尿病、肾病综合征、高脂饮食、胆汁淤积性黄疸等。

(2)减低:见于严重的肝脏疾病、吸收不良、甲状腺功能亢进症、低β-脂蛋白血症、无β-脂蛋白血症等。

(三)血清乳糜微粒测定

乳糜微粒(chylomicrons,CM)是体内最大的脂蛋白。CM 脂质含量高达98%,蛋白质含量少于2%,其主要功能是运输外源性 TG。由于 CM 在血液中代谢快,半衰期短,食物消化需要4～6小时,故正常空腹12小时后血清中不应有 CM。

1. 参考值　阴性

2. 临床意义　阳性见于 I 型和 V 型高脂蛋白血症(hyperlipoproteinemia)。

(四)血清高密度脂蛋白和血清低密度脂蛋白测定

血清高密度脂蛋白(high density lipoprotein,HDL)的作用主要是运输内源性胆固醇至肝脏处理,可以阻止游离胆固醇在动脉壁和其他组织中积聚,故 HDL 被认为是抗动脉粥样硬化因子。血清低密度脂蛋白(low density lipoprotein,LDL)是富含胆固醇的脂蛋白,向组织及细胞内运输胆固醇,促进动脉的粥样硬化,故 LDL 为致动脉粥样硬化因子。

1. 参考值　高密度脂蛋白　　　　　低密度脂蛋白

　　　　　1.03～2.07mmol/L　　　　合适水平:≤3.12mmol/L

　　　　　合适水平:>1.04mmol/L　　边缘水平:3.15～3.16mmol/L

　　　　　降低:≤0.91mmol/L　　　　升高水平:>3.64mmol/L

2. 临床意义

(1)HDL 增高:对防止动脉粥样硬化、预防冠状动脉粥样硬化性心脏病的发生有重要作用。

(2)HDL 减低:常见于动脉粥样硬化症、糖尿病、肾病综合征、慢性肾衰竭、急性感染、药物影响(使用雄激素、β-受体阻滞剂和孕酮)等。

(3)LDL 增高:促进冠状动脉粥样硬化性心脏病的发生。另外,可见于遗传性高脂蛋白血症、甲状腺功能减退症、肥胖症、肾病综合征、胆汁淤积性黄疸、药物影响(使用雄激素、β-受体阻滞剂、糖皮质激素)等。

(4)LDL 减低:常见于甲状腺功能亢进症、无β-脂蛋白血症、吸收不良、肝硬化、长期运动及长期低脂饮食等。

(五)血清脂蛋白(a)测定

脂蛋白(a)[lipoprotein(a),LP(a)]可以携带大量的胆固醇结合于血管壁上,有促进动脉粥样硬化的作用。同时,LP(a)与纤溶酶原有同源性,可以与纤溶酶原竞争结合纤维蛋白位点,从而抑制纤维蛋白水解作用,促进血栓形成。因此,LP(a)是动脉粥样硬化和血栓形成的重要独立危险因子。

1. 参考值　0～300mg/L

2. 临床意义

(1)增高:①作为动脉粥样硬化的单项预报因子确定是否存在冠心病;②还可见于1型糖尿病、肾脏疾病等。

(2)减低:主要见于肝脏疾病。

(六)血清载脂蛋白 A-Ⅰ测定

载脂蛋白 A(apolipoprotein A,apoA)是 HDL 的主要结构蛋白,分为 apoA-Ⅰ和 apoA-Ⅱ,其中 apoA-Ⅰ可催化卵磷脂-胆固醇酰基转移酶,将组织多余的胆固醇酯转至肝脏处理。因此,apoA 具有清除组织中的脂质和抗动脉粥样硬化的作用。载脂蛋白 A-Ⅰ的意义最明确,且在组织中的浓度最高,因此,apoA-Ⅰ为临床常用的检测指标。

1. 参考值　男性:(14.2±0.17)g/L

女性:(1.45±0.14)g/L

2. 临床意义

(1)增高:apoA-Ⅰ可直接反映 HDL 水平,因此,apoA-Ⅰ与 HDL 一样可以预测和评价冠状动脉粥样硬化性心脏病的危险性,但 apoA-Ⅰ较 HDL 更精确,更能反映脂蛋白状态。载脂蛋白 A-Ⅰ水平与冠状动脉粥样硬化性心脏病的发病率呈负相关,因此 apoA-Ⅰ是诊断冠状动脉粥样硬化性心脏病较灵敏的一项指标。

(2)减低:见于家族性 apoA-Ⅰ缺乏症、家族性 a 脂蛋白缺乏症、急性心肌梗死、糖尿病等。

(七)血清载脂蛋白 B 测定

载脂蛋白 B(apolipoprotein B,apoB)是 LDL 含量最多的蛋白质,与外周细胞膜上 LDL 受体结合,介导 LDL 进入细胞内,故 apoB 具有调节肝脏内外细胞表面 LDL 受体与血浆 LDL 之间平衡的作用,对肝脏合成 VLDL 有调节作用。

1. 参考值　男性:(1.01±0.21)g/L

女性:(1.07±0.23)g/L

2. 临床意义

(1)增高:①载脂蛋白 B 可直接反映 LDL 水平,因此,其水平增高与动脉粥样硬化、冠心病的发生率呈正相关,也是冠心病的危险因素,可用于评价冠心病的危险性和降脂治疗效果等,在其预测冠心病的危险性方面优于 LDL 和胆固醇(CHO);②还可见于高 β-载脂蛋白血症、糖尿病、甲状腺功能减退症、肾病综合征等。

(2)减低:见于低 β-脂蛋白血症、无 β-脂蛋白血症、apoB 缺乏症、恶性肿瘤等。

四、血糖及相关检查

(一)空腹血糖测定

血液中的葡萄糖(glucose)简称血糖。正常情况下,血糖的浓度受肝脏、胰岛素、内分泌激素和神经因素的调节,使空腹血糖(fasting blood glucose,FBG)保持基本稳定,当上述调节因素发生紊乱时可引起血糖升高或降低。FBG 是诊断糖代谢紊乱的最常用和最重要的指标。

1. 参考值　葡萄糖氧化酶法　　邻甲苯胺法

3.9~6.1mmol/L　　　3.9~6.4mmol/L

2. 临床意义

（1）FBG 增高：见于各型糖尿病、甲状腺功能亢进症、巨人症、肢端肥大症、肾上腺皮质功能亢进症、嗜铬细胞瘤、妊娠呕吐、全身麻醉、脱水、颅内高压症、颅脑外伤、心肌梗死、肝硬化、胰腺炎、药物影响（使用噻嗪类利尿剂、泼尼松、避孕药）、高糖饮食、剧烈运动后、情绪紧张等，其中以糖尿病最常见。

（2）FBG 降低：见于胰岛细胞瘤或腺癌、胰岛素注射过量、肾上腺皮质功能减退症、急性重型肝炎、急性酒精中毒、药物影响（使用降糖药、磺胺药）、消耗性疾病、特发性低血糖、妊娠期、哺乳期、饥饿及长期剧烈运动或体力劳动等。

（二）糖化血红蛋白测定

糖化血红蛋白（glycosylated hemoglobin，GHb）是在红细胞生存期间血红蛋白 A（HbA）与己糖（主要是葡萄糖）缓慢、连续的非酶促反应的产物。由于 HbA 所结合的成分不同，又分为 HbA_1a（与磷酰葡萄糖结合）、HbA_1b（与果糖结合）、HbA_1c（与葡萄糖结合），其中 HbA_1c 含量最高，是目前临床最常检测的部分。GHb 的代谢周期与红细胞的寿命基本一致，故 GHb 水平反映了近 2~3 个月的平均血糖水平。

1. 参考值　HbA_1c 4%~6%，HbA_1 5%~8%

2. 临床意义

（1）评价糖尿病控制程度：GHb 增高提示近 2~3 个月来糖尿病控制不良，GHb 愈高，血糖水平愈高，病情愈重。

（2）筛检糖尿病：HbA_1<8%，可排除糖尿病；HbA_1>9%，预测糖尿病的准确性为 78%。

（3）预测血管并发症：HbA_1>10%，提示并发症严重，预后较差。

（三）血清胰岛素测定

胰岛素（insulin）是胰岛 B 细胞分泌的调节血糖浓度的主要激素之一。糖尿病时，由于胰岛 B 细胞功能障碍和胰岛素生物学效应不足，出现血糖增高和胰岛素降低的分离现象。

1. 参考值　空腹胰岛素：10~20MU/L

2. 临床意义

（1）糖尿病：1 型糖尿病空腹胰岛素明显降低，2 型糖尿病空腹胰岛素可正常、稍高或减低。

（2）胰岛 B 细胞瘤：胰岛 B 细胞瘤常出现高胰岛素血症，胰岛素呈高水平，但血糖降低。

（3）其他：肥胖、肝功能受损、肾功能不全血清胰岛素水平增高；腺垂体功能低下、肾上腺皮质功能不全血清胰岛素减低。

（四）血清 C-肽测定

C-肽（connective peptide）是胰岛素原在蛋白水解酶的作用下分裂而成的与胰岛素等分子的肽类物。其生成不受外源性胰岛素影响，检测 C-肽也不受胰岛素抗体的干扰，因此，C-肽可以更好的评价胰岛 B 细胞功能。

1. 参考值　空腹 C-肽：0.3~1.3mmol/L

2. 临床意义

（1）增高：见于胰岛素 B 细胞瘤、肝硬化等。

（2）减低：见于糖尿病、外源性高胰岛素血症等。

（五）血清酮体测定

酮体（ketone bodies）包括丙酮 、乙酰乙酸、β-羟丁酸，由脂肪酸在肝脏经氧化而产生。

1. 参考值　定量：<0. 34~0. 68mmol/L（以丙酮计）

定性：阴性

2. 临床意义　升高或阳性见于禁食过久、妊娠高血压综合征、饮食中缺乏糖类、摄入脂肪过多、重症糖尿病、酮症酸中毒或急性乙醇中毒等。血酮体增多或阳性常提示糖尿病酮症或酮症酸中毒,血酮体定量大于 5mmol/L,即可确诊。

（六）口服葡萄糖耐量试验（oral glucose tolerance test，OGTT）

正常人口服或注射一定量的葡萄糖后血糖会暂时升高,促使胰岛素分泌增加,使血糖在较短的时间内降至空腹水平,此为糖耐量现象。当糖代谢紊乱时,口服一定量的葡萄糖后血糖急剧升高或升高不明显,但短时间内不能降到空腹水平（或原来水平）,此为糖耐量异常或降低。这一指标较血糖测定对诊断糖代谢异常更为敏感。采用葡萄糖 75g 溶于 200~300ml 温开水中嘱患者一次饮完。于摄入葡萄糖前及后 0. 5 小时、1 小时、2 小时及 3 小时各抽取静脉血 2ml、尿标本共 5 次。

1. 参考值　空腹血糖 3. 9~6. 1mmol/L；口服葡萄糖后 0. 5~1 小时,血糖达高峰（一般在 7. 8~9. 0mmol/L）；2 小时血糖<7. 8 mmol/L；3 小时后降至空腹水平。各检测时间点尿糖均为阴性。

2. 临床意义

（1）诊断糖尿病：①具有糖尿病症状,空腹血糖>7. 0mmol/L。②OGTT,2 小时血糖>11. 1mmol/L。③具有临床症状,随机血糖>11. 1mmol/L。临床症状不典型者,需要另一天重复检测。

（2）判断糖耐量减低（impaired glucose tolerance,IGT）：空腹血糖<7. 0mmol/L,2 小时血糖为 7. 8~11. 1mmol/L,且血糖到达高峰时间延长至 1 小时后,血糖恢复正常的时间延长至 2~3 小时以后,同时伴有尿糖阳性者为 IGT。常见于 2 型糖尿病、肢端肥大症、甲状腺功能亢进症等。

（3）鉴别低血糖：①功能性低血糖患者,空腹血糖正常,口服葡萄糖后出现高峰时间及峰值均正常,但 2~3 小时后出现低血糖,见于特发性低血糖症。②肝源性低血糖者,空腹血糖低于正常,口服葡萄糖后血糖高峰提前并高于正常,但 2 小时血糖仍处于高水平,且尿糖阳性。常见于广泛肝损伤、病毒性肝炎等。

五、血液激素检查

（一）血清甲状腺激素测定

甲状腺激素包括甲状腺素（3,5,3',5'-tetraiodothyronine,T_4）和三碘甲腺原氨酸（3,5,3'-triiodothyronine,T_3）。结合型 T_4 和游离型 T_4（free thyroxine,FT_4）之和为总 T_4（TT_4）；结合型 T_3 和游离型 T_3（free triiodothyronine,FT_3）之和为总 T_3（TT_3）。只有 FT_4 和 FT_3 才能进入细胞内发挥生理作用,故 FT_4 和 FT_3 比 TT_4 和 TT_3 更敏感。甲状腺激素合成受下丘脑、垂体及血液中甲状腺激素浓度的调节。

1. 参考值　　TT$_3$　　　　　1.6～3.0nmol/L

FT$_3$　　　　　6.0～11.4pmol/L

TT$_4$　　　　　65～155nmol/L

FT$_4$　　　　　10.3～25.7pmol/L

2. 临床意义

（1）增高：主要见于甲状腺功能亢进症,亦可见于亚急性甲状腺炎、急性肝炎、妊娠、药物影响（使用雌激素、碘剂）等。

（2）降低：主要见于甲状腺功能减退症,亦可见于垂体前叶功能减低症、药物影响（使用抗甲状腺药物、糖皮质激素、多巴胺）等。

（二）血清反三碘甲腺原氨酸测定

反三碘甲腺原氨酸（reverse triiodothyronine,rT$_3$）由 T$_4$ 在外周组织脱碘而生成。生理情况下,rT$_3$ 含量极少,其活性仅为 T$_4$ 的 10%,作为机体的一种调节机制,rT$_3$ 的量随 T$_4$ 量的变化而变化,故也是反映甲状腺功能的一个指标。

1. 参考值　0.2～0.8nmol/L

2. 临床意义

（1）增高：主要见于甲状腺功能亢进症,亦可见于心肌梗死、肝硬化、糖尿病、脑血管病、心力衰竭、药物影响（使用普萘洛尔、地塞米松）等。甲状腺功能亢进症,诊断符合率为 100%,且比 T$_3$、T$_4$ 灵敏。

（2）降低：主要见于甲状腺功能减退症,亦可见于慢性淋巴细胞性甲状腺炎（提示发生甲状腺功能减退）、药物影响（使用抗甲状腺药物、地塞米松、普萘洛尔）等。

（三）血清甲状旁腺素测定

甲状旁腺素（parathormone,PTH）是甲状旁腺主细胞分泌的一种肽类激素,其主要的靶器官有肾脏、骨骼、肠道。PTH 的主要生理作用是拮抗降钙素、动员骨钙释放、加快磷酸盐的排泄和维生素 D 活化等。

1. 参考值　1～10pmol/L

2. 临床意义

（1）增高：是诊断甲状旁腺功能亢进症的主要依据。也可见于肺癌、肾癌等。

（2）减低：主要见于甲状腺或甲状旁腺手术后、特发性甲状旁腺功能减退症等。

（四）血清皮质醇测定

皮质醇（cortisol）主要为肾上腺皮质束状带细胞分泌。由于皮质醇的分泌有昼夜节律性变化,一般检测上午 8 时和午夜 2 时的血清皮质醇浓度表示其峰浓度和谷浓度。血清皮质醇测定是筛检肾上腺皮质功能异常的首选指标。

1. 参考值　上午 8 时,140～630nmol/L;午夜 2 时,55～165nmol/L;昼夜皮质醇浓度比值>2。

2. 临床意义

（1）增高：常见于肾上腺皮质功能亢进症、双侧肾上腺皮质增生或肿瘤等。此外,慢性肝病、妊娠时也可增高。

（2）减低：主要见于肾上腺皮质功能减退症、腺垂体功能减退症等。

（五）血浆睾酮测定

睾酮（testosterone）是男性最重要的雄激素,脱氢异雄酮和雄烯二酮是女性的主要雄激素。血浆睾酮可反映睾丸的分泌功能,睾酮分泌具有昼夜节律性变化,上午 8 时为分泌高峰。因此,测定上午 8 时的睾酮浓度对评价男性睾丸分泌功能具有重要价值。

1. 参考值　成年男性:(5700±1560)ng/L

　　　　　　成年女性:(590±220)ng/L

2. 临床意义

(1)增高:主要见于睾丸间质细胞瘤、男性性早熟、先天性肾上腺皮质增生、肾上腺皮质功能亢进症等。

(2)减低:主要见于原发性小睾丸症、睾丸不发育症,也可见于睾丸炎症、肿瘤、外伤等。

（六）血浆孕酮测定

孕酮(progesterone)由黄体和卵巢所分泌。卵巢大量分泌孕酮是在排卵后的黄体期,又称黄体酮。孕酮的生理作用是使经雌激素作用的已处于增殖期的子宫内膜继续发育增殖、增厚肥大、松软和分泌黏液,为受精卵着床做准备,这对维持正常月经周期及正常妊娠有重要作用。

1. 参考值　时间	早期	晚期
卵泡期	(0.7±0.1)μg/L	(0.4±0.1)μg/L
排卵期	(1.6±0.2)μg/L	(1.6±0.2)μg/L
黄体期	(11.6±1.5)μg/L	(5.7±1.1)μg/L

2. 临床意义

(1)增高:主要见于葡萄胎、妊娠期高血压疾病、原发性高血压、卵巢肿瘤等。

(2)减低:主要见于黄体功能不全、多囊卵巢综合征、胎儿发育迟缓、死胎等。

（七）血黄体生成素测定

黄体生成素(luteinizing hormone,LH)是垂体前叶分泌的一种糖蛋白激素。LH 在月经中期(黄体生成素高峰期)促成排卵;LH 在男性主要刺激 Leydig 细胞产生睾酮,又协同垂体促性腺激素促进精子的成熟。与垂体促性腺激素同时测定,有助于研究下丘脑-垂体-性腺轴的功能状态。

1. 参考值　男性	女性	
5~25U/L	卵泡期	2~15U/L
	排卵期	30~100U/L
	黄体期	4~10U/L
	绝经期	20~80U/L

2. 临床意义　①可以估计排卵时间及了解排卵情况,有助于不孕症的治疗及避孕作用机制的研究。②当黄体生成素与促卵泡素的比值大于3,提示多囊卵巢综合征。③闭经患者如果黄体生成素水平低于正常,提示闭经原因在垂体及其以上的部位,可做垂体兴奋试验(注射黄体生成激素释放激素,比较注射前后血中黄体生成素的含量,如注射后 15~45 分钟,黄体生成素值较注射前增高 3 倍或以上时,表示垂体功能正常,病变在其上部;如注射前后黄体生成素值变化不大,可再重复一次试验,结果仍相同,可认为闭经的原因在垂体本身)。

(八)血生长激素测定

生长激素(growth hormone,GH)是由腺垂体分泌的一种多肽激素。GH 释放受下丘脑的生长激素释放激素和生长激素释放抑制激素的控制。由于 GH 分泌具有脉冲式节律,每 1~4 小时出现 1 次脉冲峰,睡眠后 GH 分泌增高,约在熟睡 1 小时后达高峰。因而宜在午夜采血测定 GH,且单项测定意义有限,应同时进行动态检测。

1. 参考值　儿童:<20μg/L

　　　　　　男性:<2μg/L

　　　　　　女性:<10μg/L

2. 临床意义

(1)增高:最常见于垂体肿瘤所致的巨人症或肢端肥大症,也可见于外科手术后、低血糖症、糖尿病等。

(2)减低:主要见于垂体性侏儒症、垂体功能减退症等。此外,高血糖、皮质醇增多症也可使 GH 减低。

(九)血抗利尿激素测定

抗利尿激素(antidiuretic hormone,ADH)或称为血管升压素(vasopressin,VP),是下丘脑的视上核神经元产生的一种肽类激素,其主要生理作用是促进肾远曲小管和集合管对水的重吸收,即具有抗利尿作用,从而调节有效血容量、渗透压及血压。

1. 参考值　1.4~5.6pmol/L

2. 临床意义

(1)增高:常见于抗利尿激素分泌异常综合征、肾性尿崩症、脱水等。

(2)减低:常见于中枢性尿崩症、肾病综合征、输入大量等渗液体等。

(十)血促肾上腺皮质激素测定

促肾上腺皮质激素(adrenocorticotropic hormone,ACTH)是腺垂体分泌的一种多肽激素。ACTH 的分泌受促肾上腺皮质激素释放激素的调节,并受血清皮质醇浓度的反馈调节。另外,ACTH 分泌有昼夜节律性变化,上午 6—8 时为分泌高峰,午夜 22—24 时为分泌低谷。

1. 参考值　上午 8 时:25~100ng/L

　　　　　　午夜 2 时:10~80ng/L

2. 临床意义

(1)增高:常见于原发性肾上腺皮质功能减退症、先天性肾上腺皮质增生、异源性 ACTH 综合征等。此外,测定 ACTH 还可作为异源性 ACTH 综合征的疗效观察、预后判断及转归的指标。

(2)减低:常见于腺垂体功能减退症、原发性肾上腺皮质功能亢进症等。

六、血清酶检查

(一)血清胆碱酯酶测定

胆碱酯酶(cholinesterase,ChE)包括乙酰胆碱酯酶(acetylcholinesterase,AChE)和拟胆碱酯酶(pseudocholine esterase,PChE)。前者存在于中枢神经系统的灰质、交感神经节、肾上腺髓质、血小板和红细胞中,后者由肝细胞合成。测定 ChE 主要用于诊断有机磷中毒和肝脏疾病。

1. 参考值　AChE　　　　80000~120000U/L

　　　　　PChE　　　　30000~80000U/L

　　　　　ChE 活性　　0.80~1.00(80%~100%)

2. 临床意义

(1)ChE 活性降低:见于有机磷中毒(显著降低有特异性诊断价值)、慢性肝炎、肝硬化、肝癌(减低的程度与肝细胞损伤程度成正比)、恶性肿瘤、营养不良、恶性贫血、药物影响(口服雌激素或避孕药)等。

(2)ChE 活性增高:见于肾病综合征、甲状腺功能亢进症、肥胖症等。

（二）血清淀粉酶测定

血清淀粉酶(amylase,AMS)是一种水解淀粉、糊精和糖原的水解酶。血清中的淀粉酶主要来自胰腺和腮腺。来自胰腺的为淀粉酶 P(P-AMS),来自腮腺的为淀粉酶同工酶 S(S-AMS),其他组织如心脏、肝脏、肺脏等也含有少量 AMS。某些因素使胰腺、腮腺细胞受损时,AMS 即释放入血。

1. 参考值　　Somogyi 法　　　　染色淀粉法

　　　　　　800~1800U/L　　　760~1450U/L

2. 临床意义

(1)AMS 活性增高:①胰腺疾病,见于急性胰腺炎、胰腺癌、慢性胰腺炎急性发作、胰腺囊肿、胰腺管阻塞等,以急性胰腺炎最为常见;②非胰腺疾病,见于腮腺炎、消化性溃疡穿孔、上腹部手术后、机械性肠梗阻、胆管梗阻、急性胆囊炎、酒精中毒等。腮腺炎时其增高的 AMS 主要为 S-AMS,S-AMS/P-AMS>3,借此可与急性胰腺炎鉴别。

(2)AMS 活性减低:常见于慢性胰腺炎、胰腺癌等。

（三）血清脂肪酶测定

脂肪酶(lipase,LPS)是一种能水解长链脂肪酸甘油酯的酶,主要由胰腺分泌,胃和小肠也能产生少量的 LPS。该酶经肾小球滤过,并被肾小管全部回吸收,所以尿液中无 LPS。

1. 参考值　　比色法　　　　滴度法

　　　　　　<79U/L　　　　<1500U/L

2. 临床意义

(1)LPS 活性增高:①胰腺疾病,见于急性胰腺炎、慢性胰腺炎等。对诊断急性胰腺炎的意义较大,起病后 4~8 小时开始升高,24 小时达高峰,可持续 10~15 天,并且 LPS 增高与 AMS 平行。②非胰腺疾病,见于消化性溃疡穿孔、肠梗阻、急性胆囊炎等。

(2)LPS 活性减低:见于胰腺癌或胰腺结石所致的胰腺导管阻塞、胰腺囊性纤维化等。

（四）血清乳酸脱氢酶测定

乳酸脱氢酶(lactate dehydrogenase,LDH)是一种糖酵解酶,广泛存在于机体的各种组织中,其中以心肌、骨骼肌和肾脏含量最丰富,其次为肝脏、脾脏、肿瘤组织。当以上组织受损时 LDH 即可入血。

1. 参考值　　连续检测法　　　　速率法

　　　　　　104~245U/L　　　95~200U/L

2. 临床意义　LDH 活性升高常见于急性心肌梗死、骨骼肌损伤、恶性肿瘤、急性肝炎、肝硬化、胆汁淤积性黄疸、贫血等。对急性心肌梗死诊断价值较大。

（五）血清乳酸脱氢酶同工酶测定

LDH 是由 H 亚基和 M 亚基组成的四聚体，根据亚基组合不同形成 5 种同工酶：即 LDH_1、LDH_2、LDH_3、LDH_4、LDH_5。其中 LDH_1、LDH_2 主要来自心肌，LDH_3 来自肺、脾组织，LDH_4、LDH_5 主要来自肝脏，其次为骨骼肌。由于 LDH 同工酶的组织分布特点，其检测具有病变组织定位作用，且其意义较 LDH 更大。

1. 参考值　LDH_1　（32.7±4.60）%

　　　　　　LDH_2　（45.10±3.53）%

　　　　　　LDH_3　（18.50±2.96）%

　　　　　　LDH_4　（2.90±0.89）%

　　　　　　LDH_5　（0.85±0.55）%

　　　　　　$LDH_1/LDH_2<0.7$

2. 临床意义

（1）急性心肌梗死（acute myocardial infarction, AMI）：心肌梗死后 12～24 小时有 50% 的患者、48 小时有 80% 的患者 LDH_1、LDH_2 明显升高，且 LDH_1 升高更为明显，$LDH_1/LDH_2>1.0$。

（2）肝脏疾病：肝脏实质性损害（肝细胞损害），如病毒性肝炎、肝硬化、原发性肝癌时，LDH_5 升高，且 $LDH_5 > LDH_4$。此外，恶性肿瘤肝转移时 LDH_4、LDH_5 均增高。

（3）肿瘤：生殖细胞恶性肿瘤和肾脏肿瘤以 LDH_1、LDH_2 增高为主，白血病以 LDH_3、LDH_4 增高为主。

（4）其他：骨骼肌疾病血清 $LDH_5 > LDH_4$；肌萎缩早期 LDH_5 升高，晚期 LDH_1、LDH_2 也可增高；肺部疾病 LDH_3 可增高。

（六）血清肌酸激酶测定

肌酸激酶（creatine kinase, CK）又称肌酸磷酸激酶（creatine phosphokinase, CPK），主要存在于胞质和线粒体中，以骨骼肌、心肌含量最多，其次是脑组织和平滑肌。当心肌、骨骼肌或脑组织损伤时，大量 CK 释放入血，使血液中该酶活性增高。

1. 参考值　连续检测法　　　　　速率法

　　　　　　104～245U/L　　　　95～200U/L

2. 临床意义　CPK 增高常见于 AMI、心肌炎和肌肉疾病（多发性肌炎、进行性肌营养不良、重症肌无力等），对急性心肌梗死诊断价值较大。

（七）血清肌酸激酶同工酶测定

CK 是由 2 个亚单位组成的二聚体，形成 3 个不同的亚型：①CK-BB（CK_1）主要存在于脑、前列腺、肺、肠等组织中；②CK-MB（CK_2），主要存在于心肌中；③CK-MM（CK_3），主要存在于骨骼肌和心肌中，又分为 MM_1、MM_2、MM_3 亚型，MM_3 是 CK-MM 在骨骼肌细胞中的主要存在形式。正常人血清中以 CK-MM 为主，CK-MB 较少，CK-BB 含量甚微。检测 CK 的不同亚型对鉴别 CK 增高的原因有重要意义。

1. 参考值　CK-MM　94%～96%

　　　　　　CK-MB　<5%

　　　　　　CK-BB　极少或无

2. 临床意义

（1）CK-MB 增高：①AMI：CK-MB 对 AMI 早期诊断的灵敏度明显高于总 CK，其阳性检出率达 100%，且具有高度的特异性，CK-MB 一般在发病后 3~8 小时增高，9~30 小时达高峰，48~72 小时恢复到正常水平；②其他心肌损害，如病毒性心肌炎、风湿性心肌炎；③骨骼肌疾病，如肌营养不良、肌萎缩等。

（2）CK-MM 增高：见于 AMI、重症肌无力、肌萎缩等。CK-MM 亚型对诊断早期急性心肌梗死较为敏感。CK-MM$_3$/CK-MM$_1$ 一般为 0.15~0.35，其比值大于 0.5，即可诊断为急性心肌梗死。

（3）CK-BB 增高：见于脑梗死、脑出血、脑膜炎、恶性肿瘤等。

七、血清心肌蛋白检查

心肌蛋白对于急性心肌梗死、心绞痛、心肌损伤等的诊断均有较高的特异性和灵敏度，是诊断心肌损伤或坏死的确定性标志物。

（一）心肌肌钙蛋白 T 测定

心肌肌钙蛋白（cardiac troponin，cTn）是肌肉收缩的调节蛋白。心肌肌钙蛋白 T（cardiac troponin T，cTnT）有快骨骼肌型、慢骨骼肌型和心肌型。当心肌细胞损伤时，cTnT 便释放到血液中。

1. 参考值　0.02~0.13μg/L

2. 临床意义　一般认为 >0.2μg/ 为临界值，升高见于：①急性心肌梗死（acute myocardial infarction，AMI）：cTnT 是诊断 AMI 的确定性标志物，>0.5μg/L 可以确诊。②不稳定型心绞痛（unstable angina pectoris，UAP）：UAP 患者常发生微小心肌损伤（minor myocardial damage，MMD），此种心肌损伤只有检测 cTnT 才能确诊。③其他原因造成的心肌损伤：病毒性心肌炎、风湿性心肌炎、肾衰竭患者反复血液透析引起的心肌损伤等。

（二）心肌肌钙蛋白 I 测定

心肌肌钙蛋白 I（cardiac troponin I，cTnI）可抑制肌动蛋白中 ATP 酶活性，使肌肉松弛，防止肌纤维收缩。当心肌损伤或坏死时，cTnI 即可释放入血液中，其浓度变化可以反映心肌细胞损伤坏死的程度，有人认为 cTnI 是急性心肌梗死的特异性标志物。

1. 参考值　<0.2μg/L

2. 临床意义　一般认为 >1.5μg/L 为临界值，升高的临床意义基本同 cTnT。

第九节　临床常用病原学检查

一、标本采集

（一）采集方法

1. 血液　一般在发热初期和高峰期采集，尽量在用药前采血，多选择肘静脉，根据不同检验需要，一般采集 2~10ml，采血后床边接种或置于盛有抗凝剂的无菌瓶中尽快送检。

2. 尿液　采样前均应用肥皂水或碘伏清洗外阴及尿道口，收集中段尿 10~20ml

于无菌容器中送检,对于厌氧菌的培养应采用膀胱穿刺法收集送检。排尿困难者可导尿,弃去开始的 15ml 尿液再留取尿标本。

3. 痰液 患者用清水漱口数次,然后用力自气管深部咳出痰液约 10ml,吐入无菌器皿内,及时送检。

4. 鼻、咽拭子 鼻、咽拭子用无菌的棉拭子于鼻腔和口咽部采取分泌物,也可用鼻咽灌洗液作为检测标本,标本应立即接种培养基。

5. 粪便 取含脓、血或黏液的粪便(约 5g)置于清洁容器中送检,排便困难者或婴儿可用直肠拭子采集,标本置于有保存液的试管内送检。根据细菌种类不同选用合适的运送培养液以提高阳性检出率。对于传染性腹泻患者需 3 次送检粪便进行细菌培养。

6. 化脓性感染灶 首先用无菌生理盐水清洗脓液及病灶的杂菌,用棉拭子采取脓液及病灶深部分泌物或活组织放入无菌试管内送检。对于损伤范围较大的创伤,应从不同部位采集多份标本。封闭性脓肿,则以无菌干燥注射器穿刺抽取。疑为厌氧菌感染者,取脓液后立即排净注射器内空气,针头插入无菌橡皮塞送检。

7. 脑脊液与其他无菌体液 引起脑膜炎的病原体多为脑膜炎奈瑟菌、肺炎链球菌、流感嗜血杆菌等,其抵抗力弱,不耐冷、容易死亡,故采集的标本应立即保温送检或床边接种。胸水、腹水和心包积液等因标本含菌量少宜采集至少 5~10ml 标本送检;对感染患者腹膜透析液标本,因其杆菌量非常低,至少需采集 50ml。

8. 眼、耳部标本 用拭子采样,眼也可在局部麻醉后取角膜刮屑,外耳道疖和中耳道炎患者用拭子采样,鼓膜穿刺亦可用于新生儿和老年人。

(二)注意事项

1. 所有标本的采集和运送应在无菌操作、防止污染的原则下进行。

2. 标本采集后应尽快送实验室检测。

3. 所有标本均应被视为传染品,对具有高度危险性的标本,如乙型肝炎病毒(HBV)、人类免疫缺陷病毒(HIV)感染患者标本等,要有明显标识,急症或危重患者标本要特别注明。标本用后均要做消毒处理,盛标本的器皿要消毒处理或销毁、焚烧。

二、常见细菌病原学检查

(一)抗链球菌溶血素"O"试验

溶血素"O"是 A 群溶血性链球菌产生的一种能溶解红细胞的毒素,它刺激机体产生的抗体称为抗链球菌溶血素"O"(anti-streptolysin"O", ASO),简称抗 O。因此测定抗体效价有助于链球菌感染的诊断。

1. 参考值 胶乳凝集(LAT)法:阴性

2. 临床意义 ASO 滴度大于 1∶400 为阳性,提示近期内有 A 群溶血性链球菌感染。多见于上呼吸道感染、皮肤及软组织感染、风湿热、急性肾炎等。

(二)流行性脑脊髓膜炎抗体测定

流行性脑脊髓膜炎(epidemic cerebrospinal meningitis)是由脑膜炎奈瑟菌(meningococcus)感染所致,体内感染脑膜炎奈瑟菌时,可刺激机体产生相应抗体。

1. 参考值 抗体测定:ELISA 法 阴性

2. 临床意义 阳性提示脑膜炎奈瑟菌感染。见于流行性脑脊髓膜炎。

（三）肥达（Widal reaction，WR）反应

伤寒和副伤寒的菌体抗原"O"和鞭毛抗原"H"可刺激人体产生相应的抗体,肥达反应就是利用伤寒和副伤寒沙门菌菌液为抗原,检测人体血清中有无"O"和"H"抗体的一种凝集试验。

1. 参考值　直接凝集法:伤寒 H 抗体低于 1∶160,伤寒 O 抗体低于 1∶80;副伤寒 H 抗体和副伤寒 O 抗体均低于 1∶80。

2. 临床意义　单份血清抗体效价 O 抗体>1∶80 及 H 抗体>1∶160 提示伤寒、副伤寒,H 抗体升高而 O 抗体正常提示曾有过伤寒预防接种史或伤寒病史,O 抗体升高而 H 抗体正常提示伤寒、副伤寒感染早期或与伤寒沙门菌 O 抗原有交叉反应的其他沙门菌感染。

（四）结核杆菌抗体和 DNA 测定

感染结核杆菌后可发生肺结核或其他肺外结核,检测体内结核杆菌特异性抗体和结核杆菌的 DNA 有助于结核病的诊断。

1. 参考值　TB-Ab:ELISA 法　阴性

　　　　　　TB-DNA:PCR 法　阴性

2. 临床意义　阳性表示有结核杆菌感染。

三、常见病毒病原学检查

（一）乙型肝炎病毒标志物检查

乙型肝炎病毒(hepatitis B virus，HBV)主要经血液或血制品、破损皮肤、性交、母婴胎盘传播,HBV 感染人体后,机体可形成三种抗原抗体系统,即乙型肝炎表面抗原(hepatitis B virus surface antigen，HBsAg)-抗体(hepatitis B virus surface antibody，抗-HBs)系统、乙型肝炎 e 抗原(hepatitis B virus e antigen，HBeAg)-抗体(hepatitis B virus e antibody，抗-HBe)系统、乙型肝炎核心抗原(hepatitis B virus core antigen，HBcAg)-抗体(hepatitis B virus core antibody，抗-HBc)系统。HBcAg 一般情况下不易检测到游离状态,所以临床常检测除 HBcAg 外的 5 种乙型肝炎病毒标志物,俗称"两对半"试验。

1. 参考值　ELISA 法、RIA 法:HBsAg、抗-HBs、HBeAg、抗-HBe、HBcAg、抗-HBc 阴性

2. 临床意义　HBsAg 本身不具传染性,但因常与乙型肝炎病毒(HBV)同时存在,故作为传染性标志之一,HBsAg 阳性见于急性乙型肝炎潜伏期、HBsAg 携带者,急性乙型肝炎发病后 3 个月不转为阴性则易发展为慢性乙型肝炎或肝硬化。抗-HBs 是保护性抗体,可阻止乙型肝炎病毒感染。抗-HBs 阳性,一般表示曾感染过 HBV(目前 HBV 已被消除)、注射过乙型肝炎疫苗或抗-HBs 免疫球蛋白者。HBeAg 阳性,表明乙型肝炎处于活动期,提示 HBV 在体内复制,传染性较强,HBeAg 持续阳性,表明肝细胞损害较重,且易转为慢性乙型肝炎或肝硬化,HBeAg 转为阴性,表示病毒停止复制。抗-HBe 阳性,表示大部分乙型肝炎病毒被消除,复制减少,传染性较小,急性乙型肝炎呈阳性易进展为慢性乙型肝炎,慢性活动性肝炎呈阳性可进展为肝硬化。HBeAg 与抗-HBe 均阳性,且伴 ALT 升高,可进展为原发性肝癌。HBcAg 一般情况下在血清中不易检测到游离态,HBcAg 阳性,表示血清中 HBV 较多,复制活跃,传染性强,预后较差。抗-HBc 包括 IgG、IgM、IgA 三型,对机体无保护作用,其阳性状态可持续数十年甚

至终身,抗-HBcIgM 既是乙型肝炎近期感染指标,也是 HBV 在体内持续复制的标志,提示该血液有传染性,抗-HBcIgG 是 HBV 既往感染的指标,常用于乙型肝炎流行病学调查。

(1)乙肝"大三阳":HBsAg、HBeAg、抗-HBc 三项同时阳性俗称"大三阳",提示HBV 正在大量复制,有较强的传染性。见于急性乙型肝炎进展期、慢性活动性肝炎。

(2)乙肝"小三阳":HBsAg、抗-HBe、抗-HBc 三项同时阳性俗称"小三阳",提示HBV 复制减少,传染性已降低。见于急性乙型肝炎恢复期、慢性乙型肝炎好转期。

(二)流行性感冒病毒(流感病毒)培养与抗原检测

流感病毒(influenza viruses)是流行性感冒的病原体,培养出流感病毒或检测到其抗原可证实流感病毒感染。

1. 参考值 细胞培养或鸡胚培:阴性

免疫荧光抗原检测:阴性

2. 临床意义 阳性提示流感病毒的感染。

(三)柯萨奇病毒抗体和 RNA 检测

柯萨奇病毒(Coxsackie virus)为小 RNA 病毒,基因为单链 RNA,可以经呼吸道和消化道感染人体。

1. 参考值 柯萨奇病毒抗体:ELISA 或 IFA 法 阴性

柯萨奇病毒 RNA:PCR 法 阴性

2. 临床意义 抗体阳性提示目前处于感染期,RNA 阳性意义更大。

四、常见性传播疾病病原学检测

(一)梅毒血清学检查

梅毒螺旋体(treponema pallidum)侵入人体后,在血清中可出现特异性及非特异性抗体。

1. 参考值

(1)非特异性抗体的定性试验:快速血浆反应素试验(rapid plasma regain test,RPR)、不加热血清反应素试验(unheated serum regain test,USR)、性病研究实验室试验(venereal disease research laboratory test,VDRL)阴性。

(2)特异性抗体的确诊试验:梅毒螺旋体血凝试验(treponema pallidum hemagglutination assay,TPHA)、荧光螺旋体抗体吸收试验(fluorescent treponemal antibody-absorption test,FTA-ABS)阴性。

2. 临床意义 定性试验是筛选试验,在其阳性的情况下,再做确诊试验,确诊试验阳性可确诊梅毒。

(二)艾滋病血清学检查

艾滋病(acquired immune deficiency syndrome,AIDS)血清学检查包括人获得性免疫缺陷病毒抗体(抗-HIV)测定和人获得性免疫缺陷病毒 RNA(HIV-RNA)测定。

1. 参考值

(1)筛选试验:ELISA 法、快速蛋白印迹法(RWB) 抗-HIV 阴性。

(2)确诊试验:蛋白印迹试验(WB)、RT-PCR 法 HIV-RNA 阴性。

2. 临床意义 先做筛选试验,在其阳性的情况下,再做确诊试验,确诊试验阳性,特别是 RT-PCR 法 HIV-RNA 阳性,可早期确诊 AIDS。

（三）淋病奈瑟菌病原体检测及 DNA 测定

淋病是由淋病奈瑟菌引起的泌尿生殖系统的急性或慢性化脓性感染,是发病率最高的性传播疾病。淋病奈瑟菌常位于中性粒细胞内。

1. 参考值 涂片检查:阴性

　　　　　培养法:阴性

　　　　　DNA 测定:PCR 法　阴性

2. 临床意义 上述检查阳性提示淋病奈瑟菌感染。男性急性淋病直接涂片检查到多形核白细胞内革兰阴性双球菌即可诊断,其阳性率可达 95%;女性淋病及症状轻或无症状的男性淋病,均以作培养检查为宜。培养法为诊断淋病的金标准,PCR 可做确诊试验,但该法易出现假阳性。

第十节　临床常用免疫学检查

一、标本采集

临床常用免疫学检查需采集空腹静脉血,一般需要血标本 2~3ml。采集时应注意:①避免标本污染、防止溶血,尤其是血清补体测定时,抽血的注射器应干燥,采血要迅速,避免将血沫推入血管内而发生溶血;②采集标本后,应立即送检,尤其是补体测定,因血液离体后补体很快失活,当日不能送检的标本应在-20℃下冻存。

二、血清免疫球蛋白与补体检查

（一）免疫球蛋白

免疫球蛋白(immunoglobulin,Ig)是一组具有抗体活性的球蛋白,由浆细胞合成与分泌,分布于血液、体液及部分细胞的表面。免疫球蛋白分为 IgG、IgA、IgM、IgD 和 IgE 五类。

1. 参考值 RID 法:IgG 7.6~16.6g/L

　　　　　　　IgA 0.7~3.5g/L

　　　　　　　IgM 0.5~2.6g/L

　　　　ELISA 法:IgD 0.6~2.0

　　　　　　　　IgE 0.1~0.9mg/L

2. 临床意义

（1）Ig 降低:见于各类先天性和获得性体液免疫缺陷、联合免疫缺陷的患者及长期使用免疫抑制剂者。

（2）Ig 增高:见于①单克隆性增高:表现为五种 Ig 中仅有某一种 Ig 增高而其他 Ig 不增高或可降低,主要见于免疫增殖性疾病,如原发性巨球蛋白血症、多发性骨髓瘤等;②多克隆性增高:表现为 IgG、IgA、IgM 均增高,见于各种慢性感染、慢性肝病、肝癌、淋巴瘤等。

（二）血清总补体及 C_3 测定

补体(complement,C)是一组具有酶活性的糖蛋白,由传统途经的 9 种成分 C_1~

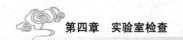

C_9、旁路途径的 3 种成分及其衍生物等组成。补体参与机体的免疫反应和免疫损伤。

1. 参考值　总补体溶血活性（CH_{50}）　50～100kU/L（试管法）

　　　　　　　C_3　0.8～1.5g/L

2. 临床意义

（1）CH_{50}增高：见于急性炎症、组织损伤、某些恶性肿瘤。

（2）CH_{50}减低：见于自身免疫性疾病、肾小球肾炎、感染性心内膜炎、病毒性肝炎及慢性肝病、遗传性补体成分缺乏症等。

（3）C_3增高：见于急性炎症、肿瘤、传染病早期、排异反应等。

（4）C_3减低：主要见于急性肾炎（尤其是链球菌感染后肾炎）。

三、T 淋巴细胞花结形成试验

T 淋巴细胞表面有特异性绵羊红细胞（E）受体，可与绵羊红细胞结合形成花结样细胞（表面黏附 3 个或 3 个以上绵羊红细胞的 T 淋巴细胞即为花结样细胞），此试验称为红细胞玫瑰花结形成试验或 E 玫瑰花结形成试验。

1. 参考值　形成率（64.4±6.7）%

2. 临床意义

（1）形成率减低：见于恶性肿瘤、某些病毒感染（艾滋病）、大面积烧伤、多发性神经炎等疾病。

（2）形成率增高：见于甲状腺功能亢进症、重症肌无力、慢性甲状腺炎、系统性红斑狼疮、器官移植排斥反应等。

四、自身抗体检查

（一）类风湿因子测定

类风湿因子（rheumatoid factor，RF）是变性 IgG 刺激机体产生的一种自身抗体。主要存在于类风湿关节炎患者的血清和关节液内，包括 IgG、IgA、IgM、IgD、IgE 5 种类型。

1. 参考值　胶乳凝集法：阴性（血清稀释度低于 1∶10）

2. 临床意义　阳性多提示自身免疫性疾病，主要见于类风湿关节炎。系统性硬化病、系统性红斑狼疮、干燥综合征等亦可呈阳性。另外，某些感染性疾病如结核病、传染性单核细胞增多症等也可呈阳性。

（二）抗核抗体测定

抗核抗体（antinuclear antibody，ANA）是指以自身细胞核成分为抗原产生的一类自身抗体。

1. 参考值　间接荧光抗体法（IFA 法）：阴性

2. 临床意义　血清滴度大于 1∶40 为阳性，多提示自身免疫性疾病，主要见于未经治疗的系统性红斑狼疮，也可见于药物引起的狼疮性疾病、混合性结缔组织病、全身性硬皮病、皮肌炎、类风湿关节炎、桥本（Hashimoto）甲状腺炎等。

（三）抗甲状腺球蛋白抗体测定

甲状腺球蛋白（thyroid-globulin，TG）是由甲状腺滤泡细胞合成的一种糖蛋白，抗甲状腺球蛋白抗体（anti-thyroid-globulin antibody，ATG-Ab）是针对甲状腺球蛋白产生的一种抗体。

1. 参考值　RIA 法:阴性

2. 临床意义　阳性主要见于慢性淋巴细胞甲状腺炎、甲状腺功能亢进症。甲状腺癌、重症肌无力、风湿性血管病、糖尿病等亦可呈阳性。

（四）抗甲状腺微粒体抗体测定

抗甲状腺微粒体抗体(anti-thyroid microsome antibody,ATM-Ab)是针对甲状腺微粒体抗原产生的一种抗体。

1. 参考值　RIA 法:阴性

2. 临床意义　阳性主要见于桥本甲状腺炎、甲状腺功能减低症。甲状腺肿瘤、单纯性甲状腺肿、亚急性甲状腺炎等也可出现阳性。少数正常人可呈阳性。需要指出的是抗 TG 与抗 TM 应同时检测,以提高检出的阳性率。

五、肿瘤标记物检查

（一）甲胎蛋白测定

甲胎蛋白(alpha fetoprotein,AFP)是胎儿肝细胞合成的一种糖蛋白。出生后,血清中 AFP 很快消失。当肝细胞或生殖腺胚胎组织发生恶变时,可产生大量 AFP。

1. 参考值　RIA、ELISA 法　<25μg/L。

2. 临床意义　升高主要见于原发性肝癌。亦可见于病毒性肝炎、肝硬化、睾丸癌、卵巢癌、畸胎瘤、胃癌、胰腺癌、孕妇等。

（二）癌胚抗原测定

癌胚抗原(carcinoembryonic antigen,CEA)是一种富含多糖的蛋白复合物。胎儿早期的消化管及某些组织可有合成癌胚抗原的能力,但怀孕六个月以后含量逐渐减少,出生后含量极低。消化道及某些组织恶变后可产生较多的癌胚抗原。

1. 参考值　ELISA 法和 RIA 法:<15μg/L。

2. 临床意义　增高主要见于胰腺癌、结肠癌、乳腺癌等,多超过 60μg/L。

（三）癌抗原 125 测定

癌抗原 125(cancer antigen 125,CA-125)是一种糖蛋白相关性肿瘤抗原,存在于卵巢肿瘤的上皮细胞内。上皮性卵巢癌和子宫内膜癌时,可产生较多的癌抗原 125。

1. 参考值　<3.5 万 U/L。

2. 临床意义　增高主要见于卵巢癌(血清 CA-125 明显升高,是观察治疗效果和判断复发较为灵敏的指标),亦可见于宫颈癌、乳腺癌、胰腺癌、胆道癌、肝癌、胃癌、结肠癌、肺癌、良性卵巢瘤、肝硬化失代偿期等。

（四）前列腺特异性抗原测定

前列腺特异性抗原(prostate specific antigen,PSA)是一种由前列腺分泌的单链糖蛋白,它存在于前列腺管道的上皮细胞中,在前列腺癌时可见 PSA 血清水平升高。血清总 PSA(T-PSA)中有 80%以结合形式存在,称复合 PSA,20%以游离形式(F-PSA)存在。其比值对诊断更有特异和准确性。

1. 参考值　RIA 法和 CLIA 法:T-PSA<4.0　F-PSA<0.8,F/T>0.25

2. 临床意义　增高见于前列腺癌,是观察治疗效果和判断转移、复发的指标,还可见于良性前列腺腺瘤、前列腺肥大症、急性前列腺炎等。

（五）前列腺酸性磷酸酶测定

前列腺酸性磷酸酶（prostatic acid phosphatase，PAP）是一种前列腺外分泌物中能水解磷酸酯的糖蛋白。

1. 参考值　RIA 法和 CLIA 法：≤2.0μg/L

2. 临床意义　增高见于前列腺癌，血清 PAP 升高程度与癌瘤发展基本呈平行关系，可提示癌症复发、转移与预后，还可见于前列腺肥大症、前列腺炎等。

（六）神经元特异性烯醇化酶测定

在糖酵解过程中，烯醇化酶催化甘油分解。它由 3 个亚基组成，并形成 5 种同工酶。亚基的同工酶存在于神经元和神经内分泌组织，称为神经元特异性烯醇化酶（neuron specific enolase，NSE），它与神经内分泌起源的肿瘤有关。

1. 参考值　RIA 法或 ELISA 法：≤15μg/L

2. 临床意义　增高见于小细胞肺癌、神经母细胞瘤。

（宋桂红）

附　分子生物学检验技术临床应用简介

20 世纪生命科学飞跃发展，以基因结构、基因功能研究为基础的分子生物学技术，已深入到医学研究各领域，在神经分子生物学、肿瘤分子生物学、基因治疗等医学领域作出了引人注目的成绩。常用的分子生物学基本技术有分光光度技术、电泳技术、色谱技术、核酸操作技术等，其中聚合酶链反应和 DNA 序列分析是两种生物学检验常用技术。

一、聚合酶链反应

聚合酶链反应（polymerase chain reaction，PCR）是 20 世纪 80 年代中期发展起来的体外核酸扩增技术。自 1983 年美国 PE-Cetus 公司人类遗传研究室的 Mullis 等发明了该技术至今，已从最初的手工操作完成了自动化操作。它具有特异、敏感、产率高、快速、简便、重复性好、易自动化等突出优点。应用 PCR 技术可以使特定的基因或 DNA 片段在短短的 2~3 小时内体外扩增数十万至百万倍。扩增的片段可以直接通过电泳观察，也可用于进一步的分析。这一技术极大地推动了分子生物学及其包括临床医学在内的相关学科的发展。

（一）基本原理

聚合酶链反应的过程是在同一试管内利用 DNA 聚合酶催化的反应反复进行同一段 DNA 片段的合成。聚合酶反应的模板是待检测核酸分子（DNA 可直接用于反应，而 RNA 则需要用反转录酶反转录成为 cDNA，然后用作聚合酶反应的模板）。反应的引物有两条，分别位于待扩增 DNA 片段的两端，可启动相对方向的 DNA 合成。这样从一个模板分子起始的话，经过 n 次聚合酶反应就可以合成 $2n$ 个模板分子。加入进行 30 轮反应，对于一段 500 碱基对的 DNA 片段来说，这大约等于 1ng 的 DNA。所以很小的样品即能扩增出电泳后肉眼可见的产物。

（二）步骤简介

1. 高温变性　双链 DNA 模板在热作用下（一般在 95℃）使氢链断裂，双链解离，形成单链 DNA 这一过程称为变性。变性后的单链可以重新结合，形成双链，其他性质也同时复原。

2. 低温退火　当温度突然降至 25~65℃,使引物与其互补的单链 DNA 模板在局部形成杂交链。这也是 DNA 复制的起点。

3. 中温延伸　引物与模板结合后,在 DNA 多聚酶的作用下,从引物的 5′端向 3′端延伸,合成与模板互补的 DNA 链。

每一循环经过变性,退火和延伸,DNA 含量即增加 1 倍。

（三）临床应用

1. 遗传疾病诊断　PCR 被用于诊断某些遗传性疾病,具有成本低、速度快和对样品质量和数量要求不高等特点,如产前羊水检测可用于早期发现某些单基因遗传病,如 a-地中海贫血、血友病等。

2. 病原体诊断　利用 PCR 可以检测标本(组织、细胞、血液、排泄物等)中的病毒(如 HIV)、细菌(如结核杆菌)、真菌、支原体、螺旋体、寄生虫等病原体,对于病毒(肝炎病毒、乳头瘤状病毒)或某些细菌还可进行分型。

3. 肿瘤诊断　根据各种肿瘤细胞内基因突变的情况设计引物进行聚合酶链反应。PCR 产物经琼脂糖凝胶电泳,根据正常基因顺序设计的引物与肿瘤基因设计的引物电泳结果的差异,即可判断是否为肿瘤。若标本为血液、淋巴结、肿瘤邻近组织亦可有助于确定是否有肿瘤转移。由于 PCR 高度敏感,只需少量肿瘤细胞就可获得阳性结果,因此用 PCR 诊断比一般的方法要灵敏得多,有利于早期诊断与治疗。

4. 法医学鉴定　PCR 目前已成为发现罪证的重要方法,例如,0.1μl 的唾液痕迹所含的 DNA 就可以通过 PCR 扩增而获得足够量的 DNA 进行测序,鉴定该唾液是否来自犯罪嫌疑人,从而为法庭提供确切的证据。

二、DNA 序列测定

早在 20 世纪 50 年代,人们就建立了以片段重叠和逐个确定氨基酸残基为基础的蛋白质序列测定方法。20 世纪 70 年代后期,Sanger 等提出了双脱氧终止法。此后,DNA 测序(DNA sequencing)工作通过不断的改进和创新,使 DNA 结构研究取得了重大进展。目前方法有双脱氧终止法、化学修饰法、自动测序法等方法,应用最多的是双脱氧终止法。

双脱氧终止法是 Sanger 于 1977 年建立的用于测定 DNA 序列的快速、简便、准确的方法。它具有放射性核素用量小、接触时间短、节省样品、操作简便等优点,尤其是应用 M$_{13}$ 载体系统和 PUC 载体系统以后,更加扩大了它的应用范围,极大地推动了 DNA 一级结构的研究。

（一）基本原理

操作程序是按 DNA 复制和 RNA 反转录的原理设计的,利用 DNA 聚合酶的酶促特点,以单链为模板合成 DNA 的互补链,利用 2′、3′双脱氧核苷三磷酸做底物,使之连接在 DNA 链的 3′段,终止链的延长。其原理是:核酸模板在核酸聚合物、引物、四种单脱氧碱基存在的条件下复制或转录时,如果在四管反应系统中分别按比例引入四种双脱氧碱基,只要双脱氧碱基掺入链端,该链就停止延长,链端掺入单脱氧碱基的片段可继续延长。如此,每管反应体系中便合成以共同引物为 5′端、以双脱氧碱基为 3′端的一系列长度不等的核酸片段。

（二）模板及引物

1. M13系统的单链模板　Sanger双脱氧终止法测定DNA序列,早期常采用噬菌体M13为载体制备单链模板DNA。M13是ssDNA噬菌体,进入菌体后复制为双链繁殖,以单链形式逸出菌体后,再度感染新的宿主菌。若以DNA重组技术将待测DNA插入双链M13DNA中,经培养扩增,在上清液中即可提取到含单链待测模板的M13重组DNA。

2. PUC系统的双链模板　20世纪80年代中期DNA序列测定出现了待测dsDNA片段克隆到PUC系统的载体上,直接闭合环状dsDNA经碱变性处理后按双脱氧终止法测定克隆的DNA序列的方法。测定时,由载体克隆位点两端序列设计的通用引物,特异性地与碱变性解开的待测单链结合,即可通过双脱氧复制反应确定其碱基序列。

（三）电泳

复制反应完毕后,把4组反应产物分别加到超薄聚丙烯酰胺-素凝胶相邻的泳道中进行电泳分离。长度相差一个核苷酸的不同大小的DNA片段即可形成泳动距离有差别的电泳条带。

（四）结构分析

电泳完毕,干燥后的凝胶与X线片夹紧密封曝光,经显影、定影后,X线片即可显示待测DNA序列的直读图谱。

由于临床上进行各种突变分析的最终目的是获得突变信息,即确定具体的突变类型,因而不管先通过何种方法进行突变筛查,最终都会落实到DNA测序上。DNA测序技术的目的是用于测定未知序列、确定重组DNA的方向与结构、对突变进行定位和鉴定以及进行比较研究,因能直接反映出DNA序列的变化,对于遗传疾病和肿瘤的诊断、器官移植和法医学鉴定具有重要的意义。

三、基因芯片技术

生物芯片技术是一种崭新的生物学研究手段,是物理学、化学、计算机科学、微机械自动化技术和信息科学多学科的技术与生物学研究目的相结合的产物。生物芯片技术的发展不仅为寻找新基因、研究基因功能和药物筛选等基础研究提供了强大的工具,还为临床诊断、临床用药指导、食品与环境检验、法医学鉴定、生物制剂检测展示了全新的技术平台,给生物医学研究和相关应用领域带来了深刻而广泛的变革。依据芯片功能分为基因芯片(gene chip)技术、蛋白质芯片技术和缩微芯片技术。下面介绍基因芯片技术。

基因芯片是生物芯片家族的第一个成员,第一块基因芯片诞生于20世纪90年代。基因芯片技术是指将大量探针分子固定于支持物上后与标记的样品分子进行杂交,通过检测每个探针分子的杂交信号强度进而获取样品分子的数量和序列信息。可用于核酸序列、基因突变、基因表达差异、基因作图、DNA指纹的分析等。

（一）基本原理

基因芯片通常是指DNA芯片,其基本原理是应用已知核酸序列作为靶基因与互补的探针核苷酸序列杂交,通过随后的信号检测进行定性与定量分析,即是将许多特定的寡核苷酸(是一类只有20个以下碱基对的短链核苷酸的总称,包括脱氧核糖核酸DNA或核糖核酸RNA内的核苷酸)片段或cDNA(为具有与某RNA链呈互补的碱基序列的单链 DNA,即 complementary DNA)基因片段作为靶基因,有规律地排列固定于支持物上,样品 DNA/RNA 通过 PCR 扩增、体外转录等技术掺入荧光标记分子或放射性同位素作为探针,然后按碱基配对原理将两者进行杂交,再通过荧光或同位素检测系统对芯片进行扫描,由计算机系统对每一探针上的信号作出比较和检测,从而得出所需要的信息。

（二）基本步骤

1. 芯片制备　目前制备芯片主要以玻璃片或硅片为载体,采用原位合成和微矩阵的方法将寡核苷酸片段或 cDNA 作为探针按顺序排列在载体上。

2. 样品制备　将样品进行提取、扩增,获取其中的蛋白质或 DNA、RNA,然后用荧光标记,以提高检测的灵敏度和使用者的安全性。

3. 杂交反应　杂交反应是荧光标记的样品与芯片上的探针进行反应产生一系列信息的过程。

4. 信号检测和结果分析　杂交反应后的芯片上各个反应点的荧光位置、荧光强弱经过芯片扫描仪和相关软件可以分析图像,将荧光转换成数据,即可以获得有关生物信息。

（三）临床应用

基因芯片技术无论从方法学上还是医学上都是一种全新的思维,为临床检验提供了一种全新的技术,使一些临床检验工作中难解决的问题成为可能。

1. 遗传性疾病诊断　随着人类基因组计划的完成,许多遗传性疾病的相关基因被相继定位,如肥胖病、老年痴呆症、精神病、高血压、地中海贫血等。利用基因定位型基因芯片,通过遗传病家谱研究可以将某一遗传病和基因与一种或多种多态性联系在一起,从而在染色体上的合适位点定位出遗传病相关基因,对研究亲代与子代的遗传重组,创造更精确的第三代遗传图谱有重要的价值。此外,在优生方面也有一定的应用价值,如产前抽取少许羊水就可以检测出胎儿是否患有遗传性疾病（如 β-地中海贫血）。

2. 感染性疾病诊断与治疗　随着病原微生物基因组计划的进展,使基因诊断病原微生物感染成为可能。基因芯片技术避免了烦琐而费时的病原微生物培养,缩短了病原体检出的时间,为感染性疾病病原体的确定提供了强有力的技术手段。目前在艾滋病、结核病、病毒性肝炎等疾病发病机制、诊断、治疗及用药后的监控方面发挥着重要作用。

3. 肿瘤诊断与治疗　目前利用该技术可以对包括白血病、淋巴瘤、皮肤黑色素瘤及乳腺癌等多种肿瘤疾病的肿瘤细胞亚群进行区分,还可以利用该技术对治疗方案进行评估和新药药效评价。此外,还能对肿瘤的发生、发展和转归的预测提供分子依据。

4. 药物筛选和新药开发　利用芯片技术具有的高通量、大规模、平行性等特点可以进行新药的筛选,尤其对我国传统的中药有效成分进行筛选。目前,国外几乎所有的主要制药公司都不同程度地采用了基因芯片技术来寻找药物靶标,查检药物的毒性或副作用,用芯片技术做大规模的筛选研究可以省略大量的动物试验,缩短药物筛选所用时间,在药物基因组学（pharmacogenomics）领域带动新药的研究和开发。

5. 法医学鉴定　国外公司开发的便携式 DNA 芯片检测装置可以接在犯罪现场对可能是犯罪嫌疑人留下来的头发、唾液、血液、精液等进行分析,并立刻与 DNA 罪犯指纹库系统存储的 DNA"指纹"进行比较,快速、准确地确定犯罪嫌疑人。位于上海的我国司法部司法鉴定科学技术研究所第一个"罪犯 DNA 数据库"在 1999 年 9 月 7 日通过了专家鉴定,利用 DNA 破案已成为一种重要的破案手段。另外,基因芯片还可用于进行亲子鉴定。

（宋桂红）

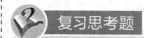 复习思考题

1. 简述贫血的分度(根据血红蛋白量)。
2. 简述少尿或无尿的临床意义。
3. 简述精子活动力分级。
4. 试述中性粒细胞病理性增多的临床意义。
5. 试述尿液内的常见管型及其临床意义。
6. 试述乙型肝炎病毒标志物检查的临床意义。
7. 试述漏出液与渗出液的鉴别。
8. 试述化脓性、结核性及病毒性脑膜炎的鉴别。

扫一扫
测一测

第五章

PPT 课件
05章PPT

心电图检查

学习要点

1. 心电图的常用导联。
2. 心电图描记的操作方法。
3. 心电图的临床应用价值。
4. 心电图各重要波段所代表的意义与正常值。
5. 心电图的测量方法。
6. 常见窦性心律失常、心肌缺血、心肌梗死、心房肥大、心室肥大、期前收缩的心电图特征。

扫一扫
知重点

第一节　心电图基本知识

一、心电图的概念

心电图（electrocardiogram，ECG）是指利用心电图机从身体体表、心脏或其他部位记录到的心脏每一心动周期产生的电活动变化的曲线图形。

心脏在机械收缩之前先有电激动，电激动产生动作电流，而人体组织是一个很好的容积导体，心脏正处于这一导体之中，心脏的动作电流可被传导至身体各部。如果用两个电极板放置在身体的两个不同部位（通常放置的是体表部位），用导线连接至心电图机，就可描记出心电活动的曲线，即所谓的心电图。

二、心电图的产生原理

（一）心肌细胞的静息电位和极化状态

心肌细胞在静息状态下，细胞膜外排列带正电荷的阳离子，膜内排列相等比例带负电荷的阴离子，这种膜内外电荷稳定的分布状态称为极化状态，此状态下细胞膜内外的电位差称为静息电位（resting potential，RP）。此时细胞膜表面和内外均无电流活动。

（二）心肌细胞的动作电位和除极与复极

当心肌细胞某部位的细胞膜受到一定程度的刺激（阈刺激）时，该部位细胞膜对离子的通透性发生改变,引起膜内外阴、阳离子流动,使细胞膜内外正、负离子的分布发生逆转,此过程称为心肌细胞的除极和复极过程。心肌细胞在兴奋时所发生的膜电位变化称为动作电位(action potential,AP)。以心室肌细胞为例,按发生时间的顺序其除极、复极、电位变化与心电图的关系(图5-1)如下:

0相 即除极期。主要由大量 Na^+ 快速进入细胞内产生 Na^+ 电流所引起。细胞处于收缩早期,相当于心电图的 QRS 波。

1相 即快速复极初期。此相 Na^+ 内流已失去作用,因瞬时性钾离子通道激活导致 K^+ 快速外流引起。

2相 即缓慢复极期,又称平台期。主要由 Ca^{2+} 内流与 K^+ 外渗引起,二者的电流方向相反,流速相近,使动作电位近乎平线。相当于心电图的 ST 段,1、2 相交界点,相当于心电图的 J 点。

3相 即快速复极末期。主要由大量的 K^+ 快速外流引起。相当于心电图的 T 波。

4相 即静息期。复极完毕,细胞处于舒张状态,相当于心电图的 T-P 段。

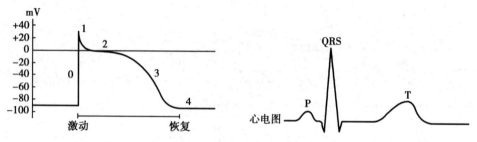

图 5-1 心肌细胞跨膜动作电位与体表心电图关系示意图

(三)心肌细胞的电位变化与心电向量

心肌细胞在除极和复极的过程中形成电偶,而电偶是既有数量大小,又有方向性的物理量,因此称为心电向量(cardiac vector)。通常用箭头表示其方向,箭杆长度表示其电位强度,箭头为正电位,箭尾为负电位。电偶的方向就是心电向量的方向。

在心电活动周期中,各部心肌除极与复极有一定的顺序,且每一瞬间又有不同部位的心肌细胞产生电活动,可产生许多大小和方向各不相同的心电向量,可用向量综合法归并为瞬间的综合向量。即同一轴上两个心电向量,其方向相同,则将其幅度相加,若方向相反则相减。若两个心电向量的方向存在一定的角度,则可采用平行四边形法计算(图5-2)。临床在体表采集到的心电变化,是全部参与电活动心肌细胞的电位变化按上述的原理所综合的结果。

三、心电图的导联

将电极置于体表或其他部位的任何两点,并通过导联线分别与心电图机的正负两极相连,这种记录心电图的电路连接方法称为心电图导联。

(一)常规心电图导联

目前广泛采纳由 Einthoven 创设的国际通用的常规 12 导联体系。

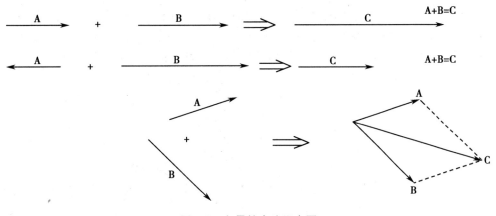

图 5-2 向量综合法示意图

1. 肢体导联(limb leads) 分为标准导联和加压肢体导联。

(1)标准导联(双极肢体导联):即连接体表的两极均有电位的改变,所测得的波形反映两个电极间的电位差。标准导联Ⅰ、Ⅱ、Ⅲ,其正极分别放置在左上肢、左下肢、左下肢,其负极分别放置在右上肢、右上肢和左上肢(图 5-3)。

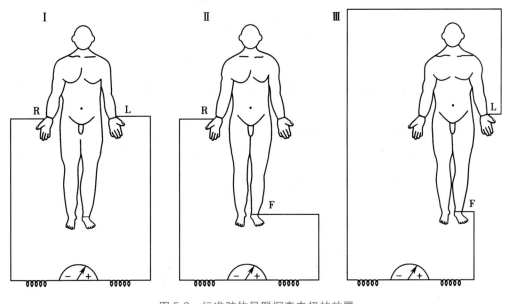

图 5-3 标准肢体导联探查电极的放置

(2)加压单极肢体导联:单极导联是在两个电极中,只使一个电极(被称为探查电极)显示电位,而使另一电极(被称为无关电极,连接于中心电端)的电位等于零,所得的波形反映该探查电极下的电位变化,较能表现心脏局部电活动情况,即为单极导联。将左上肢、右上肢、左下肢的 3 个电极各通过一个 5000 欧姆的电阻后连接到一起,形成中心电端,该点的电位在整个心脏激动过程中的每一瞬间始终稳定地近乎于零。将心电图机的正极分别与右上肢、左上肢、左下肢的探查电极相连,心电图机的负极与中心电端相连,即形成三个单极导联:单极右上肢(VR)导联、单极左上肢(VL)导联和单极左下肢(VF)导联。但此种导联波形振幅较小,临床实践中,将心电图机的正极分别与右上肢、左上肢、左下肢的探查电极相连,而心电图机的负极与改良的中心电端(将中心电端与相应探查电极所在肢体的连线切断)相连,此时波的形状未变,但其振幅(电压)却增加了50%,即形成3个加压单极肢体导联:加压单极右上肢(aVR)导联、加压单极左上肢(aVL)导联和加压单极左下肢(aVF)导联(图5-4)。

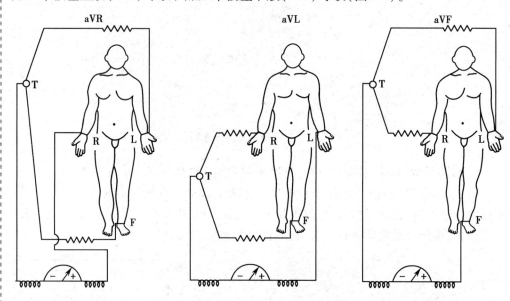

图5-4　单极加压肢体导联探查电极的放置

2. 胸导联(chest leads)　也属单极导联,即将探查电极分别置于心前区不同部位,将无关电极连接于中心电端上。常用的6个胸导联探查电极放置的位置是:V_1导联,胸骨右缘第4肋间;V_2导联,胸骨左缘第4肋间;V_3导联,V_2和V_4连线的中点;V_4导联,胸骨左缘第5肋间与左锁骨中线交界处;V_5导联,左腋前线与V_4水平线交界处;V_6导联,左腋中线与V_4水平线交界处(图5-5)。

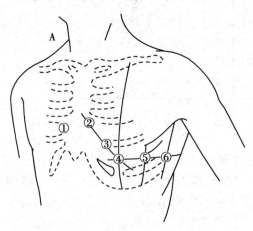

图5-5　胸导联探查电极的放置

（二）其他心电图导联

常规12导联心电图检查基本能满足心电图诊断的需要,但在特殊情况下,还需要选用其他心电图导联。临床常用的其他心电图导联有:

1. 附加导联

（1）$V_7 \sim V_9$ 导联：V_7 位于左腋后线与 V_4 水平线交界处；V_8 位于左肩胛骨线与 V_4 水平线交界处；V_9 位于左脊柱旁线与 V_4 水平线交界处。临床用于诊断后壁心肌梗死。

（2）$V_{3R} \sim V_{6R}$：其电极放置于右胸部与 $V_3 \sim V_6$ 对称处。临床用于诊断右心室肥大、右心室梗死及先天性心脏病的右位心等。

2. 监护导联　多在重症监护病房、心脏监护病房使用。常用的有：

（1）MCL_1 导联：正极置于 V_1 部位，负极置于左肩部，地线接右肩。

（2）MCL_6 导联：正极置于 V_6 部位，负极置于左肩部，地线接右肩。

（3）CM_5 导联：双极导联，正极（左下肢电极）置于 V_5 部位，负极（左上肢电极）置于胸骨柄部，用 II 导联记录。

3. 食管导联　将探查电极置于食管内，再与心电图机相连即可得到食管导联心电图，通常以 E 导联来表示。E 导联较体表导联能更清楚的显示心房波和心室波，尤其是心房波，因而有助于复杂心电图的鉴别。

4. 心腔内导联　通过心导管将电极送至心房腔或心室腔内，再与心电图机相连即可得到心腔内导联心电图。心腔内导联心电图较 E 导联又能更清楚的显示心房波和心室波，因而有助于复杂心电图的鉴别、导管电极起搏治疗定位及电生理研究。

四、心电向量环与心电图的形成

心脏从除极开始到结束，在不同的方向上产生许多瞬间综合心电向量。随时间的推移，许多瞬间综合心电向量按其发生顺序串连起来，则形成空间圆形轨迹，叫空间心电向量环。每个心动周期包括 3 个空间心电向量环：心房肌除极的 P 环，心室除极的 QRS 环及心室复极的 T 环。但空间向量环是一个立体环，不可能在一张纸上记录，通常研究的是平面心向量图，即心电向量图，是空间向量环于平行光线照射下，在某一平面上取得的投影。P、QRS、T 三个主要的立体心电向量环可以通过投影的方式在额面、膈面及侧面上获得三个相应的平面向量环，即立体心电向量环的第一次投影。如果要获得临床的心电图波形，平面向量环还必须向导联轴进行第二次投影，额面向量环只能向肢体导联的六轴系统投影，而膈面的向量环只能向心前区导联轴系统投影。这第二次投影的结果就是经心电图机记录的心电图波形（图 5-6）。投影在导联轴的正侧得向上波，投影在导联轴的负侧得向下波。

五、心电图描记的操作方法

1. 环境要求　室内保持温暖（不低于 18℃），以避免因寒冷而引起的肌电干扰。心电图机旁不要摆放其他电器，以免引起干扰。

2. 准备工作　①检查前确保心电图机性能合格；②使用交流电源的心电图机必须接可靠的地线；③检查床的宽度不窄于 80cm，以免肢体紧张而引起肌电干扰；④对初次接受心电图检查者，必须事先做好解释工作，消除紧张心理；⑤除急症外，一般情况下要求受检者平静休息 5 分钟后接受检查，避免饱餐或吸烟后检查；⑥嘱受检者解开上衣，取仰卧位，四肢放松，平稳呼吸；⑦避免受检者的四肢接触铁床、墙壁或地，以及与他人发生皮肤接触。

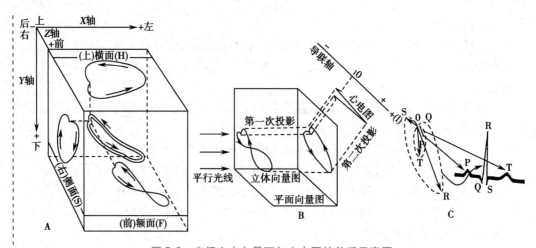

图 5-6 空间心电向量环与心电图的关系示意图
A. 空间心电向量环在 3 个平面上的投影　B. 空间心电向量环 2 次投影后形成的心电图波形
C. 3 个向量环分别形成的心电图波形

3. 皮肤处理　①若放置电极部位的皮肤污垢或毛发过多,则应预先清洁皮肤或剃毛。可用乙醇擦净皮肤上的油脂,以消除皮肤阻力,减少伪差。②在人体放置电极处涂抹导电膏或盐水、乙醇、清水。但尽可能避免用盐水、乙醇、清水代替导电膏,因为这 3 种处理方法使皮肤接触阻抗较大,极化电位很不稳定,易引起基线漂移或其他伪差。

4. 电极放置　按常规心电图连接方式放置电极,连接导联。①肢体导联电极:上肢电极板固定于腕关节内侧上方 3cm 处;下肢电极板固定于内踝上方 7cm 处。肢体导联线较长,末端接电极板处有颜色标记或英文缩写:红色(R)端电极接右上肢;黄色(L)端电极接左上肢;绿色(F)端电极接左下肢;黑色端电极接右下肢。此连接形成了 Ⅰ、Ⅱ、Ⅲ、aVR、aVL、aVF 导联方式。②胸导联:导线末端接电极处有不同颜色以区别各导联。颜色排列依次为红(V_1)、黄(V_2)、绿(V_3)、褐(V_4)、黑(V_5)、紫(V_6),分别代表 C_1、C_2、C_3、C_4、C_5、C_6 导联。$C_1 \sim C_6$ 通常代表 $V_1 \sim V_6$ 导联,亦可代表任意胸前导联,关键取决于其电极安放的位置。

5. 描记心电图　①接通电源及地线(使用蓄电池或充电电源时,可不用地线)。如有交流电干扰,可按下抗交流电干扰键(HUM),尽量避免使用该键或同时使用去肌颤滤波(EMG),因可使心电图波幅下降 15% 以上,导致心电图波形失真。②常规记录走纸速度一般选择 25mm/s,标准灵敏度 1mV=10mm(即增益,指输入 1mV 电压时,描笔偏转幅度 10mm)。记录过程中,若发现某些导联心电图电压太高或太低,可通过调整灵敏度来记录合格的心电图(如选择灵敏度 1mV=5mm,可减低电压;灵敏度 1mV=20mm,可增加电压)。③常规记录 12 导联心电图,若怀疑右位心或急性心肌梗死等病变应加做相应导联。④用手动方式记录心电图时,每次切换导联后,必须等到基线稳定后再启动记录纸,一般每导联描记 3~5 个心动周期,每人次大约记录 1 分钟。⑤有心律失常时可按需要延长记录时间,一般选 Ⅱ、V_1 导联。⑥记录过程中遇基线不稳及干扰时,应检查导联线与心电图机的连接或电极是否松脱。⑦描记结束后,关闭电源开关。⑧在描记好的心电图纸上注明受检者的姓名、性别、年龄及记录时间(年、月、日、小时、甚至分钟)等,同时标记各导联。

心电图机的发明

荷兰生理学家爱因托芬(Willem Einthoven)致力于心脏研究。一次,莱顿大学附属医院来了一个很危险的心脏病患者,医师们束手无策。大家一致公认这位患者的心脏跳动无法测定,因此也无法诊断。这时平常难得说话的爱因托芬在一旁开口了:"让我试试看!"说着他拿出自己制造的心跳记录仪连接于患者身上,用电流计来计量心跳,极轻微的跳动也测得非常准确,这一下子轰动了。爱因托芬将经过实践证实的心电图描记仪的发明原理公诸于世后,在1924年荣获了诺贝尔生理学或医学奖。

六、心电图的临床应用

1. 对各种心律失常的诊断具有肯定价值。

2. 对了解有无心肌缺血,尤其对心肌梗死的定性、定位、时期的判断具有极为重要的价值。

3. 提示心房、心室肥大的情况,有助于各类心脏疾病(如高血压性心脏病、风湿性心脏病、肺源性心脏病)的诊断。

4. 客观评价某些药物对心脏的影响以及对心律失常治疗的效果,为临床用药的决策提供依据。

5. 对其他疾病和电解质紊乱(如心包炎、血钙和血钾的过低或过高等)的诊断提供辅助依据。

6. 对各种急危重症患者的抢救、治疗及手术麻醉等的监护作用。

第二节 正常心电图

一、正常心电图图形组成及其生理意义

(一)正常心电图图形组成

正常心电图图形主要由P波、P-R间期、QRS波群、S-T段、T波、QT间期及U波组成(图5-7)。

(二)正常心电图各波段、间期的命名及其生理意义

1. P波 心房除极波,反映了左右两心房除极时的电位变化和时间。

2. P-R间期 从P波的起点至QRS波群的起点,反映心房开始除极至心室除极前的电位变化与时间(一般呈一等电位线)。

3. QRS波群 心室除极波,反映了左右两心室除极时的电位变化和时间。QRS波群因探查电极的位置不同而呈多种形态,其命名统一如下:第一个出现的正向波称为R波;R波之前的负向波称为Q波;R波之后的负向波称为S波;S波之后的正向波为R′波;R′波后再出现的负向波称S′波;如果QRS波均呈负向波称QS波。各波幅度的大小用英文大小写字母表示,即大写表示较大的波,小写表示较小的波。同一导联中,若波幅小于最高波幅的1/2,记为小写(图5-8)。

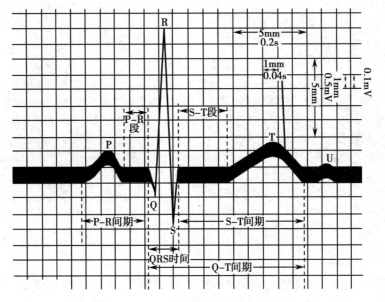

图5-7 正常心电图各波段、间期示意图

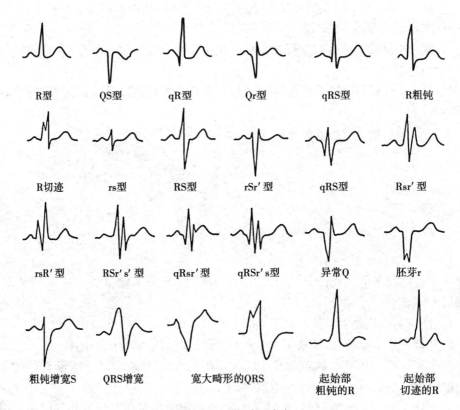

图5-8 QRS波群命名

4. S-T段 从QRS波群的终点至T波的起点,反映了心室早期缓慢复极的电位变化与时间(一般呈一等电位线)。

5. T波 反映了心室晚期快速复极的电位变化与时间,T波的方向常与QRS波群的主波方向一致。

6. QT 间期　从 QRS 波群的起点至 T 波的终点,反映了心室除极和复极过程所需要的总时间。

7. U 波　心动周期中最后一个小波,其方向一般与 T 波方向一致,反映了心室的后继电位。

二、心电图的测量

心电图直接描记在特殊的记录纸上(图 5-9)。心电图记录纸由边长为 1mm×1mm 的小方格组成。一般情况下,走纸速度为 25mm/s,则每两条纵线之间的距离(1mm)代表 0.04 秒(40 毫秒);当标准电压 1mV = 10mm 时,两条横线之间(1mm)的距离代表 0.1mV。

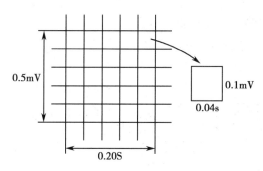

图 5-9　心电图记录纸示意图

（一）各波段的测量

1. 各波段振幅的测量　正向波应从基线上缘垂直测量至波的顶端;负向波应自基线下缘垂直测量至波的底端(图 5-10)。

2. 各波段时间的测量　测量各波时间应从波形起点的内缘测至波形终点的内缘。正向波在等电位线下缘测量,负向波在等电位线上缘测量。室壁激动时间(VAT)为从 QRS 波群起点到 R 波顶峰垂直线的水平距离,如有 R′波,应测量至 R′峰,如 R 波有切迹,则应测量至切迹第二峰(图 5-10)。

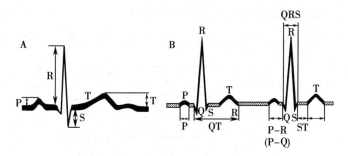

图 5-10　心电图各波段振幅及时距的测量示意图
A. 各波段振幅的测量　B. 各波段时间的测量

3. ST 段移位的测量　ST 段是指 J 点(QRS 波群终末部与 ST 段起始部的交点)到 T 波起点之间的距离。测量时取 QRS 波的起点为对照点。当 ST 段移位时,应取 J 点后 0.06 秒或 0.08 秒处测量。ST 段上抬时,应测量上抬的 ST 段上缘至 J 点对照基线上缘的垂直距离;ST 段下移时,应测量下移的 ST 段下缘至 J 点对照基线下缘的垂直距离(图 5-11)。

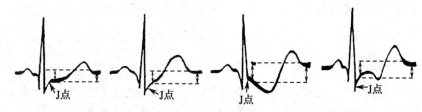

图 5-11　ST 段移位测量示意图

(二)心率的测量

1. 规则心率的测量法　①测量 P-P 间期或 R-R 间期所占格数直接采用查表法得出心率数;②使用专门的心率尺直接读出相应的心率数;③测量一个 R-R 间期或 P-P 间期的秒数,代入公式:心率(次/分钟)= 60(秒)/R-R(或 P-P)间期(秒)计算出。如测得 R-R 间距为 0.8 秒,则心率为 60/0.8 = 75 次/分钟。

2. 不规则心率的测量法　①连续计数 6 秒内 QRS 或 P 波数,乘以 10,即得到每分钟的心室率或心房率;②测量 5 个心动周期的 R-R(或 P-P)间期,算出其平均值,然后被 60 除。

(三)心电轴的测量

心电轴(cardiac electric axis)一般指平均 QRS 电轴,是整个心室除极过程中全部瞬间 QRS 向量综合所指的方向。正常人心电轴在额面上的投影指向左下方,约 0°～90°。一般采用心电轴与导联 I 正侧段所成的角度表示心电轴的偏移程度。除测定 QRS 波群电轴外,还可用同样方法测定 P 波和 T 波电轴。

1. 测量方法

(1)目测法:根据 I、Ⅲ导联 QRS 波群主波方向来估测心电轴(图 5-12)。

(2)三角测量法:分别将 I、Ⅲ导联 QRS 波振幅的代数和(向上波为正值,向下波为负值)标记在相应导联部位,并各做垂直线,其相交点与电偶中心点相连即为心电轴,该轴和 I 导联轴正侧的夹角即为心电轴的角度(图 5-13)。

(3)查表法:将 I、Ⅲ导联 QRS 波振幅的代数和值直接查相应的表求得心电轴的角度。

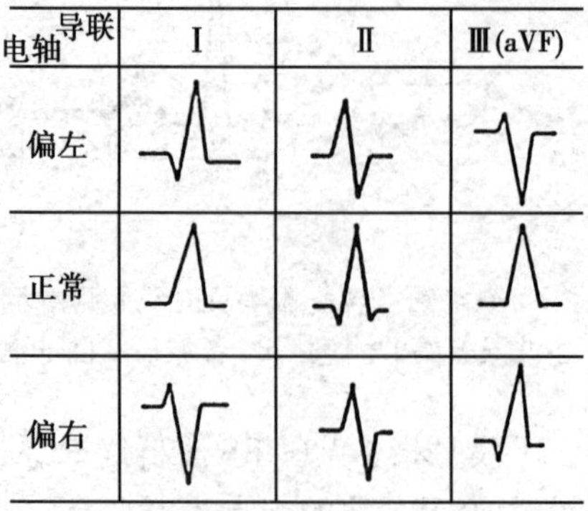

电轴\\导联	I	Ⅱ	Ⅲ(aVF)
偏左			
正常			
偏右			

图 5-12　心电轴目测法示意图

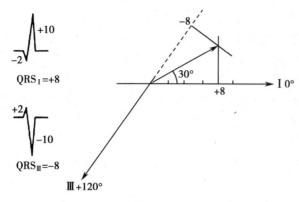

图 5-13 心电轴三角测量法示意图

2. 临床意义 正常心电轴的范围在 0°～+90°。①电轴轻度左偏:心电轴位于 0°～ −30°,可见于正常人、横位心(肥胖、妊娠、腹腔积液等)。②电轴左偏:心电轴位于 −30°～−90°,见于横位心(肥胖、妊娠、大量腹腔积液等)、左前分支阻滞和左心室肥大 等。③电轴轻度右偏:心电轴位于 +90°～+110°,见于正常垂位心、右心室肥厚等。 ④电轴右偏:心电轴>+110°,见于左后分支阻滞、右心室肥大和先天性心脏病等。

(四)心脏循长轴转位

从心尖向心底部方向观察,设想心脏可循其本身长轴作顺钟向或逆钟向转位。可 通过心前区导联中过渡区波形(指 V_3 或 V_4 导联的波形其正向波与负向波之比约等 于 1)出现的位置来判断(图 5-14)。顺钟向转位是右心室向左、前转动,左心室向后推 移,过渡区波形出现在 V_5、V_6,常见于右心室肥大;逆钟向转位是左心室向右、前转动, 过渡区波形出现在 V_1、V_2,常见于左心室肥大。但需指出,心电图上的这种钟向转位 只提示心脏电位的转位变化并非都是心脏在解剖上转位的结果。

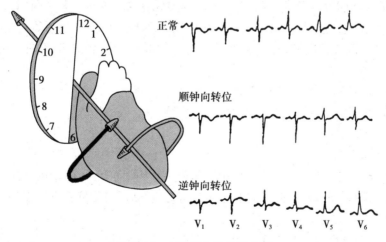

图 5-14 心脏钟向转位示意图

三、心电图各波段的正常范围

(一)P 波

反映心房除极电位变化。P 波前 1/3 代表右房除极电位变化,后 1/3 代表左房除极电位变化,中间 1/3 代表左、右房除极电位变化。

1. 位置与形态　正常窦性 P 波一定出现在 QRS 波群之前。在大部分导联上一般呈钝圆形,有时可有轻度的切迹或双峰,但峰间距小于 0.04s。

2. 方向　P 波在 Ⅰ、Ⅱ、aVF、$V_4 \sim V_6$ 导联直立,aVR 导联倒置,则称为窦性 P 波,其余导联可直立、双向、倒置或低平。若 Ⅰ、Ⅱ 导联 P 波倒置,aVR 导联 P 波直立,则称为逆行 P 波,表示激动起源于房室交界区。

3. 时间(宽度)　≤0.11 秒。

4. 电压(振幅)　肢导联不超过 0.25mV,胸导联不超过 0.2mV。若 V_1 导联 P 波呈双向,应测量其 P 波终末电势(P-wave terminal force,Ptf),即 V_1 导联负向 P 波的时间乘以负向 P 波振幅(图 5-15),正常人 $PtfV_1$ 绝对值应<0.04mm·s。若 P 波振幅<0.05mV,称 P 波低平,临床意义不大。

若 P 波时间>0.11 秒,峰间距≥0.04 秒,提示左房肥大或心房内传导阻滞。

若 P 波电压在肢体导联≥0.20mV,在胸导联≥0.25mV,呈高尖状,提示右房肥大。

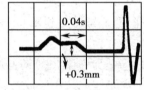 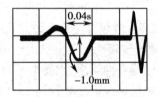

$0.04s \times (+0.3mm) = +0.01mm \cdot s$　　　$0.04s \times (-1.0mm) = -0.04mm \cdot s$

图 5-15　Ptf 的测量示意图

（二）P-R 间期（或 P-Q 间期）

P 波起点至 QRS 波群起点的间隔时间,又称房室传导时间。P-R 间期与年龄及心率有关,心率在正常范围时,成年人的 P-R 间期为 0.12~0.20 秒。在幼儿及心动过速的情况下,P-R 间期相应缩短;在老年人及心动过缓的情况下,P-R 间期可略延长,但不超过 0.22 秒。

若 P-R 间期延长,提示Ⅰ度房室传导阻滞。

若 P-R 间期缩短,提示交界性心律或预激综合征。

（三）QRS 波群

1. 形态与方向

(1)肢导联:Ⅰ、Ⅱ、aVF 导联的 QRS 波群主波一般向上;aVR 导联主波一般向下;Ⅲ与 aVL 导联变化较多,且两者的变化应具有对应性,即Ⅲ导联正向波越高,aVL 导联负向波越深,反之亦然。

(2)心前区导联:自 V_1 至 V_6 的移行规律是 R 波逐渐增高,S 波逐渐变浅。V_1、V_2 导联主波向下,多呈 rS 型,R/S<1;V_5、V_6 导联主波向上,可呈 qR 型、Rs 型、qRs 型或 R 型,R/S>1;V_3、V_4 导联 R/S≈1。

(3)Q 波:正常人除 aVR 导联可呈 Qr 或 QS 外,其余导联出现的 Q 波电压应小于同导联 R 波的 1/4,时间应小于 0.04 秒。V_1、V_2 导联不应出现 q 波,但可以呈 QS 型。

2. 时间(宽度)　正常成人为 0.06~0.10 秒。

3. 室壁激动时间(ventricular activation time,VAT) 又称 R 峰时间,表示心室壁从内膜开始激动到外膜的时间,可用于判断心室是否肥厚。正常成人 V_1、V_2 导联 VAT<0.03 秒,V_5、V_6 导联 VAT<0.05 秒。

4. 电压

(1)肢导联:①R_I<1.5mV,R_{II}<2.5mV,R_{III}<2.0mV,R_{aVL}<1.2mV,R_{aVF}<2.0mV,R_{aVR}<0.5mV;②R_I+S_{III}<2.5mV;③肢导联中,每个导联的 QRS 绝对值之和应>0.5mV。

(2)胸导联:①R_{V1}<1.0mV,R_{V1}+S_{V5}<1.2mV;②R_{V5}<2.5mV,R_{V5}+S_{V1}<3.5mV(女)或 4.0mV(男);③胸导联中,每个导联的 QRS 绝对值之和应>0.8mV。

若 R_I>1.5mV,R_{aVL}>1.2mV,R_{aVF}>2.0mV,R_I+S_{III}>2.5mV,R_{V5}>2.5mV,R_{V5}+S_{V1}>3.5mV(女)或 4.0mV(男);QRS 波群时间>0.10 秒;VAT_{V5}>0.05 秒;提示左室肥大。

若 R_{aVR}>0.5mV,R_{V1}>1.0mV,R_{V1}+S_{V5}>1.2mV;VAT_{V1}>0.03 秒;提示右室肥大。

若 Q 波超过正常范围,称为异常 Q 波,常见于心肌梗死。

若每个肢导联的 QRS 绝对值之和<0.5mV,则称为肢导联 QRS 低电压;若每个胸导联的 QRS 绝对值之和<0.8mV,则称为胸导联 QRS 低电压,多见于过度肥胖、肺源性心脏病、冠心病、风湿性心脏病、心肌炎、心肌病、广泛心肌梗死、心包积液、胸腔积液、肺气肿等。

(四)J 点

J 点是指 QRS 波群终末部与 ST 段起始部的交点。正常大多在等电位线上。

若 ST 段偏移,J 点常随之发生偏移。

若心室除极尚未结束而部分心肌已开始复极,可致 J 点上移。

若心室除极与心房复极同时进行,可致 J 点下移。

(五)ST 段

ST 段为 QRS 波群终点到 T 波起点的一段时间,正常 ST 段为一等电位线,时间多为 0.05~0.15 秒。可有轻微偏移,但在任何导联中,ST 段下移不应超过 0.05mV;ST 上移,肢体导联和 V_4 ~ V_6 导联不超过 0.1mV,V_1、V_2 导联不超过 0.3mV,V_3 不超过 0.5mV。

若 ST 段下移超过正常范围,主要提示心肌缺血、心肌损害,亦可提示低钾血症、洋地黄作用、心室劳损等。

若 ST 段上移超过正常范围且呈弓背向上型,常提示急性心肌梗死;若 ST 段上移超过正常范围且呈弓背向下型,常提示急性心包炎。另外,变异型心绞痛、室壁瘤亦可致 ST 段上移。

(六)T 波

1. 形态 正常 T 波呈圆钝形,平滑而宽大,一般无切迹,其上升支稍平,下降支较陡。

2. 方向 正常 T 波方向一般应与 QRS 波群的主波方向一致。在 I、II、aVF、V_4 ~ V_6 导联直立,在 aVR 导联倒置,在其他导联可直立、倒置或双向。若 V_1 导联 T 波直立,则 V_2、V_3 导联 T 波不应倒置;若 V_3 导联 T 波倒置,则 V_1、V_2 导联 T 波不应直立。

3. 电压 正常在以 R 波为主的导联中,T 波振幅应大于同导联 R 的 1/10,T 波振幅小于同导联 R 波的 1/10,称为 T 波低平。胸导联的 T 波较高,可达 1.2~1.5mV,但

V_1 导联 T 波一般不应超过 0.4mV。

若在以 R 波为主的导联中,出现 T 波低平、双向或倒置,提示心肌缺血、心肌损害、低钾血症、洋地黄作用、心室劳损等。

若 T 波轻度升高,一般无临床意义;若 T 波显著升高,提示急性心肌梗死早期、高钾血症等。

(七)Q-T 间期

Q-T 间期为 QRS 波群起点至 T 波终点的时间。心率在 60~100 次/分钟时,Q-T 间期的正常值为 0.32~0.44 秒。Q-T 间期长短与心率的快慢密切相关,心率越快,Q-T 间期愈短,反之愈长。常用校正的 Q-T 间期(Q-Tc)来减少心率对其的影响。通常采用 Bazett 公式计算:$Q\text{-}Tc = Q\text{-}T / \sqrt{R\text{-}R}$,其正常上限值为 0.44 秒,超过此时限即为延长。

若 Q-T 间期延长,提示心肌缺血、心肌损害、心室肥大、心室内传导阻滞、低钾血症、低钙血症及胺碘酮或奎尼丁等药物影响。

若 Q-T 间期缩短,提示高钙血症、洋地黄作用等。

(八)U 波

U 波出现在 T 波之后 0.02~0.04 秒,多见于胸导联及 Ⅰ、Ⅱ 导联,尤以 V_3 导联较明显。方向一般与 T 波一致,宽约 0.12 秒。振幅较低,肢导联一般<0.05mV,胸导联可高达 0.2~0.3mV。

若 U 波明显增高,提示低钾血症及奎尼丁、洋地黄、肾上腺素等药物影响,

若 U 波倒置,多提示高钾血症、高血压性心脏病、冠心病等。

第三节　常见异常心电图

一、心房与心室肥大

(一)心房肥大

1. 右心房肥大(right atrial enlargement,RAE)　右心房肥大时,右心房除极时间虽然延长但与左心房后除极的时间重叠,两者总的除极时间并未延长,因而主要表现为心房除极波振幅的增高。心电图特征为:①P 波时间正常;②P 波形态高尖;③P 波电压>0.25mV,以 Ⅱ、Ⅲ、aVF 导联明显。常见于慢性肺源性心脏病、肺动脉高压等疾病,故此型高耸的 P 波又称为"肺性 P 波"。(图 5-16)。

2. 左心房肥大(left atrial enlargement,LAE)　因左房除极在后,当左房肥大时,主要表现为心房除极时间延长。心电图特征为:①P 波增宽,P 波时限≥0.12 秒,常呈双峰,峰间距≥0.04 秒,以 Ⅰ、Ⅱ、aVL 导联明显;②V_1 导联 P 波常呈双向,其 $PtfV_1$ 绝对值≥0.04mm·s。常见于风湿性心脏病二尖瓣狭窄,故此型 P 波又称为"二尖瓣型 P 波"(图 5-16)。

3. 双侧心房肥大(biatrial enlargement)　心电图特征为:①P 波振幅≥0.25mV;②P 波时限≥0.12 秒,呈双峰;③V_1 导联 P 波高大双向,上下振幅均超过正常范围。常见于风湿性心脏病、某些先天性心脏病、扩张型心肌病(图 5-16)。

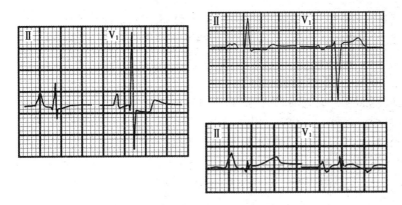

图 5-16　心房肥大

（二）心室肥大

1. 左心室肥大（left ventricular hypertrophy，LVH）　因左心室肥厚和扩张，左心室壁的除极面增大，除极时间延长，除极综合心电向量更加偏左。临床常见于高血压、主动脉瓣关闭不全或狭窄、二尖瓣关闭不全、冠状动脉粥样硬化性心脏病及某些先天性心脏病等。心电图特征为：

（1）QRS 波群电压增高或左心室高电压：①$R_{V5}>2.5mV$，$R_{V5}+S_{V1}>3.5mV$（女性）或$>4.0mV$（男性）；②$R_{aVL}>1.2mV$，$R_{aVF}>2.0mV$；③$R_I>1.5mV$，$R_I+S_{III}>2.5mV$。

（2）QRS 波群时间延长：常达 0.10~0.11 秒，但一般<0.12 秒，$VAT_{V5}>0.05$ 秒。

（3）心电轴：左偏，但一般不超过$-30°$。

（4）ST-T 改变：反映左心室图形的导联（如 I、aVL、V_5 等）ST 下移$>0.05mV$，T 波低平、双向或倒置等（图 5-17）。

在心电图诊断中，QRS 波群电压增高是左心室肥大的重要特征。在左心室高电压的基础上，结合其他阳性指标之一，即可诊断左心室肥大。符合条件越多及超过正常范围越大，诊断的可靠性越大。若仅有 QRS 波群电压增高，而无其他任何阳性指标，诊断左心室肥大应慎重，因左心室电压增高也可见于正常儿童及胸壁较薄的青年人，故须结合病史综合考虑。临床上常把心室肥大伴有 ST-T 改变称为心室肥大伴劳损。

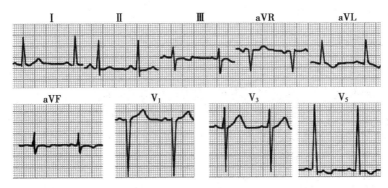

图 5-17　左心室肥大

2. 右心室肥大（right ventricular hypertrophy，RVH）　因右心室较左心室明显为

薄,轻度右心室肥大时,难以显现异常改变,只有右心室显著肥大时,方出显现异常改变。临床常见于先天性心脏病、肺源性心脏病、二尖瓣狭窄等。心电图特征为:

(1)QRS波群形态改变及右心室电压增高:①$R_{V1}>1.0mv$,$R_{V1}+S_{V5}>1.2mV$;②V_1 $R/S≥1$,V_5 $R/S≤1$ 或 S 波比正常加深;③$R_{aVR}>0.5mV$ 或 aVR $R/S≥1$。

(2)QRS波群时间:正常,$VAT_{V1}>0.03$ 秒。

(3)心电轴:右偏≥$+90°$(重症时可$>+110°$)。

(4)ST-T改变:反映右心室图形的导联(如 aVR、V_1、V_2 等)ST 下移$>0.05mV$,T 波低平、双向或倒置等(图 5-18)。

心电图对右心室肥大的诊断并不敏感,R_{aVR}电压升高及电轴明显右偏可认为是右心室肥大的较可靠指标,其他心电图改变在诊断上往往仅有参考价值。

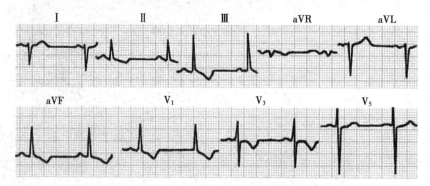

图 5-18　右心室肥大伴劳损

3. 双侧心室肥大(bilateral ventricular hypertrophy)　心电图对双心室肥大的诊断相当困难,心脏的左、右心室同时肥大时,肥大的左、右心室产生的向量可相互抵消,使心电图可无特殊改变,或仅反映占优势的一侧心室改变。心电图可表现为以下情况:

(1)"正常"心电图:因双侧心室电压同时增高,互相抵消,心电图表现为"正常"。

(2)单侧心室肥大心电图:当一侧心室肥大超过另一侧时,可表现出该侧心室肥大,而对侧心室肥大的图形被掩盖。

(3)双侧心室肥大心电图:常以一侧心室肥大心电图改变为主,另一侧心室肥大的诊断条件较少。

二、心肌缺血

心肌缺血多由冠状动脉粥样硬化引起,亦可因冠状动脉痉挛造成。当某一部分心肌缺血时,细胞代谢减慢,能量产生不足,从而直接影响心肌的正常除极和复极(以复极影响最大),心电图上主要表现为 T 波与 ST 段的一系列改变。临床上两者可同时存在,亦可单独存在。

(一)心肌缺血的心电图类型

1. 缺血型 T 波改变

(1)T 波高大直立:当心内膜下心肌缺血时,该处心肌复极速度减慢,以至最后复极接近完成时已没有与之相抗衡的反方向向量存在,则形成一个突出的、指向探查电极方向的终末复极向量,在相应导联上常表现为高大直立的 T 波。

（2）T波倒置：当心外膜下心肌缺血时，该处心肌复极迟迟不能开始，以致心肌复极从心内膜下心肌开始，再向心外膜下心肌扩展，从而使复极方向与正常时相反，表现为相应导联上T波倒置，甚至对称倒置或倒置逐渐加深。由于这种对称倒置的T波多在冠状动脉供血不足时出现，又称为冠状T波。

（3）T波低平或双向：心脏双侧对应部位心内膜下心肌均缺血，或心内膜和心外膜下心肌同时缺血时，心肌上述两种心电向量的改变可综合出现，部分相互抵消，心电图上可表现为T波低平或双向等（图5-19）。

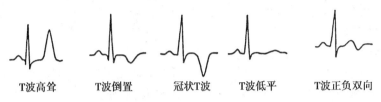

| T波高耸 | T波倒置 | 冠状T波 | T波低平 | T波正负双向 |

图5-19　心肌缺血T波改变示意图

2. ST段改变　当心肌持续缺血时，心肌细胞除极速度亦会减慢。表现为除极尚未结束，复极已开始，心电图上可出现ST段改变。

（1）ST段移位：心内膜下心肌缺血时，多表现为ST段下移≥0.05mV；而心外膜下心肌缺血时，多表现为ST段抬高>0.1~0.3mV。

（2）ST段形态改变：ST段的上移和下移常表现为多种形态（图5-20），其中下移时以水平型下移或下斜型下移（二者常称为缺血型ST段降低）对心肌缺血的诊断意义较大；而上移时以弓背向上的单向曲线最有意义。

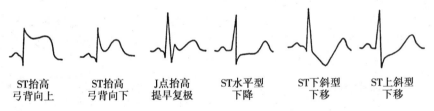

| ST抬高
弓背向上 | ST抬高
弓背向下 | J点抬高
提早复极 | ST水平型
下降 | ST下斜型
下移 | ST上斜型
下移 |

图5-20　心肌缺血ST段改变示意图

（二）临床意义

心肌缺血可分为急性心肌缺血与慢性心肌缺血，两者在临床表现、转归及心电图表现方面均有所不同。

1. 急性心肌缺血　主要指急性冠脉综合征，包括不稳定型心绞痛、非Q波型心肌梗死和Q波型心肌梗死。因冠状动脉痉挛或粥样硬化斑块破裂、血栓形成而导致冠状动脉血流急剧减少，造成心肌急性严重缺血。心电图表现为：

（1）缺血型T波改变：主要表现为T波高尖。急性冠状动脉供血不足时，心内膜下心肌影响较大，钾离子自细胞内漏出造成局部高钾，因而使T波异常高耸。这种改变出现最早，历时极短。

（2）损伤型ST段改变：当心肌缺血进一步加重，除可出现缺血型T波改变外，还可出现损伤型ST改变。①ST段上移伴缺血性T波改变多见于变异型心绞痛；②ST段上移伴Q波出现多见于心肌梗死。

2. 慢性心肌缺血 多见于冠状动脉粥样硬化病变引起管腔相对狭窄造成的心肌缺血,亦见于冠状动脉痉挛或主动脉瓣关闭不全。因长期心肌缺血,心内膜血供差,使心内膜下心肌细胞动作电位幅度减小,导致心内、外膜动作电位减小,心电图表现为ST 段降低(水平型下移或下斜型下移≥0.05mV)、T 波低平或倒置。

三、心肌梗死

急性心肌梗死是心血管疾病中最常见的危重急症。除了临床表现外,心电图的特征性衍变是确定心肌梗死诊断和判断病情的重要依据。

(一)基本图形

1. 缺血型改变 冠状动脉闭塞后,最早出现的变化是缺血性 T 波改变,但对心肌梗死诊断的特异性较差。心肌梗死缺血型改变与心肌缺血的心电图特征相似。

2. 损伤型改变 若心肌组织缺血状态得不到善,心肌细胞进一步损伤,出现损伤型图形改变。主要为 ST 段改变。心肌梗死急性期心电图特征性改变为 ST 段逐渐抬高并与 T 波融合构成一弓背向上的单向曲线。

3. 坏死型改变 进一步缺血导致细胞变性、坏死。坏死的心肌细胞丧失电活动,而正常健康心肌仍照常除极,致使产生一个与梗死部位相反的综合向量。心电图特征为:面向坏死区的导联出现病理性 Q 波(时间≥0.04 秒,电压≥同导联 R 波 1/4)或QS 波,即坏死型 Q 波。典型的坏死型 Q 波是心肌梗死较可靠的诊断依据。

临床上,若心电图上病理性 Q 波、ST 段抬高及 T 波倒置 3 种改变同时存在,则急性心肌梗死的诊断基本确立。

(二)心肌梗死的图形演变及分期

急性心肌梗死发生后,心电图的变化随着心肌缺血、损伤、坏死的发展和恢复而呈现一定演变规律。根据心电图图形的演变过程和演变时间可分为超急性期、急性期、亚急性期和陈旧期(图 5-21)。

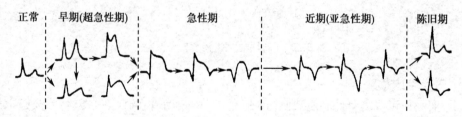

图 5-21 心肌梗死演变过程及分期

1. 超急性期 急性心肌梗死发生数分钟后,首先出现短暂的心内膜下心肌缺血,心电图上产生高大的 T 波,以后迅速出现 ST 段上斜型抬高,与高耸直立 T 波相连。由于急性损伤性阻滞,可见 QRS 振幅增高,并轻度增宽,但尚未出现异常 Q 波。这些表现仅持续数小时,临床上多因持续时间太短而不易记录到。

2. 急性期 此期开始于梗死后数小时或数日,可持续到数周。心电图特征为:ST段显著移位,呈弓背向上抬高,抬高显著者可形成单向曲线;心肌坏死区导联出现异常Q 波或 QS 波;T 波逐渐倒置加深。

3. 亚急性期 出现于梗死后数周至数月,此期以坏死及缺血图形为主要特征。抬高的 ST 段恢复至基线,缺血型 T 波由倒置最深开始逐渐变浅,坏死型 Q 波持续存在。

4. 陈旧期　常出现在急性心肌梗死 3~6 个月之后或更久,ST 段和 T 波恢复正常或 T 波持续倒置、低平、趋于恒定不变,残留下坏死的 Q 波。

（三）心肌梗死的定位诊断

一般根据病理性 Q 波或 ST 段移位出现的导联来确定心肌梗死的部位(图 5-22,图 5-23),见表 5-1。

表 5-1　常见心肌梗死的定位诊断

梗死部位	I	II	III	aVR	aVL	aVF	V₁	V₂	V₃	V₄	V₅	V₆	V₇	V₈	V₉
前间壁							+	+	+						
前壁								+	+	±					
前侧壁										±	+	+			
高侧壁	+				+										
广泛前壁	±				±		+	+	+	+	±				
后壁													+	+	+
下壁		+	+			+									

注:+表示该导联中出现坏死型 Q 波或 ST 段移位,±表示该导联中可能出现坏死型 Q 波或 ST 段移位。

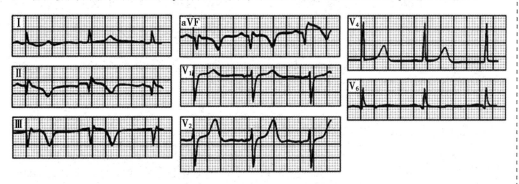

图 5-22　急性下壁心肌梗死

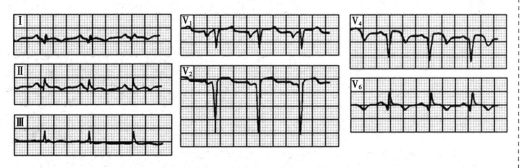

图 5-23　急性前壁心肌梗死

四、心律失常

正常人的心脏起搏点位于窦房结,并按正常传导顺序激动心房和心室。当各种原因使心脏激动的起源异常和(或)传导异常,称为心律失常(arrhythmias)。心律失常的种类繁多,临床表现各异,心电图是诊断心律失常最基本、最常用、最准确的方法。

（一）心律失常的分类

根据心律失常的发生机制,可分为:

1. 激动起源异常

（1）窦性心律失常:指窦房结起搏点节律或频率发生异常。如窦性心动过速、窦性心动过缓、窦性心律不齐、窦性停搏等。

（2）异位心律:指起源于窦房结以外的心脏激动或心律。包括:

1）被动性心律:房性心律、交界区逸搏及逸搏心律、窦房结和房室结之间的游走心律、室性逸搏及逸搏心律、室性自主节律。

2）主动性心律:期前收缩（房性、房室交界性和室性）、阵发性心动过速（房性、房室交界性和室性）、扑动和颤动（心房、心室）等。

（3）触发激动引起的心律失常:如洋地黄中毒引起的房性心动过速和交界性心动过速,某些多发性室性心动过速和尖端扭转型室性心动过速也可能由触发激动所致。

2. 激动传导异常

（1）生理性传导异常:干扰与干扰性脱节、时相性差异性传导、时相性传导阻滞等。

（2）病理性传导阻滞:窦房传导阻滞、房内传导阻滞、房室传导阻滞、室内传导阻滞。

（3）传导途径异常:预激综合征。

3. 激动起源和传导双重异常 如并行心律、异位心律伴外出阻滞等。

4. 人工心脏起搏器引起的心律失常 指在安装人工心脏起搏器后出现的各种心律失常。

（二）临床上常见心律失常的心电图特征

1. 窦性心律失常 窦房结为正常心脏的起搏点,凡是由窦房结冲动引起的心律称为窦性心律（sinus rhythm）。成人正常窦性心律的心电图特征为:①窦性 P 波,即 P 波在 Ⅰ、Ⅱ、aVF、V_5 导联直立,aVR 导联倒置;②P-QRS-T 规律出现,频率为 60~100 次/分钟;③P-R 间期 0.12~0.20 秒;④P-P 间期相差<0.12 秒（图 5-24）。

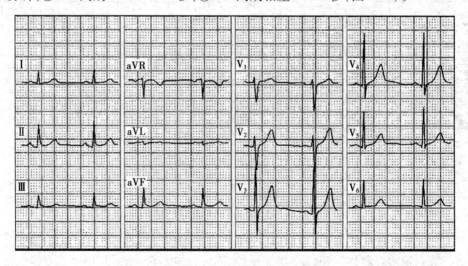

图 5-24 正常心电图

（1）窦性心动过速（sinus tachycardia）：指成人窦性心律的频率超过 100 次/分钟。心率一般在 140 次/分钟以下，极少超过 170 次/分钟。心电图特征为：①窦性心律；②频率>100 次/分钟；③可有 ST 段上斜型下移及 T 波低平（图 5-25）。

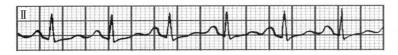

图 5-25　窦性心动过速

（2）窦性心动过缓（sinus bradycardia）：指成人窦性心律的频率低于 60 次/分钟。心率一般在 45 次/分钟以上，偶有低于 40 次/分钟者。心电图特征为：①窦性心律；②频率<60 次/分钟；③常并存窦性心律不齐，即在同一导联 P-P 间期相差>0.12 秒（图 5-26）。

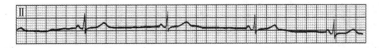

图 5-26　窦性心动过缓

（3）窦性心律不齐（sinus arrhythmia）：指窦性心律出现明显的快慢不均。常见于健康儿童和青少年、自主神经功能失调、围绝经期综合征等，也可见于器质性心脏病及洋地黄药物中毒等。心电图特征为：①窦性心律；②在同一导联 P-P 间期不匀，相差>0.12 秒（图 5-27）。

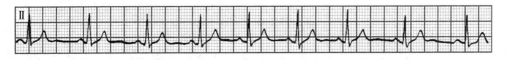

图 5-27　窦性心律不齐

（4）窦性停搏（sinus arrest）：指窦房结在较长时间内不能发出激动，使心房或整个心脏暂停活动，又称窦性静止。心电图特征为：①在很长一段时间内无 P 波；②长 P-P 间期与窦性 P-P 间期无倍数关系；③较长的窦性停搏时，常伴有交界性或室性逸搏或逸搏心律（图 5-28）。

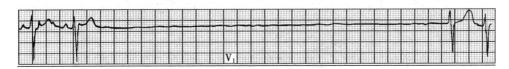

图 5-28　窦性停搏

2. 快速型心律失常

（1）期前收缩（premature contraction）：指先于正常心动周期出现的心脏搏动，又称为过早搏动（premature beat），简称早搏。多由异位起搏点兴奋性增高或形成折返激动，超过窦房结的自律性使心房或心室激动提早出现激动所致，是临床最常见的心律失常。根据异位起搏点的位置可分为房性、交界性及室性 3 种，其中以室性期前收缩最多见。

期前收缩与其前正常搏动的间距称为联律间期(coupling interval),期前收缩之后的长间歇称为代偿间歇(compensatory pause)。由于房性异位激动,常易逆传侵入窦房结,使其提前释放激动,引起窦房结节律重新调整,因此房性期前收缩的联律间期与代偿间歇之和小于正常心动周期的2倍,称为代偿间歇不完全。而交界性和室性期前收缩,距窦房结较远不易侵入窦房结,故往往表现为代偿间歇完全,即联律间期与代偿间歇之和等于正常心动周期的2倍。

期前收缩≤5个/分钟,称为偶发期前收缩;期前收缩≥6个/分钟,称为频发期前收缩。若在正常搏动之后,有规律地间隔发生期前收缩,如每一个或两个正常搏动后出现一次期前收缩,则形成二联律或三联律。当期前收缩连发2次,称为连发期前收缩,当连发≥3次,则称为短阵心动过速。在同一导联上出现形态不一致的期前收缩,且联律间期互不相同,称为多源性期前收缩;若联律间期固定,而形态各异,则称为多形性期前收缩,均表示起搏部位不一。

1)房性期前收缩(premature atrial complex):异位节律点起源于心房而产生的期前收缩。心电图特征为:①提前出现的房性P′波,其形态与窦性P波略有不同;②P′-R间期>0.12秒;③其后出现的QRS波群多呈室上型;④代偿间歇不完全(图5-29)。

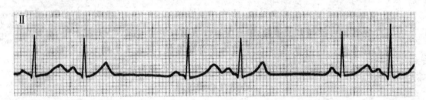

图 5-29　房性期前收缩

2)交界性期前收缩(premature junctional contraction):异位节律点起源于房室交界区而产生的期前收缩。心电图特征为:①提前出现的QRS波群多呈室上型;②可出现逆行性P′波(aVR导联直立,Ⅰ、Ⅱ、aVF、V₅导联倒置),或不出现逆行性P′波(埋入QRS波中不易辨别),若逆行性P′波出现在QRS波群之前,则P′-R间期小于0.12秒,若逆行性P′波位于QRS波之后,则R-P′间期小于0.20秒;③代偿间歇多完全(图5-30)。

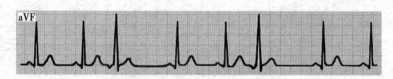

图 5-30　交界性期前收缩

3)室性期前收缩(premature ventricular complex):异位节律点起源于心室而产生的期前收缩。心电图特征为:①提前出现的QRS-T波群,其前无相关P波;②QRS波群宽大畸形,时限大于0.12秒;③T波方向多与QRS波群主波方向相反;④代偿间歇完全(图5-31,图5-32)。

(2)阵发性心动过速(paroxysmal tachycardia):是一种发作性的快速异位心律,由

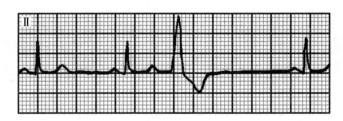

图 5-31　室性期前收缩

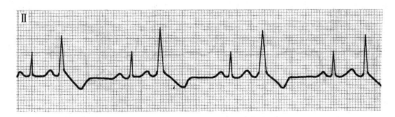

图 5-32　室性期前收缩呈二联律

3 个或 3 个以上连续发生的异位激动形成。按激动起源部位分为房性、交界性及室性。其中房性与交界性心动过速因发作时频率过快，P 波埋入 T 波内不易辨认，故统称为室上性心动过速，均为较严重的心律失常。

1）阵发性室上性心动过速（paroxysmal supraventricular tachycardia，PSVT）：心电图特征为：①以期前收缩形式连续出现的 3 个或 3 个以上快速匀齐的 QRS 波群，形态一般为室上型，如伴束支传导阻滞或有差异传导时，QRS 波群可增宽；②频率在 160～250 次/分钟，节律规则；③常伴有继发性 ST-T 改变（图 5-33）。

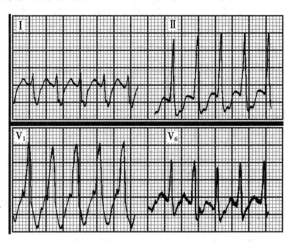

图 5-33　阵发性室上性心动过速

2）阵发性室性心动过速（paroxysmal ventricular tachycardia，PVT）：心电图特征为：①以期前收缩形式连续出现的 3 个或 3 个以上宽大畸形的 QRS 波群，QRS 波群时限常大于 0.12 秒，心律基本匀齐或略有不齐；②频率为 140～220 次/分钟；③常有继发性 ST-T 改变；④有时可见正常节律的窦性 P 波隐约夹杂其间；⑤可有室性融合波及心室夺获（图 5-34）。

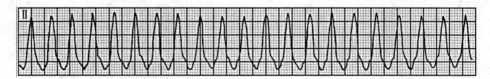

图 5-34 阵发性室性心动过速

3）扭转型室性心动过速（torsade de pointes，TDP）：为一种严重的室性心律失常。发作时呈室性心动过速特征，其增宽变形的 QRS 波群围绕基线不断扭转其主波的正负方向。每次约连续出现 3~10 个心搏波之后就会发生扭转，翻向对侧。一般发作时间不长，常在十几秒内自行停止，但易复发（图 5-35）。临床上常表现为反复发作性心源性晕厥，即阿-斯综合征（Adams-Stokes syndrome）。

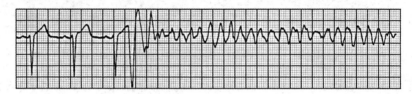

图 5-35 扭转型室性心动过速

（3）扑动与颤动（flutter and fibrillation）：是一种频率较心动过速更快的异位快速心律失常，频率多在 250~600 次/分钟。异位激动可起源于心房或心室，所形成的节律分别称为心房扑动与颤动或心室扑动与颤动，扑动与颤动之间常可互相转换。由于频率过快，可使心房或心室的电活动失去静止期，无论何时总有部分心肌处于除极和复极中，致使心脏不能有节奏地协调收缩舒张，呈现一种快速而不协调的低振幅活动，甚至出现心肌的乱颤。如发生于心房，可影响心房的收缩及房室间的顺序活动，使心室泵血有所下降；如发生在心室，则可致心室射血功能基本丧失，诱发心跳骤停、猝死等极严重的后果，因此，心室扑动和心室颤动是极严重的致死性心律失常。

心房的扑动与颤动多由各种形式的折返引起，少数可由多发性病灶自身节律性增高所致；心室的扑动与颤动则与心脏电活动紊乱有关。

1）心房扑动（atrial flutter）：心电图特征为：①P 波及等电位线消失，代之以大小、形态、间距一致的连续锯齿状扑动波（F 波），以Ⅱ、Ⅲ、aVF 导联最明显；②F 波频率为 250~500 次/分钟；③QRS 波群多呈室上型；④房室传导比例呈 2:1~4:1 下传，固定或不固定，R-R 间距规则（图 5-36）。

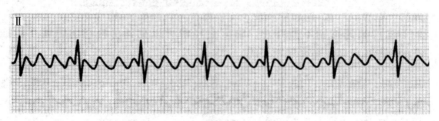

图 5-36 心房扑动（呈 4:1 传导）

2)心房颤动(atrial fibrillation):心电图特征为:①P 波及等电位线消失,代之以大小、形态、间距不一致的连续纤颤波(f 波,若其振幅>0.1mV 为粗颤;若其振幅<0.1mV 为细颤),以 V₁ 导联最明显;②f 波频率为 350~600 次/分钟;③QRS 波群多呈室上型;④R-R 间距绝对不规则或绝对不等(图 5-37)。

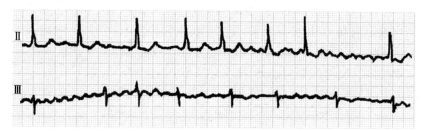

图 5-37　心房颤动

3)心室扑动(ventricular flutter):心电图特征为:①QRS-T 波群消失,代之以连续、快速、波形一致且宽大整齐的大正弦波;②频率 200~250 次/分钟(图 5-38)。心室扑动若不能很快恢复,可转为心室颤动而导致死亡。

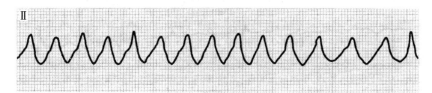

图 5-38　心室扑动

4)心室颤动(ventricular fibrillation):心电图特征为:①QRS-T 波群完全消失,代之以大小不等、形状不一、极不规则的颤动波;②频率 200~500 次/分钟(图 5-39)。心室颤动多为心脏停搏前的短暂征象。

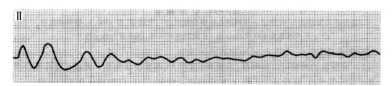

图 5-39　心室颤动

3. 缓慢型心律失常

(1)逸搏与逸搏心律:当高位起搏点(最高位的起搏点为窦房结,正常它控制心脏的频率)自律性降低,或激动因传导障碍不能下传时,作为一种保护性措施,低位起搏点被迫发出 1 个或多个激动,从而减轻或避免由于心室长时间停搏造成的不良后果。如果低位起搏点仅发出 1~2 个激动称为逸搏,连续发出 3 个或 3 个以上逸搏则称为逸搏心律(escape rhythm)。按起搏点起源部位的不同,可分为房性、交界性和室性 3 种。

1)房性逸搏与逸搏心律:心电图特征为:①较长的心室间歇后出现的 P′波,其形态与窦性 P 波不同;②P′波相继出现的 QRS-T 波群与窦性下传的 QRS-T 波群相同;

③房性逸搏连续出现 3 次或 3 次以上,频率 50~60 次/分钟,节律慢而整齐,称房性逸搏心律。

2)交界性逸搏与逸搏心律:心电图特征为:①较长的心室间歇后出现的 QRS-T 波群,QRS-T 波群与窦性下传的 QRS-T 波群相同或不同;②可出现逆行性 P′波(aVR 导联直立,Ⅰ、Ⅱ、aVF、V$_5$ 导联倒置),或不出现逆行性 P′波(埋入 QRS 波中不易辨别),若逆行性 P′波出现在 QRS 波群之前,则 P′-R 间期小于 0.12 秒,若逆行性 P′波位于 QRS 波之后,则 R-P′间期小于 0.20 秒;③交界性逸搏连续出现 3 次或 3 次以上,频率在 40~50 次/分钟,节律慢而整齐,称交界性逸搏心律。

3)室性逸搏与逸搏心律:心电图特征为:①较长的心室间歇后出现的 QRS-T 波群,其前无相关 P 波;②QRS 波群多宽大畸形,时限大于 0.12 秒;③T 波方向多与主波方向相反;④室性逸搏连续出现 3 次或 3 次以上,频率 20~40 次/分钟节律缓慢而略不整齐,称为室性逸搏心律,心室率<22 次/分钟,称为室性自主心律。

临床上房室交界性逸搏最多见,房性逸搏少见。逸搏及逸搏心律一般不会单独存在,多在严重的窦性心动过缓、显著的窦性心律不齐、二度以上房室传导阻滞、期前收缩的长间歇后或连续房性期前收缩未下传的情况下伴发。

(2)房室传导阻滞(atrioventricular block,AVB) 当激动从心房向心室传导过程中发生障碍,造成传导延缓或中断,称为房室传导阻滞。病变部位多发生在房室结、房室束及束支近端。房室传导阻滞是最常见的心脏传导阻滞。

1)一度房室传导阻滞:指激动自心房传至心室的时间延长,但每次均能下传。心电图特征为:①P-R 间期延长,成人>0.20 秒(儿童≥0.18 秒,老年人>0.22 秒);②每一个 P 波之后均出现 QRS 波群(图 5-40)。

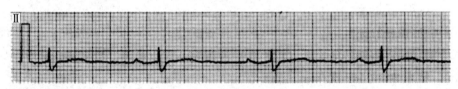

图 5-40 一度房室传导阻滞

2)二度房室传导阻滞:指部分激动不能自心房下传心室,按阻滞规律的不同分为:

二度Ⅰ型房室传导阻滞(MorbizⅠ型):又称文氏型。心脏传导系统任何部位的传导逐次减慢,直至出现一次激动不能下传的现象称为文氏现象(Wenckebach phenomenon),二度Ⅰ型房室传导阻滞的特点即表现为文氏现象。心电图特征为:①P 波规律出现,P-R 间期逐渐延长,直至 1 个 P 波后脱落 1 个 QRS 波群;②漏搏后,P-R 间期又趋缩短,之后又复逐渐延长,再出现 1 个 QRS 波群脱落,如此周而复始;③房室传导比例多为 3:2、4:3、5:4 等(图 5-41)。

二度Ⅱ型房室传导阻滞(MorbizⅡ型):二度Ⅱ型房室传导阻滞的特点表现激动完全下传或完全不下传。心电图特征为:①P-R 间期恒定不变(可正常亦可延长),部分 P 波后无 QRS 波;②房室传导比例为 4:3、3:2、2:1、3:1 等,比例可固定或不固定;③凡连续出现 2 次或 2 次以上的 QRS 波群脱落,称为高度房室传导阻滞,如 3:1、4:1 传导的房室传导阻滞。该型易发展成三度房室传导阻滞(图 5-42)。

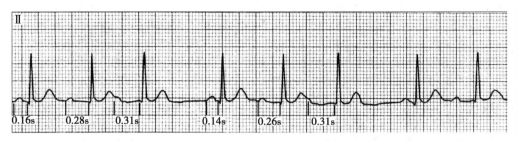

图 5-41 二度Ⅰ型房室传导阻滞

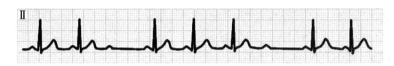

图 5-42 二度Ⅱ型房室传导阻滞

3)三度房室传导阻滞:指全部激动不能自心房下传心室,又称完全性房室传导阻滞。三度房室传导阻滞的特点是激动一个也不能下传,出现为房室分离。心电图特征为:①P 波(可为窦性,也可以是 P′波、F 波或 f 波)与 QRS 波群各自按各自的规律出现,即 P 波与 QRS 波群无关;②心房率>心室率,即 P 波数大于 QRS 波群数;③QRS 波群可呈室上型或宽大畸形,交界性逸搏心律心室率多为 40~60 次/分钟,QRS 波群多呈室上型,室性逸搏心律心室率多为 30~40 次/分钟,QRS 波群多宽大畸形(图 5-43)。

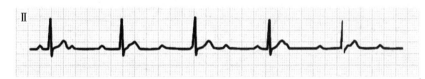

图 5-43 三度房室传导阻滞

(3)束支与分支传导阻滞

1)完全性右束支传导阻滞(right bundle branch block,RBBB):心电图特征为:①V₁、V₂ 导联 QRS 波群呈 rSR′型,或呈宽大并有切迹的 R 波(此为最具特征性的改变),Ⅰ、aVL、V₅、V₆ 导联出现宽而粗钝的 S 波,时限≥0.04 秒,aVR 导联呈 QR 型,R 波宽而有切迹;②QRS 波群时间≥0.12 秒;③V₁、V₂、aVR 导联 ST 段下移,T 波倒置,Ⅰ、aVL、V₅、V₆ 导联 ST 段上移,T 波直立。

2)完全性左束支传导阻滞(left bundle branch block,LBBB):心电图特征为:①V₅、V₆ 导联呈宽大的 R 波,顶端平坦带有切迹,其前无 q 波,V₁、V₂ 导联呈 QS 型或 rS 型,S 波宽大;②QRS 波群时间≥0.12 秒;③V₅、V₆ 导联 ST 段下移,T 波倒置,V₁、V₂ 导联 ST 段上移,T 波直立。

3)不完全性左或右束支传导阻滞:与完全性左或右束支传导阻滞图形类似,但 QRS 波群时间<0.12 秒。

4)左前分支传导阻滞(left anterior fascicular block,LAFB):心电图特征为:①心轴显著左偏(在-30°~-90°,以≥-45°有较肯定诊断价值);②Ⅱ、Ⅲ、aVF 导联 QRS 波群呈 rS 型,S_Ⅲ>S_Ⅱ,Ⅰ、aVL 导联呈 qR 型,R_{aVL}>R_Ⅰ;③QRS 波群时间≤0.11 秒;④无

明显 ST-T 改变。

5）左后分支传导阻滞（left posterior fascicular block，RAFB）：心电图特征为：①心电轴右偏（在+90°～+180°，以≥+120°有较肯定诊断价值）；②Ⅰ、aVL 导联 QRS 波群呈 rS 型，Ⅱ、Ⅲ、aVF 导联 QRS 波群呈 qR 型，且 q 波时限<0.025 秒，RⅢ>RⅡ；③QRS 波群时间≤0.11 秒；④无明显 ST-T 改变。

4. 预激综合征（preexcitation syndrome，PES） 是指在正常房室传导路径之外，心房与心室之间还存在着一支或多支的附加旁路，使室上性激动提前到达心室的某一部分，并使之预先激动，常伴有心动过速。目前已知的异常通道主要有 3 条：①Kent 束即房室旁路，形成 Kent 预激综合征（W-P-W 综合征）；②James 束，即房-结、房-束旁路，形成 James 预激综合征（L-G-L 综合征）；③Mahaim 束，即结-室、束-室旁路，形成 Mahaim 预激综合征（Mahaim 型预激综合征）（图 5-44）。

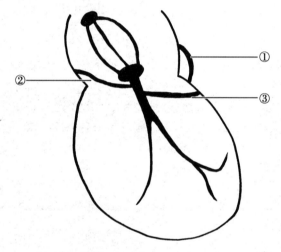

图 5-44　预激综合征旁路示意图
①Kent 束　②James 束　③Mahaim 束

（1）W-P-W 综合征（Wolff-Parkinson-White syndrome）：又称经典预激综合征。心电图特征为：①P-R 间期<0.12 秒；②QRS 波群增宽，时限≥0.12 秒；③QRS 波群起始部粗钝、模糊，形成预激波（Δ 波），终末部光滑、纤细；④P-J 间期正常；⑤多数件有继发性 ST-T 改变（图 5-45）。

（2）L-G-L 综合征（Lown-Ganong-Levine syndrome）：又称短 P-R 综合征。心电图特征为：①P-R 间期<0.12 秒；②QRS 波群起始部无预激波，QRS 波群形态与时限均正常。

（3）Mahaim 型预激综合征：心电图特征为：①P-R 间期正常或延长；②QRS 波起始部有预激波，QRS 波时间延长；③可伴有继发性 ST-T 改变。

预激综合征大多发生在非器质性心脏病，少数见于先天性心脏病（如 Ebstein 病）、心肌梗死、甲状腺功能亢进症等。常因反复发作室上性阵发性心动过速而被发现，也可在常规心电图检查时被发现。本综合征一般预后良好，无并发期前收缩或心动过速无需治疗。偶因发生心室颤动或心力衰竭而死亡。

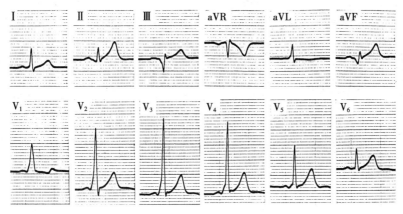

图 5-45 经典预激综合征

五、电解质紊乱、药物作用对心电图的影响

（一）电解质紊乱

1. 高钾血症（hyperkalemia） 血钾>5.5mmol/L 称为高钾血症。心电图特征为：①T 波高尖，基底部变窄，呈帐篷状（以胸导联明显）；②P 波与 QRS 波群时间增宽，振幅减低；③ST 段下移；④可出现窦性心动过缓、窦性心律不齐、心脏传导阻滞、窦性静止、室性心动过速、心室颤动或心室停搏等心律失常（图 5-46）。

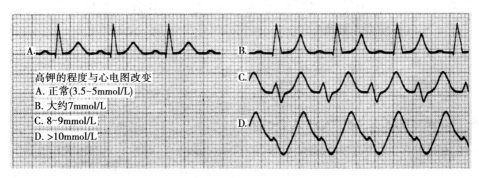

图 5-46 高钾血症心电图改变

2. 低钾血症（hypokalemia） 血钾<3.5mmol/L 称为低钾血症。心电图特征为：①U波增高，可达 0.1mV，往往超过同导联 T 波，甚至出现 U 波与 T 波融合（以胸导联最明显）；②T 波降低、平坦或倒置；③ST 段下移，可达 0.05mV 以上；④严重时可出现频发或多源性期前收缩、房性心动过速伴房室传导阻滞、室性心动过速及室颤等心律失常（图 5-47）。

3. 低钙血症 血钙<2.25mmol/L 称为低钙血症。心电图特征为：①ST 段平坦、延长，Q-T 间期显著延长；②可出现 T 波低平或倒置；③偶可出现期前收缩。

4. 高钙血症 血钙>2.75mmol/L 称为高钙血症。心电图特征为：①ST 段缩短或消失，Q-T 间期缩短；②可出现 T 波低平或倒置；③可出现 U 波增高；④严重时可出现P-R 间期延长，QRS 波轻度增宽；⑤偶可出现窦性心动过速、房室传导阻滞、期前收缩、阵发性心动过速等心律失常。

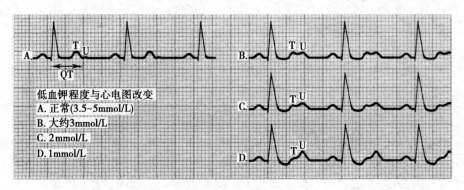

图 5-47　低钾血症心电图改变

(二)药物影响

1. 洋地黄类药物

(1)洋地黄效应(digitalis effect):表示患者正在或近期曾用过洋地黄类药物,其变化程度不与药量呈正比,停药 2 周后,心电图改变可消失。心电图特征为:①ST-T 改变:ST 段下垂,与 T 波的前支融合,呈"鱼钩状",在I、II、aVF、$V_4 \sim V_6$ 等 R 为主的导联最为明显,此种改变称为"洋地黄作用曲线";②Q-T 间期缩短;③可见 U 波(图 5-48)。

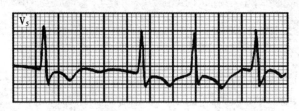

图 5-48　洋地黄效应心电图改变

(2)洋地黄中毒(digitalis toxicity):洋地黄中毒可过度兴奋迷走神经,抑制心脏正常起搏点和房室传导系统,同时异位起搏点兴奋增强,因而出现各种心律失常。心电图特征为:①最常见的为出现期前收缩,尤其是室性期前收缩,表现为频发性(二联律或三联律)及多源性室性期前收缩;②亦可出现心动过速,尤其室性心动过速;③严重者出现心房扑动、心房颤动、心室扑动、心室颤动。

2. 奎尼丁

(1)奎尼丁作用:心电图特征为:①T 波低平或倒置;②ST 段下移;③Q-T 间期延长;④U 波增高。

(2)奎尼丁中毒:心电图特征为:①QRS 波增宽(超过用药前的 25% ~ 30% 常为停药的指征);②Q-T 间期明显延长;③可出现窦性心动过缓、窦性静止、窦房传导阻滞、房室阻滞、室内阻滞、扭转型室性心动过速、心室颤动等心律失常。

第四节　其他常用心电学检查

一、动态心电图

动态心电图(dynamic electrocardiogram,DCG)是指连续监测受检者 24 小时或更长时间日常生活活动中心电活动的心电图。此项检查由 Norman J. Holter 首创,于 1961 年应用于临床,也称 Holter 监测(Holter monitoring)或简称"Holter"。该检查可存储、回放、显示和打印受检者的总心搏数、平均心率、最快与最慢心率、基本节律、心律失常、心肌缺血事件及其发生时间和心电图片段等,因而已成为心血管疾病临床常规检查的必要项目之一。

（一）仪器基本结构

1. 记录系统　包括导联线和记录器。导联线连接受检者身上的电极与记录器。记录器佩戴在受检者身上,能精确地连续记录和储存受检者 24 小时或更长时间的心电信号(心电图)。

2. 回放分析系统　由计算机系统和心电分析软件组成。

（二）导联选择

目前多采用双极导联,其导联均为标准导联的模拟导联。常用模拟导联及电极放置部位如下:

1. CM_1 导联　正极置于胸骨右缘第 4 肋间处（即 V_1 位置）,负极置于左锁骨下窝中 1/3 处。该导联可清楚地显示 P 波,分析心律失常时常用此导联。

2. CM_2 或 CM_3 导联　正极置于 V_2 或 V_3 位置,负极置于右锁骨下窝中 1/3 处。

3. CM_5 导联　正极置于左腋前线第 5 肋间处（即 V_5 位置）,负极置于右锁骨下窝中 1/3 处。该导联对检出缺血性 ST 段下移最敏感,且记录到的 QRS 波振幅最高,是常规使用的导联。

4. M_{aVF} 导联　正极置于左腋前线肋缘,负极置于左锁骨下窝内 1/3 处。该导联主要用于检查左室下壁的心肌缺血改变。

一般首选 CM_1、CM_5 导联,采用 CM_2 或 CM_3+CM_5、CM_2+CM_5+M_{aVF} 更能获得阳性结果。怀疑冠状动脉痉挛或变异型心绞痛时,最好选择 CM_3、M_{aVF} 导联。

（三）临床应用

1. 对心悸、气促、眩晕、晕厥、胸痛等症状性质的评价。

2. 对各种心律失常的定性、定量及起源的分析。

3. 心肌缺血的诊断、评价及心律失常药物的疗效评价。

4. 对心脏病患者日常生活能力的评定及预后的评价。

5. 选择安装起搏器的适应证的判断及起搏器功能的评定。

6. 医学科学研究及流行病学调查,如研究正常人心律及心率的生理变化范围;分析心率变异性;对特殊人群如宇航员、登山队员、潜水员等的心电活动的观察研究等。

二、心电图运动负荷试验

心电图运动负荷试验(ECG exercise stress test)是发现早期冠心病的一种检测方法。该方法简便实用、无创伤、安全,是一项重要的临床心血管疾病检查手段。

（一）运动负荷试验的原理

人体具有强大的冠状动脉储备,即使存在严重冠脉病变也可在休息时基本满足心肌血供而不出现缺血表现。临床上半数以上冠心病患者的常规心电图无异常,但当运动负荷增加伴随心肌耗氧量增加时,冠脉血流量不能相应增加,即引起心肌缺氧,心电图出现缺血性改变。

（二）运动负荷量的确定

运动负荷量分为极量与亚极量两档。极量是指心率达到自己生理极限的负荷量。这种极限运动量一般多采用统计所得的各年龄组的预计最大心率为指标。最大心率粗略计算法为220-年龄数；亚极量是指心率达到85%~90%最大心率的负荷量，心率粗略计算法为195-年龄数。临床上大多采用亚极量运动试验。

（三）常用的运动负荷试验

1. 活动平板运动试验（treadmill test）　是目前应用最广泛的运动负荷试验。让受检者在具有一定坡度和转速的活动平板上原地行走。Bruce方案为变速变斜率运动，适合于筛查冠心病可疑人群。Naughton方案为恒速变斜率运动，适合于重患者和恢复期患者评价。该试验因肌肉活动及软组织的弹性作用可使心电图记录有一定的干扰。

2. 踏车运动试验（bicycle ergometer test）　让受检者在特制的装有功率计的踏车上做踏车运动。以速度和阻力调节负荷大小，负荷量分级依次递增，直至受检者的心率达到亚极量水平。这种方法的主要优点是根据受检者个人情况，达到各自的亚极量负荷，符合运动试验的原理和要求，且心电图记录干扰小，结果比较可靠。

（四）运动负荷试验的适应证和禁忌证

1. 适应证　①对不典型胸痛或可疑冠心病患者进行鉴别诊断；②评估冠心病患者的心脏负荷能力；③评价冠心病患者的药物或介入手术治疗效果；④进行冠心病易患人群流行病学调查筛选试验。

2. 禁忌证　①急性心肌梗死或心肌梗死合并室壁瘤；②不稳定型心绞痛；③急性或严重的心力衰竭、心源性休克；④中、重度瓣膜病或先天性心脏病；⑤急性或严重慢性疾病；⑥严重高血压；⑦急性心包炎或心肌炎、严重主动脉瓣狭窄；⑧肺栓塞；⑨运动能力障碍；⑩不接受者。

患者若无禁忌证，在其进行运动试验时应鼓励患者坚持运动达到适宜的试验终点，即患者心率达到亚极量水平。但出现下列情况之一时，虽尚未达到适宜的试验终点也应终止试验：①出现典型的心绞痛或心电图出现缺血型ST段下降≥0.2mV者；②出现严重心律失常者；③出现眩晕、视力模糊、面色苍白或发绀者；④心率在1分钟中内减少20次者；⑤出现收缩压下降20mmHg或上升至210mmHg者；⑥出现步态蹒跚、极度疲劳不能继续坚持试验者。

（五）结果判断

目前国内外较公认的判断踏车或平板运动试验的阳性判断标准为（具备以下条件之一）：①运动中出现典型的心绞痛；②运动中心电图出现ST段下斜型或水平型下移≥0.1mV，运动前已有ST段压低，则运动后在原有基础上再下降0.1mV，并持续≥1分钟。

三、心率变异性

心率变异性（heart rate variability，HRV）是指逐次心动周期之间的微小变化，即窦性心律不齐的程度。HRV分析是判定心脏自主神经对心率快慢等调节活动是否正常的一种无创伤性检查方法，目前已成为临床上常作为预测心性猝死发生的一项重要参考指标。

（一）心率变异性的原理

正常心脏搏动的频率一般在 60~100 次/分钟范围之中,平均为 65~85 次/分钟。正常人在较安静的情况下,心率约 60~70 次/分钟,活动及精神紧张时可达 100 次/分钟左右,剧烈活动及情绪过度紧张时,心率还可再增加。夜晚睡眠中,心率可慢至 50 次/分钟左右。机体为适应生理的需要,心率需要有一定范围的变化,这主要由心脏的自主神经系统进行调节。交感神经兴奋使心率和激动传导加快,迷走神经兴奋使心率和激动传导减慢。因此,正常的心脏搏动有一定的心率变异性。

（二）心率变异性的检查方法

检查方法目前有时相分析(时域分析)与频谱分析(频域分析)两种。

确认受检者为窦性节律且心率在正常范围,选取 P-QRS-T 波群清晰的导联连续采集心电图信息,短程 5~60 分钟,长程 24 小时。将资料输入计算机,借助心率变异分析软件进行 R-R 间期变异程度的时域分析和频域分析,写出书面报告。长程心率变异分析也可与 24 小时动态心电图同步完成采样和分析。

（三）临床应用

1. 评价冠心病风险　HRV 的检查对 AMI 的心律失常、猝死及存活率等预后因素有重要的预测价值,并对治疗效果等提出指导性的意见。

2. 充血性心力衰竭　慢性充血性心力衰竭患者交感与迷走神经均受损害,但后者的损害更为显著,交感神经活动相对占优势,HRV 降低。心衰好转,HRV 即可增加。HRV 可作为心衰程度和预后的观测指标。

3. 高血压　高血压患者的血浆儿茶酚胺水平一般均增高,反映交感神经的活动增加,HRV 降低。老年高血压患者此种改变较小,中青年高血压患者改变则较明显,因此对中青年高血压患者的诊断与治疗有重要参考意义。

4. 糖尿病　糖尿病患者迷走神经损害较交感神经损害更普遍,HRV 分析可早期准确发现糖尿病患者自主神经改变。

5. 血管神经性晕厥　因为自主神经调节功能障碍,显示 HRV 减低。

6. 其他　酒精性神经病变、吸烟均可使 HRV 降低。药物如钙离子拮抗剂、β 受体阻滞剂等均有抑制交感神经活动的作用,使 HRV 下降。心脏移植,因心脏失去神经,显示 HRV 减低。

四、经食管心电生理学检查

经食管心电生理学检查是一项无创伤性临床心脏电生理的诊断和治疗技术。它包括经食管心电图检查、经食管心房起搏和经食管心室起搏。该检查充分利用食管与心脏十分邻近的解剖关系特点,将电极导管经鼻腔送入食管内,应用心脏刺激仪发放直流电脉冲,通过贴近心脏的食管电极间接对心房或心室进行调搏,同时记录体表心电图。这样可以对心脏各个部位的电生理参数进行测量,以了解心律失常的发生机制,诱发不易观察到的心律失常,为体表心电图图形分析、诊断提供依据。

（一）仪器的基本结构

电生理检查室要求具备心脏刺激仪、电极导管、心电记录仪、抢救设备和抢救药品等。

1. 心脏刺激仪　心脏刺激仪能发放各种程控和非程控直流电脉冲,操作简单,频率和程控计数准确,起搏电压能在 0~40V 之间连续调节。

2. 电极导管 一根用做食管记录或起搏的专用食管电极导管,两端均有相对应连接的环状电极。用连接线将体外端电极与心电图机胸导联相连接后即可记录单极食管导联心电图,将刺激仪输出端连接在一对电极上即可进行心脏起搏。

3. 记录器 一台带示波的心电图机或多导程控生理记录仪有冻结、储存功能,可有效捕捉出现的心电生理现象。

4. 抢救设备和药品 该检查是一种相对安全的无创性检查方法,但也不可避免地存在一些潜在的危险,尤其在器质性心脏病患者中有诱发室性心动过速、心室颤动和心脏停搏的可能。因此,检查室内应备有氧气、抢救复律药品及心脏除颤器等,以防止发生意外。

(二)临床应用

1. 不明原因黑矇、头晕、晕厥、严重窦性心动过缓、怀疑窦房结或房室结功能异常者。

2. 突发突止未能记录到心电图,但感阵发性胸闷、心悸、气急者。

3. 某些治疗的选择判断,如射频消融术前筛选及术后疗效判断,安装永久性心脏起搏器前房室传导功能的判断等。

4. 对某些复杂心律失常的分析及了解其电生理现象形成机制,如了解预激综合征旁道电生理特性及进行阵发性室上性心动过速分型等。

5. 作为治疗手段,如预防性心房起搏治疗窦性心律失常及终止阵发性室上性心动过速、预防及抢救心脏骤停等。

(三)禁忌证

1. 严重心脏疾病患者,如急性心肌炎、心内膜炎、严重心脏扩大、重度心功能不全、肥厚性心肌病有流出道梗阻者等。

2. 心电图呈严重异常改变,如严重心肌缺血、不稳定型心绞痛或心肌梗死、高度房室传导阻滞、频发多源性期前收缩、室性心动过速等。

3. 高血压患者 SBP≥200mmHg 或 DBP≥110mmHg 者。

4. 严重电解质紊乱、有食管疾病患者,如食管癌、食管静脉曲张等。

5. 心房颤动及易诱发扭转型室性心动过速者。

(四)注意事项

1. 患者准备 检查前向患者及其家属交代可能发生的不良反应,与患者或患者家属签定手术同意书。患者必须停用影响心脏电生理特性的心血管药物。不必禁食,在餐后 2 小时进行。向患者解释检查目的和过程,指导吞咽动作。

2. 仪器和物品准备 术前应检查心脏刺激仪、记录器、导管电极的性能以及各连接线是否完好。保持刺激仪电池量充足。

3. 检查过程 检查过程中应密切观察患者心电图,发现异常改变及时处理。检查完毕后应在心电监护下拔除电极导管,经观察无异常后结束检查。

4. 操作反应 电极导管插入食管过程中部分患者会发生明显的恶心反应;器质性心脏病患者,因心脏起搏增快心率,会诱发心绞痛;病态窦房结综合征患者可出现晕厥、黑矇;可诱发心房颤动或心房扑动等房性心律失常,但可自行恢复。

附 心电图的分析方法和步骤

1. 一般浏览 确认定标电压,走纸速度,有无导联记录错误或标记错误,判别和排除伪差与干扰。

2. 确定主导心律 根据 P 波的有无、形态、顺序及与 QRS 波群的关系,确定基本心律是窦性心律抑或异位心律,并分别测量 P-P 间距或 R-R 间距,计算心房率或心室率。

3. 分析 P 波与 QRS 波群及其相互关系 注意各导联 P 波与 QRS 波的形态、时间、电压变化,并通过 P 波与 QRS 波群的出现顺序,P-R 间期的时间及其是否固定等判断有无心脏电位变化或心律异常。

4. 观察 ST-T 改变及改变类型 主要确定 S-T 段有无移位及移位形态。T 波的形态改变,以及出现改变的导联及导联数。

5. 判断心脏位置 通过心电轴偏移的度数及是否有钟向转位大致判断心脏在胸腔中的位置。

6. 得出结论 根据分析的结果,紧密结合病史、临床表现及其他检查资料判断心电图是否正常。如有异常应对具体的异常类型作出明确的心电学诊断。

(张 敏 黄金珠)

 复习思考题

1. 简述正常窦性心律的心电图特征。
2. 简述心电图各主要波段的代表意义。
3. 简述室性期前收缩的心电图特征。
4. 简述心房颤动的心电图特征。
5. 简述心室颤动的心电图特征。
6. 试述常规心电图导联及其连接方式。
7. 试述心电图检查的临床应用。
8. 试述心肌梗死的分期及各期的主要心电图表现。

扫一扫
测一测

第六章

影像学检查

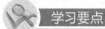

学习要点

1. X 线的特性、X 线的检查方法、X 线的诊断步骤、常见疾病(如肺炎、肺癌、肺结核、高血压性心脏病、消化性溃疡、骨折等)的 X 线特征。

2. 超声波的物理特性、超声诊断仪的类型、超声检查的临床应用、超声检查的注意事项、常见疾病(如肝硬化、肝癌、胆囊结石、胆囊炎、肾结石等)的声像图特征。

3. CT 检查的方法和 CT 检查的临床应用。

4. 磁共振成像检查的临床应用。

5. 数字减影血管造影检查的临床应用。

6. 放射性核素检查的临床应用。

7. 介入放射技术的临床应用。

8. 影像学检查方法选择的重要性。

影像学检查在临床医学诊断中占有重要的地位,它主要通过对图像的观察、分析、归纳与综合作出影像学诊断,对疾病的诊断具有重要的价值,有时甚至具有不可替代的价值。影像学检查主要包括 X 线检查、超声检查、计算机体层成像检查、磁共振成像检查、数字减影血管造影检查、放射性核素检查等。

第一节　X 线检查

一、基本知识

X 线检查(X-ray examination)是利用 X 线穿透人体后,使人体内部结构在荧光屏上或胶片上显影,从而判断人体组织器官解剖与功能状态的一种检查方法。X 线检查是目前应用十分普遍的检查技术,也是影像学检查的基本内容之一。通过 X 线检查,不仅协助疾病的诊断,又可协助观察疾病的治疗效果。另外,X 线在临床上还被用于恶性肿瘤等疾病的治疗。

(一)X 线的产生与特性

1895 年,德国物理学家威廉·康拉德·伦琴(Wilhelm Conrad Röntgen)在一次实验时发现了一种能穿透人体但肉眼看不见的射线,被称为 X 线。不久这种射线就被用于人体疾病诊断。

1. X线的产生　高速运动的电子群在行进中突然受阻,分裂产生的一种波长很短的电磁波。

(1)X线产生设备:其发生装置主要包括X线管、变压器和操作台(图6-1)。X线管为一高真空的二极管,杯状的阴极内装置着灯丝,阳极由呈斜面的钨(或钼)靶和附属散热装置组成,它是X线产生的关键部件。变压器包括降压变压器和升压变压器,降压变压器向X线管灯丝提供电源,一般电压在12V以下;升压变压器向X线管两极提供高压电,一般电压在40~150kV。操作台主要有为调节电压、电流和曝光时间而设置的电压表、电流表、定时器和调节旋钮等。在X线管、变压器和操作台之间以电缆相连。

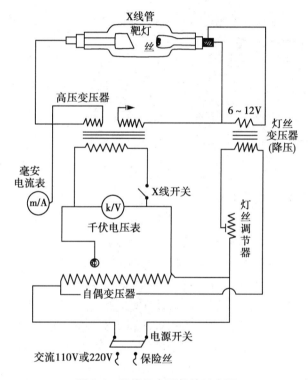

图6-1　X线机主要部件示意图

(2)X线的产生过程:首先降压变压器向X线管灯丝供电、加热,在阴极附近产生自由电子,当向X线管两极提供高压电时,阴极与阳极间的电势差陡增,电子群以高速由阴极向阳极行进,轰击阳极钨靶而产生X线,X线主要由X线管的窗口发射出,穿过照射部位,在监视器或胶片上成像,用于诊断。

2. X线的特性

(1)穿透性:X线具有很强的穿透力,能穿透一般可见光不能穿透的各种不同密度的物质,其穿透力的大小,与X线的波长和物质的密度、厚度成反比。X线的波长范围为0.006~50nm,用于诊断的X线波长为0.008~0.031nm。X线的穿透性是X线成像的基础。

(2)荧光作用:X线能激发荧光物质产生肉眼可见的荧光。密度越小、厚度越薄的物质,透过的 X 线越多,产生的荧光越强。荧光作用是 X 线透视的基础。

(3)感光作用:X 线具有和普通可见光相同的感光作用,可使涂有溴化银的胶片感光,形成潜影,经显影和定影处理,感光的溴化银中的银离子,被还原成金属银,在胶片上呈黑色沉积。而未感光的溴化银则被清洗掉,显出胶片片基的透明本色。感光作用是 X 线摄影的基础。

(4)电离作用:X 线通过任何物质都可使其产生电离,分解成正负离子。电离程度与吸收的 X 线量成正比。X 线进入人体,组织细胞也可产生电离,使人体产生生物学方面的改变,即生物效应。它是放射防护和放射治疗的基础。

知识链接

X 线的发现

1895 年,德国物理学家伦琴(Röntgen)在实验室里进行气体放电观察。实验过程中,他眼前似乎闪过一丝绿色荧光,眨眼间,荧光消失。反复更换手头能抓到的遮挡物,他发现,除了铅箔以外,寻常物品挡不住这股射线。接下来,他继续这种新射线的研究。11 月 8 日,他用黑纸把阴极射线管严密地包起来,只留下一条窄缝,这次他发现电流通过时,两米开外一个涂了氰亚铂酸钡的小屏发出明亮的荧光,把手放在管子与荧光屏之间,可以看到手上的骨骼。12 月 28 日,他宣布了自己的新发现,并将这个性质不明的射线叫做 X 射线。后人将 X 线以他的名字命名,也称为伦琴射线。

(二)X 线成像的基本原理

X 线影像的形成,是由于 X 线的特性和人体组织器官密度与厚度之差异所致,这种密度与厚度之差异称为密度对比,可分为自然对比和人工对比。

1. 自然对比　X 线可以使人体组织器官在胶片或监视器上显影,一方面是由于 X 线有穿透性、荧光效应和摄影效应;另一方面是人体各种组织、器官的密度不同,厚度也不同,经 X 线照射,其吸收及透过 X 线量也不一样。因此,在透视监视器上有亮暗之分,在照片上有黑白之别。这种利用人体组织本身的密度和厚度差来形成对比清晰的影像,称为自然对比。人体组织按密度的高低,依次可分为四类,它们在透视和胶片上所显示的阴影见表 6-1。

表 6-1　人体组织密度与 X 线阴影的关系

人体组织	密度	X 线阴影	
		透视	照片
骨、钙化组织	高	黑	白
软组织、体液	中	灰黑	灰白
脂肪组织	较低	灰白	灰黑
含气组织	低	白	黑

2. 人工对比　人体内许多组织和器官如胃肠、肝、胆、肾脏等,与周围的组织结构缺乏明显的密度对比,不能形成各自的影像。在某些组织和器官的管腔内或周围引入高密度或低密度物质使之造成密度差,形成对比清晰的影像,称为人工对比。引入的

高密度或低密度物质称为造影剂,这种检查方法称为造影检查。

（三）X线的检查方法

X线的检查方法分为普通检查、特殊检查、造影检查和数字化的X线摄影检查。

1. 普通检查　包括透视和摄片。

（1）透视:X线通过受检部位,在监视器上观察受检部位的影像,称为透视。透视的优点是:①操作方便,可转动患者体位、改变方向进行观察;②可了解器官的功能状态(如心脏及大血管搏动、膈运动、胃肠蠕动等);③费用较低;④可立即得出结论。透视的缺点是:①对比度及清晰度较差,难以发现和辨别微小的病变;②不能留下客观记录,以便进行复查对比;③接受X线照射的时间较长,机体发生损害的可能性较大。透视常用于胸部检查,对肺脏及胸膜、心脏、膈肌病变的诊断价值较大,亦可用于四肢骨折、关节脱位的复位观察,软组织异物的观察,膈下游离气体的观察。密度高或较厚的组织及部位,如颅骨、脊柱、骨盆等不宜采用透视检查。

（2）摄片:利用X线对胶片的感光作用,通过投照受检部位在胶片上显影称摄片。摄片的优点是:①对比度及清晰度较好,可显示或辨别微小病变;②能留下客观记录,以便进行复查对比;③接受X线照射的时间较短,机体发生损害的可能性较小。摄片的缺点是:①操作较复杂,摄片仅是一个方位和一瞬间的X线影像,常需做互相垂直的两个方位或更多方位的摄片;②不能对器官的功能状态进行观察;③费用较高;④不能立即得出结论。

透视和摄片为最基本的X线检查方法,两者常配合使用。

2. 特殊检查　包括体层摄影、软线摄影、放大摄影、荧光摄影等。体层摄影是为获得某一层面上的结构影像而使选定层面以外的结构被投影技术模糊掉的摄影方法。软线摄影是指采用能发射软X线(即波长长的X线)的钼靶管球来检查软组织(特别是乳腺)的检查方法。放大摄影是采用微焦点和增大人体与照片距离来显示细微病变的检查方法。荧光摄影是在荧光成像的基础上进行缩微摄片。随着CT等现代影像技术的应用,除软线摄影还在临床诊断中应用外,其他几种特殊检查方法已基本淘汰。

3. 造影检查

（1）常用造影剂:按密度高低分为高密度造影剂和低密度造影剂两类。

1）高密度造影剂:常用的有钡剂和碘剂。钡剂为医用硫酸钡混悬液,主要用于食管及胃肠造影。碘剂分有机碘和无机碘制剂两类。有机碘制剂分离子型和非离子型,离子型造影剂如泛影葡胺可用于肾盂及尿路造影,非离子型造影剂如碘海醇、碘普胺和碘帕醇等,性能稳定,毒性低,适用于血管造影、CT增强。无机碘制剂有碘化油等,现已基本不用。

2）低密度造影剂:主要有二氧化碳、氧气、空气等,可用于关节腔、腹腔、腹膜后、胸腔、脑室等造影。

（2）造影方法

1）直接引入法:通过口服、灌注或穿刺将造影剂直接引入组织器官内或其周围。如胃肠、支气管、子宫及输卵管造影等(图6-2)。

2）间接引入法:经口服或静脉注射使造影剂进入体内,然后经脏器吸收并聚集于器官内,从而使之显影。如口服胆囊造影、静脉肾盂造影等(图6-3),多用于脏器功能的检查。

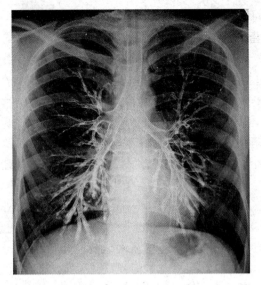

图 6-2 支气管造影

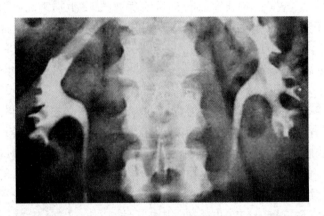

图 6-3 静脉肾盂造影

4. 数字化的 X 线摄影检查 数字化的 X 线摄影检查是 X 线诊断最新和最重要的进展。医学影像的数字化主要是指医学影像以数字方式输出,直接利用计算机对影像数据进行存储、处理、传输和显示。目前数字化的 X 线摄影检查主要有计算机 X 线摄影(computed radiography,CR)和数字 X 线摄影(digital radiography,DR)。

(1)CR 系统:CR 系统可将 X 线影像信息记录在成像板上,构成潜隐。用激光束以 2510×2510 的像素矩阵对荧光板进行扫描读取,经计算机图像处理系统进行处理,将影像的特征信息图像在计算机荧屏上显示,或作成胶片,也可以储存到各类储存媒介长期保存,并可直接进入网络系统。CR 系统具有协调处理、空间频率处理和减影处理等强大的后处理功能,大大提高诊断的准确率。CR 可应用于胸部、头颈、骨关节系统、胃肠道及泌尿系统等部位的检查,明显优于传统的 X 线平片。

(2)DR 系统:DR 由电子暗盒、扫描控制器、系统控制器、影像监视器等组成,可直接将 X 线通过电子暗盒转换为数字化图像。其工作原理是由影像增强管将 X 线转换成可见光,再由电荷耦合器或光电摄像管将可见光转换成视频信号,然后经图像卡进行模/数转换成数字化矩阵图像。输入计算机的数字信号同样可以作多种和 CR 系统类似的图像处理和贮存,但获得的模拟影像具有更高的空间分辨力。DR 系统既可用做 X 线平片显示,也可实施胃肠和其他系统及血管的造影检查。

（四）X 线诊断的原则和步骤

1. X 线诊断的原则 以客观 X 线影像为基础,分辨正常与异常表现,先判断有无异常,再进一步确定其部位、范围和性质,并结合临床资料作出诊断。因此,必须熟悉人体的解剖、生理和病理等基础知识,熟悉各系统、器官正常的 X 线表现及各种疾病的 X 线表现。X 线诊断也有一定限制,同样的 X 线征象可以在不同的疾病中出现,形成"异病同影",反之也可出现"同病异影",应注意鉴别。有些疾病的早期或病变很小,则可以没有异常的 X 线表现,需进一步做其他检查协助诊断。

2. X 线诊断的步骤 观察分析 X 线片时,一应注意照片质量是否满足 X 线诊断的需要,如摄影位置是否恰当,摄影条件是否满足等;二应按一定顺序,全面而系统地观察,以免遗漏重要的 X 线征象;三是区分正常与异常,对异常 X 线表现,应注意异常表现的定位、定性诊断。

（五）X 线检查的注意事项

1. 普通检查 X 线穿透人体将产生一定的生物效应,接受的 X 线量过多,超过容许曝光量,就可能产生一定程度的放射损害。但容许范围内的 X 线照射量一般对人体少有影响。因此,不应对 X 线检查产生疑虑或恐惧,而应强调和重视防护,如控制 X 线检查中的照射量并采取有效的防护措施,安全合理的使用 X 线检查,尽可能避免不必要的 X 线照射,以保护患者和工作人员的健康。

2. 造影检查 ①造影前应详细了解病情,严格掌握造影的适应证和禁忌证。②依据造影检查的部位、目的和要求不同,认真做好造影前的各项准备工作。例如,胃肠道钡剂造影前嘱患者禁食 12 小时等。③查询患者有无造影的禁忌证如碘过敏、严重心肾疾病。④向患者解释造影的目的以求得合作。⑤使用碘剂造影时,做碘过敏试验。过敏试验虽有一定的参考意义,但实践中也有做试验时无症状,而在造影时却发生反应。因此,每次注射碘剂时应准备好急救药品以防不测。如果在造影过程中出现严重症状时,应立即终止造影并进行抗过敏、抗休克和其他对症治疗,若有心脏停搏则需立即进行心肺复苏术等紧急处理。

二、呼吸系统 X 线检查

（一）检查方法

1. 胸部透视 方法简单、经济。在摄片前一般先进行透视观察。

2. 胸部摄片 ①后前位:患者立位,胸前壁靠片,X 线自背部射入;②侧位:患者患侧胸壁靠片,两手抱头,X 线自健侧射入;③其他:为了更好地显示病变部位及形态,还可采取斜位、侧卧水平方向后前位、仰卧前后位、立位前弓位等。

3. 支气管造影 多用于支气管扩张需手术治疗者。

（二）正常胸部 X 线表现

1. 胸廓

（1）软组织

1）胸锁乳突肌及锁骨上皮肤皱褶:胸锁乳突肌在两肺尖内侧形成外缘锐利、均匀致密的阴影。当颈部偏斜时,两侧胸锁乳突肌影可不对称,勿误认为肺尖部病变。锁骨上皮肤皱褶为与锁骨上缘平行的 3~5mm 宽的软组织影,其内侧与胸锁乳突肌影相连。

2)胸大肌:胸大肌于两侧肺野中外带可形成扇形致密影,下缘锐利,呈一斜线与腋前皮肤皱褶连续,在肌肉发达的男性尤为突出,一般右侧较明显。

3)乳房及乳头:女性乳房可在两肺下野形成下缘清楚、上缘模糊且密度逐渐变淡的半圆形致密影,其下缘向外与腋部皮肤连续。乳头在两肺下野相当于第 5 前肋间处,有时可形成两侧对称的小圆形致密影。

(2)骨骼:胸部正位片上(图 6-4),前方正中胸骨几乎完全与纵隔影重叠,仅胸骨柄两侧外上角可突出于纵隔影之外。胸椎的横突可突出于纵隔影之外,勿误认为增大的淋巴结。肋骨起于胸椎两侧,自后上方向前下方斜行,前端为肋软骨,除钙化外不显影。肋骨可有分叉、肋骨联合、颈肋等先天变异。肩胛骨内缘可与肺野外带重叠,勿误认为胸膜增厚。

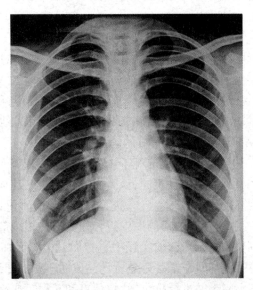

图 6-4　正常胸部正位片

2. 纵隔　纵隔位于胸骨之后,胸椎之前,两肺之间。其中有心、大血管、气管、食管、主支气管、淋巴组织、胸腺、神经及脂肪等器官和组织。除气管及主支气管可以分辨外,其余组织结构间无明显对比,只能观察其与肺部邻接的轮廓。

纵隔的分区在判断纵隔包块的来源和性质上有着重要意义。纵隔的划区方法有多种,下面介绍九分区法(图 6-5):在侧位胸片上将纵隔划分为前、中、后三部分,前纵隔系胸骨之后,心前缘、升主动脉和气管前缘之前的狭长三角区;中纵隔相当于心、主动脉弓、气管及肺门所占据的区域;食管前壁为中、后纵隔的分界线,食管以后和胸椎旁区为后纵隔。自胸骨角至第 4 胸椎下缘连一水平线,其上为上纵隔;其下至肺门下缘(第 8 胸椎下缘)的水平线为中纵隔;肺门下缘以下至膈为下纵隔。正常纵隔于卧位及呼气时,宽而短,立位及吸气时窄而长,尤以小儿为著。

3. 膈　膈位于胸腹腔之间,分左右两叶,呈圆顶状。膈在外侧及前、后方与胸壁相交形成肋膈角,在内侧与心形成心膈角。右膈顶较左膈顶高 1~2cm,一般位于第 9 或第 10 后肋水平,相当于第 6 前肋间。呼吸时两膈上下对称运动,运动范围为 1~

3cm,深呼吸时可达 3~6cm。

4. 肺

(1)肺野:肺野是含有空气的肺在 X 线上所显示的透亮区域。肺野的透亮度与肺泡的含气量成正比,深吸气时透亮度高,呼气时则透亮度低。为便于描述病变位置,人为地将一侧肺野纵行分为三等分,称为内、中、外带,又分别在第 2、4 肋骨前端下缘画一水平线,将肺野分为上、中、下三野(图 6-6)。

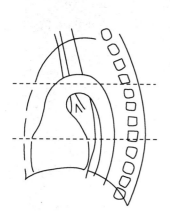

图 6-5 纵隔九分区法

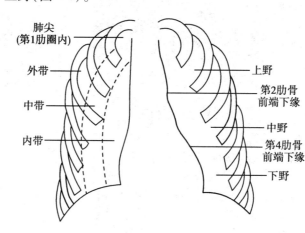

图 6-6 肺野的划分

(2)肺门:肺门影是肺动、静脉,支气管及淋巴组织的总合投影。后前位上,肺门位于两肺中野内带第 2~4 前肋间处,左侧比右侧高 1~2cm。右肺门分上下两部,上部由上肺静脉、上肺动脉及下肺动脉干后回归支组成,下部由右下肺动脉干构成,正常成人宽度不超过 15mm。上下部相交形成一较钝的夹角,称肺门角。左肺门上部由左肺动脉弓及其分支和上肺静脉构成,下部由左下肺动脉及其分支构成,由于左心影的遮盖,只能见到一部分。侧位时两侧肺门大部分重叠,右肺门略偏前(图 6-7)。

(3)肺纹理:由肺血管、支气管及淋巴管等组成,表现为自肺门向肺野呈放射分布的由粗到细的树枝状影。正常时下肺野纹理较上肺野粗,右下肺野更为明显。观察肺纹理应注意其多少、粗细、分布、有无扭曲变形等。其正常粗细和多少并无明确标准,且肺纹理的改变受多种因素影响,需密切结合临床进行分析。

5. 胸膜 衬于胸壁内面的胸膜为壁层胸膜,包绕于肺表面的胸膜为脏层胸膜,两层之间的间隙为胸膜腔。胸膜菲薄,正常时不显影,只有在胸膜反褶处,X 线与胸膜走行方向平行时,显示为薄层状或线状致密影。

(三)常见疾病 X 线表现

1. 慢性支气管炎 早期可无异常,后期肺纹理增多、增粗及扭曲,有时可见条索状、网状阴影。急性发作期可见散在斑片状阴影。晚期并发肺气肿,两侧肺野透亮度增加,肺纹理稀疏、变细,肋间变宽,膈降低,心影狭长。

2. 肺炎

(1)大叶性肺炎:早期,即充血期,X 线检查可无阳性发现,或只表现为病变区肺纹理增多,透亮度略低。实变期,表现为密度均匀的致密影,炎症累及肺段表现为片状或三角形致密影,累及整个肺叶,则呈以叶间裂为界的大片致密阴影(图 6-8)。有时在实变区中,可见透明的支气管影。消散期,表现为实变区的密度逐渐减低,范围缩小。由于病变的消散不均匀,故多表现为散在、大小不等和分布不规则的斑片状致密影。病变多在 2 周内吸收,可只遗留少量索条状影,或完全消散。少数患者可延迟吸收达 1~2 个月,偶可机化而演变为机化性肺炎。

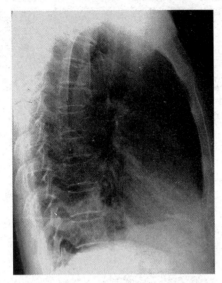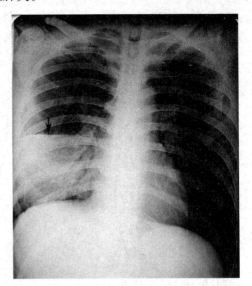

図 6-7　正常侧位肺门影　　　　図 6-8　右肺中叶大叶性肺炎

(2)支气管肺炎:病变多在两肺中、下野的内、中带。表现为肺纹理增多、增粗和模糊,沿肺纹理分布的斑片状模糊致密影,密度不均。病变可融合成较大的片状,并可累及多个肺叶。小儿患者常见肺门影增大、模糊并常伴有局限性肺气肿。

(3)间质性肺炎:病变较广泛,以肺门区及中下肺野显著。表现为肺纹理增粗、模糊,可交织成网状,并伴有小点状阴影。肺门轮廓模糊、密度增高、结构不清并有轻度增大。婴幼儿的急性间质性肺炎,则以弥漫性肺气肿为主要表现。

3. 肺结核

(1)原发型肺结核(Ⅰ型):为初次感染结核杆菌所发生的肺结核,多见于儿童。X 线表现为原发综合征和胸内淋巴结结核。

1)原发综合征:结核杆菌侵入肺部后,多在肺的中部近胸膜处发生急性渗出性病变,为原发病灶。X 线表现为大小不一的片状模糊阴影。结核杆菌沿原发病灶周围的淋巴管侵入相应的肺门或纵隔淋巴结,引起淋巴管炎和淋巴结炎。表现为自原发病灶引向肺门的数条索条状致密影,肺门与纵隔增大的淋巴结表现为包块影。原发病灶、淋巴管炎及淋巴结炎三者组成哑铃状双极现象,为典型的原发综合征表现(图 6-9)。

2)胸内淋巴结结核:原发病灶易于吸收消散,但淋巴结炎常伴不同程度的干酪样坏死,愈合较慢。当原发病灶被吸收后,原发型肺结核即表现为肺门或纵隔淋巴结增大,为胸内淋巴结结核。可分为结节型与炎症型。结节型表现为圆形或椭圆形结节状影,其内缘与纵隔相连。炎症型主要为增大的淋巴结同时伴有淋巴结周围炎,表现为肺门影增大,边缘模糊,边界不清。

(2)血行播散型肺结核(Ⅱ型):根据结核杆菌进入血液循环的途径、数量、次数以及机体的反应,可有以下两种表现。

1)急性粟粒型肺结核:两肺弥漫均匀分布的 1.5～2mm 大小、密度相同的粟粒状病灶(图 6-10),正常肺纹理常不能显示。适当治疗后,病灶可在数月内逐渐吸收,偶尔以纤维硬结或钙化而愈合。病变恶化时,表现为病灶增大形成片状影,并可因干酪样变而形成空洞。

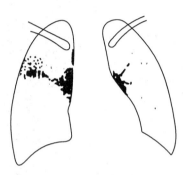

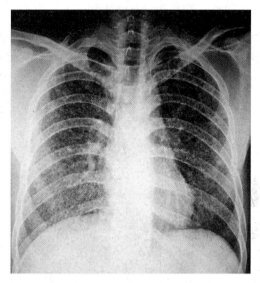

图 6-9　原发综合征示意图　　　图 6-10　急性粟粒型肺结核

2)亚急性或慢性血行播散型肺结核:主要分布于两肺上、中野的大小不一、密度不同、分布不均的多种性质的病灶,呈粟粒状或较大的结节状影。

(3)继发型肺结核(Ⅲ型):为成年肺结核中最常见的类型。多在锁骨上、下区,出现中心密度较高而边缘模糊的致密影,为陈旧性病灶周围炎(图 6-11)。也可表现为小片云絮状影,为新的渗出性病灶。病变多呈慢性过程,故可有渗出、增殖、播散、纤维化和空洞等多种性质的病灶同时存在。机体抵抗力低下时可发生干酪性肺炎,表现为一个肺段或肺叶的致密影,其中可有多发的小空洞。干酪样结核病灶被纤维组织包绕形成结核球,呈圆形或椭圆形密度不均的阴影,直径多为 2～3cm,轮廓清楚,其内可有钙化影或小空洞。结核球附近常有散在纤维增殖性病灶,称为卫星灶。肺结核反复发作,晚期表现为肺内单发或多发空洞,周围广泛纤维索条状影和新旧不一的病灶,肺门上移,肺纹理呈垂柳状,气管向患侧移位,两下肺代偿性肺气肿。

(4)结核性胸膜炎(Ⅳ型):临床上分为干性及渗出性结核性胸膜炎。干性胸膜炎可无异常或仅有患侧膈运动受限。渗出性胸膜炎因胸腔积液的多少和部位的不同表现各异。少量积液时,液体先聚积于后肋膈角,检查时需让患者向一侧倾斜,才可发现。液体量在 300ml 以上时,患侧肋膈角变平、变钝。中等量积液,表现为下肺野均匀致密影,肋膈角完全消失,液体上缘呈外高内低的斜形弧线。大量积液时,患侧肺野大片均匀致密影,有时仅肺尖部透明,纵隔移向健侧,患侧肋间增宽。

4. 原发性支气管肺癌　按肺癌发生的部位一般可分 2 型:①中心型,发生于主支气管、肺叶支气管及肺段支气管;②周围型,发生于肺段以下支气管至细支气管以上部位。

(1)中心型肺癌:早期局限于黏膜内,可无异常发现。病变发展,使管腔狭窄,引起肺叶或一侧肺阻塞性肺气肿,但难于发现。由于支气管狭窄,引流不畅可发生阻塞性肺炎,表现为相应部位反复发作、吸收缓慢的炎性实变。继而支气管完全阻塞引起肺不张(图6-12)。肺不张的范围取决于肿瘤的部位,如肿瘤同时向腔外生长或(和)伴有肺门淋巴结转移时,则可在肺门形成包块。发生于右上叶支气管的肺癌,肺门部的包块和右肺上叶不张连在一起可形成横行的"S"状的下缘。有时肿瘤较大,发展迅速,中心可坏死形成内壁不规则的偏心性空洞,多见于鳞癌。

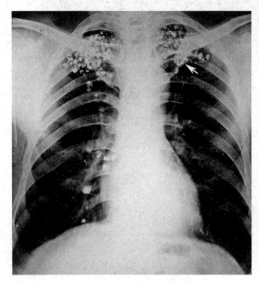

图 6-11　继发型肺结核
锁骨上、下区示有钙化灶(↑)

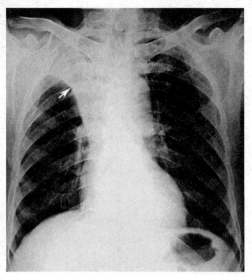

图 6-12　中心型肺癌
伴右上叶肺不张(↑)

(2)周围型肺癌:早期直径多在 2cm 以下。表现为密度较高、轮廓模糊的结节状或球形病灶,或表现为肺炎样小片状浸润。癌瘤逐渐发展,可形成分叶状、边缘较光滑的包块,如肿瘤呈浸润性生长,则包块生长快而较大,边缘毛糙常有短细毛刺,中心坏死形成空洞(图6-13)。

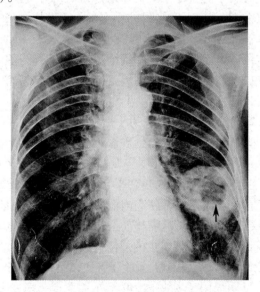

图 6-13　周围型肺癌
中心坏死形成空洞(↑)

5. 气胸 被压缩肺与胸壁间出现透明的含气区,其中不见肺纹理。被压缩肺的边缘,呈纤细的线状致密影。大量气胸可将肺完全压缩,肺门区出现密度均匀的软组织影。纵隔可向健侧移位,患侧膈下降,肋间增宽。胸腔内液体与气体并存,为液气胸。立位检查时,表现为横贯胸腔的液平面,液平面上方为空气及压缩的肺。

三、循环系统 X 线检查

(一)检查方法

1. 透视 可以从不同角度观察心脏及大血管的形态、搏动及其与周围结构的关系。常采取站立后前位进行观察。

2. 摄片 ①后前位:患者立位,前胸贴片,X 线束自背部射入。②右前斜位:患者向左旋转 45°~60°,右前胸贴片,主要观察左心房和右心室漏斗部,常同时吞钡检查,以确定左心房有无增大。③左前斜位:患者向右旋转约 60°,左前胸贴片。可观察各房室和主动脉弓的全貌。④左侧位:患者身体左侧贴片,可观察左心房和左心室。

3. 造影检查 ①右心造影:显示右侧心腔和肺血管。适用于右心、肺血管的异常及伴有发绀的先天性心脏病。②左心造影:适用于二尖瓣关闭不全、主动脉瓣口狭窄、室间隔缺损、永存房室共道及左心室病变。③主动脉造影:适用于显示主动脉本身病变,如主动脉瓣关闭不全、动脉导管未闭等。④冠状动脉造影:适用于冠心病,是冠状动脉搭桥术或血管成形术前必须的检查项目。

(二)正常循环系统 X 线表现

1. 心脏及大血管的正常投影

(1)后前位(图 6-14):正常心影一般 2/3 位于胸骨中线左侧,1/3 位于胸骨中线右侧,心尖指向左下,心底部朝向右后上方,形成斜的纵轴。心及大血管有左右两个边缘。

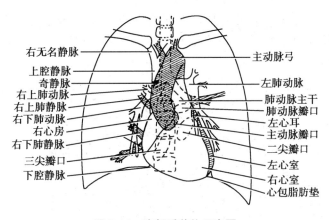

图 6-14 胸部后前位示意图

心右缘分为两段:上段为升主动脉与上腔静脉的总合影,在幼年和青年主要为上腔静脉,在老年,主要为升主动脉。心右缘下段为右心房,弧度较大。心缘与膈顶相交成一锐角称为心膈角。

心左缘分为三段:上段为主动脉球,由主动脉弓组成,呈弧形突出。中段为肺动脉主干,偶为左肺动脉构成,称为心腰,又称肺动脉段。下段由左心室构成,为一明显向左突出的弧形,左心室在下方形成心尖。左心室与肺动脉之间,有长约 1.0cm 的一小段,由左心耳构成,正常不能与左心室区分。左心室与肺动脉段的搏动方向相反,两者的交点称为相反搏动点,是衡量左右心室增大的一个重要标志,需透视才能确定。

(2)右前斜位(图 6-15):在此位置,心位于胸骨与脊柱之间。心前缘,自上而下由主动脉弓及升主动脉、肺动脉、右心室和左心室下端构成。心前缘与胸壁之间有倒三角形透明区,称为心前间隙或胸骨后区。心后缘上段为左心房,下段为右心房,两者无明显分界。心后缘与脊柱之间较透明,称为心后间隙或心后区。食管在心后间隙通过,钡剂充盈时显影。

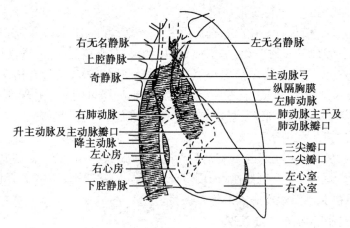

图 6-15　胸部右前斜位示意图

(3)左前斜位(图 6-16):在此位置,心脏、大血管影位于脊柱右侧。心前缘上段为右心房,主要由右心耳构成,下段为右心室,房室分界不清。60°斜位投照时,心前缘主要由右心室构成。旋转 45°角时,则由右心房构成。右心房影以上为升主动脉。心后缘上段由左心房,下段由左心室构成。左前斜位,还可显示胸主动脉和主动脉窗。通过主动脉窗可见气管分叉、主支气管和肺动脉。左主支气管下方为左心房影。

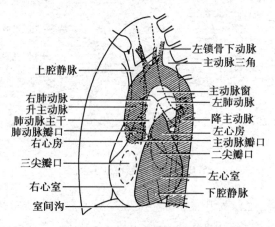

图 6-16　胸部左前斜位示意图

(4)左侧位(图 6-17):左侧位上,可见心影从后上向前下倾斜,心前缘下段为右心室前壁,上段则由右心室漏斗部与肺动脉主干构成,下段与前胸壁紧密相邻。心前缘与前胸壁之间的三角形透亮区,称为胸骨后区。心后缘上中段由左心房构成,下段由左心室构成,并与膈形成锐角,下腔静脉常在此角内显影。心脏后下缘、食管与膈之间的三角形间隙,为心后食管前间隙。

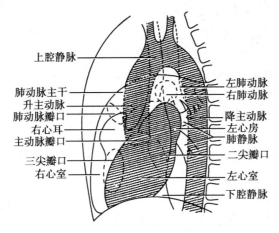

图 6-17　胸部左侧位示意图

2. 心及大血管的搏动　心左缘的搏动主要代表左心室的搏动。收缩期急剧内收,舒张期逐渐向外扩张。左心室以上,可见主动脉和肺动脉的搏动,方向与左心室的搏动相反。心右缘的搏动代表右心房的搏动。

3. 心及大血管形态　正常心及大血管的形状大小主要受体型、年龄、呼吸和体位的影响。正常心脏可分为横位心、斜位心和垂位心 3 种类型(图 6-18,图 6-19)。

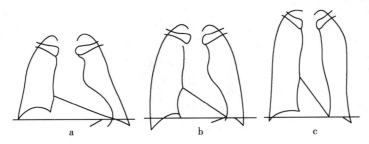

图 6-18　正常心影分型

a. 横位心　b. 斜位心　c. 垂位心

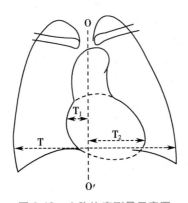

图 6-19　心胸比率测量示意图

（1）横位心：矮胖体型,胸廓宽而短,膈位置高,心纵轴与水平面的夹角小于45°,心与膈的接触面大,心胸比率(心脏横径和胸廓横径之比。心脏横径是指自心脏右缘和左缘最外侧点分别至前正中线距离的和,胸廓横径是指通过右侧膈顶的两侧肋骨内缘的水平距离)常大于0.5。主动脉球明显,心腰凹陷。

（2）斜位心：体型适中,胸廓形态介于其他两型之间,心呈斜位,心纵轴与水平面的夹角约45°,心与膈接触面适中,心胸比率约0.5,心腰平直。

（3）垂位心：体型瘦长,胸廓狭长,膈位置低,心影较小而狭长,呈垂位,心纵轴与水平面的夹角大于45°,心与膈接触面小,心胸比率小于0.5。

（三）常见疾病 X 线表现

1. 二尖瓣狭窄　心脏呈二尖瓣型(梨形)：左心房增大,左心耳常明显增大,右心室增大及肺动脉段突出,左心室及主动脉结缩小。还可见肺淤血和间质性肺水肿(图6-20)。

2. 主动脉瓣关闭不全　心脏呈主动脉型(靴形)：左心室极度增大,心尖圆钝,并向左下方显著移位,心腰凹陷。还可见主动脉影增宽、迂曲、搏动增强(图6-21)。

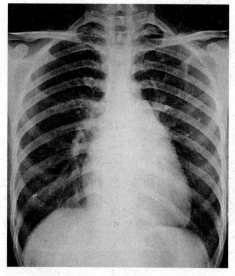
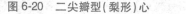
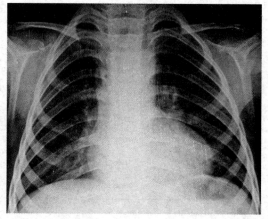

图 6-20　二尖瓣型(梨形)心　　　　　图 6-21　主动脉型(靴形)心

3. 慢性肺源性心脏病　肺动脉高压表现为肺动脉段突出,肺门肺动脉大分支扩张,两肺野中带分支收缩变细。右心室增大,心影呈梨形。

4. 高血压性心脏病　心影呈"主动脉"型,主动脉增宽、迂曲、延长。

5. 心包炎　可分为干性和湿性两种。干性心包炎 X 线无异常发现,湿性则伴有积液。心包积液在300ml 以下者,心影大小和形状可无明显改变。中等量以上积液时,心影向两侧扩展,心缘正常弧度消失,心外形立位时呈烧瓶状或球形,卧位时,心底部明显增宽,主动脉影缩短,上腔静脉可增宽。

四、消化系统 X 线检查

（一）检查方法

1. 普通检查　包括透视和腹部平片,主要用于急腹症的诊断。

2. 造影检查 ①钡餐检查:包括常规钡餐造影和气钡双重造影,主要用于食管、胃和小肠的检查,对回盲部病变也有一定价值,胃肠道穿孔时禁用;②钡灌肠检查:包括常规钡灌肠造影和气钡双重造影,主要用于大肠和回盲部的检查,胃肠道穿孔时禁用;③血管造影:动脉造影主要用于钡剂检查不能发现的胃肠道出血和肿瘤,对急性大出血可立即确定出血部位,以便迅速治疗。

（二）正常消化系统 X 线表现

1. 食管 吞钡后正位观察,食管位于中线偏左。轮廓光滑整齐,宽度可达 2~3cm。右前斜位在其前缘可见 3 个压迹,由上到下为主动脉弓压迹、左主支气管压迹和左心房压迹。在上两个压迹之间,食管往往略显膨出。黏膜皱襞表现为数条纤细纵行的条纹状影。

2. 胃 胃的形状一般分为 4 种类型（图 6-22）:①牛角型胃,位置与张力高,呈横位,上宽下窄,胃角不明显,多见于矮胖型人。②钩型胃,位置与张力中等,胃角明显,胃下极大致位于髂嵴水平。③长型胃,又名无力型胃,位置与张力均较低,胃腔上窄下宽如水袋状,胃下极常在髂嵴平面以下,多见于瘦长型人。④瀑布型胃,胃底呈囊袋状向后倾,胃泡大,胃体小,张力高,钡先进入后倾的胃底,充满后再溢入胃体,犹如瀑布。

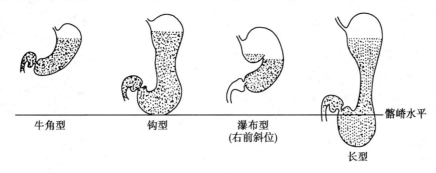

图 6-22 胃的分型

胃的轮廓在胃小弯和胃窦大弯侧一般光滑整齐。胃体大弯常呈锯齿状。胃黏膜皱襞间的沟内充以钡剂,呈条纹状致密影。黏膜皱襞则为条状透亮影,胃底皱襞较粗而弯曲,略呈网状;胃小弯的皱襞平行整齐,向大弯处逐渐变粗呈横向或斜行;胃窦黏膜皱襞主要与小弯平行,有时亦可斜行。随着胃的蠕动,胃黏膜皱襞可以自行改变其形状。在气钡双重造影片上,可显示胃微皱襞的影像,即胃小沟及胃小区。胃小区直径约 1~3mm,圆形或类圆形的小隆起。周围的胃小沟充钡后表现为很细的线状,宽度小于 1mm,粗细深浅均匀。二者形成网眼状结构。

胃的蠕动由胃体上部开始,有节律地向幽门方向推进,波形逐渐加深,一般同时可见 2~3 个蠕动波。胃的排空受胃张力、蠕动、幽门功能和精神状态等影响,一般于服钡剂后 2~4 小时排空。

3. 十二指肠 十二指肠全程呈 C 字形,将胰头部包绕其中。分为球部、降部、水平部和升部。球部轮廓光滑整齐,黏膜皱襞为纵行平行的条纹;降部以下多呈羽毛状。蠕动多呈波浪状向前推进,正常时可有逆蠕动。

4. 空肠及回肠 空肠的形态、皱襞及蠕动和十二指肠降部相似,钡剂少时则表现为雪花状。回肠环状皱襞渐浅疏,钡充盈时多呈带状或节段状,边缘光滑,回肠黏膜皱襞较细而不明显,呈细羽毛状或平行纹理。正常服钡后 1 小时内显示空肠,3 小时钡剂大部在回肠,钡头可达回盲部,如果 6 小时尚未到达回盲部则为小肠动力缓慢。正常小肠钡剂全部排空时间一般不超过 9 小时。

5. 大肠　大肠包括盲肠、结肠和直肠。盲肠为回盲瓣入口下方的盲囊,阑尾位于内下侧。结肠分升结肠、横结肠、降结肠、乙状结肠、肝曲和脾曲。肝曲一般较脾曲位置低。盲肠和结肠有结肠袋,钡剂充盈后呈多数半圆形膨出袋囊,结肠袋以升、横结肠较显著,降结肠以下就逐渐不明显。直肠没有袋形,边缘光滑。结肠黏膜皱襞表现为横、纵、斜 3 种,三者互相交错形成规律的条纹。升、横结肠黏膜皱襞较密,以横行皱襞为主,降结肠以下黏膜皱襞较稀,以纵行皱襞为主。黏膜皱襞的形态随结肠的运动而有改变。收缩时其黏膜皱襞为花瓣状。服钡后通常 6 小时内钡剂到达升结肠、肝曲,12 小时到降结肠,约 1~2 天钡剂排空。

(三)常见疾病 X 线表现

1. 食管静脉曲张　早期食管下段黏膜皱襞稍增宽或略迂曲,管壁边缘稍不整齐。典型表现为食管中下段的黏膜皱襞明显增宽、迂曲,呈蚯蚓状或串珠状充盈缺损,管壁边缘呈锯齿状。病变加重则上述表现更为明显。

2. 食管癌　早期食管癌有黏膜增粗、紊乱,有小充盈缺损,局部管壁僵硬,钡剂通过缓慢。随病变发展,食管壁僵硬,黏膜皱襞中断、消失,蠕动消失。局部呈边缘不规则的充盈缺损或狭窄。轮廓改变因不同病理类型而各异,浸润型癌多表现为管腔环状狭窄,狭窄近端食管扩张(图 6-23);增生型癌,肿瘤向腔内突出,表现为形状不规则、大小不等的充盈缺损,造成管腔狭窄;溃疡型癌,表现为不规则的充盈缺损,其内可见一轮廓不规则且与食管纵轴一致的长形龛影。

3. 胃、十二指肠溃疡

(1)胃溃疡:直接征象为龛影(图 6-24),多见于小弯,切线位呈突出于胃轮廓外的乳头状、锥状或其他形状的阴影,边缘光滑整齐。正位呈圆形或椭圆形致密钡斑影。龛影口部常有一圈黏膜水肿所形成的透明带,为良性溃疡的特征,如为宽 1~2mm 的透明线,则称"黏膜线",透明带宽 5~10mm 如圈状,则称"项圈征",龛影口部明显狭小如颈状,则称"狭颈征"。慢性溃疡周围的瘢痕收缩,使黏膜皱襞呈放射状向龛影口部集中,也是良性溃疡的特征。

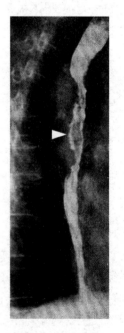

图 6-23　食管癌
管腔环状狭窄,
狭窄近端食管扩张(▲)

间接征象:①痉挛性切迹,表现为溃疡对侧胃壁上的凹陷;②分泌增加,可在胃内形成液面;③胃蠕动、张力和排空异常;④胃的变形和狭窄。

(2)十二指肠溃疡:90%以上发生在球部。直接征象为龛影,正位表现为类圆形或米粒状密度增高影,其边缘大都光滑整齐,周围常有一圈透明带,或有放射状黏膜皱襞纠集。

间接征象:①球部变形,可呈山字形、三叶形、葫芦形等;②激惹征,表现为钡剂到达球部后不易停留,迅速排出;③幽门痉挛,开放延迟;④胃分泌增多和胃张力及蠕动

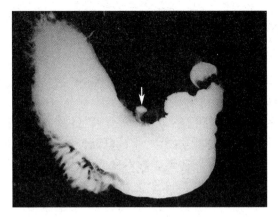

图 6-24 胃小弯溃疡
切线位投影见龛影呈乳头状突向腔外（↑）

方面的改变等；⑤球部有固定压痛。

4. 慢性胃炎 浅表性胃炎 X 线检查常无阳性发现。黏膜层增厚时，则示胃黏膜纹增粗，皱襞间距加宽，排列不规则。重者，黏膜皱襞呈息肉状改变，按之甚软，胃壁柔软，不要误为肿瘤。在胃腺体萎缩，腺外组织炎性浸润消退，黏膜皱襞变薄时，则示胃黏膜皱襞变细，胃大弯缘皱襞可消失，胃腔甚至可变小。

5. 胃癌 胃癌常分为 3 型：蕈伞型（息肉型、包块型、增生型）、浸润型（硬癌）及溃疡型。表现为：①充盈缺损，形状不规则，多见于蕈伞型癌；②龛影，位于胃轮廓之内，形状不规则，多呈半月形，周围绕以宽窄不等的透明带，即环堤，其中常见结节状或指压迹状充盈缺损，多见于溃疡型癌（图 6-25）；③胃腔狭窄、胃壁僵硬，主要由浸润型癌引起，也可见蕈伞型癌；④黏膜皱襞破坏、消失或中断；⑤癌瘤区蠕动消失。

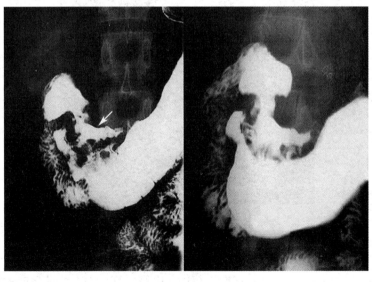

图 6-25 溃疡型胃癌
龛影呈半月形，周围绕以环堤，可见指压迹状充盈缺损（↑）

五、泌尿系统 X 线检查

（一）检查方法

1. 普通检查　腹部平片可观察肾的大小、形状和位置,并可显示泌尿系统结石和钙化。摄片前应清洁肠道以免粪便和气体干扰。

2. 造影检查　①排泄性尿路造影:可显示肾盏、肾盂、输尿管及膀胱内腔的解剖形态,而且可以了解两侧肾的排泄功能,严重的肝、肾和心血管疾病为本法的禁忌证。②逆行肾盂造影:用于排泄性尿路造影显影不良或不适于做排泄性尿路造影的患者。③膀胱及尿道造影:主要用于诊断膀胱肿瘤、膀胱憩室及外在压迫,如良性前列腺肥大症等疾病。④腹主动脉造影与选择性肾动脉造影:可显示腹主动脉和两侧肾动脉,选择性肾动脉造影是将导管插入一侧肾动脉做造影检查,可更好地观察一侧肾血管的情况。

（二）正常泌尿系统 X 线表现

1. 肾

（1）肾影:腹部平片上,正常肾影呈蚕豆状,边缘光滑,密度均匀。肾影长 12～13cm,宽 5～6cm,厚 3～4cm,其上缘约在第 12 胸椎上缘,下缘平第 3 腰椎下缘。右肾略低于左肾 1～2cm。肾长轴自内上向外下斜行,呈"八"字形,与脊柱的夹角称肾脊角,正常为 15°～25°。侧位片上,肾影与腰椎重叠。

（2）肾盂与肾盏:造影检查,正常肾盂形态变异较大,多呈喇叭状,少数呈分支状,有的膨大呈壶腹形,边缘光滑整齐。肾盂向外分出肾大盏和肾小盏。肾大盏略成长管状,顶端与数个肾小盏相连。肾小盏呈短管状,末端略膨大,顶端呈杯口状凹陷。肾大盏、小盏边缘均光滑整齐(图 6-26)。

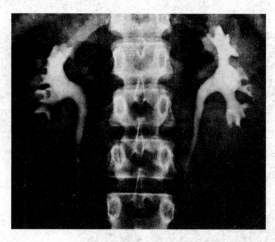

图 6-26　肾盂与肾盏造影

2. 输尿管　输尿管管腔充盈造影剂后显示为细条状影,长约 25～30cm,上端与肾相接,沿脊椎旁向前下行入盆腔,最后斜行进入膀胱。输尿管有 3 个生理狭窄区,即与肾盂连接处、越过骨盆边缘处、进入膀胱处。

3. 膀胱　膀胱的正常容量为 200～350ml,形状、大小取决于充盈程度。充盈较满时呈卵圆形,横置于耻骨联合之上,边缘光滑整齐、密度均匀。膀胱充盈少时,则边缘不整齐呈锯齿状。

（三）常见疾病X线表现

1. 泌尿系结石

（1）阳性结石：表现为高密度影，典型肾结石呈珊瑚状或鹿角状（图6-27）；输尿管结石多呈枣核状，其纵轴与输尿管一致；膀胱结石，多呈椭圆形。

（2）阴性结石：普通检查不显影，泌尿系造影检查可呈充盈缺损影。

2. 肾癌 腹部平片可看到肾影增大，呈分叶状或有局部隆凸，少数肿瘤内可出现不同形状的钙化影。肾癌的确诊需作尿路造影。由于肿瘤的压迫，使肾盏伸长、狭窄、变形或闭塞，肾盏也可互相分离与移位，造成"手握球"样改变。肿瘤的侵蚀和压迫，可使肾盏边缘不整齐或出现充盈缺损（图6-28）。压迫阻塞输尿管，可有肾盂积水。

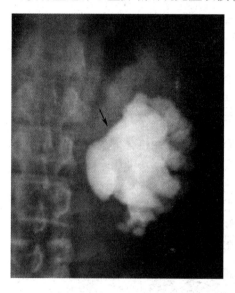

图6-27 肾结石
多发的高密度影（↑）

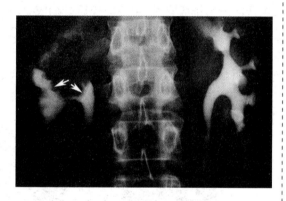

图6-28 肾癌
肾盏边缘出现充盈缺损（↑）

3. 膀胱肿瘤 膀胱造影可显示大小不同的充盈缺损，呈结节状或菜花样。肿瘤浸润膀胱壁造成局部僵硬。肿瘤较小易被造影剂遮住而不见，应当使用较淡的造影剂和较高的电压，也可使用气体及碘液双重造影以显示较小肿瘤。

六、骨与关节X线检查

（一）检查方法

1. 普通检查 透视仅用于寻找异物、骨折与脱位的复位。主要方法为摄片，检查部位应摄正位及侧位片，并应包括周围的软组织。必要时加用特殊位置摄片。

2. 造影检查 ①关节造影：一般用气体或有机碘水剂注入关节腔内，以显示关节软骨或半月板、关节囊及韧带等。②血管造影：多用于肢体动脉，主要用于血管疾病的诊断和良、恶性肿瘤的鉴别。

（二）正常骨与关节X线表现

1. 长骨

（1）小儿长骨：包括骨干、干骺端、骨骺、骺板四部分。骨干由密质骨构成骨皮质，表现为密度均匀的致密影。干骺端为骨干两端的较粗大部分,由松质骨构成,表现为网状阴影,其顶端为一横行线状致密带影,为干骺端的临时钙化带。骺为长骨未完成发育的一端,儿童期多为软骨,即骺软骨,X线片上不显影,在骨化初期骺软骨中可见小点状骨性致密影。随骨骼增长,骺软骨逐渐发育成骨松质,边缘由不规则变为光整。骺板为软骨,居骺与干骺端之间,X线片上呈横行半透明线(图6-29),不要误认为骨折。当骺与干骺端完全融合时骺板消失,有时可遗留一线状高密度影,称为骺线,可终生存在。

(2)成人长骨:由骨干和骨端两部分组成。骨干表现与小儿长骨基本相似,但皮质较厚,密度较高;骨端主要由松质骨构成,皮质很薄。

2. 四肢关节 包括骨端、关节软骨、关节腔和关节囊。后三者不能显示,骨端的骨性关节面,由密质骨构成,光滑整齐。骨端的骨性关节面间呈半透明间隙,称为关节间隙,新生儿的关节间隙很宽,随年龄增长,间隙逐渐变窄,待骨骼发育完成,则变为成年人的固定宽度,老年人关节间隙可稍窄。

3. 脊柱 由脊椎和其间的椎间盘组成。脊椎在正位片上,椎体呈长方形,从上向下依次增大排成直线,主要由松质骨构成,周围为一层致密的骨皮质,密度均匀,轮廓光滑。棘突与椎体影重叠,位于中线上。横突在椎体两侧,呈伸向外侧的横条状影。椎弓根在椎体两侧外上部,为环状致密影。椎体呈长方形,两椎体间宽度匀称的横行半透明影为椎间隙(图6-30)。在侧位片上,成人脊柱有4个弯曲,颈椎前突,胸椎后突,腰椎前突,骶骨及尾骨则明显后突。

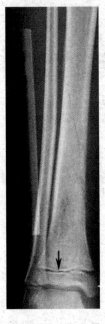

图 6-29 小儿长骨
骺板呈横行半透明线(↑)

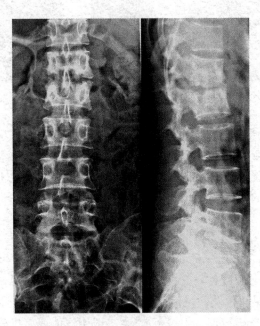

图 6-30 腰椎正侧位片

(三)常见疾病X线表现

1. 骨折

(1)长骨骨折:骨质断裂,骨小梁中断、扭曲,断裂面多不整齐,断裂处可见不规则的透明线,称为骨折线(图6-31)。骨折断端相互嵌入,形成嵌入性骨折时为密度增加的条带状影,并不显示骨折线。若看不到骨折线,则需根据骨轮廓的改变来判断。儿童骨骼柔韧性较大,外力不易使骨质完全断裂,仅表现为骨小梁扭曲,骨皮质部分断裂、凹陷或隆突,即青枝骨折。骨折断端常发生移位,确定移位根据骨折远段的移位方向和程度来判断,可有横移位、纵移位、成角移位、旋转移位等。

(2)脊柱骨折:椎体压缩密度增高,正位片受压椎体变扁,侧位片见椎体呈前窄后宽的楔形(图6-32)。由于断端嵌入,可见横形不规则线状致密带,不见骨折线。有时,椎体前上方有分离的骨碎片的阴影。其上下椎间隙一般保持正常。严重者脊椎后突可移位、错位压迫脊髓,也可伴有棘突或横突等骨折。

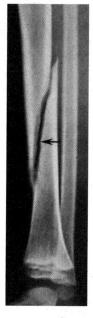
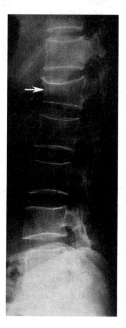

图 6-31　胫骨骨折　　　　　　图 6-32　腰椎压缩骨折
可见斜行的透明骨折线(↑)　　椎体受压变扁呈楔形(↑)

2. 关节脱位　多见于肩关节、肘关节和髋关节。表现为组成关节的两个骨端失去正常的相对位置(图6-33),严重者并发骨折或骨骺分离。成年人小关节脱位和骨骺未完全骨化的关节脱位,诊断较难,常需加摄健侧片比较。先天性髋关节脱位,为小儿常见先天性畸形,表现为股骨头位于髋臼外,并向上、向后移位,髋臼变浅发育不良,病程长者股骨头与髂骨翼可构成假关节,患侧骨盆和股骨发育细小。

3. 化脓性骨髓炎

(1)急性化脓性骨髓炎:先出现软组织的改变,皮下脂肪层增厚,密度增高,有网状阴影。肌间隙模糊或消失。发病2周后见骨骼改变,先在干骺端骨松质中出现局限性骨质疏松,继而出现多发、分散的骨质破坏区,边缘模糊,骨皮质呈虫蚀样或筛孔样破坏,病变向骨干蔓延,可达全骨干。同时骨皮质周围出现骨膜增生,表现为一层密度不高的新生骨,与骨干平行(图6-34)。有时可引起病理性骨折。

(2)慢性化脓性骨髓炎:可见明显的修复,即在骨破坏周围有骨质增生硬化现象,但如未痊愈,仍可见骨质破坏和死骨。

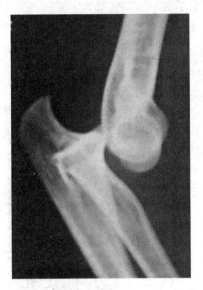

图 6-33　肘关节脱位

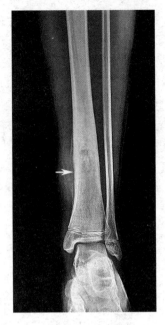

图 6-34　胫骨急性化脓性骨髓炎
骨皮质呈虫蚀样破坏,骨膜增生(↑)

4. 退行性骨关节病

(1)四肢关节退行性变:表现为关节间隙变窄;关节面骨质增生硬化;关节边缘骨赘形成;关节附近假囊肿形成;关节内游离体;关节半脱位。

(2)脊椎退行性变:①椎间小关节的改变:关节间隙变窄;关节面骨质硬化;上、下关节突变尖;椎间孔变小;病变部椎体向前或后移位。②椎间盘退行性变:椎间隙变窄;椎体前后缘骨质增生,可有骨桥形成(图 6-35);椎间孔变小;纤维环钙化或髓核钙化。

5. 骨肉瘤

(1)硬化型骨肉瘤:①骨膜变化:骨膜被刺激首先产生平行型或放射型骨膜反应,有时可见葱皮型骨膜反应。由于肿瘤的发展快而超出骨膜的适应能力,在平行型骨膜反应的中部被肿瘤穿破,进入周围软组织,两侧残留的骨膜反应呈三角形,即 Codman 三角。②骨质变化:瘤区骨质密度明显增高,瘤内结构及该处的正常骨结构不易分辨。致密的瘤区骨质边缘不清楚。③软组织肿块:可见界线清楚的类圆形肿块影及界线模糊的弥漫性软组织肿胀。④瘤骨:在软组织内可见针状瘤骨及棉絮状瘤骨(图 6-36)。

(2)溶骨型骨肉瘤:X 线表现为大片的溶骨性骨破坏区,边界模糊。可能有浅淡的三角型骨膜反应,软组织中无瘤骨形成。

(3)混合型骨肉瘤:其 X 线表现为介于上述两型间。

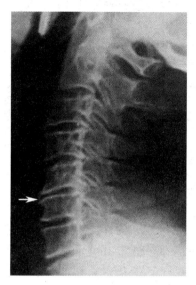

图 6-35 颈椎病
骨桥形成(↑)

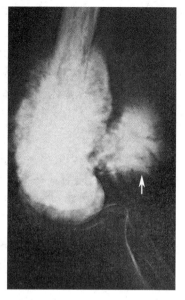

图 6-36 股骨骨肉瘤
软组织内棉絮状瘤骨(↑)

（辛先贵 李爱剑）

第二节 超声检查

超声检查(ultrasonic examination)是指运用超声波的物理特性和人体器官组织声学特性相互作用后产生的声学信息,并将其数据通过超声诊断仪处理后形成曲线、波形、图像等,对人体组织的物理特征、形态结构与功能状态作出判断进而进行疾病诊断的一种检查方法。超声检查具有操作简便、准确可靠、无创伤、无痛苦等优点,已广泛应用于临床,对心、肝、胆、脾、胰、肾及妇产科疾病提供可靠的诊断依据,在西医学影像诊断中占有重要地位。

一、基本知识

(一)超声波的定义

振动频率在 20～20000Hz 的机械纵波可以引起人的听觉,称为声波,振动频率低于20Hz 的称为次声波,振动频率在 20000Hz 以上的、超过人耳听觉范围的声波称为超声波。一般临床诊断用的超声波频率为 2～20MHz。

(二)超声波的产生与接收

1. 压电效应 目前,医学诊断用超声波发生装置多根据压电效应原理制造。在某些晶体的一定方向上施加压力或拉力时,晶体的两个表面将分别出现正、负电荷,即机械能转变为电能,此现象称为正压电效应;把压电晶体置于交变电场中,晶体就沿一定的方向压缩或膨胀,即电能转变为机械能,此现象称为逆压电效应。

2. 超声波的产生和接收 医用超声诊断仪主要由两部分组成,即主机和探头。探头即换能器,由压电晶体组成,用来产生和接收超声波。超声波的产生是利用压电晶体的逆压电效应,当压电晶体受到仪器产生的高频交变电压作用时,压电晶体将在厚度方向上产生胀缩现象,即机械振动,这个振动的晶片即成为超声波的声源。该振动引起邻近介质形成疏密相间的波,即超声波。超声波的接收则是利用压电晶体的正压电效应。当回声信号作用于压电晶体上,相当于对其施加一个外力(机械能),在正压电效应晶体两边产生携带回声信息的微弱电压信号,这种电信号经过放大、处理之后,即能显示出用于诊断的声像图。

（三）超声波的物理特性

1. 方向性　超声波与一般声波不同,由于频率极高,波长很短,远远小于换能器(探头压电晶体片)的直径,故在传播时发射的超声波集中于一个方向,类似平面波,声场分布呈狭窄的圆柱状,声场宽度与换能器压电晶体片之大小相接近,因有明显的方向性,故称为超声束。

2. 反射、散射、透射、折射和绕射　超声在密度均匀的介质中传播,不产生反射和散射。在传播中,经过两种不同介质的界面时,一部分能量由界面处返回第一介质,此即反射(reflection),其方向与声束和界面间的夹角有关,反射角和入射角相等,如二者垂直,即沿原入射声束的途径返回;另一部分能量能穿过界面,进入第二介质,此即透射(transmission)。两介质声阻相差愈小,则界面处反射愈少,透射入第二介质愈多,甚至可以没有反射,只有透射,如超声波在均匀介质水中的传播就是如此。超声诊断常用这一特性来鉴别病变的囊性、实质性及结构是否均匀。反之,两种不同介质的声阻相差愈大,则界面处反射愈强,透射入第二介质愈少,甚至难以透过,超声波的这一特性限制了超声在肺和骨的应用。

超声在传播时,遇到与超声波波长近似或小于波长(小界面)的介质时,产生散射与绕射。散射为小介质向四周发散超声,又成为新的声源。绕射是超声波绕过障碍物的边缘,继续向前传播。散射回声强度与超声波入射角无关。穿过大界面的透射波如果发生声束前进方向的改变,称为折射。折射是由于两种介质声速不同引起的(图6-37)。

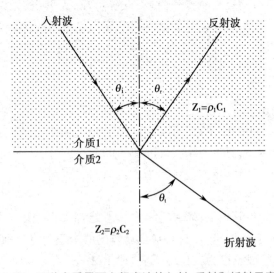

图6-37　两种介质界面上超声波的入射、反射和折射示意图

超声检查时,通过人体内各组织器官的界面反射和散射回声,不仅能显示器官的

轮廓及毗邻关系,而且能显示其细微结构及运动状态,故界面的反射和散射回声是超声成像的基础。

3. 吸收与衰减　当声波在弹性介质中传播时,由于"内摩擦"或所谓"黏滞性"而使声能逐渐减小,声波的振幅逐渐减低,介质对声能的此种作用即为吸收,而声波由强变弱的过程即为衰减。吸收与衰减的多少和超声波的频率、介质的黏滞性、导热性、温度及传播的距离等因素有密切关系。超声波在介质中传播时,入射声能随传播距离的增加而减少的现象称超声衰减,其原因有反射、散射、声束的扩散及吸收。一般认为,人体中的超声波衰减、吸收是主要的。声能吸收之后,能量减小,显示的反射亦较弱,故深部结构有时探查比较困难。

4. 多普勒效应　振动源以固定频率发射声波,当遇界面时即发生反射或散射。如果界面静止不动,则返回声波的频率与发射频率相同,无频差出现。反之,如果界面活动,则返回声波的频率与发射频率即有所不同,界面向振动源移近时,返回声波频率增加,界面远离振动源时,返回声波频率即减少。这种频率增加和减少的现象称为多普勒效应(Doppler effect)。因此,根据频差的有无及大小,可以了解界面的活动情况。这一物理特性已广泛应用于心血管等活动脏器疾病的检查。

（四）超声成像的基本原理

1. 声像图的形成　人体结构对超声波而言是一个复杂的介质,各种器官与组织,包括病理组织有它特定的声阻抗和衰减特性。超声波射入体内,由表面到深部,将经过不同声阻抗和不同衰减特性的器官与组织,从而产生不同的反射与衰减。这种不同的反射与衰减是构成超声图像的基础。将接收到的回声,根据回声强弱,用明暗不同的光点依次显示在显示屏上,则可显出人体的断面超声图像,称为声像图。声像图是层面图像,改变探头位置可得任意方位的声像图,并可观察活动器官的运动情况。声像图是以明(白)暗(黑)之间不同的灰度来反映回声的有无和强弱,无回声则为暗区(黑影),强回声则为亮区(白影)。

2. 人体组织的声学分型　超声波经过不同正常器官或病变的内部,其内部回声分为无回声、低回声或不同程度的强回声。

（1）无回声:是超声波经过的区域没有反射,成为无回声的暗区(黑影)。①液性暗区:均质的液体,声阻抗无差别或差别很小,不构成反射界面,形成液性暗区,如血液、胆汁、尿和羊水等。因此,血管、胆囊、膀胱和羊膜腔等脏器即呈液性暗区。胸腔积液、心包积液、腹水、脓液、肾盂积水以及含液体的囊性肿物及包虫囊肿等也呈液性暗区。在暗区后方常见回声增强,出现亮的光带(白影)。②衰减暗区:由于肿瘤对超声的吸收,造成明显衰减,而没有回声,出现衰减暗区。③实质暗区:均质的实质,声阻抗差别小,可出现无回声暗区。肾实质、脾等正常组织和肾癌及透明性变等病变组织可表现为实质暗区。

（2）低回声:实质器官如肝脏、脾脏,内部回声为分布均匀的点状回声,在发生急性炎症,出现渗出时,其声阻抗比正常组织小,透声增高,而出现低回声区(灰影)。

（3）强回声:分为较强回声、强回声和极强回声。①较强回声:实质器官内组织致密或血管增多的肿瘤,声阻抗差别大,反射界面增多,使局部回声增强,呈密集的光点或光团(灰白影),如癌、肌瘤及血管瘤等。②强回声:介质内部结构致密,与邻近的软组织或液体有明显的声阻抗差,引起强反射。如骨质、结石、钙化,可出现带状或块状强回声区(白影),由于透声差,下方声能衰减,而出现无回声暗区,即声影。③极强回声:含气器官如肺、充气的胃肠,因与邻近软组织之声阻抗差别极大,声能几乎全部被反射回来,不能透射,而出现极强的光带。

(五)超声诊断仪的类型

1. A 型超声诊断仪 A 型超声诊断仪(amplitude mode)即幅度调制型(取其英文字头简称 A 超)。此法以波幅的高低代表界面反射信号的强弱,借此鉴别病变的物理特性;以反射波之间的距离探测界面距离,测量脏器径线。可用于对组织结构的定位及定性。然而,由于此法过分粗略,目前已基本淘汰。

2. B 型超声诊断仪 B 型超声诊断仪(brightness mode)即辉度调制型(取其英文字头简称 B 超)。此法以不同亮度的光点表示界面反射信号的强弱,反射强则亮,反射弱则暗,称灰阶成像。其采用多声束连续扫描,每一单条声束上的光点连续地分布成一幅切面图像,可以显示脏器的二维图像。图像纵轴表示人体组织深度,即界面至探头的距离,横轴表示超声束在扫描方向上的位置,反映切面图像的宽度。当扫描的回声信号构成图像的速度超过每秒 24 帧时,则能显示脏器的实际活动状态,称为实时显像。根据探头及扫描方式不同,又可分为线型扫描、扇形扫描、凸弧扫描等。

B 超声型诊断法可清晰显示脏器外形与毗邻关系,以及软组织的内部回声、内部结构、血管与其他管道分布情况等。因此,B 型超声诊断法是目前临床使用最为广泛的、也是最重要、最基本的一种超声诊断法。

3. M 型超声诊断仪 M 型超声诊断仪(motion type)即超声光点扫描(取其英文字头简称 M 超)。此法系将单声束超声波所经过的人体各层解剖结构的回声以运动曲线的形式从时间上和空间上加以展开显示的一种超声诊断法。其图像纵轴代表回声界面空间位置关系和深度,横轴代表扫描时间。此法主要用于探测心脏,称 M 型超声心动图。本法常与心脏实时成像扇形扫描相结合使用。

4. D 型超声诊断仪 D 型超声诊断仪(Doppler)即超声多普勒诊断(取其英文字头简称 D 超)。当声源与接收器做相对运动时,声波的频率会发生变化,此种现象即多普勒效应。频率的变化称频移,频移即多普勒信号,经仪器处理后,以波、色彩等形式表示出来。D 型超声诊断正是利用多普勒效应的基本原理来探测血管、心脏内血液流动反射回来的各种多普勒频移信息,以频谱或色彩的形式显示,从而进行疾病诊断的一种方法。

目前常用的 D 型超声诊断法有频谱多普勒诊断法和彩色多普勒血流显像(color doppler blood flow imaging,CDFI)两种。频谱多普勒诊断法是将血流的信息以波形(即频谱)的形式显示,横轴代表时间,纵轴代表频移或流速。同时可监听血液流动状态的声音称多普勒音,正常为悦耳的声音。彩色多普勒血流显像系在二维显像基础上,对血流的多普勒信号进行彩色编码,以色彩形式显示血流的方法,有很强的直观感和空间感。目前多数采用红色表示血流方向朝向探头,蓝色表示血流方向背离探头,湍流则以绿色或多彩表示。应用 D 型超声诊断法,可检测血流的方向、速度、性质、分布范围、有无反流及异常分流等,具有重要的临床应用价值。

(六)超声检查的扫查方法

1. 连续滑行扫查法 探头在皮肤上做连续、缓慢的滑行扫查。通过一系列的连续扫查,可以作纵向、横向或任意方向的连续平移扫查,也可使探头的一端固定,另一端作连续旋转滑行扫查。此法适用于较大脏器和病变的检查。

2. 扇形扫查法　扫查平面按顺序做扇形移动,对可疑区域进行系统扫查,可避开骨骼和含气器官的影响。此法适用于心脏及较小脏器的检查。

3. 十字交叉扫查法　以病变区为中心,在相互垂直的两个方向上做连续纵切和横切扫查,可以确定被检查目标的整体空间方位。此法常用于病变定位。

4. 追踪扫查法　发现某一异常结构或病变后,沿其走行进行追踪扫查,以全部显示其结构。此法适用于管道结构如胆总管、输尿管、胃肠道等的检查。

5. 对比扫查法　对于对称性器官,如肾、肾上腺、卵巢、甲状腺(左右侧叶)、肢体、眼球、颅脑等,除仔细检查患侧病变之外,还应对健侧进行常规性检查。

（七）超声检查的临床应用

超声检查能够显示组织器官的解剖结构和某些功能状态,临床上广泛地应用于颅脑、眼球、心血管、肝脏、胆囊、脾脏、胰腺、肾脏、膀胱、前列腺、肾上腺、子宫、卵巢、甲状腺等组织器官疾病的诊断。临床主要用于:①检测实质性脏器的大小、形态及物理特性。②检测囊性器官的大小、形状、走向及某些功能状态。③检测心脏、大血管及外周血管的结构、功能与血流力学状态。④鉴定脏器内占位性病变的物理特性,部分可鉴别良、恶性。⑤检测积液的存在与否,并对积液量作出初步估计。⑥随访经药物或手术治疗后各种病变的动态变化。⑦引导穿刺、活检或导管置入,进行辅助诊断及超声介入治疗。

（八）超声检查的注意事项

1. 肝、胆及胰腺常规检查　通常需空腹。必要时饮水 400~500ml,使胃充盈作为声窗,以使胃后方的胰腺及腹部血管等结构充分显示。胃的检查需饮水及服胃造影剂,以显示胃黏膜及胃腔。

2. 早孕、妇科、肾、膀胱及前列腺的检查　患者应于检查前 2 小时饮水 400~500ml,憋尿以充盈膀胱。

3. 婴幼儿及检查不合作者　可给予 10%水合氯醛灌肠,待安静入睡后再行检查。

4. 腹部检查　检查前 2 日内应避免行胃肠钡剂造影和胆系造影,因钡剂可能干扰超声检查。

二、心脏与大血管的超声检查

（一）正常声像图

1. M 型超声心动图　超声在心脏结构中传播时,在各个界面上将发生反射,成为一种能显示界面厚度、距离、活动方向与速度及其与心动周期关系的曲线图。在胸骨旁左室长轴断面上,通过取样线在断面上移动,可进行 1~4 区的 M 型超声心动图检查,获得以下几个特征性波群(图 6-38)。

2. 二维超声心动图

(1)胸骨旁左室长轴切面:被检者平卧或左侧卧位,探头置于胸骨左缘第三或第四肋间隙,垂直向后,使超声波束扫描方向为心尖至右胸锁关节连线,这样就获得左室长轴切面。图像近区为无搏动的胸壁回声,其后依次为右室前壁、右室腔及右室流出道、室间隔及主动脉前壁、左室腔及主动脉、主动脉后壁、左房及左室后壁、心包膜。

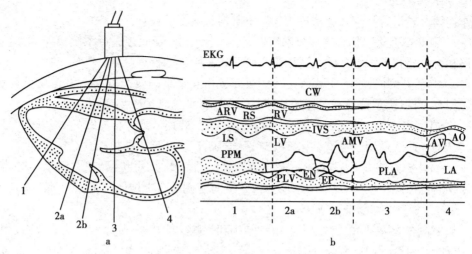

图 6-38　正常 M 型超声心动图示意图

a. 胸骨旁左室长轴图取样线位置　b. M 型 1 区、2a 区、2b 区、3 区、4 区显示内容示意图

EKG：心电图　CW：胸壁　ARV：右心室前壁　RS：室间隔右室面　RV：右心室

IVS：室间隔　LS：室间隔左室面　LV：左心室　AMV：二尖瓣前叶

PPM：后乳头肌　AV：主动脉瓣　AO：主动脉　PLV：左心室后壁

EN：左心室心内膜　EP：左心室心外膜　LA：左心房　PLA：左心房后壁

（2）心脏短轴切面：主要显示心脏横断面的解剖及功能，随着探头移动，扫描平面的高低改变，也就获得相应的横断面图像。

（3）心尖四腔心切面：探头置于心尖搏动处，图像显示四个心腔。因探头接近心尖，故图像左上方为左心室，右上方为右心室；左下方为左心房，右下方为右心房。

（4）剑突下区四腔切面：探头置于剑突下，探头方向斜向上指向左肩。图像上方显示右室、右房，下方显示左室、左房。二尖瓣、三尖瓣，房间隔、室间隔显示较清晰，房间隔显示最明显，是确诊有无房间隔缺损的最佳切面（图 6-39）。

3. 多普勒超声心动图　超声多普勒诊断仪的型号很多，基本上分为 3 类，即连续多普勒诊断仪、脉冲多普勒诊断仪和彩色多普勒诊断仪。连续多普勒和脉冲多普勒探测声束所指的是一维方向上的血流信息，以频谱的方式进行显示，故称为频谱型多普勒；彩色多普勒可显示二维方向上的血流信息，故又称为二维彩色多普勒（图 6-40）。多普勒超声心动图是心血管超声检查的重要组成部分，对大多数心脏疾病能作出明确诊断。

（二）异常声像图

1. 二尖瓣狭窄

（1）M 型超声心动图：左房扩大，合并关闭不全时左室扩大，严重者右房、右室亦扩大。二尖瓣增厚、僵硬或钙化，回声反射增强，二尖瓣前叶曲线 EF 斜率变缓（正常 EF 斜率 80~200mm/s，平均 120mm/s），A 峰减小或消失，呈"城墙样"改变（图 6-41）。后叶与前叶呈同向运动。

（2）二维超声心动图：在左室长轴切面上，显示左房扩大，二尖瓣瓣叶回声增强、增厚、变形、硬化，腱索缩短，瓣叶间粘连，导致瓣口狭窄，瓣口面积减少（正常瓣口面积为 4~6cm^2）。舒张期瓣体可向左室流出道膨出，使二尖瓣前叶呈气球样改变。合并关闭不全时左室内径扩大。

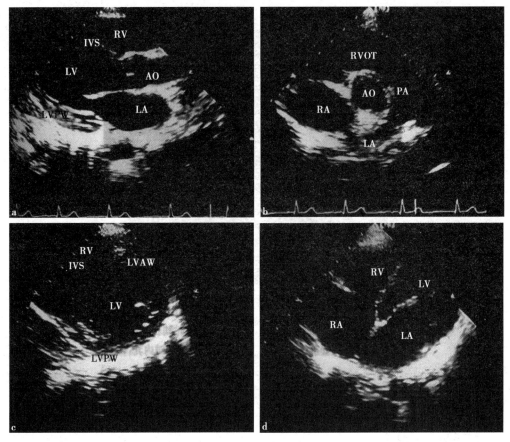

图 6-39　正常二维超声心动图

a. 胸骨旁左室长轴切面　b. 心脏短轴切面　c. 心脏短轴切面　d. 四腔心切面

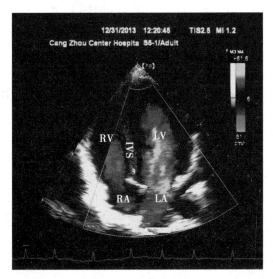

图 6-40　心尖四腔断面显示二尖瓣口、三尖瓣口彩色血流图像

LV:左心室　RV:右心室　LA:左心房　RA:右心房　IVS:室间隔

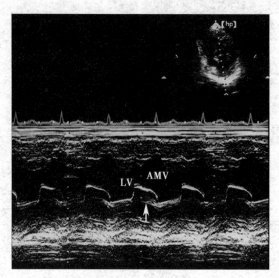

图 6-41 二尖瓣狭窄的 M 型超声心动图(城墙样改变)

LV:左心室 AMV:二尖瓣前叶

（3）多普勒超声心动图:二尖瓣瓣口血流变窄,颜色以红色为主,中心流速高,因此颜色为蓝色。彩色多普勒显示舒张期经二尖瓣口血流呈五彩镶嵌,似喷泉状,二尖瓣口左房侧可见血流加速形成的半圆形血流会聚区。合并关闭不全时,在左房内可见到多色反流束图,连续多普勒示二尖瓣反流频谱。

2. 扩张型心肌病

（1）M 型超声心动图:左右心房及心室均扩大,以左侧为著,左室流出道增宽。二尖瓣位置后移,与室间隔之间距离增大(二尖瓣 E 峰至室间隔距离正常为 2~7mm)。二尖瓣前叶舒张期活动幅度降低,瓣口开放减小,典型者呈"钻石"样改变,与扩大的心腔相比呈大心腔小瓣口的特点。左室壁、室间隔及主动脉根部运动减弱。即呈"薄、大、弱、小"改变。"薄"是指室壁变薄,"大"是指心腔扩大,"弱"是指心脏搏动减弱,"小"是指瓣口小。

（2）二维超声心动图:各个切面上均显示房室内径扩大,尤以左室扩大为著。二尖瓣开口减小,呈大腔径小开口征象。整个心脏搏动减弱,运动幅度减小。

（3）多普勒超声心动图:各瓣口血流速度降低并可探及反流频谱;彩色多普勒血流显像可见过瓣血流色彩单一、暗淡、分布范围小,并可见瓣口反流。

3. 房间隔缺损

（1）M 型超声心动图:①于三尖瓣波群可见房间隔连续中断;②室间隔运动异常,室间隔活动幅度减小趋于平坦,或与左室后壁呈同向运动;③右房、右室扩大。

（2）二维超声心动图:①房间隔局部回声失落或连续中断。继发孔型回声失落发生在房间隔中部,原发孔型则位于房间隔下部。②右心容量负荷过重表现:右房、右室扩大,三尖瓣环扩大及三尖瓣活动幅度增大,室间隔异常运动等。

（3）多普勒超声心动图:在房间隔缺损处显示左房与右房间分流(图 6-42)。

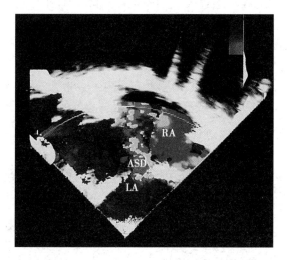

图 6-42　经食管超声心动图显示房间隔缺损

舒张期蓝色血流束由左心房穿过缺损处至右心房

LA:左心房　RA:右心房　ASD:房间隔缺损

4. 室间隔缺损

（1）M 型超声心动图:较小的缺损难以直接显示,可见左室扩大。

（2）二维超声心动图:可见室间隔缺损处回声失落或连续中断,可有左室、左房甚至右室扩大。

（3）多普勒超声心动图:可显示室间隔缺损处分流。彩色多普勒超声心动图可显示红色为主的多色样血流束自左室经缺损处进入右室或右室流出道(图 6-43)。

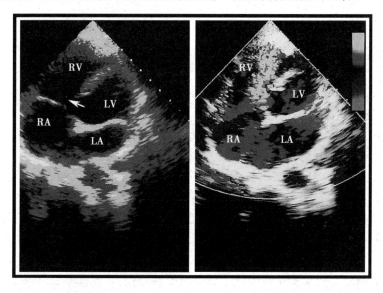

图 6-43　胸骨旁四腔断面显示室间隔膜部缺损

五彩血流束自左心室穿过室间隔膜部进入右心室

RV:右心室　RA:右心房　LV:左心室　LA:左心房

5. **动脉导管未闭**　在二维超声心动图上可见降主动脉与主肺动脉分叉处,或降主动脉与左肺动脉起始部有一无回声的通道,该通道即是未闭的动脉导管。在彩色多普勒超声心动图上可见以红色为主的五彩镶嵌的血流从降主动脉经未闭导管进入主肺动脉,未闭动脉导管越粗,五彩镶嵌的血流束就越宽。

6. **左房黏液瘤**　在二维超声心动图上左房内可见带蒂、边界清晰、中等强度的密集点状团块回声,随心脏的收缩或舒张在左心房与左心室间往返运动,瘤体通过二尖瓣口时可挤压变形(图6-44)。彩色多普勒超声心动图在舒张期可见瘤体与二尖瓣之间有五彩镶嵌的血流束通过。

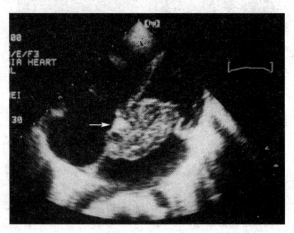

图 6-44　左房黏液瘤
示瘤体通过二尖瓣口(↑)

7. **心包积液**　少量心包积液在心包腔可探及液性暗区,大量心包积液时心脏可出现"摇摆征",即整个心脏在液囊中前后或左右摆动。超声心动图对心包积液的诊断准确率极高。

三、肝、胆、胰、脾的超声检查

(一)正常声像图

1. **肝**　正常肝包膜整齐、光滑,呈细线样回声。膈面呈弧形,回声较强。肝的脏面一般内凹或较平坦,边缘锐利,左叶与右叶下缘角分别小于45°及75°。肝上界多位于第6肋间,平静呼吸时剑突下长度不超过5cm,右叶多不超过肋缘。肝左叶:长(上下径)<9cm,厚(前后径)<8cm。肝右叶:厚(前后径)<10cm,最大斜径<14cm。肝实质呈均匀弥漫分布的点状中低水平回声。肝内显示的管道结构主要是门静脉和肝静脉。前者管壁较厚,回声较强,其主干内径<1.4cm。后者管壁薄,回声弱,汇流至下腔静脉。

2. **胆道系统**　胆囊位于肝中裂下后方的胆囊窝内,正常胆囊切面呈梨形、长茄形或椭圆形,轮廓清晰,壁薄光滑。长径<8cm,横径<3.2cm,胆囊壁厚度<0.3cm。囊内为无回声区,后方回声增强。胆囊管纤细,常不能显示。胆管应循门静脉走向,可显示左右肝管、胆总管,它们均与门静脉平行,呈"双管征"。肝内胆管内径<0.2cm,肝总管内径(0.4±0.08)cm,胆总管内径(0.6±0.1)cm,胆总管下段因十二指肠气体遮盖常难

以显示。

3. 胰腺　正常胰腺轮廓整齐、光滑,其实质呈细小、均匀的点状回声,随着年龄的增长,胰腺组织萎缩、纤维组织增生以及脂肪浸润增加,胰腺的内部回声亦逐渐增强。主胰管横贯于胰腺中部,呈细管状无回声区。正常胰头厚度(前后径)1.4~2.0cm,胰体厚度0.8~1.2cm,胰尾厚度0.7~1.2cm,胰管内径0.1~0.2cm。

4. 脾　脾脏位于左侧9~11肋间或腋后线区,呈弯月状形态,实质呈均匀分布的细密低回声光点,回声低于肝脏。包膜光滑整齐。脾长径(最大长径)8~12cm,脾宽径5~7cm,脾厚径<4cm(男)或<3.7cm(女)。脾静脉内径5~8mm,脾动脉动内径2~3mm。

(二)异常声像图

1. 肝癌　声像图表现复杂,典型的原发性肝癌超声表现可分为直接征象和间接征象。①直接征象:肝实质内出现局灶性实质性回声光团,可单发、多发或弥散分布。一般与正常肝组织边界欠清晰,且多不规则。其回声强度和分布与癌肿病理组织学改变密切相关。癌肿与其周围正常肝实质回声比较,有低回声型、等回声型、强回声型及混合回声型等。病灶周边可有低回声晕环,部分病灶可出现后方的声衰减、外展的侧方声影等。当癌块较大时,中心有时可见液化之无回声暗区,部分患者同时伴肝硬化的声像图改变。②间接征象:肝局部或全部肿大,形态失常,肝边缘角变钝,即所谓的"角征";浅表癌肿引起相应肝包膜隆起,形成"驼峰征";癌肿结节周围有血管绕行或边缘血管中断,可出现环状低回声,又称"低回声晕(牛眼征)"。彩色多普勒对肝内占位病灶的良恶性有很大鉴别意义,如占位灶内显示了较多的血流信号,或有动脉频谱而且流速较高时,应当考虑恶性肿块。肝内管状结构受压或因推挤而发生变形、移位、扭曲、狭窄或闭塞,邻近脏器受挤压移位。晚期病例可在门静脉或肝静脉内发现癌栓光团,在胸、腹腔内可出现胸、腹水的无回声暗区等转移征象。

全身各组织器官的恶性肿瘤均可转移至肝脏,称为继发性肝癌。其肝内转移灶多表现为在肝内出现多发的、大小及形态特征相似的占位性病变。但病灶的内部回声特征与原发灶有关,如淋巴瘤、肉瘤及霍奇金病的肝转移瘤多表现为低回声区;乳腺癌、肺癌转移瘤呈"牛眼征";结肠癌、胃癌、食管癌及泌尿系癌肿肝转移灶多为高回声结节。

2. 肝脓肿　根据肝脓肿不同时期的病理变化,其声像图的表现也有所不同。①早期病变区呈单个或多个低至中等回声光团,与周围肝组织分界不清,此时应注意与肝脏恶性病变相鉴别;②病变区发生坏死、液化时,超声探查可见局部呈"蜂窝状"低回声,已液化处出现无回声液性暗区,当液化区范围扩大时,液性暗区亦渐行扩大,且其内有不均匀的点状或斑片状高回声(系坏死组织及黏稠的脓液),周边脓肿壁较厚,内壁不光滑;③慢性肝脓肿可见脓肿壁回声增厚、增强。

3. 肝硬化　声像图显示:①肝形态失常,右叶萎缩,左叶及尾叶肿大或萎缩,肝表面高低不平,呈锯齿状或凹凸状;②肝实质回声不均匀,回声光点增粗增强,可见网状高回声的分隔及不规则的结节回声;③肝静脉变细,扭曲,走向不清,频谱多普勒常呈"双峰"波或"带状"波,波幅降低;④门静脉扩张,其主干内径大于1.4cm,血流速度下降,当有反流时,门静脉呈蓝红混杂或蓝色血流信号,门静脉主干、脾静脉及肠系膜上静脉扩张,脐静脉再通,脾肿大;⑤胆囊壁增厚呈"双壁状"表现;⑥出现腹水时,腹腔内显示无回声区及漂浮的肠管。

4. 脂肪肝　正常肝脏含脂肪约 5%,当肝细胞含有大量脂肪颗粒时可引起肝内密度和声阻抗的较大变化,声波透过肝时产生不同的回声增强和衰减,声图像显示:①肝呈轻度或中度扩大,轮廓较光滑,边缘圆钝;②肝实质回声分布不均匀,肝近场(2/3)回声增强,肝远场(1/3)回声明显衰减(图 6-45);③肝内管道结构变细,走行紊乱或显示不清;④晚期脂肪肝用彩色 Doppler 超声检查可显示肝静脉以蓝色为主的花色血流。

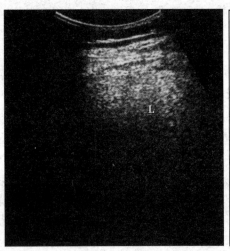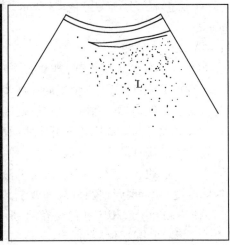

图 6-45　脂肪肝声像图
L:肝
声像图显示:肝内点状回声近场增多增强,远场减弱,血管细少

5. 肝血管瘤　超声图像显示肝血管瘤较敏感,一般 0.5~1.0cm 的血管瘤即可显像,其声像图表现:①肝内显示边界清楚、轮廓较规则、圆形、椭圆形或分叶状团块(图6-46);②血管瘤回声类型常见有高回声型(最多见)、低回声型和混合型。高回声型呈圆形或椭圆形,边界清楚,如"镶嵌状",内部回声粗糙或呈细网格状;混合回声型多见于海绵状血管瘤,常邻近肝静脉,内部回声强弱不均,呈花斑状,有不规则的无回声暗区。彩色多普勒常不能显示小血管瘤的彩色血流信号,大的血管瘤则可在内部查及少许点、片状色暗的血流信号。

6. 肝囊肿　肝囊肿是一种发展较慢的良性病变,可以单发或多发,声像图显示:①囊肿呈球形或椭圆形,肝右叶多于肝左叶,可单个孤立存在,也可数个同时存在;②直径<1.0cm 为小囊肿,1.1~5.0cm 为中等囊肿,>5cm 为大囊肿,囊肿壁薄,轮廓光滑整齐,囊内为无回声区;③囊肿两侧壁可出现"回声失落"现象,后方回声效应增强(图 6-47)。

7. 多囊肝　多囊肝是一种先天性疾病,因发展缓慢,多数长期无症状,如囊肿增大明显,可引起肝功能损害,声像图显示:①肝内有多个大小不等(最小的数毫米,最大的一般不超过 10cm),形状不一的无回声区,紧密连成一片,弥漫分布全肝,无回声区之间的肝组织回声增强;②肝大,表面不规则;③常伴有多囊肾或多囊脾、多囊胰等。

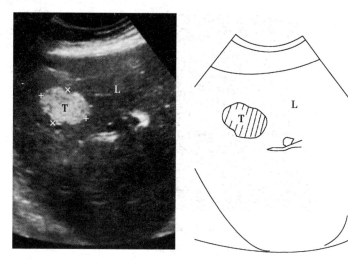

图 6-46　肝血管瘤声像图

L:肝　T:血管瘤

声像图显示:肝内椭圆形高回声影,边缘清晰

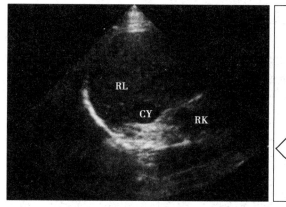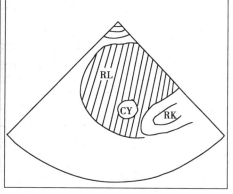

图 6-47　肝囊肿声像图

RL:右半肝　RK:右肾　CY:囊肿

声像图显示:肝内类圆形无回声,壁薄而光滑

8. 急性胆囊炎　急性单纯性胆囊炎早期声像图显示胆囊稍大,囊壁轻度增厚,无特异性改变。在形成化脓性胆囊炎后,声像图可出现特征性改变:①胆囊体积增大,张力增高,囊壁增厚、水肿呈"双边影";②囊内可见细密光点或光斑(系脓液的表现);③常伴有胆囊结石;④胆囊穿孔时,可见胆囊局部膨出或缺损,并可在胆囊周围见到局限性积液征象。

9. 慢性胆囊炎　轻者无明显声像特征,仅有囊壁轻度增厚。典型者可见胆囊增大或萎缩,囊壁增厚,腔内可见中等或较弱的团块状或乳头状沉积性回声图像,后方无声影,多数胆囊丧失收缩功能。

10. 胆囊结石　超声检查是诊断胆囊结石最准确、最简便的方法,准确率可达95%以上。典型胆囊结石的声像图具备以下 3 个特征:①胆囊内可见一个或多个强回声光团;②强光团后伴有声影(图 6-48);③改变体位时,强光团依重力方向移动。

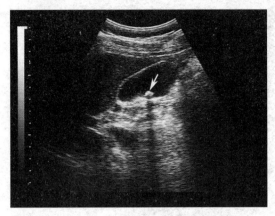

图 6-48 胆囊结石声像图

强光团后伴有声影(↑)

不典型的胆囊结石可有:胆囊内泥沙样结石,因其结石常沉积于胆囊后壁,故超声表现为胆囊后壁回声反射毛糙、增强,后方声影较弱,且变动体位可见沉积带移动。胆囊内充满结石时,超声表现为正常胆囊的无回声液性暗区消失,仅在胆囊区见到一圆形或弧形强回声光带,其后伴明显声影。胆囊壁内结石,在胆囊壁内可见一个或数个直径为数毫米的强回声光点或光斑,其后方可见"慧尾征"(即声影)改变体位时,其位置不变。

11. 急性胰腺炎 声像图特点:①胰腺体积弥漫性或局限性增大,轮廓模糊;②胰腺实质呈不均匀回声,或呈不规则的无回声或弱回声区,其内夹杂有颗粒状光点;③急性出血坏死性胰腺炎时,可于胰腺周围及腹腔见到不规则的液性暗区。

12. 慢性胰腺炎 声像图特点:①早期胰腺可均匀性轻度增大,随病变发展,胰腺逐渐缩小、形态不规则、边界轮廓欠清晰;②胰腺实质回声增强,分布不均,钙化时形成强回声光团并伴有声影;③主胰管呈不规则扩张,腔内可有结石的强回声光团,其后伴有声影,这是慢性胰腺炎所具有的特征性表现。

13. 胰腺癌 声像图特点:①胰腺丧失正常形态,多有局限性增大;②包块多位于胰头,边界不清,可见"蟹足样"或花瓣状浸润,包块内部多呈低回声;③包块较大时,其中心可发生坏死液化,此时可表现为不规则的无回声区;④胰头癌压迫胆总管可显示胆系及胰管扩张。

四、肾、膀胱、前列腺的超声检查

(一)正常声像图

1. 肾 肾被膜呈明亮而光滑的线状较强回声,轮廓清晰。肾脏:长径 8~12cm,宽径 4~5cm,厚径 3~5cm。外周部分为肾皮质,呈均匀低回声,其间尚可见放射状排列、回声更低的肾锥体;中心部分呈复合椭圆形密集明亮的光点群,边界凹凸不平,长轴与肾一致,是由肾盂、肾盏、肾血管及脂肪构成的肾窦部分,其宽度占整个肾宽度的 1/3~1/2。

2. 膀胱 充盈适当时,横切面常呈四方形或椭圆形,周边为膀胱壁的强回声光带,显示清晰、完整,无明显凹凸现象,中心呈无回声暗区。

3. 前列腺 可经腹壁、直肠或会阴探查。经腹壁探查时,横切面呈左右对称的栗子形,纵切面难显示全貌。前列腺的前后径、上下径及左右径大约分别为 2cm、3cm、

4cm,其包膜完整,其内呈较均匀的低回声。

（二）异常声像图

1. 肾结石 声像图特点:肾窦区内出现一个或多个强回声光点或光斑,较大结石其后可伴声影(彗星尾征)。一般 0.3cm 以上结石可作出诊断,如结石过小,其后无声影,则不易诊断。肾结石嵌顿可致肾积水。超声检查可发现 X 线平片检查阴性的结石。

2. 肾积水 肾积水为尿路梗阻所致,声像图特点:①轻度积水,仅表现肾内集合系统呈液性分离,分离距离 1.0～3.0cm;②中度积水,肾体积增大,肾实质变薄,肾集合系统液性分离距离 3～4cm,暗区呈菱角形或手套征(图 6-49);③重度肾积水,液性分离距离>4cm。肾脏增大肾实质菲薄,肾内可见分隔光带回声。

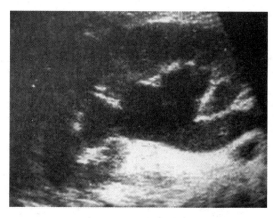

图 6-49 中度肾盂积水声像图

3. 肾肿瘤 多数为恶性。声像图特点:肾内出现实质性异常回声光团,可呈强回声、低回声或等回声,边界尚清晰。肿瘤内部可因出血或坏死液化而出现不规则无回声区。此外,肾肿瘤还可引起肾外形的失常及不同程度的肾积水。

4. 肾囊肿 可为孤立性单发,也可为多发。声像图特点:①肾实质内可见一个或多个壁薄而光滑的圆形或椭圆形无回声区,后壁及后方回声增强(图 6-50);②囊肿向肾内生长可出现集合系统受压,向外生长可使肾局部突出变形。

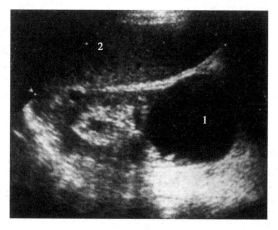

图 6-50 肾囊肿声像图
1. 肾囊肿 2. 脾

5. **多囊肾** 是一种先天性发育异常疾病,常同时伴有多囊肝、多囊脾等。声像图特点:肾脏体积增大,形态不规则,肾实质内弥布大小不等的圆形或椭圆形无回声区,彼此互不相通(重度肾积水时无回声区之间彼此相通,此系多囊肾与重度肾积水二者之鉴别要点)。

6. **输尿管结石** 声像图特点:①输尿管积水的远端出现结石回声,呈弧形强回声,后方伴声影;②结石多嵌顿于3个狭窄部;③常合并肾积水。

7. **膀胱肿瘤** 声像图特点:①在膀胱无回声区可见乳头状或菜花状中等强度回声团块,自膀胱壁向腔内突起,瘤体内部回声不均匀,改变体位不移动或有轻微晃动;②肿瘤和膀胱壁间多有蒂相连,浸润范围大时则基底部宽,呈无蒂肿瘤(图6-51)。

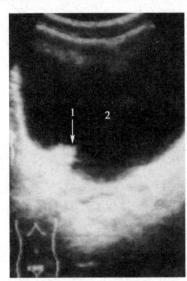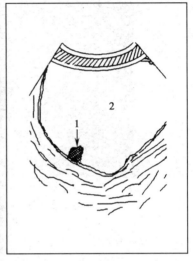

图 6-51 膀胱肿瘤声像图
1. 肿瘤 2. 膀胱
突向膀胱腔的实质性回声团块

8. **膀胱结石** 声像图表现与胆囊结石相似,确诊率极高。典型的膀胱结石声像图特点:①单个、多个点状或团块状强回声光团;②强光团后伴有声影;③改变体位时,强光团依重力方向移动。小于0.3cm结石常无典型声影,诊断时应注意与膀胱异物相鉴别。

9. **前列腺增生症** 超声检查是前列腺增生症的首选影像诊断方法。声像图特点:①前列腺增大,各径线均大于正常,其形态失常,近似球形,两侧不对称,边界整齐清晰;②前列腺增大以内腺为主,外线萎缩变薄;③前列腺向膀胱腔突起,尿道回声可偏于一侧。

五、子宫、卵巢的超声检查

(一)正常声像图

1. **子宫** 膀胱适当充盈,纵切面前倾或平位的子宫一般呈倒梨形,横切面呈椭圆形,轮廓清晰,被膜光滑。子宫体呈均匀低回声区,其中心部位可见宫腔内膜线的强回声。子宫的大小常因不同的发育阶段而有差异,临床超声探测成年妇女正常子宫:纵径 5.5~7.5cm,横径 4.5~5.5cm,前后径 3~4cm。

2. 卵巢 卵巢大小约4cm×3cm×1cm,切面呈圆形或椭圆形,呈低回声,其内可见多个卵泡的无回声区,其大小随月经周期而变化。输卵管一般不易显示。

（二）异常声像图

1. 子宫发育异常 先天性子宫发育异常是生殖器官畸形中最常见的一种,子宫发育异常也常常是不孕、流产或难产的主要原因。其常见类型及超声表现如下:①先天性无子宫:盆腔扫查看不到子宫影像,而两侧卵巢可被发现。先天性无子宫者常合并先天无阴道。②始基子宫:子宫极小,常呈索条状回声,中央无线状内膜回声。③子宫发育不良:子宫小于正常,前后径小于2cm,常呈极度前屈或极度后屈,宫颈与子宫体的比例为1:1。④双子宫:两侧子宫狭长,左右对称。可分别看到两个子宫内膜回声,横断时两个内膜回声之间有一间距呈分离状。⑤双角子宫:横切面宫底有凹陷,内膜回声呈蝶翅样。由两侧宫角向宫体连续扫查时,可见两侧内膜回声逐渐向中央汇聚,纵扫子宫区仅见一线状内膜回声。

2. 子宫肌瘤 子宫肌瘤是妇科常见的良性肿瘤,声像图（图6-52）特点:①子宫内可见一个或数个圆形、椭圆形边界清楚的实质光团;②光团内光点分布均匀,合并缺血、坏死时,可出现低回声区或无回声暗区,合并钙化时,则其内部或边缘可见不规则强回声光点或光团,其后方伴声影;③子宫增大或出现局限性隆起,宫体切面形态失常;④黏膜下肌瘤或肌壁间肌瘤可推压宫腔,使宫腔内膜回声线移位或变形。

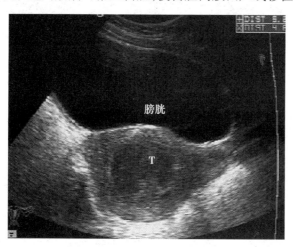

图6-52 子宫肌瘤声像图

3. 卵巢肿瘤 卵巢肿瘤种类繁多,声像图可分为囊性、实性和混合性三种类型,其中以囊性多见。下面介绍几种常见卵巢肿瘤。

（1）滤泡囊肿:声像图特点:卵巢增大,内有无回声小囊泡,呈圆形无回声区,直径一般1~3cm,不超过5~6cm,壁薄,单发多见,超声随诊检查囊肿可自行缩小或消失,一般无临床意义。

（2）黄体囊肿:声像图特点:常单发,为圆形无回声区,边缘清晰光滑,直径2~3cm,少数可达5~6cm,超声随诊检查一般在月经周期22天后消失。较大的囊肿破裂后腹痛症状可与异位妊娠破裂相似。

（3）卵巢巧克力囊肿（卵巢内膜样囊肿）:此为子宫内膜异位在卵巢形成的囊肿,声像图特点:囊肿呈椭圆形或不规则形回声,直径5~6cm,最大直径可达10cm,囊壁厚欠光滑,内部回声呈细小密集点状低回声,有时可见间断的线状分隔和絮状高回声。囊肿常与周围脏器特别是子宫粘连,囊壁及内部无彩色血流显示。

(4)畸胎瘤(皮样囊肿):又称良性囊性畸胎瘤,声像图特点:①呈圆形或椭圆形边界清楚的混合性团块,直径5~10cm;②脂液分层征,团块内有一高回声水平分界线,线上为脂质成分,线下为液性无回声区;③类实质性回声,内部呈团絮状或面团状回声及杂乱结构回声,其内主要成分为油脂、毛发、骨骼、牙齿等。

(5)卵巢恶性实质性肿瘤(卵巢腺癌):声像图特点:①实质性光团形态多不规则,轮廓模糊;②边缘回声不整齐或中断,厚薄不均;③内部回声强弱不一,呈密集杂乱的回声光点;④后方回声效应衰减;⑤常伴有腹水造成的无回声区,无回声区内可见漂浮的肠管;⑥瘤体可见较丰富的彩色血流(图6-53)。

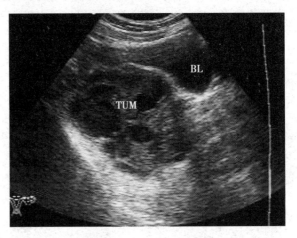

图6-53　卵巢腺癌声像图

六、妊娠的超声检查

(一)正常声像图

1. 早孕　超声诊断早孕的依据是在宫腔内(或其他部位)发现妊娠囊。一般在妊娠第5周时即可显示,第6周时妊娠囊的检出率达100%,声像图特点:①圆形或椭圆形光环,其内呈无回声(图6-54);②妊娠第7周妊娠囊内可见胚芽回声;③妊娠第8周可发现原始心管搏动;④妊娠第8~9周可见胎盘;⑤妊娠第12周即可显示成形胎儿,并可见肢体活动。

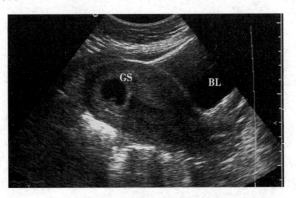

图6-54　正常妊娠囊声像图

2. 中期妊娠 妊娠第12周时可显示脊柱结构。妊娠第15周后可显示四腔心。胎儿的肝、胆、肾、膀胱等内脏器官在妊娠第14周时即可辨认,第18~20周时结构显示清晰,胎儿的外生殖器亦可辨认,且随孕龄增加,胎儿的五官均可清晰的显示。此外,还可根据胎儿头颅双顶径及胎儿股骨长度估计胎龄,根据胎儿头围、胸围及腹围等估计胎儿体重。正常妊娠从第8~9周时可显示胎盘,超声检查可观察胎盘的位置、大小、成熟度。羊水超声图像为无回声区,羊水中可见一条绳索状结构,即为脐带。

3. 晚期妊娠 超声图像可显示羊水、胎盘、脐带、心脏瓣膜及各房室。第36周后可以根据腹围估计胎龄。

（二）异常声像图

1. 死胎 妊娠第20周后,胎儿在宫腔内死亡,称为胎死宫内。胎儿死亡后,孕妇自觉胎动消失。声像图表现为胎心搏动消失,这是诊断死胎可靠而准确的指标。此外,如胎儿死亡时间较长,还可见胎儿颅骨呈叠瓦状或袋状变形,颅内结构模糊,脊柱失去正常生理弯曲,胸部塌陷。胎儿胸腹部、肢体表面呈双层回声。可出现胸腹腔积液,胎盘增厚,羊水减少并有较多细小光点回声。

2. 葡萄胎 声像图特点:①子宫增大超过正常月份;②宫腔内充满蜂窝状回声,有时呈粗颗粒状强回声,即"落雪状"图像;③宫内无孕囊、胎体及胎心搏动;④多伴有双侧卵巢黄素囊肿,呈多房性;⑤水泡样组织侵入肌层则提示侵蚀性葡萄胎。

3. 脑积水 声像图特点:①脑室系统扩张;胎儿头颅内部分或绝大部分显示无回声区,其间或显示纤细光带,呈漂浮征,或脑室扩大,侧脑室外侧壁距中线的距离≥同侧颅骨外壁到中线距离的1/3,其间为无回声区(图6-55);②胎儿双顶径:较同孕周胎儿为大,其增长率也高于同期正常值;③胎儿头围:明显大于腹围。

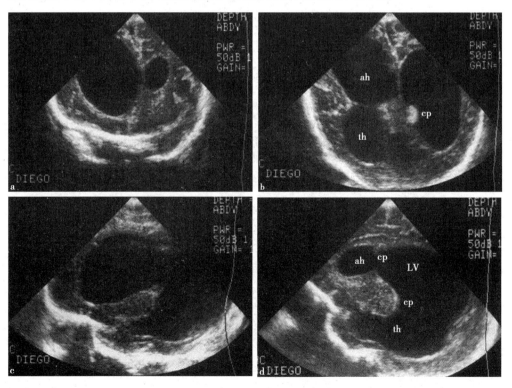

图6-55 胎儿脑积水声像图

4. 无脑儿　声像图特点:妊娠子宫,羊水较多,胎儿头端未见完整颅骨光环,可见"瘤结状"块状物,其颜面骨上可见胎儿眼眶(图6-56)。

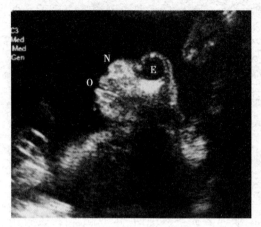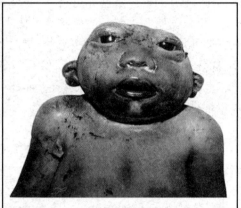

图 6-56　无脑儿声像图

E:眼　N:鼻　O:口

5. 前置胎盘　前置胎盘对孕妇危害极大,可导致大量出血而危及生命。超声检查是胎盘定位的最佳方式。前置胎盘主要有 4 种,其声像图征象分别表现为:①低位性胎盘:胎盘下缘距宫颈很近,尚未抵达其边缘;②边缘性前置胎盘:胎盘下缘抵达宫颈内口边缘,尚未遮盖宫颈;③部分性前置胎盘:胎盘已遮盖宫颈口一部分,尚未完全遮盖;④完全性前置胎:又称中央型前置胎盘,胎盘完全覆盖宫颈口。

6. 胎盘早期剥离　产前因血管病变或受伤导致蜕膜出血,胎盘因此部分或全部与子宫壁分离,称为胎盘早期剥离。声像图特点:胎盘与子宫壁之间出现无回声暗区,如出血时间较久,可在暗区内见到光斑和光点,胎盘因基底膜血肿而增厚,羊水内可有弥散点状回声(系出血所致)。应注意胎盘血肿与静脉窦的区分,后者系正常变异现象,彩色多普勒可在静脉窦内显示血流信号。

(王　晶)

第三节　计算机体层成像检查

一、基本知识

计算机体层成像(computed tomography,CT),由英国的 Hounsfield 于 1969 年发明、1973 年公诸于世,并于 1979 年荣获了诺贝尔生理学或医学奖。CT 是把电子计算机和 X 线相结合,应用到医学领域的重大突破,它使传统的 X 线诊断技术进入了计算机处理、电视图像显示的新时代。它是用 X 线束对人体某一范围进行逐层的横断扫描,取得信息,经计算机处理而获得的三维重建图像。所显示的人体横断面解剖图像密度分辨力明显优于 X 线图像,显著扩大了人体的检查范围,提高了病变的检出率和诊断的准确率。

(一)计算机体层成像的基本原理

用 X 线束对人体某一部位一定厚度的层面进行扫描,其强度因和不同密度的组织相互作用而产生相应的吸收和衰减,由探测器接收透过该层面的 X 线,转变为可见光后,由光电转换器转变为电信号,再经模拟/数字转换器转为数字,输入计算机处理,从而得到该层面各单位容积的 CT 值(CT number)。扫描所得信息经计算而获得每个体素(人为地将扫描的层面分为若干个体积相同的长方体,每一个长方体为一个体素),再排列成矩阵,即数字矩阵,可存贮于磁盘或光盘中。经数字/模拟转换器把数字矩阵中的每个数字转为由黑到白不等灰度的小方块,即像素,并按矩阵排列构成该层的 CT 横断图像。图像可用多幅照相机摄于胶片上,供读片、存档和会诊用。

（二）CT 机的发展和类型

CT 机发展很快,性能不断提高,至目前共经历了大约五代。1971 年开始设计成功的第一代 CT 机,一次只能行一个层面的扫描,扫描时间需 4 分钟以上,像素大,空间分辨力低,图像质量差,而且只能行头部扫描。改进后的第二代 CT 机扫描时间缩短,图像质量改善,并可行全身扫描,但扫描方式仍是层面扫描。1989 年成功设计出第三代螺旋 CT 机,由层面扫描改为连续扫描。第四代 CT 机是在第三代 CT 机的基础上发展起来的多层螺旋 CT 机,其性能较第三代 CT 机有很大的改进和提高。近年来,又设计出电子束 CT 机,即第五代 CT 机。五代 CT 机大致可分为三大类型,现分述于下。

1. 普通 CT 机　又称常规 CT 机,主要包括以下三部分:①扫描部分,由 X 线管、探测器和扫描架组成,可对检查部位进行扫描;②计算机系统,将扫描收集到的信息数据进行贮存运算;③图像显示、记录系统和中央控制台,将经计算机处理、重建的图像显示在显示器上或用多幅照相机或激光照相机将图像摄下。

2. 螺旋扫描 CT 机　是指 X 线焦点相对患者做旋转运动,以容积方式采集数据。其优点是检查时间短,避免了运动的干扰,提高了图像质量,有助于早期发现病变。第四代 CT 机可行三维重建。

3. 电子束 CT 机　又称超速 CT 机或第五代 CT 机,用电子枪发射电子束轰击 4 个环靶所产生的 X 线进行扫描。扫描时间可短至 40 毫秒以下,每秒可获得多帧图像。由于快速扫描减少运动伪影,且扫描范围广,主要用于心血管造影及小儿、老人和外伤等不能很好合作的患者检查。

（三）CT 检查的方法

1. 体位、层厚和层距的选择　根据检查目的、病情及受检部位,将患者按一定体位固定在检查床上。层厚一般在 5~10mm 间,也可做 1~3mm 薄层扫描。层厚越薄,图像越清晰,扫描眼眶及蝶鞍等细致结构时采用薄层。层距为两个层面之间的间隔,如层厚和层距相等,为连续扫描,层距小于层厚为重叠扫描,大于层厚为间隔扫描。

2. 扫描方法

(1)普通扫描:亦称平扫,即不用造影剂而仅利用人体天然密度对比进行的检查方法。

(2)增强扫描:通过静脉给予含碘造影剂,可使某些病变显示更为清晰,并可根据不同器官或不同病变的增强程度差异,作出定性诊断。

(3)造影扫描:先做器官或组织结构的造影,再行 CT 扫描的方法。如向脑池内注入气体行脑池造影,再行扫描,可更清楚地显示其中的小病灶。

（四）CT 图像的特点

1. CT 值　CT 图像由一定数目的由黑到白不同灰度的像素组成。像素反映的是扫描层面每个单位体积（体素）的 X 线吸收率。显然，像素越小、数目越多，构成的图像就越清晰，分辨力就越高。CT 图像可以用组织对 X 线的吸收系数说明其密度高低，并可以量化。在实际工作中，将吸收系数换算成 CT 值来表示组织的密度，其单位为 Hu（Hounsfield unit）。CT 值是以数值来说明组织影像密度的高低，但不是绝对值。而是以水为标准，其他组织与水比较的相对值，即以水的 CT 值为 0Hu，空气为 -1000Hu，骨为 +1000Hu，共分为 2000 个等级。人体各种组织均包括在 2000 个等级之内。

2. 窗位和窗宽　一般 X 线照片的黑白对比度是固定的，但 CT 机监视器的黑白即灰度可以通过调节窗位（window level）和窗宽（window width）而改变。窗位是指图像显示所指的 CT 值范围的中心。例如观察脑组织常用窗位为 +35Hu，而观察骨质则用 +300～+600Hu。窗宽是指图像显示的 CT 值范围。例如观察脑的窗宽用 100Hu，观察骨的窗宽用 1000Hu。这样，同一层面的图像数据，通过调节窗位和窗宽，便可分别得到适于显示脑组织与骨质的两种密度图像。使用窄窗宽，有利于发现与邻近正常组织密度差别小的病灶。

（五）CT 检查的注意事项

1. 先通过实验室检查，了解肝功能和肾功能状态。
2. 向患者做好解释工作，训练其配合检查，提高图像质量。
3. 一般于检查前 4 小时开始禁食。
4. 对腹部检查的患者做好清洁肠道和抑制肠蠕动的工作，以减少伪影。
5. 增强扫描时先做碘过敏试验，预防发生过敏反应。

（六）CT 检查的临床应用

CT 检查由于它的特殊诊断价值，已广泛应用于临床。但 CT 设备比较昂贵，检查费用偏高，某些部位的检查，诊断价值尤其是定性诊断，还有一定限度，所以不宜将 CT 检查视为常规诊断手段。临床主要用于：①中枢神经系统疾病的诊断，对颅内肿瘤、脓肿与肉芽肿、寄生虫病、外伤性血肿与脑损伤、脑梗死、脑出血以及椎管内肿瘤、椎间盘脱出症等疾病诊断较为可靠。②胸部疾病的诊断，对纵隔和肺门肿块或淋巴结增大、支气管狭窄或阻塞、原发和转移性纵隔肿瘤、淋巴结结核、中心型肺癌等的诊断有很大价值。③腹部及盆腔疾病的诊断，对肝、胆、胰、腹膜腔及腹膜后间隙、泌尿和生殖系统的疾病诊断，尤其是占位性、炎症性和外伤性病变的诊断有较大价值。④五官科疾病的诊断，对眶内占位病变、鼻窦早期癌、中耳小胆脂瘤、听骨破坏与脱位、内耳骨迷路破坏、耳先天发育异常以及鼻咽癌等的诊断有较大价值。

二、中枢神经系统 CT 检查

（一）正常 CT 表现

1. 脑 CT 横断面图像　重点介绍 6 个标准层面来了解图像特征（图 6-57）。①桥脑层面：可见垂体、第四脑室、桥池和桥小脑角池、岩锥与内耳道、前颅凹、中颅凹和后颅凹脑组织结构。本层面重点观察垂体和后颅凹结构。②中脑层面：可见鞍上池呈六角星或五角星形低密度区，增强 CT 扫描尚可见脑底动脉环在池内的分布情形。鞍上池后方、环池和四叠体池包绕部分即为中脑。③第三脑室层面：重点观察内囊、基底节和丘脑区。④丘脑层面:除显示内囊、基底节和丘脑区外,同时观察第三脑室后部松果体区重点扫描层面。⑤侧脑室体层面:可观察侧脑室体部、三角区和后角,增强 CT 尚可见直窦、上矢状窦和大脑镰强化显影。⑥侧脑室顶层面:可见侧脑室顶部、大脑纵裂、脑皮质和脑髓质。

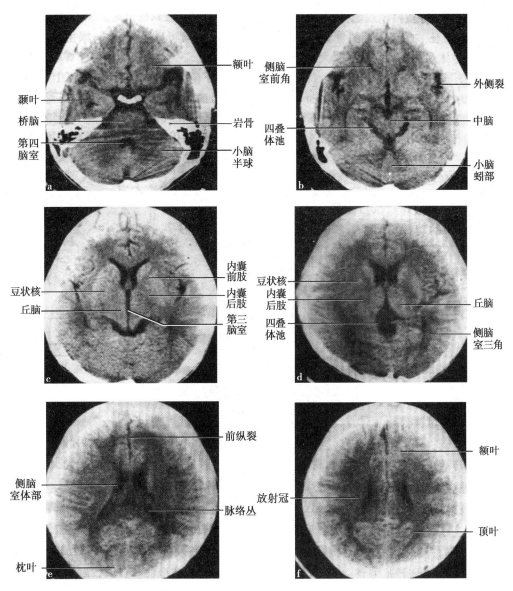

图 6-57　脑 CT 横断面图像

a. 桥脑层面　b. 中脑层面　c. 第三脑室层面　d. 丘脑层面
e. 侧脑室体部层面　f. 侧脑室顶部层面

2. 脊髓横断面图像　常规要了解 3 个标准层面图像特征,即通过椎弓根、椎间孔和椎间盘的扫描层面。①椎弓根层面:由椎体、椎弓根、椎弓板和棘突围成一完整的骨环称为椎管。正常椎管前后径为 16 ~ 17mm,下限 11.5mm;横径 20 ~ 24mm,下限 16mm。②椎间孔层面:可见椎间孔呈裂隙状位于椎管前外侧,脊神经根呈圆形或卵圆形,硬膜囊内含脊髓,二者平扫常不能区分。颈髓的前后径正常为 6~8mm,横径 7~12mm,颈膨大横径可达 12~15mm,胸腰髓的前后径 5~7mm,横径 7~9mm。③椎间盘层面:椎间盘呈软组织密度影,其后方可见脊椎小关节及其关节面。黄韧带位于椎弓板及小关节突的内侧面,厚约 2~4mm,超过 5mm 为黄韧带肥厚。

（二）常见疾病的 CT 表现

1. 脑外伤　CT 检查脑外伤安全、迅速、方便。

（1）颅内血肿:在急性期表现为均匀的高密度灶,除能确定其位置、大小及范围外,还可明确有无并发其他脑损伤。根据血肿的形状与密度的变化,可判断血肿的部位及病理演变过程。急性硬膜外血肿表现为颅骨内板下方局限性梭形均匀高密度区,与脑表面接触缘清楚(图 6-58),常有轻微占位表现。硬膜外血肿常伴发局部骨折及头皮下血肿。急性硬膜下血肿,表现为颅骨内板下方新月形、薄层广泛的均匀高密度区,由于血肿体积大并以外周包绕和压迫大脑半球,脑室、中线结构被推向对侧。亚急性期,形状不变,但多为高或混杂密度或等密度区。急性脑内血肿表现为脑内圆形或不规则形均匀高密度区,轮廓清楚,周围有脑水肿。如血液流入脑室或蛛网膜下腔,则积血处呈高密度影。慢性期血肿呈梭形,为高密度、混杂密度或低密度区。

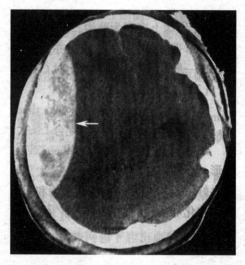

图 6-58　急性硬膜外血肿
颅骨内板下方梭形高密度区(↑)

（2）脑挫裂伤:表现为大片低密度的脑水肿区中有多发高密度小出血灶,边界清楚,同侧脑室常受压变窄和移位。单纯脑挫伤只表现为低密度的脑水肿,边界清楚。

（3）硬膜下水瘤:表现为颅骨内板下方新月形或半月形近于脑脊液的低密度区,无或只有轻微占位表现。硬膜下水瘤是慢性硬膜下血肿表现之一。

2. 脑梗死

（1）缺血性脑梗死:脑血管闭塞后 24 小时内,CT 可无阳性发现。24 小时以后则出现低密度或混杂密度区,累及髓质和皮质,多为楔形或不规则形,边缘不清。常有脑水肿和占位表现,1~2 周后边缘变清楚,2~3 周后病灶变成等密度区,4~6 周后则变为边缘清楚,近于脑脊液密度的囊腔,病侧脑室扩大(图 6-59)。脑皮质沟增宽,甚至中线结构移向患侧。

（2）出血性脑梗死：表现为大片低密度区内出现点片状高密度影。

（3）腔隙性脑梗死：表现为直径小于1.0cm的边缘清楚的低密度灶。

3. 脑出血 CT可反映血肿形成、吸收和囊变的演变过程。血肿好发于基底节区和丘脑。新鲜血肿为边缘清楚、密度均匀的高密度区（图6-60）。2~3天后血肿周围出现水肿带，约1周后，血肿从周边开始吸收，高密度灶向心性缩小，边缘不清，周围低密度带增宽。约于4周后则变成低密度灶。2个月后则成为近似于脑脊液密度的边缘整齐的低密度囊腔。基底节区与丘脑的血肿易破入脑室，破入脑室内的大血肿死亡率高，预后差。有时伴发脑积水和病侧脑室扩大，主要是由于脑脊液循环梗阻所致。

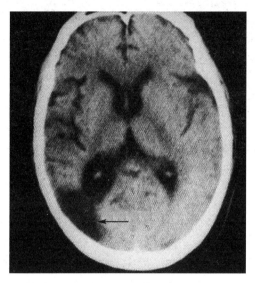

图6-59 缺血性脑梗死
示低密度区（↑）

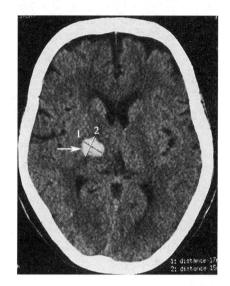

图6-60 脑出血
基底节均匀的高密度区（↑）

4. 脑脓肿 CT不仅能确定脓肿的有无及其位置、大小和数目等，还可引导进行手术引流，并观察脓肿的演变。病变多发生在灰白质交界处，早期表现为边缘不清的低密度区及占位征象。脓肿形成后，则呈边缘密度高中心密度低的病灶，周围有广泛水肿。增强扫描可见脓肿壁呈薄的均匀一致的环形增强影，为脓肿壁上毛细血管充血和血脑屏障破坏所致。脓肿由急性转为慢性的过程中，脓肿壁越来越清楚，周围水肿带变窄，最后完全消失。

5. 脑血管畸形 平扫时，小的脑血管畸形不易发现，较大病灶显示为不均匀密度和不规则团状影。有出血或钙化则表现为高密度灶。增强扫描常显示轮廓清晰的畸形血管影以及粗大迂曲的输入和引出血管，呈团状影或不规则形的密度较高影。

6. 脑瘤 CT可确定有无肿瘤，并可根据瘤体本身的表现和对周围组织的影响进行定位和定性诊断。常见脑瘤有脑膜瘤、胶质瘤、垂体瘤、颅咽管瘤、听神经瘤以及转移瘤等。①脑膜瘤：多表现为等密度或高密度病灶，边界清楚，球形或分叶状，且与颅骨、小脑镰或小脑幕相连，增强扫描病灶可均匀增强（图6-61）。②胶质瘤：常表现为低密度病灶，增强扫描环状增强，且壁上常见结节，周围低密度水肿带明显。③转移瘤：多在脑周边，呈小的低、高或混杂密度病灶，增强检查，低密度病灶周围可出现环状增强，高密度病灶可均匀增强。病灶多发性对诊断意义较大。④颅咽管瘤：多为混杂密度,往往有蛋壳样钙化。⑤听神经瘤:为桥脑小脑角区的低或稍高密度病灶,增强扫描病灶可均匀增强,同时可见内听道扩大与破坏。⑥松果体瘤:出现在松果体区,呈稍高密度并点状钙化,增强扫描病灶增强明显。

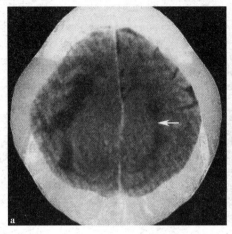
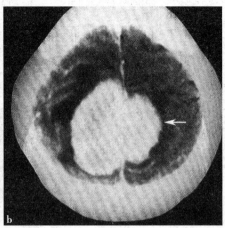

图 6-61　脑膜瘤

a. 平扫见等密度病灶,周围有水肿　b. 增强扫描病灶均匀强化(↑)

7. 脊柱和脊髓疾病

(1)椎管狭窄:椎管狭窄分为骨性和软组织狭窄,骨性椎管狭窄又分为中心型狭窄和周围型狭窄,后者指侧隐窝和椎间孔狭窄。先天性椎管狭窄常伴发于骨发育不全,获得性椎管狭窄可由骨折、炎症、肿瘤和退行性变引起,临床上出现一系列脊髓、脊神经和营养血管的压迫症状。横断面 CT 扫描可直接观察椎管狭窄变形,测量椎管大小并探明引起椎管狭窄的病因。CT 表现为:①椎体后缘骨赘向椎管内突入;②椎间盘退变膨出和上关节突肥大,造成腰椎侧隐窝狭窄,侧隐窝前后径 2~4mm 为可疑狭窄,2mm 以下为肯定狭窄;③黄韧带或后纵韧带肥厚、骨化(图 6-62),后纵韧带骨化多见于颈椎,可严重压迫脊髓;④椎体滑脱可引起椎管狭窄,可发现椎弓峡部裂或引起滑脱的椎间盘和韧带的退行性变。

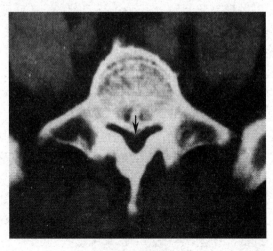

图 6-62　椎管狭窄

后纵韧带骨化(↑)

（2）椎间盘病变：①腰椎间盘膨出：CT表现为椎间盘边缘匀称而弥漫膨隆并超出椎体骨板（图6-63），椎间盘内可含气体（真空现象）。②腰椎间盘脱出：CT表现为突出于椎管或椎间孔内的软组织块影，与椎间盘相连或游离于椎管内（图6-64）；硬膜囊受压变形；硬膜外脂肪层变薄或消失；脊神经根增粗或消失；椎间盘变性显示椎间盘变扁变形，向周围膨出，或出现气体。

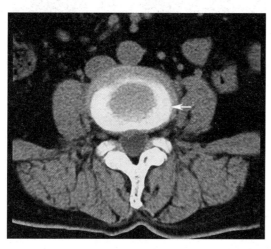

图6-63　椎间盘膨出
椎间盘边缘匀称而弥漫膨隆并超出椎体骨板（↑）

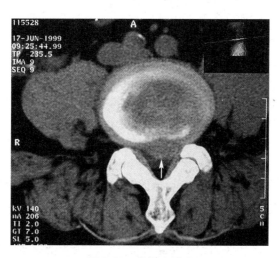

图6-64　椎间盘脱出
椎管内脱出的椎间盘软组织块影（↑）

（3）脊髓疾病：①脊髓损伤：急性期可见脊髓出血、水肿、受压、移位、挫伤或断裂；慢性期可见脊髓软化、萎缩、囊变或空腔化。②脊髓肿瘤：位于髓内者多为星形细胞或室管膜瘤，髓外硬膜内者多为脊膜或神经纤维瘤（图6-65），硬膜外肿瘤以转移瘤常见。脊髓造影配合CT扫描才能对椎管内肿瘤作出正确的定位诊断。③先天性畸形：常见的有脊髓空洞症、脊髓纵裂和脊髓血管畸形等，后者需行增强CT扫描，可显示脊髓表面扩张扭曲的血管影，并能确定血管畸形在椎管内大致伸延的范围。

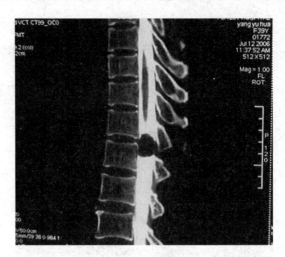

图 6-65 脊膜瘤
示高密度的圆形肿瘤

三、胸部 CT 检查

（一）正常 CT 表现

由于构成胸部的组织复杂,包括低密度的含气肺组织、脂肪组织,中等密度的肌肉组织及高密度的骨组织,因而其 CT 值范围宽广。在 CT 图像上胸壁、肺组织及纵隔有较大的密度差别。在一幅图像上不可能清楚显示肺野又同时清楚显示纵隔内结构。因此在观察胸部 CT 时至少需要采用两种不同的窗宽和窗位,以便分别观察肺野与纵隔。一种是肺窗,其窗位为−400～−700Hu,窗宽为 1000～1500Hu,适于观察肺实质;另一种是纵隔窗,其窗位为 30～60Hu,窗宽为 300～500Hu,适于观察纵隔内的结构。

1. 纵隔窗　为说明纵隔的主要 CT 解剖,选择 6 个基本的纵隔平面,以说明其主要结构的关系(图 6-66)。

（1）胸腔入口平面:该平面相当胸骨切迹水平,包括两肺尖及上纵隔。在胸椎前方气管居中线,气管与胸椎间略偏左为食管断面。通常可见 8 条大的纵隔血管断面,气管两旁偏前可见双侧颈总动脉,颈总动脉外前方为两侧头臂静脉,颈总动脉之外后方为两侧锁骨下动脉,右侧锁骨下动脉后方可见肋间最上静脉,左侧锁骨下动脉之前方可见椎动脉。

（2）胸骨柄平面:该平面相当主动脉弓上水平。气管前方较粗的血管断面为无名动脉,气管左侧为左颈总动脉,其外后方为左锁骨下动脉。无名动脉与左颈总动脉之前外方分别为右及左侧头臂静脉。右头臂静脉呈圆形断面,左头臂静脉可呈水平走行于无名动脉前方。

（3）主动脉弓平面:主动脉弓自气管前方沿气管左壁斜向左后方走行。气管之右前方、主动脉之右侧为上腔静脉。气管左后方、主动脉弓右侧为食管。

（4）主动脉窗平面:升主动脉在气管的右前方,其右侧为上腔静脉,气管的左后方为降主动脉。奇静脉弓自椎体前方向右绕气管右侧壁向前走行汇入上腔静脉。气管左侧为主动脉窗内的脂肪组织,正常时其中可见几个小淋巴结。

（5）气管分叉平面:在此平面可见隆突与左、右主支气管。肺动脉干位于左主支气管的左前方,两侧肺动脉呈人字形分叉,左肺动脉向左后方斜行位于左主支气管的前外侧。右肺动脉向右后方走行,介于升主动脉与右主支气管之间。右主支气管后方为奇静脉食管隐窝。

(6)左心房平面:在此平面可见脊椎左前方为降主动脉,降主动脉前方为左心房。左心房前方为主动脉根部,其右侧为右心房,其左前方为右心室及其流出道。

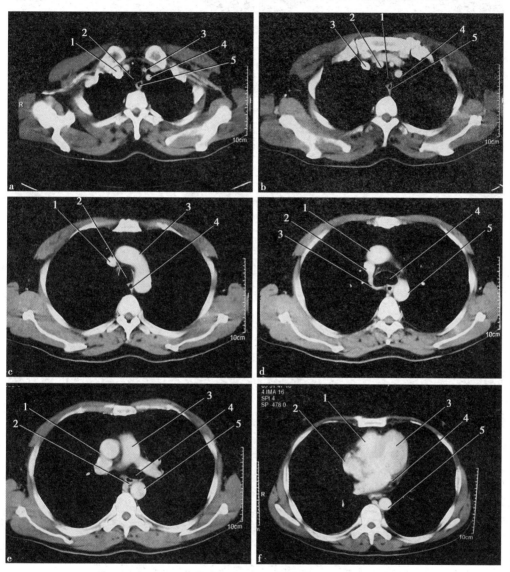

图 6-66　正常纵隔 CT

a. 胸腔入口平面:1. 右锁骨下动脉　2. 气管　3. 颈总动脉　4. 左锁骨下动脉　5. 食管

b. 胸骨柄平面:1. 无名动脉　2. 右头臂静脉　3. 气管　4. 左锁骨下动脉　5. 食管

c. 主动脉弓平面:1. 上腔静脉　2. 气管　3. 主动脉弓　4. 食管

d. 主动脉窗平面:1. 升主动脉　2. 上腔静脉　3. 奇静脉　4. 气管　5. 降主动脉

e. 气管分叉平面:1. 升主动脉　2. 食管　3. 主肺动脉　4. 左主支气管　5. 降主动脉

f. 左心房平面:1. 右心室　2. 右心房　3. 左心室　4. 左心房　5. 降主动脉

2. 肺窗　两肺野内可以看到由中心向外围走行的肺血管分支,由粗渐细,上下走行,斜行的血管则表现为圆形或椭圆形的断面影。常选择 5 个基本的层面以说明其主要结构的关系(图 6-67)。

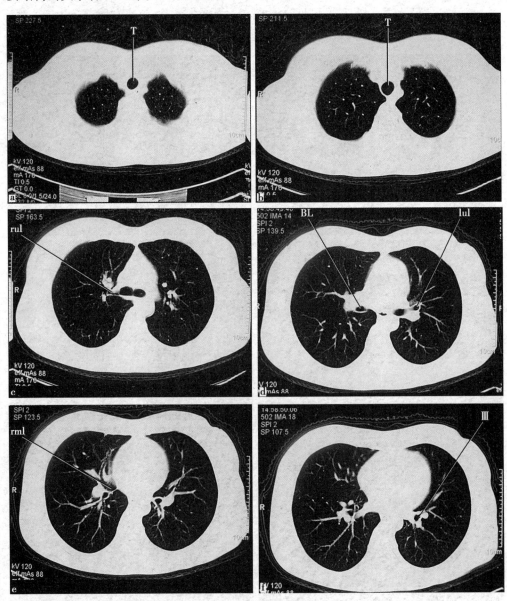

图 6-67　正常肺 CT

T. 气管　rul. 右上叶支气管　lul. 左上叶支气管　BL. 中间支气管

rml. 右中叶支气管　Ⅲ. 左下叶支气管

(1)气管分叉平面:在此平面可见气管分为两侧主支气管。右侧肺门上部在右主支气管外侧可见右上叶尖段支气管的断面,其内侧为伴行的尖段动脉,其外后方为后段静脉。左肺门上部可见两个较细的支气管断面,前方者为尖后段的尖支亚段支气管,后方者为后支亚段支气管。尖支内侧有尖支动脉伴行,外侧为尖支静脉。后支的后内方为后支动脉,外侧为后支静脉。

（2）右上叶支气管平面：右肺门可见右主支气管、右上叶支气管及其分出的前、后段支气管。介于前、后段支气管间的血管断面为右上肺静脉。右上叶支气管前方为右肺动脉。左肺门可见尖后段支气管的断面，其前方为肺动脉分支，其后内方为左肺动脉。

（3）中间支气管平面：右肺门可见较粗的支气管断面为中间支气管，其前方为右肺动脉，肺动脉之前外方为肺静脉。左肺门可见左主支气管及左上叶支气管，其前方为肺静脉，后方为左肺动脉。

（4）中叶支气管口平面：在此平面常可见中叶支气管与下叶支气管在同一平面，两支气管分叉处外侧壁呈三角形尖突，称为中叶嵴。与中叶支气管口相对可见自下叶支气管向后分出的背段支气管。中叶支气管前内方为右上肺静脉，中叶嵴外侧为粗大的右下肺动脉。左肺门可见向前走行的舌叶支气管及左下叶支气管起始部的断面，并可见自下叶支气管后壁开口向后走行的左下叶背段支气管。舌叶支气管的前内方为肺静脉，外后方为左下肺动脉。

（5）心室平面：为肺门下部，在两侧可见形态相似的下肺静脉，在下肺静脉外侧可见 2~3 个较细的基底段支气管的断面。伴随支气管的血管断面为肺段动脉。

（二）常见疾病的 CT 表现

1. 肺癌

（1）中央型肺癌：①支气管改变：支气管管腔受压或腔内肿瘤生长而变窄、闭塞或移位。支气管壁增厚、管腔狭窄或闭锁，在周围充气的肺组织衬托下，可清晰显示支气管壁的不规则增厚、狭窄等改变。②肺门肿块：表现为分叶状或边缘不规则的肿块，常同时伴有阻塞性肺炎或肺不张。阻塞性肺炎表现为受累支气管远侧肺组织实变，多为散在分布。发生肺不张时则表现为肺叶或肺段的均匀性密度增高并伴有体积缩小。③侵犯纵隔结构：中央型肺癌常直接侵犯纵隔结构，特别是受侵犯的血管可表现受压移位、管腔变窄或闭塞、管壁不规则等改变。④纵隔肺门淋巴结转移：增强扫描可明确显示肺门、纵隔淋巴结增大的部位、大小及数量（图 6-68）。

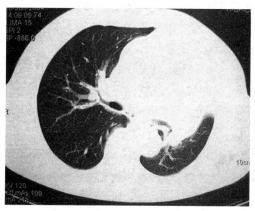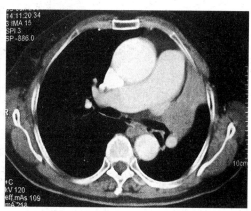

图 6-68　中心型肺癌

（2）周围型肺癌：显示不规则的分叶、放射状毛刺团块影和偏心性厚壁空洞等（图6-69），可见到胸膜凹陷征。直径 3cm 以下的肺癌，肿块内可见小圆形及管状低密度影的空泡征或支气管充气征。增强扫描时，肿块呈密度均匀的中等或以上增强，更有助于肺癌的诊断。另外,增强 CT 对发现肺门纵隔淋巴结转移更敏感。

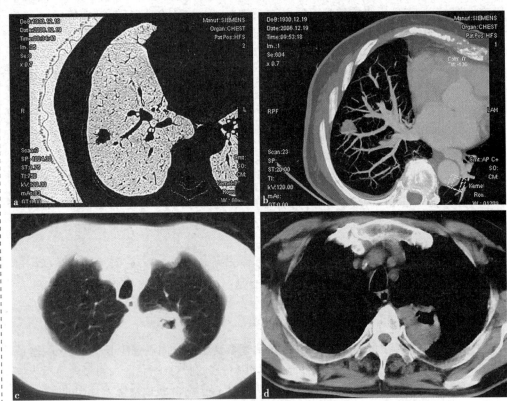

图 6-69　周围型肺癌

a、b. 肺内结节,边缘不规则,呈短毛刺改变

c、d. CT 肺窗和纵隔窗同时显示左上肺纵隔旁不规则空洞型肿块影

(3)弥漫型肺癌:表现为两肺弥漫不规则分布的结节,直径多在 1cm 以下,边缘模糊,常伴有肺门、纵隔淋巴结转移。病变融合后可见大片肺炎样实变影,近肺门部可见支气管充气征。细支气管肺泡细胞癌由于癌细胞分泌多量黏液,实变区密度较低呈毛玻璃样改变,并可见到其中高密度的隐约血管影,为其重要特征。

2. 支气管扩张　CT 表现为:①柱状型支气管扩张时,当支气管水平走行而与 CT 层面平行时可表现为"轨道征";当支气管和 CT 层面呈垂直走行时可表现为管壁圆形透亮影,呈"戒指征"。②囊状型支气管扩张时,支气管远端呈囊状膨大,成簇的囊状扩张可形成葡萄串状阴影,合并感染时囊内可出现液平及囊壁增厚。③曲张型支气管扩张可表现支气管径呈粗细不均的囊柱状改变,壁不规则,可呈念珠状。④当扩张的支气管腔内充满黏液栓时,表现为柱状或结节状高密度影,类似"指状征"改变。

3. 纵隔肿瘤

(1)胸腺瘤:CT 表现为圆形或卵圆形,光滑或分叶状肿块,多在前纵隔心与大血管交界处或直接位于升主动脉前方,肿瘤边缘或内部可有点状钙化。CT 值为 15～50Hu,当有胸腺囊肿时,其 CT 值可近似于水。有时肿瘤包膜可与心包及胸膜融合而无脂肪层间隔,不应视为肿瘤侵及心包。如肿瘤整个边缘不清,特别在胸膜边缘处模糊应视为恶性表现。有时肿瘤侵及上腔静脉,可借血管内造影增强而发现。

（2）恶性淋巴瘤：主要侵犯纵隔淋巴结使之增大，也可侵及胸膜及肺部。CT检查时增大的淋巴结呈结节状的软组织肿块影，多位于气管旁、脊椎旁、腔静脉周围、主动脉前以及胸骨后淋巴群。肿瘤在纵隔内浸润可形成边界结构不清的软组织肿块，肿瘤内一般无钙化。巨大肿瘤可使气管、支气管和血管移位。肿瘤密度略低于软组织，因为肿瘤血运不丰富故增强扫描后增强不明显。

（3）畸胎瘤：多位于前纵隔大血管根部。呈囊性，边缘光滑，圆形者多为良性，呈分叶状实体性者多为恶性，二者均可发生壳样钙化。畸胎瘤中可有牙和骨骼。肿瘤的CT值取决于肿瘤的组织成分，畸胎瘤可含脂肪成分，其CT值为负值，但不似纯脂肪的CT值那样低。

四、肝、胆、胰、脾 CT 检查

（一）正常 CT 表现

CT适用于肝、胆、胰、脾等实质器官疾病的诊断。胃肠道因有蠕动产生运动干扰，不适于CT检查。

1. 肝胆　肝呈密度均匀的实质性软组织影，CT值为50～60Hu，高于脾、胰、肾等脏器。不同层面上，所显示的肝脏各叶、段的大小、形状有所不同。如肝门层面，可显示"H"形低密度带状影。右纵裂为胆囊窝，左纵裂为肝镰状韧带，中间为肝门，内含肝动脉、门静脉和肝管。左纵裂左侧为左叶，右纵裂右侧为右叶，两裂之间肝门前方为方叶，肝门后方为尾叶。肝内门静脉和肝静脉显示为低密度的管道状或圆形影。增强扫描后则明显增强，显示为高密度影。下腔静脉平扫时为圆形低密度影，增强后呈高密度影。肝内动脉分支和正常胆管分支细小，通常平扫和增强都不能见到。胆囊位于胆囊窝内，横径大小为4cm，囊内含胆汁，其密度低于邻近肝组织，CT值为5～30Hu，形状呈卵圆形、圆形，边界清楚。正常肝内、外胆管不显影，当扩张时才显示。扩张的胆管表现为从肝门向肝内延伸的树枝状低密度影。

2. 脾脏　呈新月状，密度均匀，CT值低于肝脏，与胰腺近似。大小、长度不超过5个肋单元（一个肋骨或肋间隙称为一个肋单元）。

3. 胰腺　CT可显示胰腺的轮廓、密度、形状和大小。正常胰腺密度均匀，CT值为40～50Hu，略低于周围脏器。胰腺形似一卧蚕状，分为头、体和尾三部分。上下径（与胰腺长轴垂直的经线）：头部约为3cm、体部约为2.5cm、尾部约为2cm。

（二）常见疾病的 CT 表现

1. 肝硬化　表现为肝密度普遍减低，CT值接近或低于脾。早期肝增大，晚期肝缩小，肝轮廓凹凸不平呈结节状。肝各叶大小比例失常，常是尾叶与左叶较大而右叶较小，肝门和肝裂增宽。脾增大是诊断肝硬化的重要根据，其外缘前后径超过5个肋单元。门脉高压时可见脾门附近出现粗大、迂曲血管影像。病情进展或伴有腹水时，表现为肝轮廓外的新月形水样低密度区，肝与腹壁间距离增大。

2. 海绵状血管瘤　CT平扫表现为类圆形低密度区，境界较清楚，密度较均匀。较大的血管瘤，其中心部分呈更低密度区，平扫所见难与肝癌鉴别。增强扫描尤其是动态扫描是鉴别诊断的必要手段，而且以注射和扫描技术起决定性作用。以60%～70%泛影葡胺60ml于30秒内注入静脉，注射完毕立即对病区层面进行扫描，然后在1分钟、3分钟、5分钟后再对病区层面扫描，必要时最后一次扫描可延迟到注射后10～

15分钟。在注射造影剂60秒内的扫描片上,血管瘤边缘出现结节状、高密度的增强灶,代表瘤中的"血窦",其密度与主动脉的密度相近,明显高于正常肝。在其后的扫描片上,可见增强的范围逐渐向中心扩展,而增强灶的密度则逐渐减低,最后整个血管瘤被造影剂"填满",即整个血管瘤与肝的密度相等。这个过程约为几分钟到10~20分钟(即慢进慢出)。该过程所需时间长短与病灶大小成正比。造影剂在血管瘤内持续时间长,是与肝癌鉴别的重要征象(图6-70)。较大的血管瘤,其中心可始终保持低密度。

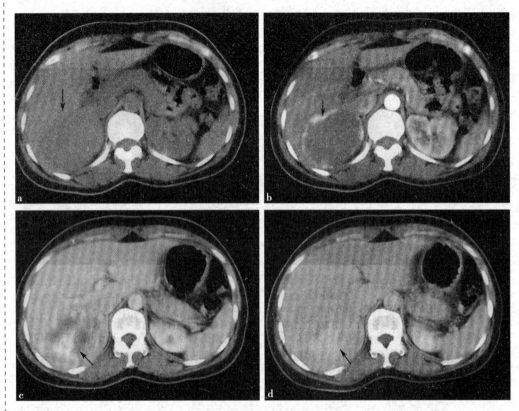

图 6-70　肝海绵状血管瘤

a. 平扫,见低密度区　b. 动脉期扫描,低密度区边缘开始强化

c. 门静脉期扫描,强化范围向中央扩展　d. 延长期扫描,低密度区与周围肝实质形成等密度

3. 原发性肝癌　CT平扫绝大多数是低密度病灶,少数可以是低密度、等密度与高密度混合的病灶。肿瘤可以是单个或多个结节,也可呈巨块状。较大肝癌因出血、坏死和囊变而密度不均匀,中心部常出现更低密度区,其边缘部呈结节状(图6-71)。肿瘤边界多不清,少数边界清楚并有包膜。增强扫描肝癌区略有增强或不增强,而正常肝增强,因而使肿瘤境界更为清楚。癌变区可出现密度稍高的结节,但其增强程度多不如正常肝。动态扫描时,即快速静脉注射造影剂并于开始注射后15~25秒内即行扫描,由于肝癌由肝动脉供血且供血丰富而迅速,造影剂尚未到达肝内门静脉形成实质期,故肝癌结可成为高密度,甚或显出高密度的异常肿瘤血管。但肝癌增强的时间较短暂,2~3分钟内即恢复为原来的低密度状态(即快进快出),与血管瘤完全不同。

CT 检查还可能看到一些间接征象,包括:①癌瘤处体积增大,轮廓隆凸;②瘤体压迫肝门和(或)肝裂,使之变形和移位;③门静脉内瘤栓,表现为门静脉增粗,密度不均,增强后可见腔内充盈缺损影或门静脉不增强;④邻近器官如胃、胰、肾的受压移位;⑤附近或远处淋巴结增大(转移),腹水或其他脏器转移;⑥肝硬化的 CT 表现。

4. 肝囊肿与多囊肝 单纯肝囊肿平扫可见肝内圆形或类圆形、边缘光滑、密度均匀、水样密度影,囊壁薄。增强扫描,无强化(图 6-72)。多囊肝平扫可见肝内有多个囊肿,大小不等,壁薄。

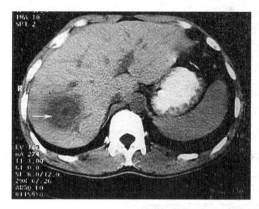

图 6-71 原发性肝癌
低密度病灶(↑)

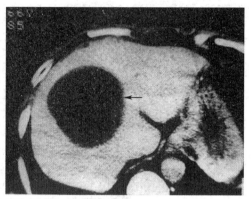

图 6-72 肝囊肿
水样密度圆形病灶(↑)

5. 胰腺炎 急性胰腺炎表现为胰腺肿大、变形和边缘模糊。慢性胰腺炎显示胰腺萎缩或增大、变形、钙化或形成假性囊肿。

6. 胰腺癌 直接征象为肿块或胰腺局部增大,以等密度多见,少数为低密度。间接征象为胰管因肿瘤浸润和压迫所致远侧扩张,如果主胰管和胆总管同时扩张,则显示"双管征"。如胰腺癌扩散,浸润周围脂肪层而致轮廓模糊。淋巴转移使胰腺及大血管周围淋巴结肿大。肝转移和腹膜后转移可引起腹水。

五、肾、膀胱与前列腺 CT 检查

(一)正常 CT 表现

1. 肾 在横断面 CT 图像上,呈边缘清楚、轮廓光滑的圆形或椭圆形软组织影。肾门部内陷,有肾动、静脉和输尿管进出。平扫时,肾实质密度均一,不能分辨皮质与髓质,CT 值为 30~50Hu。利尿作用强时,密度降低,仅约 15Hu。增强扫描,肾实质密度增高,CT 值达 80~120Hu。肾盂与肾盏平扫时为水样密度,增强扫描密度明显增高。肾盂大小不定。输尿管平扫呈点状影,增强扫描密度增高。肾上腺在肾上极呈"人"字形或三角形。

2. 膀胱与前列腺 CT 检查膀胱,需适当充盈,以区分膀胱壁与内腔。膀胱居盆腔前部,大小形状因充盈程度和层面高低而不同。膀胱呈软组织密度,厚度均匀。闭孔平面可见前列腺,呈类圆形,为均一的软组织密度,中心小圆形低密度区为尿道。前列腺后方有肛门外括约肌,为软组织密度,与前列腺界限不清,再上层面可见直肠,与前列腺分界清楚。膀胱底背侧,与前列腺相连之精囊,呈两侧对称外突物。精囊与膀胱后壁的间隙为精囊角。

（二）常见疾病的 CT 表现

1. 肾癌　　CT 平扫可见密度略低于或等于肾实质的肿块,有时为略高密度。肿瘤边缘光滑或不整,与肾实质分界不清,可突出于肾外。肿瘤内部坏死或囊变为低密度区,钙化与出血则为高密度区。增强扫描,在多血管性肿瘤可见异常血管和肿瘤强化,注射后半分钟,肿瘤血管与强化消失,而肾实质强化,则肿瘤呈低密度,少血管性癌则不强化(图 6-73)。

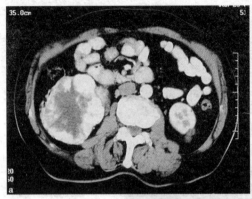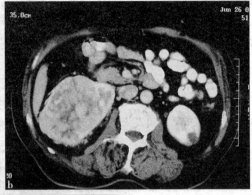

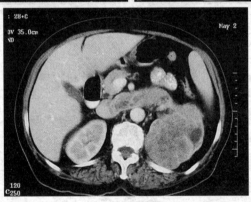

图 6-73　肾癌

a. 增强 CT 示右侧进展期肾癌(皮质期)明显不均匀强化,密度接近肾皮质　b. 增强 CT 示右侧进展期肾癌(肾实质期)肿块密度下降,肾周围可见肿瘤血管,左肾下极可见囊肿　c. 左侧肾癌增强 CT 示左肾静脉和下腔静脉内瘤栓,表现管径增粗,内有充盈缺损

2. 肾囊肿与多囊肾　　单纯肾囊肿平扫可见肾包膜内圆形或类圆形、边缘光滑、密度均匀、水样密度的病灶,囊壁薄,与正常肾实质分界清楚,增强扫描,无强化。多囊肾平扫可见两肾增大,呈分叶状外形,内有多个囊肿,大小不等,壁薄。

3. 膀胱癌　　CT 诊断膀胱癌比较简便、准确。可见由膀胱壁突入膀胱腔内的软组织肿块,肿瘤的壁内浸润,表现为局部增厚。邻近组织的浸润和淋巴结转移。

4. 前列腺肥大症与前列腺癌　　前列腺的大小同年龄有关,但其直径一般不超过 5cm。前列腺肥大症,可见前列腺向膀胱底突入,边缘光滑,密度均匀,一般是两侧对称性肥大。冠状面显示更为清楚。前列腺癌在包膜内生长时,CT 难于确诊,只有当侵破包膜向周围脂肪组织中浸润时才可能诊断。表现为前列腺轮廓不整,密度不均,直肠前壁及膀胱壁可被浸润,精囊角消失。CT 还可发现淋巴结转移,CT 对前列腺癌的分期有帮助。

(李爱剑　辛先贵)

第四节　磁共振成像检查

磁共振成像(magnetic resonance imaging,MRI)是利用原子核在磁场内共振所产生的信号,经计算机重建成像的一种检查技术。磁共振是一种核物理现象,不仅用于物理学和化学,也应用于临床医学领域。近年来,磁共振成像技术发展十分迅速,已日臻成熟完善,成为医学影像学的重要组成部分。MRI 检查范围基本上覆盖了全身各系统,并已在世界范围内推广应用。

一、基本知识

(一)MRI 检查原理

氢原子结构简单,原子核只有 1 个质子,带正电荷,并作自旋运动,产生环行电流,形成磁场。质子相当于一个小磁棒,其磁力有一定的大小和方向,称为磁矩。氢核在人体含量丰富,产生磁共振信号强,因此磁共振成像主要是应用氢核成像。在无外加磁场时,正常人体内氢质子的磁矩排列杂乱,当在均匀的强磁场中,质子群发生磁化作用,磁矩将按磁场磁力线的方向重新排列。外加磁场称为静磁场,在这种状态下用特定频率的射频脉冲进行激发,质子吸收能量产生共振(磁共振),这个叫磁共振的激励过程。停止发射射频脉冲,氢原子核把吸收的能量逐渐释放出来,其相位和能级都恢复到激发前的状态。这一恢复过程称为弛豫过程,所需要的时间则称为弛豫时间。弛豫时间有两种,一种是纵向弛豫时间,又称 T_1 弛豫,T_1 反映自旋核把吸收的能量传给人体周围晶格(物质中的质点)中,回返到原来的平衡状态所需要的时间,即射频激励氢质子由纵向磁化转向横向磁化之后,再恢复到纵向磁化状态所需的时间,这一时间有能量的转换。依赖 T_1 而重建的图像称为 T_1 加权。另一种是横向弛豫时间,又称 T_2 弛豫,T_2 指同类受激核与未受激核之间的能量交换,反映能量衰减,丧失的过程,即横向磁化所维持的时间,这一时间有相位变化,而无能量转换。依赖 T_2 而重建的图像称为 T_2 加权像。任何物质的 T_2 总是比 T_1 短,约为 T_1 的 10%~20%。人体不同器官的正常组织与病理组织的 T_1 和 T_2 是相对固定的,而且它们之间有一定的差别。这种组织间弛豫时间上的差别,反映为信号强度的差别,在图像上则表现为灰阶的差别,这是 MRI 检查的基础。短 T_2 意味着横向磁化消失的快,得低信号-黑色图像,长 T_1 意味着纵向磁化恢复的慢,得低信号-黑色图像,长 T_2 意味着横向磁化消失的慢,得高信号-白色图像,短 T_1 意味着纵向磁化恢复得快,得高信号-白色图像。

(二)MRI 检查图像特点

磁共振图像的形成,主要取决于氢质子的密度、T_1 与 T_2 弛豫时间、流空效应。流空效应是由于心脏大血管内血液迅速流动,使发射 MRI 信号的氢原子居于接受范围之外,测不到信号,在 T_1 或 T_2 加权像中均呈黑色影像。这一效应使心脏大血管不用造影剂也能显示,这是其他影像技术不能比拟的。MRI 检查图像显示的解剖结构非常逼真,病变与解剖结构的关系明确。有一定 T_1 差别的各种组织,可转为模拟灰度的黑白影像。MRI 检查图像主要反映组织间特征参数,分别是 T_1 加权像(T_1weighted image,T_1WI)及 T_2 加权像(T_2weighted image,T_2WI),前者主要反映组织间 T_1 特征参数,后者主要反映组织间 T_2 特征参数。因此,一个层面可有 T_1WI 和 T_2WI 两种扫描成像方法。分别获得 T_1WI 与 T_2WI,这有助于显示正常组织与病变组织。正常组织间 T_1 差别明显,所以 T_1WI 有利于观察解剖结构,而 T_2WI 则对病变组织有较好显示。

1. 正常组织的磁共振图像　①正常脊髓周围有脑脊液包围,脑脊液为黑色的,并有白色的硬膜为脂肪所衬托,使脊髓显示为白色的强信号结构。②脂肪与骨髓质子密度高,短 T_1,在 T_1WI 上表现高强信号,影像呈白色。③肌肉质子密度低于脂肪,较长 T_1,较短 T_2,图像呈灰黑色;韧带和肌腱质子密度低于肌肉,图像呈黑色。④骨骼的骨皮质和钙化软骨的质子密度很小,呈黑色图像;透明软骨内含水量占 70%~80%,质子密度较大,长 T_1,长 T_2,在 T_1WI 呈黑色,T_2WI 呈白色。⑤淋巴结质子密度较高,较长 T_1,较短 T_2,在 T_1WI 和 T_2WI 均呈中等强度信号,图像呈灰色。⑥流动血液在血管内流动快时,流出采集层面,不能采集到信号而呈黑色,即"流空效应";流动慢时,血液显现高信号呈白色。⑦气体所含质子密度最小,呈黑色无信号区。⑧水在泌尿系、胃及脑室内含量大,质子密度极高,长 T_1,长 T_2,在 T_1WI 呈黑色,在 T_2WI 呈白色。

2. 病理组织的磁共振图像　①水肿组织含液体量增多,长 T_1、长 T_2,在 T_1WI 呈黑色,在 T_2WI 呈白色。②出血早期不易发现信号,1~3 天 T_2WI 上可呈稍低于周期组织的信号,3~14 天 T_1WI 和 T_2WI 均为高强度信号呈白色,14 天后 T_1WI 和 T_2WI 信号减弱,在血肿周围出现环形更低的信号带。③梗死组织,急性期因水肿,T_1、T_2 信号延长。T_1WI 信号变低,而 T_2WI 信号增强而为白色。④变性组织,不同组织因变性机制不同,则 MRI 信号也不同。变性部分水分增加,出现长 T_1,长 T_2 信号,T_1WI 病变信号低于周围组织,而 T_2WI 病变信号为白色,高于正常周围信号。腰椎间盘变性时氢质子密度减少,无论 T_1WI 或 T_2WI 均明显低于正常椎间盘信号强度。⑤坏死组织因含水量增加,T_1 和 T_2 延长,T_1WI 信号弱而呈黑色,而 T_2WI 信号强度增加呈白色。⑥钙化组织,因质子密度非常小,在 T_1WI 和 T_2WI 上均呈低信号的黑色。⑦肿瘤组织,因病理组织不同,则 MR 信号不同。一般肿瘤组织的质子密度较正常为高,T_1WI 呈中等稍高信号,T_2 为高信号,与正常组织有明显差别。

(三)MRI 检查设备

MRI 检查设备由主磁体、梯度线圈、射频系统及计算机系统组成。

1. 主磁体　可产生均匀稳定的静磁场,使组织磁化。有永磁型、常导型和超导型 3 种类型。主磁体直接关系到磁场强度、均匀度和稳定性,并影响 MRI 的图像质量。通常用磁体类型来说明 MRI 检查设备的类型。

2. 梯度线圈　改变主磁场,产生梯度磁场,用作选层和信息的空间定位。梯度磁场由 X、Y、Z 三个方向的梯度磁场线圈组成。

3. 射频系统　主要包括射频发射器和磁共振信号接收器。射频发射器可产生不同的脉冲序列,以激发人体内氢原子核产生共振信号。磁共振信号接收器将接受到的磁共振信号,经处理后送入计算机处理。

4. 计算机系统　由硬件和软件两大部分组成,可进行系统控制,完成系统扫描和图像采集、重建、显示和存储等。

（四）MRI检查技术

1. 序列技术 MRI的扫描技术有别于CT扫描,不仅可行横断面成像,还可行矢状面、冠状面成像,可获得T_1WI和T_2WI等多种类型的图像。因此,需选择适当的脉冲序列和扫描参数。常用的序列为多层面、多回波的自旋回波脉冲(spin echo,SE)序列。扫描时间参数有回波时间(echo time,TE)和脉冲重复间隔时间(repetition time,TR),时间以毫秒计。使用短TR和短TE可得T_1WI,而用长TR和长TE可得T_2WI,长TR、短TE可获得质子加权像。依TE的长短,T_2WI又可分为重、中、轻3种。MRI检查可获得人体横面、冠状面、矢状面及任何方向断面的图像,有利于病变的三维定位。一般CT检查则难于做到直接三维显示,需采用重建的方法才能获得冠状面或矢状面图像以及三维重建立体像。

2. MRI对比增强检查 MRI检查影像具有良好的组织对比,但正常组织与异常组织的弛豫时间有较大的重叠,其特异性仍较差。为提高MRI影像对比度,一方面选择适当的脉冲序列和成像参数,以更好地反映病变组织的实际大小、程度及病变特征;另一方面可人为地改变组织的MRI特征性参数,即用对比剂改变组织和病变的弛豫时间,从而提高正常组织与病变组织之间的对比。对比剂按增强类型可分为阳性对比剂(如钆-二乙三胺五乙酸,即Gd-DTPA)和阴性对比剂(如超顺磁氧化铁,即SPIO)。目前临床上最常用的对比剂为Gd-DTPA,其用药剂量为0.1mmol/kg,采用静脉内快速团注,约在60秒内注射完毕。

3. 磁共振血管造影(magnetic resonance angiography,MRA) 这是对血管和血流信号特征显示的一种技术。MRA作为一种无创伤性的检查,与CT检查及常规放射学检查相比具有特殊的优势,它不需使用对比剂,流动的血液即是MRA检查固有的生理对比剂。其在MRI检查影像上的表现取决于其特征,即流动速度、流动方向、流动方式及扫描使用的序列参数。常用的MRA方法有时间飞越(time of flight,TOF)法和相位对比(phase contrast,PC)法。三维TOF法的主要优点是信号丢失少,空间分辨力高,采集时间短,它善于查出有信号丢失的病变如动脉瘤、血管狭窄等;二维TOF法可用于大容积筛选成像,检查非复杂性慢流血管;三维PC法可用于分析可疑病变区的细节,检查流量与方向;二维PC法可用于显示需极短时间成像的病变,如单视角观察心动周期。近年来发展起来一种新的MRA方法,称对比增强MRA(contrast enhancement MRA,CE-MRA),其适用范围广,实用性强,方法是静脉内团注2~3倍于常规剂量的Gd-DTPA对比剂,采用超短TR、TE快速梯度回波技术,三维采集,该方法对胸腹部及四肢血管的显示极其优越。

4. 磁共振水成像(MR hydrography) 利用静态液体具有长T_2弛豫时间的特点,在使用重T_2加权成像技术时,稀胆汁、胰液、尿液、脑脊液、内耳淋巴液、唾液、泪水等流动缓慢或相对静止的液体均呈高信号,而T_2较短的实质器官及流动血液则表现为低信号,从而使含液体的器官显影。

5. 脑功能性磁共振成像(functional MRI,fMRI) 可提供人脑部的功能信息,为MRI检查又开启了一个全新的研究领域,它包括弥散成像、灌注成像和脑活动功能成像。

二、临床应用

（一）磁共振检查的注意事项

1. 检查前清理患者身上的金属物品,如手表,手机,腰带扣等。

2. 妊娠 3 个月以内的孕妇不能进行 MRI 检查。

3. 体内有金属植入物(心脏起搏器、动脉夹、人工金属瓣膜、金属假肢或关节、胰岛素泵、神经刺激器、弹片等)不能进行 MRI 检查。

（二）几种常见中枢神经系统疾病的磁共振成像检查

1. 脑血栓形成造成的脑梗死　超急性期(<6 小时)常规 CT 和 MRI 常阴性。MRI 弥散加权成像呈高信号,MRI 灌注成像呈低灌注状态。急性期(6~72 小时)MRI 的 T_1WI 上呈低信号,T_2WI 上呈高信号(图 6-74)。亚急性期(4~10 天)MRI 表现同急性期,此期弥散加权成像(diffusion weighted imaging,DWI)梗死区可呈低信号,灌注加权成像(perfusion weighted imaging,PWI)梗死区可呈低灌注。慢性期(>10 天)MRI T_1WI 呈低信号,T_2WI 呈高信号,FLAIR 呈低信号,周边胶质增生带呈高信号,DWI 呈低信号。脑梗死开始时占位效应不明显,4~7 天达高峰,以后逐渐消退。

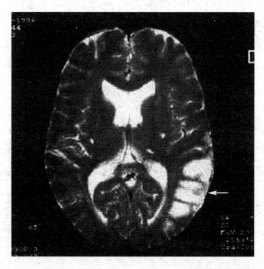

图 6-74　脑血栓形成造成的脑梗死(急性期)磁共振影像

2. 脑栓塞造成的脑梗死　基本同脑血栓形成造成的脑梗死。

3. 腔隙性脑梗死　腔隙性脑梗死一般指脑深部小的穿通动脉供血区域的小缺血性梗死灶,可能为小的穿通动脉本身疾病或栓塞等所致,以穿通动脉本身动脉硬化(可伴血栓形成)所造成的动脉阻塞最常见。MRI 表现为超急性期可无阳性征象,一般要血管源性水肿出现之后,才有阳性发现。腔隙性脑梗死灶通常呈圆形、椭圆形或裂隙状,在 T_1WI 上呈等低信号,在 T_2WI 上呈高信号,最大径仅数毫米,一般不超过 1cm(图 6-75)。

4. 脑出血　MRI 一般不用于检查超急性和急性期脑出血,原因是该期患者多不耐受较长时间的检查,且 MRI 也较难显示该期病灶。但 MRI 显示后颅窝、尤其是脑干的血肿较好。MRI 在显示出血、判断出血时间和原因等方面有着独特优势,MRI 信号能够反映含氧血红蛋白(OHB)-脱氧血红蛋白(DHB)-正铁血红蛋白(MHB)-含铁血

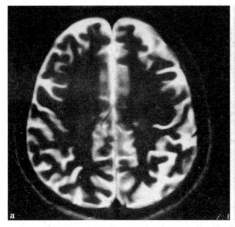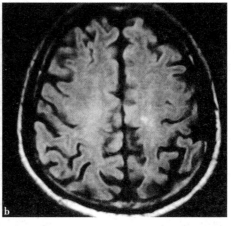

图 6-75　腔隙性脑梗死磁共振影像

a. T_2MI,左半卵圆中心点状高信号灶　　b. FLAIR,示高信号灶

黄素的演变规律。

超急性期,在初始阶段,血肿内容类似血液,为蛋白溶液。用中高磁场机成像时,在 T_1WI 上呈等信号;而用低磁场机成像时,在 T_1WI 可能为高信号,这可能与低磁场机对蛋白质的作用较敏感有关。由于含氧血红蛋白具有抗磁作用,造成 T_2 缩短,因此血肿在 T_2WI 上呈等信号、不均信号或高信号。在出血 3 小时后可出现灶周水肿,占位效应亦轻,除非血肿很大。急性期,红细胞细胞膜完整,脱氧血红蛋白造成局部磁场的不均匀,由于磁敏感效应加快了质子失相位,能显著缩短 T_2 值,但对 T_1 值的影响较小,血肿在 T_1WI 上呈略低中等信号,在 T_2WI 上呈低信号。灶周出现血管源性水肿,占位效应明显。亚急性期,早期红细胞内的正铁血红蛋白造成 T_1、T_2 缩短,血肿中心在 T_1WI 上仍呈等信号,外周呈高信号,且高信号逐渐向中心扩展;在质子加权和 T_2WI 上呈低信号。晚期血肿溶血出现,正铁血红蛋白沉积在细胞外,T_1 缩短,T_2 延长,血肿在 T_1WI 和 T_2WI 上均呈高信号,灶周水肿,占位效应逐渐减轻。慢性期血肿,早期血肿在 T_1WI 和 T_2WI 均呈高信号,病灶周围含铁血黄素环,造成 T_2 缩短,在 T_1WI 上呈等信号,在 T_2WI 上呈低信号,水肿和占位效应消失。晚期,典型者形成类似囊肿的 T_1WI 低信号,T_2WI 高信号灶,但周围仍可见低信号的含铁血黄素环。

5. 蛛网膜下腔出血　MRI 的 FLAIR 序列可显示急性和亚急性的蛛网膜下腔出血,临床怀疑蛛网膜下腔出血而 CT 检查为阴性时应考虑用 MRI FLAIR 序列检查。后颅窝和基底池的脑脊液流动可干扰 FLAIR 图像,该区域有无蛛网膜下腔出血的诊断受限。急性期多表现为阴性;亚急性期在蛛网膜下腔可见局限性短 T_1 信号;慢性期在 T_1WI 和 T_2WI 上脑回表面尤其是小脑和脑干区可见极低信号线条影,代表含铁血黄素沉积。FLAIR 序列上,蛛网膜下腔出血显示为蛛网膜下腔脑脊液异常高信号(图 6-76)。

6. 颅内肿瘤

(1)星形细胞瘤:按组织学可分为 6 型,按分化程度可分为 4 级,级别越高,恶性程度越高。Ⅰ级:毛细胞与室管膜下巨细胞星形细胞瘤;Ⅱ级:弥漫性与多形性黄色星形细胞瘤;Ⅲ级:间变性星形细胞瘤;Ⅳ级:胶质母细胞瘤。肿瘤在 T_1WI 上呈低或混杂信号,在 T_2WI 及 FLAIR 上呈高信号,恶性程度越高,其 T_1 和 T_2 值越长。钙化、囊

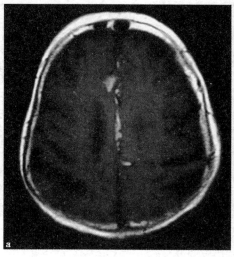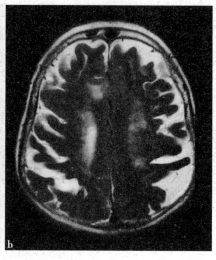

图 6-76 蛛网膜下腔出血磁共振影像
a. T_1WI 示纵裂池内短 T_1 信号　b. T_2WI 上不明显

变出血、瘤周水肿少见或罕见。肿块通常无强化，出现强化则提示向恶性发展，DWI上通常缺乏限制性弥散。

（2）脑膜瘤：多见于中年妇女，好发于矢状窦旁、脑凸面、蝶骨嵴、嗅沟、桥小脑角等部位。肿瘤在 T_1WI 上呈等或高信号，在 T_2WI 上呈等或高信号，均一性强化，邻近脑膜强化称为"脑膜尾征"，具有一定特征性（图 6-77）。

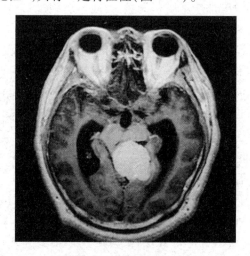

图 6-77 脑膜瘤磁共振影像

（3）垂体巨腺瘤：①肿瘤多数呈圆形或椭圆形，少数呈分叶状，有包膜，边缘光滑、锐利。腺瘤实质部分一般呈现等密度（等信号），囊变、坏死区呈现低密度（在 T_1WI 上呈低信号、在 T_2WI 上呈高信号），出血呈高密度（高信号），钙化少见。②肿瘤常侵犯、破坏周围结构，出现下列征象：蝶鞍扩大和鞍底下陷；腰身征或"8"字征（指腺瘤通过鞍膈向上生长时，由于受到鞍膈的限制而形成对称的切迹）；鞍上池闭塞，视交叉受压上移（腺瘤向上生长时）；颈内动脉海绵窦段推移向外，甚至闭塞海绵窦，包裹颈内动脉(腺瘤向上向鞍旁生长时);蝶窦和斜坡的骨质侵蚀(腺瘤向上向下生长时)。

7. 椎间盘突出　因为纤维环后缘比前缘薄弱,所以髓核突出常发生于后方,且更常见于旁中央型,其他突出形式包括椎体内突型和前突型。腰椎间盘突出最常见发于 L$_{4~5}$椎间隙。颈椎间盘突出最常发生于 C$_{4~5}$、C$_{5~6}$椎间隙。胸椎间盘突出很少见。MRI 表现:①T$_1$WI 矢状面突出的椎间盘呈半球状或舌状向后方或侧后方伸出,其组织信号强度呈现为该变性椎间盘相等的信号强度;②横断面上变性的椎间盘局限突出于椎体后缘,呈三角形或半圆形,边缘规则或略不规则,在 T$_1$WI 上其信号与邻近椎间盘相仿;③在 T$_2$WI 上突出的椎间盘信号远远比相应节段 CSF 及脂肪信号低,因此较易显示硬膜外脂肪、神经根及脊髓受压情况,表现为硬膜外脂肪移位、消失,神经根鞘袖受压向背侧移位,硬脊膜囊变形,脊髓组织明显受压;④MRI 可观察髓核与椎间盘本体失去连续性而形成的游离碎片,存在于硬膜外间隙内,此软组织团块可位于椎间隙的上方或下方。

8. 椎间盘脱出　以髓核为主的椎间盘脱出多向椎间盘侧后缘突出,一侧或双侧发生。MRI 征象为:上矢状面图像显示椎间盘变窄,髓核变窄、前后径增宽;横断面图像显示髓核经纤维环裂口疝出至椎体后缘连线轮廓之外,推压后纵韧带和硬脊膜囊(图 6-78)。

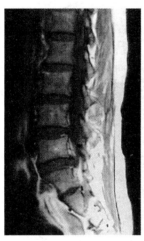
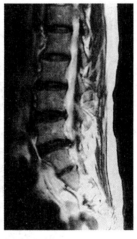

图 6-78　椎间盘脱出磁共振影像

(辛先贵)

第五节　数字减影血管造影检查

数字减影血管造影(digital subtraction angiography,DSA),是在血管造影中利用计算机处理数字化的影像信息,以消除骨骼和软组织影,使血管显示清晰的一种检查技术。普通的血管造影,因血管与骨骼及软组织影重叠,血管显影不清。因此 DSA 是新一代血管造影的成像技术。

一、基本知识

(一)诊断原理
数字荧光成像是 DSA 成像的基础,它利用数字减影方式消除了骨骼和软组织影。

目前常用的数字减影血管造影方法是时间减影法。先经导管快速注入造影剂,在造影剂到达欲查血管的前后,分别使检查部位连续成像,同时进行数字化采集并输送到计算机,在这些系列图像中,取一帧血管内不含造影剂的图像和含造影剂最多的图像,经计算机行数字减影处理,使含造影剂的数字图像中骨骼及软组织等背景图像被消除,而只得到血管影像。

（二）检查设备

DSA 检查设备主要包括影像增强器、高分辨力摄像管、计算机、磁盘、阴极线管和操作台等。

二、临床应用

DSA 检查能够观察血流的动态变化及血管的器质性病变。由于没有骨骼和软组织影重叠,血管显示清晰。如应用选择性或超选择性插管,对直径 200μm 以下的小血管及小病变,也能很好地显示。

（一）数字减影血管造影检查的注意事项

1. 术前须行碘过敏试验,碘过敏试验阴性者方可行此项检查。

2. 术前应完成相应实验室检查（血常规、血小板计数、出血时间测定、凝血时间测定、肝功能和肾功能）和心电图检查,有严重心、肝、肾功能不全和出血倾向的患者不宜做此项检查。

3. 术前晚餐后开始禁食,以防止术中发生恶心、呕吐及呕吐内容物进入气道。

4. 术前向患者和亲属交待术中过程和可能出现的并发症,以取得患者和亲属的理解、配合并签署手术同意书。

（二）数字减影血管造影检查的应用

1. 心脏及大血管　对心内解剖结构异常、主动脉夹层、主动脉瘤、主动脉缩窄或主动脉发育异常等显示清楚,对冠状动脉显示亦较好。

2. 中枢神经系统　主要用于脑动脉硬化、颅内动脉瘤、脑动静脉畸形、脑膜瘤、脑胶质瘤和转移瘤等的诊断(图 6-79)。

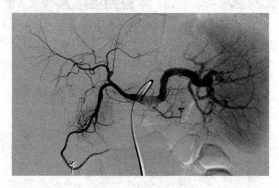

图 6-79　脑血管 DSA 影像

3. 腹部血管　主要用于直接观察腹主动脉及其大分支管腔的狭窄情况。

4. 四肢周围血管　主要用于四肢血管疾病如血栓闭塞性脉管炎、血栓性静脉炎等的诊断。

第六节　放射性核素检查

放射性核素检查(radionuclide examination)是利用放射性核素进行诊断疾病的一种技术,是临床核医学的重要组成部分,是医学现代化的重要标志之一。其诊断方法分为两类:不需将放射性核素引入体内者称为体外检查法,如放射免疫分析;需要将放射性核素引入体内者称为体内检查法。体内检查法根据是否成像又分为显像和非显像两种。

一、基本知识

(一)诊断原理

1. 体内检查法的诊断原理　放射性核素或其标记物引入人体后,被脏器、组织摄取并能在其中停留足够的时间,利用曲线图、平面或断层显像,了解组织、脏器的功能、代谢或血流灌注等情况。

2. 体外检查法的诊断原理　体外检查法是以放射性标记的配体为示踪剂,以竞争结合反应为基础,在试管内完成的微量生物活性物质的检测技术,最有代表性的是放射免疫分析。

(二)放射性药物与检测仪器

1. 放射性药物　是指能够安全用于诊断或治疗疾病的放射性核素和放射性标记化合物。其中用于非显像检查者称为示踪剂,用于显像检查者称为显像剂,临床最常用的放射性核素有^{99m}锝、^{131}碘。

2. 检测仪器　目前临床常用的发射计算机断层仪(emission computed tomography,ECT)包括单光子发射计算机断层仪(single emission computed tomography,SPECT)和正电子发射计算机断层仪(positron emission computed tomography,PET)。SPECT检查在病变的早期发现、观察病变累及范围及器官功能检查方面有其独特优势,但图像分辨率低是其固有的缺点。PET检查在一定程度上提高了图像的分辨率。

二、临床应用

(一)放射性核素检查的注意事项

1. 检查前先做CT断层扫描,最后选择符合ECT探测的断层进行显像。

2. 检查糖尿病患者前需测血糖,注射胰岛素。

3. 检查腹、盆腔部位前要先清洁肠道、排空膀胱。

4. 疼痛或烦躁者检查前需使用止痛剂或镇静剂。

5. 在注射药物前应禁食6小时,注射药物前、后要保持安静。注射药物后卧床休息,不走动、少说话。显像中保持平卧约1小时,不能移动。全身骨骼显像患者在静脉注射后1小时宜适量饮水。

(二)放射性核素检查的应用

1. 脏器功能检查

(1)甲状腺摄^{131}碘功能检查:用于甲状腺功能亢进症、甲状腺功能减退症、地方性甲状腺肿等疾病的诊断。

（2）邻^{131}碘马尿酸肾图检查：用于判断两侧肾脏的功能及尿路的通畅情况。

2. 脏器显像

（1）内分泌系统：用于甲状腺结节的诊断，异位甲状腺的寻找，甲状腺癌转移灶的定位及判断甲状腺的大小和重量等（图6-80）。

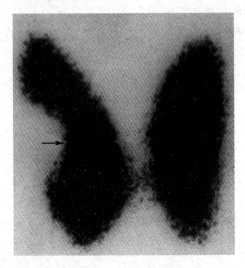

图 6-80　甲状腺显像
右叶中外部放射性缺损（↑）

（2）循环系统：核素心血管显像可用于先天性心脏病的诊断、上腔静脉梗阻的诊断等。心肌显像可用于冠心病诊断（尤其是心肌梗死的部位和范围判断）、心功能判断等。

（3）骨骼系统：可用于诊断骨转移癌、原发性骨肿瘤、骨折、股骨头缺血性坏死及移植骨术后监测等。

（4）神经系统：脑静态显像可用于估价颈动脉血流状态（有无阻塞、弯曲或严重狭窄）、脑血管病（如脑梗死、脑出血）的诊断等。脑动态显像可用于偏头痛、帕金森病、癫痫、脑梗死的诊断等。脑代谢显像可用于脑梗死、中枢神经变性疾病、癫痫、脑肿瘤的诊断等。脑脊液间隙显像可用于交通性脑积水的诊断、脑脊液漏的诊断等。

（5）呼吸系统：包括肺灌注显像、肺通气显像和肺肿瘤显像，临床应用于诊断肺栓塞、肺癌、肺内感染等。

（6）消化系统：肝动态显像用于肝内肿瘤的鉴别诊断；肝静态显像用于肝内占位性病变的发现、定位诊断及肝功能的判断；肝胆动态显像用于了解肝胆系统功能、形态及胆道通畅情况，用于诊断急性胆囊炎、黄疸的鉴别、肝内胆管扩张、胆汁淤积等。

（7）泌尿系统：肾动态显像可用于诊断肾功能受损、尿路梗阻、移植肾监测等。肾静态显像可用于诊断双肾位置异常及先天性畸形、肾动脉狭窄、移植肾监测等。

（8）血液系统：骨髓显像可用于诊断再生障碍性贫血、白血病、骨髓纤维化、骨髓瘤等。

（邓建梅）

第七节　介入放射技术

介入放射技术是指在影像监视下,利用经皮穿刺和导管手段等取得病理学、细胞学、细菌学、生理、生化及影像学资料对某些疾病作出诊断,或对某些疾病进行治疗的一种新兴医学技术。根据介入途径的不同,介入放射技术分为血管介入技术和非血管介入技术。血管介入技术是指在血管内进行的治疗和诊断性操作,非血管介入技术是指对血管外的组织器官进行的治疗和诊断性操作。

一、基本知识

(一)介入放射技术的设备、器材及材料

1. 导向设备　主要有 X 线电视透视、DSA、CT、MRI 和超声等。

2. 器材及材料　介入放射技术的基本器材有穿刺针、导管、导丝等。穿刺针主要用于穿刺进入体内以建立通道,通过通道插入导丝及导管或直接采取病理组织、抽吸内容物、注入药物等;导管可分为造影导管、引流导管、球囊扩张导管等,分别用于造影、引流、扩张狭窄管腔等;导丝主要用于引入导管并将其选择性插送到体内一定的位置。介入放射技术的材料主要有金属支架、内涵管、栓塞物(自体血凝块、明胶海绵、不锈钢螺圈、组织黏合剂等)、药物等。金属支架由金属或合金制成,用于扩张和支撑狭窄的血管和血管外狭窄腔道(如食管狭窄);内涵管为合成材料制成,仅用于扩张和支撑血管外狭窄腔道(如胆道狭窄);栓塞物可以阻断血流、阻塞血管,用于止血、治疗恶性肿瘤或动脉瘤及动静脉畸形等;药物有血管收缩剂、溶栓剂、抗肿瘤药物,分别用于止血、溶栓、治疗恶性肿瘤等。

(二)介入放射技术的种类与应用价值

1. 介入放射技术的种类　主要包括:①成形术;②灌注栓塞术;③穿刺引流术;④其他:经皮腔内异物取除术、经皮穿刺椎间盘切除术、结石介入处理。

2. 介入放射技术的应用价值　介入放射技术以其微创的特点和肯定的治疗效果,目前已成为和内科、外科并列的三大治疗学之一。其主要临床应用价值体现在:①诊断比较准确;②治疗作用快,疗效显著;③创伤小,可重复使用;④使一些内、外科治疗无效或难以解决的疾病如血管病变、晚期恶性肿瘤可获得有效治疗。

二、临床应用

(一)血管内介入技术

1. 经导管栓塞术　主要用于控制多种出血、治疗肿瘤和包括动静脉血管畸形、动静脉瘘和动脉瘤在内的血管性疾病。

2. 经皮血管腔内血管成形术(PTA)　主要包括:①球囊血管成形术,主要用于治疗冠心病、四肢动脉硬化、四肢动脉栓塞等;②血管内支架,主要用于治疗冠状动脉、颈动脉、肾动脉、肢体动脉等血管狭窄和闭塞;③激光血管成形术和动脉粥样斑块切除术,主要用于治疗四肢血管、颈动脉和冠状动脉粥样硬化或血栓形成。

3. 心脏瓣膜狭窄经皮球囊成形术　临床主要用于治疗二尖瓣、肺动脉瓣和主动脉瓣狭窄。

4. 经导管灌注术 相应血管内灌注血管收缩药物,用于治疗食管静脉曲张出血、出血性胃炎、消化性溃疡出血、小肠及结肠出血等;靶动脉内灌注抗肿瘤药物,用于治疗原发性肺癌、原发性肝癌、头颈部肿瘤、消化道肿瘤、盆腔肿瘤及骨肿瘤等;相应血管内灌注溶栓药物,用于冠状动脉溶栓、脑动脉溶栓、周围血管溶栓,常用药物有尿激酶、链激酶、蛇毒和组织型纤维蛋白溶酶原激活剂。

（二）非血管介入技术

1. 管道狭窄扩张成形术 通过球囊扩张术和支架留置术治疗食管狭窄、胆管狭窄、气管及支气管狭窄等。

2. 经皮穿刺引流与抽吸术 ①抽取标本做细胞学、细菌及生化等检查,以明确病变性质;②用于治疗脓肿、囊肿、血肿及积液等。

3. 结石的介入处理 通过介入技术,穿刺建立通道后,使用内镜或其他介入器材进行粉碎取石、注入溶解剂局部溶石或直接取石,常用于治疗胆道和泌尿系结石。

4. 经皮穿刺椎间盘脱出切吸术 用于治疗经影像学确诊,并有明显症状的椎间盘脱出症。

5. 经皮针刺活检 经皮针刺取得活组织标本,行病理学检查。此法已广泛应用于身体各部位、各器官病变的诊断。

第八节 影像学检查方法的选择

随着科学技术的发展,影像学检查的方法越来越多、越来越先进,如何合理的选择影像学检查方法,用最低的检查费用,同时又要作出正确的诊断,是临床上必须面对的问题。费用的多少取决于影像设备的价格和运行成本,与疾病诊断的准确度、敏感度和特异度无正比关系。每一种检查技术都不是万能的,不同的影像学检查技术在诊断中均有各自的优缺点和适用范围。因此,在临床应用中应合理选择,联合使用。这样,不仅可节约医疗费用,而且可提高疾病诊断准确率。

（一）呼吸系统疾病的选择

呼吸系统疾病的最佳检查方法是 X 线和 CT 检查。X 线可检出大部分呼吸系统病变,是筛选和动态观察病变的最有效和最经济的方法,其缺点是对小病灶和被重叠的病灶有时容易漏诊。CT 密度分辨力高,无结构重叠,能发现直径大于 2mm 的病灶,CT 仿真内镜技术能模拟纤维支气管镜效果,用于探查气管和支气管内占位性病变,CT 肺功能成像除能了解形态学改变外,还能定性和定量地了解肺通气功能,在临床上对 X 线检查不能确诊的呼吸系统疾病,均应行 CT 检查。MRI 检查有利于对纵隔病变的定位和定性诊断,且无须用造影剂增强就可清楚显示肺门及纵隔内淋巴结。此外,利用 MRI 技术可清楚显示心脏和大血管及肺与纵隔肿瘤的关系,以利于术前判断肿瘤分期和制定治疗计划。超声检查一般不用于胸部病变的诊断,但它是胸腔或心包积液穿刺引流的最佳导向工具。血管造影对胸部病变无诊断价值,仅作为导向工具用作肿瘤的介入治疗和咯血的治疗。

（二）心脏与血管疾病的选择

X 线检查是心脏疾病较常用的检查方法,可大致了解心脏及大血管的大小、形态、位置、搏动和肺血流改变,但不能完全明确诊断心血管病。目前彩超是心血管疾病效价比最高的首选检查方法,超声心动图可实时观察心脏大血管的结构与搏动、心脏舒缩功能和瓣膜活动及心血管内血流状态。通过各种超声检查方法的综合运用,大部分心血管疾病可明确诊断。它的局限性在于不能详细了解冠状动脉的病变情况,DSA检查可补充其不足。普通CT不用于心脏疾病检查,但多层螺旋CT因其成像速度快,现已作为诊断冠状动脉病变的筛选方法,增强后,利用图像重建技术,有时可直接显示冠状动脉狭窄或闭塞。与冠状动脉造影相比,CT属非创伤性检查方法。利用MRI可清楚显示心脏及大血管结构,其成像分辨力高于超声,且可多方位观察。心脏MRI电影效果现已如同导管法心脏造影检查,且无影像重叠,有取代有创性心脏造影之势,但对于检查不合作的婴幼儿和病情危重者,不适于做MRI检查。有创性心血管造影的诊断作用日益减弱,但它仍是诊断心血管系统疾病的金标准。它目前主要用于心血管疾病的介入治疗,如房间隔缺损、室间隔缺损,动脉导管未闭的堵塞术,冠状动脉或外周血管狭窄或闭塞的球囊支架成形术。

（三）骨骼肌肉疾病的选择

骨骼肌肉疾病主要以X线平片检查为主,是筛选病变的最有效和最简单的方法,它不仅能显示病变的范围和程度,而且还可作出定性诊断。但X线平片不能直接显示肌肉、肌腱、半月板和椎间盘等软组织病变,亦不易发现骨关节和软组织的早期病变,而CT在此方面则具有优势。CT能多方位显示骨关节解剖结构的空间关系,它常用于X线平片检查之后,或者是首选。ECT可用于疾病的早期诊断,如对股骨头无菌坏死的早期诊断,优于X线、MRI和CT检查。MRI在显示软组织病变,如肿块、出血、水肿、坏死等方面优于CT,但在显示骨化和钙化方面不及CT和X线平片。MRI常用于下列部位病变的检查:①膝关节,主要用于检查外伤所致的半月板断裂和韧带撕裂。半月板断裂多发生在后角,以矢状面T_1WI最为敏感,于断裂处信号增高,T_2WI可帮助显示关节内积液和出血。MRI诊断的准确率可超过90%,比关节造影和关节内镜敏感。膝关节外伤引起胫、腓副韧带撕裂可在冠状面T_1WI上显示,表现为韧带中断或不见。十字韧带撕裂在矢状面T_1WI上则表现为外形不整断裂,在低信号的韧带内出现高信号。这些疾病在CT上是难以显示的。②髋关节,主要用于诊断早期股骨头缺血性坏死和观察疗效。征象出现早于X线和CT,且具有一定的特异性。在冠状面T_1WI和T_2WI上,股骨头内出现带状或半月状低信号区,其关节侧还可见强度不等的信号。③骨髓,因含脂肪而能在MRI上显示,当骨髓内脂肪成分有改变或被病变组织取代,则信号强度将发生变化。MRI是直接观察骨髓病变的最佳检查方法,优于X线、ECT和CT检查。成人正常骨髓在T_1WI和T_2WI上均呈高信号,而纤维或硬化组织在T_1WI和T_2WI上均呈低信号。骨髓瘤、淋巴瘤和骨肉瘤在T_1WI上均表现为低信号,MRI可准确确定其范围。④脊柱,可清楚地显示椎管狭窄,包括椎体与脊椎小关节的增生、韧带肥厚和椎间盘脱出等。如果椎间盘脱出发生在多个平面,且相对的黄韧带肥厚,则在与椎间隙水平相对应的硬膜囊前后缘受压,在矢状面T_2WI上,硬膜囊呈串珠状改变。

（四）腹部疾病的选择

胃肠道疾病首选的检查方法是胃肠道钡剂造影,它可诊断胃肠道畸形、炎症、溃疡和肿瘤性病变,应用气钡双重对比造影有助于发现轻微的和早期的胃肠道病变。血管造影可用于寻找和治疗消化道出血,发现胃肠道血管性病变。利用CT和MRI可对腹部恶性肿瘤进行临床分期和制定治疗计划。超声对胆系疾病诊断的效价比最高,亦能发现肝、胰、脾的病变,故常作为首选的检查方法。超声亦特别适合对腹部实质性脏器疾病的普检、筛选和追踪观察。CT 具有优良的组织分辨力和直观清晰的解剖学图像,特别是随着 CT 扫描速度加快,扫描方式和图像重建功能的增加,使它在肝、胆、胰、脾疾病诊断和鉴别诊断中起主导作用,与超声相结合,CT 能对绝大多数疾病作出正确诊断。MRI 除可提供优良的解剖学图像外,还可根据信号特征分析病变性质,故常用于超声和 CT 鉴别诊断有困难的病例。在显示胆管、胰管梗阻性病变时,MRI 优于超声和 CT。血管造影仅用于某些疾病的鉴别诊断,如肝海绵状血管瘤、动静脉畸形和动脉瘤,以及腹部肿瘤的介入治疗。

除急腹症外,腹部 X 线平片和超声不用于诊断胃肠道疾病。腹部平片仅可显示泌尿系阳性结石,肾排泄性造影既可显示肾盂输尿管系统的解剖学形态,又可判断肾排泄功能,故它仍是泌尿系疾病的常用检查方法之一。超声与 CT 已广泛应用于泌尿生殖系统检查,且效果远优于常规 X 线,特别是超声在妇产科及计划生育的诊疗中已起主导作用。超声、CT、ECT 和 MRI 均适用于对肾上腺疾病的探查,但从临床效价比的角度应首选 CT。MRI 水成像技术在显示泌尿系梗阻性疾病方面有独特的价值。此外,MRI 对软组织、肝、胆、脾、胰、肾、子宫、卵巢、前列腺等部位的检查性能优越,在对泌尿生殖系统肿瘤分期方面优于其他检查方法。

(五)中枢神经系统疾病的选择

中枢神经系统疾病首选的检查方法为 CT 与 MRI,两者均能对颅内或椎管内病变的部位、大小、数目等情况作出定量和定性诊断。CT 和 MRI 图像特点比较如下:①MRI 显示解剖结构清晰而逼真,可很好地观察器官大小、形状和位置等,对引起器官形态变化的疾病可作出诊断。②MRI 适宜于观察亚急性脑内血肿(3 天~3 周),MRI 图像上显示为高信号区,易于诊断,而在 CT 扫描上可为等密度灶。急性外伤性颅内出血(3 天以内)在 T_1WI 和 T_2WI 上多为等信号,不易和血肿周围脑组织区别,而 CT 上急性血肿均为高密度灶,易于观察。所以,急性期血肿应选择 CT 扫描,亚急性或慢性血肿(3 周~3 个月)应选择 MRI 检查。此外,少量的脑底出血,轻微的脑挫伤水肿 MRI 比 CT 敏感。③在良好的解剖背景上显示病变是 MRI 诊断的突出优点。在观察病变时需注意病变的位置、大小、形状、边缘轮廓和与有关器官的关系等,还要观察病变 T_1、T_2 的长短或 MR 信号的强弱与均匀性,因为这有助于病变性质的判断。例如脑水肿表现为长 T_1、长 T_2,含脂类病变表现为短 T_1 和不同程度的长 T_2 信号。④MRI 发现脑梗死比 CT 要早,一般起病后 6 小时 MRI 即可出现异常。对脑干和小脑腔隙性梗死灶的探测,MRI 也明显优于 CT。脑梗死灶在 T_1WI 上呈低信号,在 T_2WI 上呈高信号,易于诊断。MRI 弥散成像可发现 2 小时以内的超急性脑梗死,这对患者的早期治疗和预后有着重要作用。⑤MRI 的软组织分辨率比 CT 高,矢状面扫描图像上可直观地显示脊髓病变的全貌及与周围组织结构的关系,是当今诊断脊髓疾病的最佳选择。利用 MRI 可替代有创性脑血管造影来诊断颅内或椎管内血管性病变。MRI 的缺点在于不能明确钙化灶,对骨性结构的显示远不如 CT。脑血管造影属创伤性检查方法,目前已少用于对颅内疾病的诊断,而多用于颅内血管性疾病的介入治疗。

综上所述,这五种成像方法的优选和应用主要是遵循效价比的原则进行。呼吸系统疾病和骨骼疾病首选的检查方法应是普通 X 线检查;胃肠道疾病应首选 X 线钡剂

（或气钡双重）造影检查；心血管疾病应首选超声和 DSA 检查；泌尿系统疾病，妊娠，子宫与卵巢疾病，肝、胆、胰、脾、腺体和软组织疾病应首选超声检查；中枢神经系统疾病应首选 CT 和 MRI 检查；ECT 是一种创伤性较大的检查方法，而且费用较贵，在疾病的诊断中，不作优先考虑。但在某些疾病（甲状腺疾病、恶性肿瘤的转移、心肌梗死等）的早期确诊和精确诊断中，具有其他方法不可替代的优势。必须强调的是，影像学诊断必须结合患者的其他临床资料综合分析才能作出，记住这一点对一个临床工作者至关重要。

（李广元）

复习思考题

扫一扫
测一测

1. 简述 X 线的特性。
2. 简述 X 线的检查方法。
3. 简述二尖瓣狭窄的 X 线表现。
4. 简述脊椎退行性变的 X 线表现。
5. 简述典型胆囊结石的声像图特征。
6. 简述介入放射学主要技术。
7. 简述椎间盘脱出的 MRI 征象。
8. 试述超声检查的临床应用价值。

第七章

肺功能检查

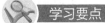
学习要点

1. 肺功能检查项目的初步选择。
2. 常用肺功能检查项目的临床意义。

  肺功能检查是呼吸功能和胸、肺疾病的重要检查内容,包括通气功能、气体交换功能、小气道功能、血液气体分析和酸碱度测定等检查项目。肺功能检查的目的是:①了解呼吸功能的基本状态,明确肺功能障碍的发生机制及类型;②协助判断呼吸系统疾病的病因和病变部位;③判断肺功能损害的程度及评估手术的耐受性;④评价药物与其他治疗的疗效;⑤职业性肺病的劳动能力鉴定。不宜进行肺功能检查的状态有:①近2个月有心绞痛、心肌梗死、心力衰竭、休克;②近4周曾出现大咯血;③高血压(收缩压>200mmHg、舒张压>100mmHg);④气胸、巨大肺空洞;⑤鼓膜穿孔;⑥呼吸道感染。

  肺功能的代偿能力很大,有些严重的肺部疾病,肺功能也可能正常,故对肺功能的检查结果的判断必须结合临床资料,综合判断。各种肺功能指标均受性别、年龄、体重、身高、体位、呼吸形式等因素影响,故临床上常用各项肺功能指标的预计值作为参考值,以实际测值占预计值的百分比作为评判依据。

第一节　通气功能检查

通气功能检查包括静态肺容积和动态肺容积。

（一）静态肺容积

  肺容积是在安静状态下,一次呼吸所出现的容积变化,不受时间限制(图7-1),因其具有静态解剖学意义,故称为静态肺容积。肺容积可分为4种基础肺容积和四种肺容量,即基础肺容积(pulmonary volume)包括潮气容积、补吸气容积、补呼气容积及残气容积等;肺容量是由两个或两个以上基础肺容积组成,包括深吸气量、肺活量、功能残气量、肺总量。

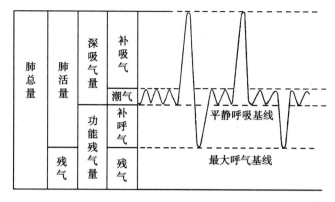

图 7-1 肺容积的组成及其关系

1. 潮气容积(tidal volume, VT) 是指平静呼吸时,每次吸入或呼出的气量。

(1)参考值(正常成人):500ml。

(2)临床意义:主要见于呼吸肌病变。

2. 补吸气容积(inspiratory reserve volume, IRV) 是指平静吸气末再尽力吸气所能吸入的最大气量。

(1)参考值:(正常成人):男性 2160ml,女性 1400ml。

(2)临床意义:主要见于呼吸肌病变。

3. 补呼气容积(expiratory reserve volume, ERV) 是指平静呼气末再尽力呼气所能呼出的最大气量。

(1)参考值:(正常成人):男性(1609±492)ml,女性(1126±338)ml。

(2)临床意义:主要见于呼吸肌病变。

4. 残气容积(residual volume, RV) 是指补呼气后仍残留于肺内的气量。

(1)参考值(正常成人):男性(1615±397)ml,女性(1245±336)ml。

(2)临床意义:升高提示肺弹性回缩力下降,见于阻塞性肺气肿、气道阻塞。下降见于肺间质纤维化、急性呼吸窘迫综合征、胸廓畸形等。

5. 深吸气量(inspiratory capacity, IC) 是指平静呼气末用力吸气所能吸入的最大气量,即潮气容积加补吸气容积(VT+IRV)。

(1)参考值(正常成人):男性(2617±548)ml,女性(1970±381)ml。

(2)临床意义:降低见于呼吸功能不全。

6. 肺活量(vital capacity, VC) 是指最大吸气后所能呼出的最大气量,即深吸气量加补呼气容积(IC+ERV)或潮气容积加补吸气容积加补呼气容积(VT+IRV+ERV)。

(1)参考值(正常成人):男性(4217±690)ml,女性(3105±452)ml。

(2)临床意义:实际测值不应低于预计值的80%。减少常见于胸廓畸形、广泛性胸膜增厚、大量胸腔积液、气胸、肺不张、支气管哮喘、大量腹水、腹腔肿瘤、重症肌无力等。

7. 功能残气量(functional residual capacity, FRC) 是指平静呼气后肺内所含气量,即补呼气容积加残气容积(ERV+RV)。

(1)参考值(正常成人):男性(3112±611)ml,女性(2348±479)ml。

(2)临床意义:升高见于肺弹性回缩力下降,如阻塞性肺气肿、气道阻塞。下降见于肺间质纤维化、急性呼吸窘迫综合征、胸廓畸形等。

8. 肺总量(total lung capacity,TLC)　是指深吸气后肺内所含有的气体总量,即肺活量加残气容积(VC+RV)。

(1)参考值(正常成人):男性(5766±782)ml,女性(4353±644)ml。

(2)临床意义:增加提示阻塞性通气障碍,见于阻塞性肺气肿等。减少提示限制性通气障碍,见于气胸、胸腔积液、肺纤维化、肺水肿、肺不张、肺叶切除术后等。

临床上 VT、IRV、ERV、IC、VC 可用肺量计直接测定。FRC、RV 均不能用肺量计直接测得,需用气体分析法(氦气或氮气)间接测算。

(二)动态肺容积

动态肺容积检查又称通气检查,是指单位时间内随呼吸运动进出肺的气体量和流速。它包括肺通气量和用力肺活量等。

1. 肺通气量

(1)每分钟静息通气量(minute ventilation volume,VE):是指静息状态下每分钟吸入或呼出的气量。由潮气容积(VT)乘以呼吸频率(RR)而得,即 $VE = VT \times RR$。

1)参考值(正常成人):男性(6663±200)ml,女性(4217±160)ml。

2)临床意义:>10/L,提示通气过度,可造成呼吸性碱中毒;<3/L,提示通气不足,可造成呼吸性酸中毒。另外,VE 改变亦可受胸廓与呼吸肌等病变的影响。

(2)肺泡通气量(alveolar ventilation,VA):是指静息状态下每分钟吸入气量中能到达呼吸性细支气管及肺泡进行气体交换的有效通气量。正常成人潮气容积(VT)约500ml,其中存留在呼吸性细支气管以上气道中不参与气体交换的气体约150ml,即解剖无效腔(死腔气);进入肺泡的气量可因局部肺泡毛细血管血流不足,不能进行气体交换,则形成肺泡无效腔(正常人可忽略不计)。解剖无效腔加上肺泡无效腔合称生理无效腔(dead space ventilation,VD)。$VA = (VT-VD) \times RR$。

1)参考值(正常成人):5.25L。

2)临床意义:能确切反映有效通气的增加或减少,肺泡通气量减少提示肺通气量减少和(或)生理死腔量增大。

(3)最大通气量(maximal voluntary ventilation,MVV):又称最大自主是通气量,是指单位时间(1分钟)内以最快的频率和最大幅度重复最大自主呼吸所得到的通气量。

1)参考值(正常成人):男性(104±2.71)L,女性(82.5±2.17)L。

2)临床意义:低于参考值的80%为异常,见于阻塞性肺气肿、呼吸肌功能障碍、弥漫性肺间质病变、大面积肺实变等。

2. 用力肺活量(forced vital capacity,FVC)　又称时间肺活量,是指深吸气至肺总量位后用最大力及最快速度所能呼出的全部气量。它是测定呼吸道有无阻力的重要指标,由于 FVC 不受时间限制,因此,肺功能检测时常更侧重一些由 FVC 衍变出来的单位时间呼气流速指标,常用的有以下几个指标(图 7-2):

(1)第 1 秒用力呼气量(forced expiratory volume in one second,$FEV_{1.0}$):是指最大吸气到肺总量(TLC)位后,开始呼气第 1 秒内呼出的气量。$FEV_{1.0}$ 和 $FEV_{1.0}/FVC$ 百分比临床应用非常广泛,正常人 6 秒可将肺活量全部呼出,前 1 秒、2 秒、3 秒所呼出的气量占 FVC 的百分比分别是:$FEV_{1.0}/FVC\%$ 为 83%、$FEV_{2.0}/FVC\%$ 为 96%、$FEV_{3.0}/FVC\%$ 为 99%。

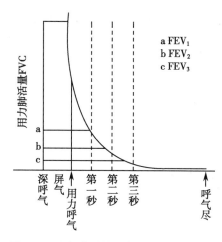

图 7-2　用力肺活量及最大呼气中段流量

正常成人参考值:男性 $FEV_{1.0}$ 约(3452±1160)ml,女性 $FEV_{1.0}$ 约(2836±946)ml。

(2)最大呼气中段流量(maximal mid-expiratory flow,MMEF):是根据用力肺活量曲线计算得出,即将用力肺活量起、止两点间平均分为四份,取中间用力呼出 50% 肺活量与其所用时间比值。

正常成人参考值:男性(3452±1160)ml/s,女性(2836±946)ml/s。

(3)最大呼气流量峰值(peak expiratory flow,PEF):是指用力肺活量测定中,呼气流速最快时的瞬间流速。主要反映呼吸肌的力量和气道阻力。正常人一日内,不同时间点 PEF 值可有差异,称 PEF 日变异率,正常一般<20%。

$$PEF 日变异率 = \frac{日内最高 PEF - 日内最低 PEF}{1/2(同日内最高 PEF + 最低 PEF)} \times 100\%$$

用力肺活量反映了气道特别是小气道的阻力状态,常用指标异常(降低)临床上见于慢性阻塞性肺疾病、支气管哮喘发作时等。

第二节　换气功能检查

肺泡是气体交换的基本单位,进入肺泡中的氧通过肺泡壁毛细血管膜进入血液循环,血液中的二氧化通过毛细血管肺泡壁膜碳弥散到肺泡,这个过程称为换气。换气功能检查包括气体分布测定、通气/血流比值测定和气体弥散功能测定等。

(一)气体分布测定

肺内气体分布存在区域性差异,肺泡内气体分布不可能绝对均匀,这与气道阻力、肺的顺应性、胸腔内压力的变化有关。当有气道阻塞时,吸入气体易进入阻力低的肺部;呼气时因肺泡内压不均,则会加重气体分布不均。

1. 测定方法与参考值　通过吸入纯氧后测定呼出气中氮浓度来间接测定,有单次呼吸法和重复呼吸法两种测定方法。单次呼吸法判定指标以呼气至 750~1250ml 的瞬时氮浓度差为准,正常成人参考值为<1.5%。重复呼吸法(重复吸入纯氧 7 分钟后)以测定总的呼出气中的氮浓度为判定指标,正常成人参考值为<2.5%。

2. 临床意义　气体分布不均匀主要由气流阻力不均和和肺顺应性降低造成。

（1）气流阻力不均：见于支气管哮喘、慢性支气管炎等。

（2）肺顺应性降低：见于间质性肺炎、肺气肿、肺纤维化、肺水肿等。

（二）通气/血流比值测定

有效的肺泡气体交换，要求有足够的肺泡通气量（正常约 4L/min）和充分的血流量（正常约 5L/min），且两者之间保持一定的比值，即通气（ventilation，V）/血流（perfusion，Q）比值。

1. 测定方法与参考值　正常成人参考值 V/Q 约为 0.8。但临床上要通过计算某些生理指标来间接判断，常用的方法有：①用 Bohr 公式计算无效腔比率，正常成人参考值 $V_D/V_T = (29.67 \pm 7.11)\%$；②用动脉气血计算肺内分流，正常成人参考值 $Q_S/Q_T = 0.0505 \times$ 年龄 + 1.6235。

2. 临床意义　V/Q 比值失调都会导致换气功能障碍，可引起缺氧，但常无 CO_2 潴留。

（1）V/Q>0.8：提示肺泡无效腔气增多，见于局部血流障碍，如肺动脉栓塞等。

（2）V/Q<0.8：提示有无效血流灌注，或导致静-动脉样分流效应，见于局部气道阻塞，如支气管痉挛与阻塞、阻塞性肺不张、肺炎、肺水肿、急性呼吸窘迫综合征（ARDS）等。

（三）弥散功能测定

肺泡弥散是指肺泡内的氧和肺泡壁毛细血管中的二氧化碳，通过肺泡膜的交换过程。反映弥散功能的指标为肺弥散量（pulmonary diffusing capacity，D_L），即肺泡膜两侧气体分压差为 1.0mmHg 时，每分钟透过呼吸膜的气体量（ml）。肺的气体弥散主要是 O_2 和 CO_2 的弥散，CO_2 的弥散速率为 O_2 的 21 倍，故一般不存在 CO_2 弥散障碍。

1. 测定方法与参考值　O_2 的弥散量测定虽是可能的，但技术上非常困难，临床用 CO 进行 D_L 测定，常用单次呼吸法。正常成人参考值：男性为（18.23~38.41）ml/（mmHg·min）；女性为（20.85~23.9）ml/（mmHg·min）。

2. 临床意义

（1）弥散量降低：提示肺弥散障碍，见于肺间质纤维化、肺泡细胞癌、阻塞性肺气肿、肺结核、肺切除术后、先天性或风湿性心脏病、贫血等。

（2）弥散量增加：见于肺出血、红细胞增多症等。

第三节　小气道功能检查

小气道是指在吸气状态下内径≤2mm 的气道，包括全部细支气管和终末细支气管。小气道总的横断面积多达 $100cm^2$ 以上，故小气道阻力仅占气道总阻力的 20% 以下。小气道的病变在临床上可无任何症状和体征，亦不宜被常规肺功能检查检测出来。但小气道功能检查能早期发现小气道病变，从而有助于疾病的早期诊断。小气道功能检查包括闭合容积、最大呼气流量-容积曲线和频率依赖性肺顺应性。

（一）闭合容积

闭合容积（closing volume，CV）是指平静呼气至残气位时，肺低垂部位小气道开始闭合时所能继续呼出的气量。小气道开始闭合时的肺内存留气量称为闭合总量（closing capacity，CC），CC＝CV+RV（残气容积）。CV 与 CC 是反映小气道功能的重要检查指标。正常参考值（CV/VC%）：30 岁时为 13%，40 岁时为 16%，50 岁时为 20%；CC/TLC（肺总量）<45%。小气道有病变时，低垂部小气道可提前闭合于功能残气位，因而 CV 与 CC 增大，常见原因有慢性阻塞性肺疾病、吸烟、大气污染等。

（二）最大呼气流量-容积曲线

最大呼气流量-容积曲线（maximal expiratory flow volume curve，MEFV）是指深吸气后至肺总量位后，以最快的速度用力呼气至残气位的过程中，将呼出的气体容积与相应的呼气流量所记录的曲线（图 7-3）。呼气初期单位时间呼气流量与胸内压力大小有关，但到呼气中、后期则呼气流量只取决于小气道的功能，与胸腔内压大小无关，故 MEFV 与最大呼气中段流量一样可作为反映小气道功能的指标。临床上一般以 50% VC 和 25%VC 时的呼气瞬时流量（V_{max50} 和 V_{max25}）作为检测小气道阻塞的指标，如两项指标的实测值与预计值之比<70%，且 $V_{max50}/V_{max25}<2.5$，则提示小气道功能障碍，并可根据曲线形态特征判断气道阻塞部位（图 7-4）。

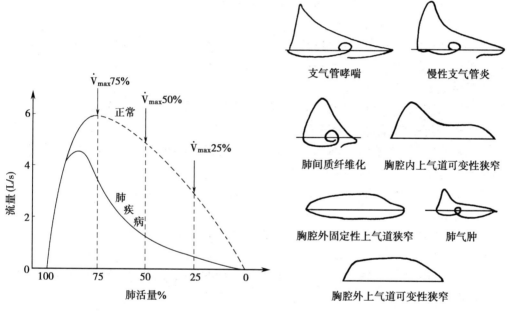

图 7-3 正常和阻塞性肺病的流量-容积曲线

图 7-4 不同疾病时流量-容积曲线

（三）频率依赖性肺顺应性

肺顺应性（lung compliance，CL）是单位压力改变时所引起的肺容积变化。肺顺应性分为静态肺顺应性（指在呼吸周期中气流被短暂阻断时测得的肺顺应性）与动态肺顺应性（指在呼吸周期中气流未被阻断时测得的肺顺应性）两种。正常人的肺顺应性不受呼吸频率影响，故静态肺顺应性（C_{stat}）与动态肺顺应（C_{dyn}）性基本一致。但小气道有病变时，随着呼吸频率加快，肺顺应性下降，此现象为频率依赖性顺应性（frequency dependence of dynamic compliance，FDC）。临床上常分别检测每分钟 20 次呼吸频率时的肺顺应性（C_{dyn20}）与每分钟 60 次呼吸频率时的肺顺应性（C_{dyn60}）。正常成人参考值：$C_{dyn60}/C_{dyn20} \geq 0.75$。如<0.75，则反映小气道病变。目前认为 FDC 是检测小气道病最敏感的指标。

第四节　血气分析和酸碱测定

（一）动脉血氧分压测定

动脉血氧分压（arterial partial pressure of oxygen，PaO_2）是指血液中物理溶解的氧分子所产生的压力。

1. 参考值　95～100mmHg

2. 临床意义

（1）判断有无缺氧和缺氧的程度：造成低氧血症的原因有肺泡通气不足、通气血流比例失调、弥散功能障碍等。低氧血症分为轻、中、重度：轻度 PaO_2 80～60mmHg；中度 PaO_2 60～40mmHg；重度 PaO_2 <40mmHg。

（2）判断有无呼吸衰竭及分型：Ⅰ型呼吸衰竭 PaO_2 <60mmHg，$PaCO_2$ 降低或正常；Ⅱ型呼吸衰竭 PaO_2 <60mmHg、$PaCO_2$ >50mmHg。

（二）动脉血氧饱和度测定

动脉血氧饱和度（arterial blood oxygen saturation，SaO_2）是指动脉血氧与血红蛋白结合的程度，是单位 Hb 含氧百分数。

1. 参考值　95%～98%

2. 临床意义　是判断机体是否缺氧的指标之一，降低提示体内缺氧。

（三）动脉血二氧化碳分压测定

动脉血二氧化碳分压（arterial partial pressure of carbon dioxide，$PaCO_2$）是指物理溶解在动脉血中的 CO_2 分子所产生的张力。

1. 参考值　35～45mmHg，平均值 40mmHg。

2. 临床意义

（1）判断呼吸衰竭类型与程度的指标：Ⅰ型呼吸衰竭 $PaCO_2$ 降低或正常；Ⅱ型呼吸衰竭 $PaCO_2$ >50mmHg。肺性脑病时，$PaCO_2$ >70mmHg。

（2）判断呼吸性酸碱平衡失调的指标：$PaCO_2$ >50mmHg 提示呼吸性酸中毒；$PaCO_2$ <50mmHg 提示呼吸性碱中毒。

（四）pH 测定

pH 是表示血液氢离子浓度的指标或酸碱度。pH 取决于血液中碳酸氢盐缓冲对，其中碳酸氢盐由肾调节，碳酸由肺调节，其二者比值为 20：1。

1. 参考值　7.35～7.45，平均 7.40。

2. 临床意义　可作为判断酸碱失衡中机体代偿程度的重要指标。pH<7.35 为失代偿性酸中毒，有酸血症；pH>7.35 为失代偿性碱中毒，有碱血症。

（五）标准碳酸氢盐测定

标准碳酸氢盐（standard bicarbonate，SB）是指在 38℃，血红蛋白完全饱和，经 $PaCO_2$ 为 40mmHg 的气体平衡后的标准状态下所测得的血浆 HCO_3^- 浓度。

1. 参考值　22～27mmol/L

2. 临床意义　是准确反映代谢性酸碱平衡的指标。

（1）增高：见于代谢性碱中毒（胃液大量丢失、低钾血症、输入过多碱性物质等）。

（2）降低：见于代谢性酸中毒（糖尿病酮症酸中毒、休克、尿毒症、剧烈腹泻、肠瘘、大面积烧伤等）。

（六）实际碳酸氢盐测定

实际碳酸氢盐（actual bicarbonate，AB）是指在实际 $PaCO_2$ 和血氧饱和度条件下所测得的血浆 HCO_3^- 浓度。

1. 参考值　22~27mmol/L

2. 临床意义

（1）增高：见于代谢性碱中毒，也可见于呼吸性酸中毒经肾脏代偿的结果。

（2）减低：见于代谢性酸中毒，也可见于呼吸性碱中毒经肾代偿的结果。

（3）AB 与 SB 的差数：呼吸性酸中毒时，AB>SB；呼吸性碱中毒时，AB<SB；代谢性酸中毒时，AB=SB<正常值；代谢性碱中毒时，AB=SB>正常值。

（七）缓冲碱测定

缓冲碱（buffer bases，BB）是指血液中一切具有缓冲作用的碱性物质的总和，包括 HCO_3^-、Hb^-、血浆蛋白和 HPO_4^-。HCO_3^- 是 BB 的主要成分，约占 50%。缓冲碱是反映代谢性因素的指标。

1. 参考值　45~55mmol/L。

2. 临床意义　增高提示代谢性碱中毒；减少提示代谢性酸中毒。

（八）剩余碱测定

剩余碱（bases excess，BE）是指在 38℃，血红蛋白完全饱和，经 $PaCO_2$ 为 40mmHg 的气体平衡后的标准状态下，将血液标本滴定至 pH 7.40 所需要的酸或碱的量，表示全血或血浆中碱储备增加或减少的情况。需加酸者表示血中有多余的碱，BE 为正值，需加碱者表示血中碱缺失，BE 为负值。

1. 参考值　（0±2.3）mmol/L。

2. 临床意义　BE 只反映代谢因素指标，BE 增高见于代谢性碱中毒时；BE 降低见于代谢性酸中毒时；呼吸性酸中毒发生代偿时，BE 略有增高。

（九）血清二氧化碳结合力测定

血清二氧化碳结合力（CO_2 combining power，CO_2CP）是指血液中 HCO_3^- 和 H_2CO_3 中 CO_2 含量的总和。CO_2CP 受代谢和呼吸双重因素的影响。

1. 参考值　22~31mmol/L

2. 临床意义

（1）CO_2CP 降低：见于代谢性酸中毒（糖尿病酮症酸中毒、饥饿性酮中毒、肾衰竭、剧烈腹泻、肠瘘、大面积烧伤等）和呼吸性碱中毒（脑出血、脑炎、支气管哮喘发作、癔病等）。

（2）CO_2CP 增高：见于呼吸性酸中毒（各种原因所致的通气和换气功能障碍，如阻塞性肺气肿、慢性肺源性心脏病等）和代谢性碱中毒（剧烈而频繁的呕吐使胃酸大量丢失，如急性胃炎、幽门梗阻、妊娠呕吐等）。

（周艳丽）

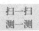

复习思考题

1. 简述常用肺功能检查项目。
2. 试述动脉血气分析动脉血氧分压、二氧化碳分压正常值及其临床意义。
3. 何为第 1 秒用力呼气量,有何临床意义?
4. 试述通气功能检查的检查内容并简要说明其临床意义。
5. 什么是小气道? 其功能检查包括哪些项目?

第八章

PPT 课件
08章PPT

内 镜 检 查

学习要点

1. 内镜检查的注意事项。
2. 胃镜检查的适应证与禁忌证。

扫一扫
知重点

　　内镜又称内窥镜,是从人体的自然孔道或切口部位插入,用以窥视人体内部结构和病理变化,用来进行诊断和治疗的一类医疗器械,是各种内脏器官医疗用镜的总称。临床常用的内镜有胃镜、腹腔镜、十二指肠镜、小肠镜、结肠镜、胆道镜、支气管镜、膀胱镜等。

第一节　基 本 知 识

（一）内镜发展过程简介

　　内镜问世已有 100 多年历史。最初的内镜是用烛光做光源,用硬管式结构窥视直肠和子宫。由于材料和光源的限制,内镜的发展一直较为缓慢。20 世纪 50 年代后,由于纤维光学的发展,内镜的发展也突飞猛进、日新月异。20 世纪 70 年代初,纤维内镜技术不断传入我国。由于其能直接观察患者内脏器官的形态和病变,为诊断提供最客观的证据,因而在临床上获得了广泛的推广和应用。下面以胃镜为例,简述其发展过程:1805 年德国 Bozzini 首先提出内镜设想;1869 年德国医师 Kussnaul 制成第一台硬式胃镜;1932 年 Wolf、Schindle 研制出半曲式胃镜;1957 年美国 Hirschowitz 制成第一台纤维胃、十二指肠镜;1983 年美国 Welch Allyn 公司制造出电子内镜。我国 1948年从美国引进第一台半曲式胃镜;1973 年开始使用纤维内镜;目前国内许多大中型医院已广泛使用电子内镜。

（二）内镜诊断原理

　　1. 纤维内镜诊断原理　　将数以万计的特制光学纤维按一定顺序和数量排列,分别接上目镜和物镜,配以柔软、纤细可屈的镜身和可控制的先端,在冷光源照射下,对插入部位进行直接观察。

　　2. 电子内镜诊断原理　　电子内镜先端有精细的微型电子耦合元件组成图像传感器,它不仅可清晰摄取腔内图像,而且可通过电缆将图像送至图像处理中心,最后,显示在电视屏上供人观看,无须窥视。配置的计算机及图文处理系统更有利于资料的储存,图像的采集、分析与交流。与纤维内镜相比,电子内镜图像更清晰、更逼真,分辨率更高。

（三）内镜检查的注意事项

1. 术前应向患者解释检查目的,消除顾虑,以取得患者合作。

2. 术前了解患者有无药物过敏史,有无血清乙型肝炎表面抗原阳性、艾滋病血清学检查阳性等,了解出凝血状况。

3. 术前做好急救器械、急救药物等的准备。

4. 术中注意观察患者意识状态、生命体征变化。

5. 术后标本及时送检,患者卧床休息,4 小时后方可饮食,密切观察有无异常情况,若有异常情况(剧烈腹痛、呕血、黑便、胸闷等)即来院就诊。

（四）内镜检查的临床应用

目前,内镜检查已成为人体内脏器官检查的常规方法。内镜都是依据人体内腔结构设计而成,镜身柔软,可变换屈伸角度,操作正确不会对器官形成损伤。随着内镜制作工艺的改进和操作技术的不断完善,患者接受此项检查将更加舒适。内镜检查除直接观察外,还能对可疑部位进行病理活检,从而确诊病变性质,因而能发现早期甚至癌前病变。这是超声、X 线、CT 等其他检查方法无法比拟的优点。近年来,内镜检查范围不断扩大和延伸,现代内镜技术已从单纯检查向检查治疗结合方向迅速发展。如消化道息肉和早期肿瘤可以在内镜下切除;糜烂、外伤、溃疡、瘘管可以在内镜下直接修补;内腔出血可以在内镜下紧急止血;消化道、呼吸道异物如鱼刺、肉骨等可以在内镜下及时取出;呼吸道阻塞及肺不张的患者,也可用支气管镜进行吸痰及灌洗;胆结石以往多剖腹取出,现在许多胆结石可用腹腔镜在腹壁开几个小洞即可取出。而胆管结石则可通过十二指肠镜,经十二指肠乳头将结石套出,完全不用开刀剖腹。内镜治疗的优点在于痛苦少、经济、方便、快捷、高效。从而对此类患者的诊断和治疗提供了极为有效的手段。

第二节 胃 镜 检 查

（一）适应证

1. 临床疑有食管癌、食管裂孔疝、慢性食管炎、胃癌、胃炎、消化性溃疡等疾病,需明确诊断。

2. 钡餐检查有胃溃疡、胃息肉、胃窦炎或胃肿瘤,但不能确定其性质。

3. 原因不明的上消化道出血。

4. 胃部疾病的随诊,特别是对癌前期疾病及癌前病变的追踪观察。

5. 胃手术后又出现症状。

6. 胃内异物的取出或电凝切除息肉;内镜下行止血、硬化剂注射、狭窄扩张等治疗。

（二）禁忌证

1. 严重心肺疾病,无法耐受检查或全身极度衰弱的患者。

2. 休克、昏迷等危重状态。

3. 精神病患者或其他不能合作的患者。

4. 严重食管狭窄,胃镜难以插入的患者。

5. 疑有急性胃十二指肠穿孔的患者。

6. 口腔、咽、喉、食管或胃部有急性炎症,特别是腐蚀性炎症患者。

(三)术前准备

1. 术前了解患者详细病史,X线检查及其他检查结果。

2. 术前禁食、禁烟8小时,已做钡餐检查者,最好3天后再做本检查。

3. 幽门梗阻者须洗胃,有出血的需用冷盐水洗胃或用100ml盐水加去甲肾上腺素8mg洗胃后再进行检查。

4. 术前20分钟肌内注射阿托品0.5mg,但青光眼患者禁用,必要时肌内注射地西泮10mg,目前倾向术前不用药。

5. 吞服含1%丁卡因胃镜胶(10ml)或2%利多卡因喷雾咽部2~3次,前者兼具麻醉及润滑作用,目前应用较多。

6. 术前首先取出胃镜,检查软管是否光滑无折,然后将冷光源接上电源,接好地线,插上内镜的导光缆,再安装送水瓶、吸引器及脚踏开关,然后开启电源后,指示灯应立即发亮,试调镜头上下左右弯曲的角度,送水送气吸引是否通畅,观察视野是否完整清晰,检查活检等附件性能是否正常。

(四)操作方法

1. 患者取左侧卧位,颈部垫枕头稍后仰。松开腰带及衣领,口的下边放置弯盘,有义齿者取下义齿,嘱患者咬住牙垫。

2. 术者左手持操纵部调整角钮方向,右手持胃镜可曲部,将镜端自牙垫中插入至咽后壁,并嘱做吞咽动作,顺势轻柔插入喉部到达食管上端,注意勿入气管。

3. 在直视下由食管通过贲门进入胃腔,再经幽门入十二指肠。在退镜时详细观察各部情况,观察顺序依次为:十二指肠、幽门、胃窦、胃角、胃体、胃底、贲门、食管。

4. 当腔内充气不足而黏膜贴近镜面时,可少量间断注气,当物镜被沾污时,可少量充水清洗镜面,必要时也可抽气或吸出液体。

5. 观察完毕,可进行病变部位的摄影、活体组织及细胞学的取材。

第三节 结肠镜检查

(一)适应证

1. 不明原因的便血、大便习惯改变,或有腹痛、腹块、消瘦、贫血等征象,怀疑有结、直肠及末端回肠病变。

2. 钡剂灌肠或乙状结肠镜检查结肠有狭窄、溃疡、息肉、癌肿、憩室等病变,需进一步确诊。

3. 炎症性肠病的诊断与随诊。

4. 结肠癌术前确诊与术后随访,息肉摘除术后随访。

5. 镜下止血、息肉切除、肠套叠与肠扭转整复、扩张肠狭窄及放置支架解除肠梗阻等治疗。

（二）禁忌证

1. 肛门、直肠严重狭窄。

2. 急性重度结肠炎，如急性细菌性痢疾、急性重度溃疡性结肠炎及憩室炎等。

3. 急性弥漫性腹膜炎、腹腔脏器穿孔、多次腹腔手术、腹内广泛粘连及大量腹水。

4. 妊娠期妇女。

5. 严重心肺衰竭、精神失常及昏迷患者。

（三）术前准备

1. 一般准备　了解病情，阅读钡灌肠 X 线片，向患者说明检查的注意事项。

2. 肠道准备　肠道清洁是检查成功的先决条件，检查前 2~3 天进少渣半流质饮食，检查前晚餐后禁食，然后选择下列方法之一清洁肠道：①手术前晚上睡前服蓖麻油 30ml，检查前 2~3 小时用温水或生理盐水灌肠 2~3 次，至排液清亮为止。②检查前一天番泻叶 20~30g 泡水喝。③检查前 3 小时服用 20% 甘露醇 250ml，半小时后饮糖盐水 500~1000ml（每 500ml 水加白糖 50g，食盐 5g）。后两种方法简便，不须再灌肠，但甘露醇在肠道被细菌分解产生氢气，不适用高频电凝切除治疗的肠道准备。

3. 术前用药　术前 15~30 分钟肌内注射阿托品 0.5mg，精神紧张或耐受性差者可注射地西泮 10mg 或加用哌替啶 50mg。

（四）操作方法

1. 患者换上开洞清洁裤，取左侧屈膝卧位，术者做肛门指检后，将涂以润滑油的结肠镜插入肛门内 10~15cm，让其再取仰卧位。

2. 在直视肠腔下循腔进镜，适当交替注气与吸气，调节角度钮与旋转镜身，操作要领是少注气、细找腔，去弯取直、变换角度，运用进进退退，钩拉旋转等腹部辅助手法，使镜身顺利循腔推进，尽快到达回盲部。

3. 到达回盲部后，退镜观察，退镜要缓慢，观察要仔细。发现病变，详细记录病变部位和特征，先摄影，然后取活组织标本。退镜前应吸净所注气体，以减轻腹胀。

第四节　腹腔镜检查

（一）适应证

1. 肝、胆、脾、腹膜病变不能确定病变性质时。

2. 盆腔病变不能确定病变性质时。

3. 胃、肠、胰腺肿瘤需确定病变范围及有无转移。

（二）禁忌证

1. 严重心功能不全、肺功能不全或全身极度衰竭者。

2. 有明显出血倾向者。

3. 腹膜腔内有急性炎症者。

4. 腹部有严重粘连者。

（三）术前准备

1. 术前了解患者心肺功能和出凝血情况。

2. 术前 12 小时内禁食，术前排尿、排便。

3. 术前腹部皮肤准备，手术部位剃毛。

4. 术前 30 分钟肌内注射阿托品 0.5mg、地西泮 10mg、哌替啶 50～100mg。

（四）操作方法

1. 患者取仰卧位，常规消毒皮肤，用 1% 利多卡因或 1% 普鲁卡因溶液局部麻醉，切口部位视实际需要，通常在腹部正中线或左侧脐上下 1～2cm 处，切口范围约为 1cm。

2. 插入弹簧气腹针，注入氧化二氮或二氧化碳气体 2000～3000ml（如有腹水，先抽出腹水再注入气体），插入套管针，拔出针芯，迅速插入腹腔镜，沿顺时针方向缓慢旋转镜身，按顺序观察肝、胆、胰、脾、腹膜及盆腔内脏器，发现病变，可在直视下取活组织标本，若有出血，可用电凝止血。

3. 术毕，先拔出腹腔镜，从套管放出腹内气体，再拔出套管，最后缝合切口肌层及皮肤，覆盖无菌纱布，腹带包扎。

第五节　支气管镜检查

（一）适应证

1. 不明原因的咯血、长期顽固性咳嗽、声带麻痹和气道阻塞需明确诊断者。

2. 胸部 X 线检查发现阻塞性肺炎及肺不张，或痰液检查癌细胞阳性而 X 线胸片无异常发现者。

3. 诊断不明的支气管、肺脏疾病，需取支气管或肺活组织进行病理检查者。

4. 肺叶切除术前需确定手术切除范围和判断手术效果者。

5. 取出气管或支气管内异物或分泌物、气管或支气管的局部止血、支气管内注药。

（二）禁忌证

1. 呼吸道或肺急性炎症、晚期肺结核或喉结核。

2. 心肺功能不全、严重高血压、主动脉瘤或极度衰竭者。

3. 新近有支气管哮喘或正在大咯血的者、喉及气管有狭窄，且呼吸困难者。

4. 严重出血倾向或凝血障碍者。

（三）术前准备

1. 术前了解患者病情、X 线检查、心电图检查及其他检查结果，说明检查注意事项。

2. 术前禁食 4～6 小时。

3. 术前半小时肌内注射阿托品 0.5mg 或同时肌内注射地西泮 5～10mg，必要时加肌内注射哌替啶 50～100mg。

4. 术前做好急救器械、急救药物等的准备。

（四）操作方法

1. 用 1% 丁卡因喷雾鼻腔、咽部、声门，间歇 2～3 分钟，连续 3 次，1% 利多卡因溶液 5ml 做环甲膜穿刺注入，检查过程中，根据具体情况向喉头、气管、左右支气管及取活组织标本部位滴入 0.5% 丁卡因。

2. 患者一般取仰卧位，头摆正，略后仰。术者在窥视下由鼻孔将支气管镜插入，看清声门，待声门开大时送入气管，徐徐前进，先查健侧再查患侧，术中及时吸出呼吸道分泌物,在看清病变的部位、范围及形态特征后,进行照相及采取活体组织标本,或用细胞刷刷取分泌物及脱落细胞(制成薄片),立即送检。

3. 出现大出血时,立即局部滴入 1:2000 肾上腺素 2ml,止血后方可取镜。

4. 术后嘱患者休息,不讲话或少讲话,以保护声带,并严密观察,出现异常情况及时采取有效处理措施。

第六节　胶囊内镜检查

胶囊内镜全名为“智能胶囊消化道内镜系统”,又称“医用无线内镜”。与传统的插入式的消化道内镜相比,胶囊内镜最大的优点是检查方便、无创伤、无痛苦、无交叉感染、不影响被检者的正常工作。胶囊内镜克服了传统的插入式内镜的缺点,扩展了消化道检查的视野,对传统消化道内镜检查存在的“小肠检查盲区”可以进行全面细致的检查,可作为消化道疾病尤其是小肠疾病诊断的首选方法,被医学界称为 21 世纪内镜发展的革命与方向。

以色列 GI 公司的 M2A 胶囊内镜于 2002 年引入中国,2004 年中国自主研发的胶囊内镜应用于临床。胶囊内镜形状与普通胶囊相同,体积略大,长约 1.5cm,直径不足 1cm,外表光滑,由彩色生物塑料密封包装。前端为透明的球状,内有一个微型数码摄像机、六盏闪光灯、两个微型电池和一个射频发送器,另配有一个体外图像记录仪(图 8-1)。使用胶囊内镜如同服药,用水送下。胶囊内镜从入口腔的那一刻起,就以 2 秒/张的速度拍照,在消化道的蠕动下历经整个消化过程,沿途拍摄,图像实时传送至患者口袋里的记录仪。整个过程大概需要 8~10 个小时,一般一次拍下 9000 余张图片,最后胶囊随大便排出体外。

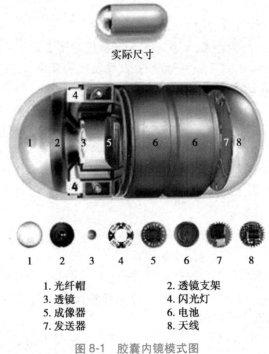

实际尺寸

1. 光纤帽　　　　　　　2. 透镜支架
3. 透镜　　　　　　　　4. 闪光灯
5. 成像器　　　　　　　6. 电池
7. 发送器　　　　　　　8. 天线

图 8-1　胶囊内镜模式图

（一）适应证

1. 不明原因的消化道出血,经上、下消化道内镜检查无阳性发现者。

2. 其他影像学检查怀疑小肠病变者。

3. 各种炎症性肠病,但不含肠梗阻者及肠狭窄者。

4. 不明原因缺铁性贫血。

5. 不明原因慢性腹痛、腹泻、消瘦者。

6. 临床疑为炎症性肠病、肠结核、小肠肿瘤者。

7. 经济情况良好的中年以上体检者。

（二）禁忌证

1. 明确或怀疑有胃肠梗阻、消化道畸形、消化道穿孔、狭窄及瘘管者。

2. 严重吞咽困难者。

3. 体内植入心脏起搏器或其他电子仪器者。

（三）术前准备

1. 术前详细了解被检者病史及其他检查结果。

2. 检查前两日吃少渣半流质食物,如有长期便秘者需要提前清洁肠道。

3. 检查前 24 小时内及检查期间禁烟。

4. 检查当日凌晨 4 点喝清肠液 1 瓶,然后饮水 3000~4000ml,大便排出清水样时来医院检查,检查前 1 小时禁止饮水。

（徐泽宇）

复习思考题

1. 简述内镜检查的注意事项。

2. 简述胃镜检查的适应证。

3. 简述胃镜检查的禁忌证。

4. 简述腹腔镜检查的适应证。

5. 简述腹腔镜检查的禁忌证。

第九章

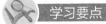

诊断与病历书写

🔍 **学习要点**

1. 诊断的内容与格式。
2. 病历书写的内容与格式。

第一节　诊　　断

诊断(diagnosis)是医师将获得的各种临床资料经过分析、评价、整理后对患者所患疾病提出的一个符合临床思维逻辑的判断。诊断疾病的过程是一个逻辑思维的过程,也是认识疾病、认识疾病客观规律的过程。正确的诊断是预防、治疗和评价预后的依据。

一、诊断的步骤

诊断的过程通常分为3个步骤:了解情况、收集资料;综合分析、初步诊断;动态观察,验证诊断。

(一)了解情况,收集资料

1. 收集内容

(1)病史:包括一般项目、主诉、现病史、过去史、个人史、婚姻史、月经及生育史、家族史等。

(2)体格检查:通过体格检查获得的体征是诊断疾病的重要依据,除注意收集阳性体征外,具有否定意义的阴性体征也不能遗漏。

(3)辅助检查:包括实验室检查、X线检查、CT检查、超声检查、心电图检查、内镜检查等。可根据实际需要恰当选择。

2. 收集要求

(1)真实性:只有客观真实的材料,才能保证诊断的正确性。医师在收集材料的过程中,应具有认真的科学态度和事实求是的精神,对有怀疑的地方应进行核对或重新收集。

(2)系统性:为保证所收集的资料的系统性,应对病史、体格检查和辅助检查的内容加以归类,理清各自内部之间和相互之间的关系。

（3）全面性:只有全面的资料才能反映疾病发生、发展和演变的全过程,避免误诊或漏诊。问诊时应按照问诊的内容全面询问,不清楚的地方可反复询问,不能怕麻烦。进行体格检查时要全面,既重视患者症状提示的部位,也不能忽视或遗漏其他部位的检查。从实际需要出发,选择恰当的辅助检查。

（二）综合分析，提出初步诊断

将临床上收集到的病史、体格检查获得的体征和相应的辅助检查结果等各种资料综合起来,进行分析、评价、比较,去粗取精,去伪存真,由此及彼,由表及里,形成较为清晰的资料框架或轮廓。在此基础上,医师结合自己所掌握的医学知识和临床经验,提出几种可能性较大的疾病,逐一进行鉴别,排除那些证据不足的疾病,形成初步诊断。在综合分析判断的过程中,要特别注意以下几种关系:

1. 现象与本质的关系　患者的临床表现只是现象,而疾病的病理改变才是其本质所在。在诊断的思维过程中,应注意现象与本质的统一。

2. 主要与次要的关系　许多患者临床表现复杂,在分析资料时应注意,凡是能够反映疾病本质的、能够作为疾病诊断依据的资料都是主要资料,次要资料尽管不能作为疾病诊断依据,但可作为诊断的旁证资料。

3. 局部与整体的关系　局部病变可以引起全身改变,而某些全身性疾病又可以表现为局部病变。因此,要牢固树立整体观念,既要注意观察局部病变,也要注意全身情况,才能避免漏诊、误诊发生。

4. 共性与个性的关系　即要注意临床上的"同病异征"和"异病同征"现象。

（三）动态观察，验证诊断

认识通常不是一次就可以完成的,它常常是一个动态的过程。因此初步诊断是否正确需要在临床上进一步得到验证。患者对初步诊断后所采取的治疗反应、客观细致的病情动态观察、某些检查项目的复查以及某些必要的特殊检查等,都将为验证诊断、修正诊断提供可靠依据。

二、诊断的基本原则和方法

（一）诊断的基本原则

1. 常见病、多发病及当地流行病优先考虑原则　这种选择符合概率分布的基本原理。

2. 一元化解释的原则　即尽可能地以一种疾病对患者复杂的临床表现进行解释,当患者的临床表现确实不能用同一疾病解释时,应考虑有其他疾病的可能。

3. 器质性疾病优先考虑原则　在器质性疾病与功能性疾病鉴别有困难时应优先考虑器质性疾病。

4. 首先考虑可治愈疾病的原则　当同一患者的诊断有可治、且疗效好与不可治、疗效差两种疾病的可能时,应首先考虑将前者作为诊断。

（二）诊断的方法

1. 直接诊断法　病情简单、直观、明确,或症状、体征典型,无需化验和其他检查,不易混淆的疾病,可用此法。如急性扁桃体炎、龋齿、睑腺炎等。

2. 排除诊断法　当主要症状和体征不具特异性,存在多种疾病的可能性时,需仔细分析,发现与诊断不符之处,一一排除,留下 1~2 个可能的诊断进一步证实。

3. 鉴别诊断法 主要症状和体征有多种可能性,一时难以区分,无法确定诊断。遇此种情况应不断收集新的资料予以鉴别。在反复分析、反复补充诊断资料的过程中,不断剔出原来的不符诊断,也可补充新的诊断。如此步步为营,把最可能的诊断从多种相似的疾病中辨别出来。

4. 治疗诊断法 高度怀疑某一疾病而缺少诊断依据时,可采用此法。根据怀疑的病因给予相应的特效治疗,如果获得良好效果或痊愈,即可确定该疾病的诊断。如一位间歇性发热的患者,高度怀疑为疟疾,但多次查末梢血未找到疟原虫,给予氯喹和伯氨喹联合治疗后,疾病痊愈,同时又未发现其他发热的原因,故可建立疟疾的诊断。

三、诊断的内容与格式

1. 病因诊断 列在诊断的首位。根据患者典型的临床表现,明确提出致病原因,这对疾病的发展、转归、治疗和预防都有重要的指导意义。如风湿性心瓣膜病、细菌性痢疾等,这其中的风湿、细菌即为病因。

2. 病理解剖诊断 列在病因诊断之后。是对病变部位、范围、性质及组织结构变化的判断,如心肌梗死、肾小球肾炎等。

3. 病理生理诊断 又称功能诊断,是对疾病引起的机体功能变化的诊断,如心功能不全、呼吸衰竭等。

4. 疾病的分型与分期 不同的疾病有不同的分型与分期,在诊断中应予以明确。如急性胰腺炎可分为水肿型和出血坏死型;慢性支气管炎可分为急性发作期、慢性迁延期与临床缓解期。

5. 并发症诊断 在发病机制上与主要疾病有密切关系的疾病,称为并发症。如糖尿病并发酮症酸中毒、溃疡病并发上消化道出血等,应同时作出诊断。

6. 伴发疾病诊断 与主要诊断疾病不相关而同时存在的疾病称为伴发疾病。如患者既患消化性溃疡又患龋齿,龋齿即为伴发疾病,也应一并列出。

对一时难以明确诊断的疾病,临床上可根据尚未查明原因的主要症状或体征作为临时诊断,并提出某些诊断的可能性,按其可能性大小排列出来,以反映诊断的倾向性。如:发热原因待诊:①伤寒;②恶性组织细胞病待排除。

诊断应写在病历记录末页的右下方。诊断之后要有医师签名,以示负责。

例 诊断:1. 冠状动脉粥样硬化性心脏病

急性前壁心肌梗死

频发室性期前收缩

心功能Ⅲ级

2. 慢性咽炎

李××

第二节 病历书写

病历(medical record)是指医务人员在诊疗工作中形成的文字、符号、图表、影像等资料的总和。它是医务人员通过对问诊、体格检查、辅助检查、诊断与鉴别诊断、治疗、护理等全部医疗活动收集的资料,进行逻辑思维并按照规范化格式整理形成的全部医疗工作的真实记录。

一、病历的重要意义

病历真实地记录了患者从发病、病情演变、到诊疗情况和转归的全过程,具有重要的意义。①病历是医务人员进行诊断、治疗和制定预防措施的依据;②病历是衡量或考核医院管理、医疗质量、医疗服务质量和医务人员医德、业务水平的依据;③病历是具有法律效力的医疗文件,是涉及医疗保险赔偿、医疗纠纷和诉讼的依据;④病历是临床教学、科学研究和信息管理的基础资料。

二、病历书写的基本要求

1. 内容要真实 病历必须客观地、真实地反映病情和诊疗经过,杜绝主观臆造。内容真实不仅关系到病历的质量,也反映出医师的品德和作风。内容的真实来源于认真、全面、细致的资料收集,科学地分析与判断。

2. 格式要规范 病历具有特定的格式,临床医师必须按规定的格式进行书写。病历应用钢笔或碳素笔书写,不得随意涂改。实习医务人员、试用期医务人员(毕业后第一年)书写的病历,应当经过在本医疗机构合法执业的医务人员审阅、修改并签名。审查修改应保持原记录清晰可辨,并记录修改时间。疾病诊断、手术、各种治疗操作的名称书写和编码应符合《国际疾病分类》(ICD-9-CM-3)的规范要求。凡药物过敏者,应在病历中用红笔注明过敏药物的名称。对按照有关规定须取得患者书面同意方可进行的医疗活动(如特殊检查及治疗、手术、实验性临床医疗等),应当由患者本人或其近亲属、法定代理人签署同意书。

3. 描述要恰当 书写病历要求文字简练,语句通顺,表述准确,层次分明,重点突出,字迹清楚,标点符号正确。病历书写要使用通用的医学术语、规范的汉语和汉字,不能使用方言土语、不规范的简体字及错别字。

4. 记录要及时 门诊病历在接诊同时完成,急诊病历在接诊同时或处置完毕后完成,住院病历在患者入院后24小时内完成,上级医师修改病历在72小时内完成。

三、病历的种类、格式与内容

(一)门诊病历

1. 书写要求 ①门诊病历要求简明扼要,重点突出。书写主诉、现病史、过去史等的内容,但不出现"主诉""现病史""过去史"等字样。②门诊诊断可在初诊或复诊时作出,对一时难以作出诊断者,可暂写某症状待诊。如"发热待诊""腹痛待诊"等。如经1~2次复诊仍不能确诊时,应请求会诊或收入院检查。③如需复诊,应写明下次复诊的时间及提请复诊医师注意的事项。复诊患者应记录初诊后的病情变化、治疗效果及复诊时各种辅助检查的结果等。④急、危、重患者就诊时,必须详细记录就诊时间(详至时、分),如可记为2003-05-17,08:31。要记录抢救措施和抢救过程,对门诊抢救无效死亡的病例,还应记录死亡的时间、原因、诊断。⑤法定传染病,应注明疫情报告情况。

2. 内容与格式

(1)门诊病历封面包括:患者姓名、性别、年龄、籍贯、婚否、职业、住址、工作单位、联系电话、药物过敏史、身份证号、门诊病历编号、就诊日期及就诊科别等。

（2）门诊病历内容及记录格式为：

主要病史（简要记录主诉、现病史、过去史等）

体格检查（简要记录阳性体征及有鉴别意义的阴性体征）

辅助检查结果

处理措施（处方、进一步检查措施及建议、休息方式及期限）

初步诊断：1. ×××××

2. ×××××

医师签名　×××

（二）住院期间病历

患者住院期间病历包括住院病历和入院记录、病程记录、会诊记录、转科记录、出院记录、死亡记录、手术记录等。因相同的病再次住院可书写再入院病历。

1. 住院病历　住院病历是最完整的病历模式。其内容与格式如下：

住院病历

姓名	工作单位
性别	现住址
年龄	电话号码
婚姻	病史叙述者
国籍	联系电话
出生地	可靠程度
民族	入院日期（年、月、日、时）
职业	记录日期（年、月、日、时）

病史

主诉

现病史

过去史

系统回顾

个人史

婚姻史

月经及生育史

家族史

体格检查

体温（T）　℃　脉搏（P）　次/分钟　呼吸（R）　次/分钟　血压（BP）

一般状况

发育，营养（良好、中等、不良），意识状态（清晰、淡漠、模糊、昏睡、谵妄、昏迷），体位（自主、被动、强迫），面容与表情（安静，忧虑，烦躁，痛苦，急、慢性病容或特殊面容），检查能否合作。

皮肤、黏膜：颜色（正常、潮红、苍白、发绀、黄染、色素沉着），温度，湿度，弹性，有无水肿、皮疹、瘀点、紫癜、皮下结节、包块、蜘蛛痣、肝掌、溃疡和瘢痕，毛发的生长及分布。

淋巴结:全身或局部淋巴结有无肿大(部位、大小、数目、硬度、活动度或粘连情况),局部皮肤有无红肿、波动、压痛、瘘管、瘢痕等。

头部及其器官

头颅:大小、形状,有无包块、压痛、瘢痕,头发(量、色泽、分布)。

眼:眉毛(脱落、稀疏),睫毛(倒睫),眼睑(水肿、运动、下垂),眼球(凸出、凹陷、运动、斜视、震颤),结膜(充血、水肿、苍白、出血、滤泡),巩膜(黄染),角膜(云翳、白斑、软化、溃疡、瘢痕、反射、色素环),瞳孔(大小、形态、对称或不对称、对光反射及调节与辐辏反射)。

耳:有无畸形、分泌物、乳突压痛,听力。

鼻:有无畸形、鼻翼扇动、分泌物、出血、阻塞,有无鼻中隔偏曲或穿孔,有无鼻窦压痛等。

口腔:气味,有无张口呼吸,唇(畸形、颜色、疱疹、皲裂、溃疡、色素沉着),牙(龋牙、缺牙、义齿、残根、斑釉牙),牙龈(色泽、肿胀、溃疡、溢脓、出血、铅线),舌(形态、舌质、舌苔、溃疡、运动、震颤、偏斜),颊黏膜(发疹、出血点、溃疡、色素沉着),咽(色泽、分泌物、反射、悬雍垂位置),扁桃体(大小、充血、分泌物、假膜),喉(发音清晰、嘶哑、喘鸣、失音)。

颈部

对称性,有无强直,有无颈静脉怒张、肝-颈静脉回流征、颈动脉异常搏动,甲状腺(大小、硬度、压痛、结节、震颤、血管杂音),气管位置。

胸部

胸廓(对称、畸形,有无局部隆起或塌陷、压痛),呼吸(频率、节律、深度),乳房(大小,乳头,有无红肿、压痛和包块),胸壁有无静脉曲张、皮下气肿等。

肺

视诊:呼吸运动(两侧对比),呼吸类型,有无肋间增宽或变窄。

触诊:呼吸活动度、语颤(两侧对比),有无胸膜摩擦感、皮下捻发感等。

叩诊:叩诊音(清音、过清音、浊音、实音、鼓音及其部位),肺上界、肺下界及肺下界移动度。

听诊:呼吸音(性质、强弱,异常呼吸音及其部位),有无干、湿性啰音和胸膜摩擦音。语音传导(增强、减弱、消失)等。

心

视诊:心前区隆起,心尖搏动或心前区其他搏动位置、范围和强度。

触诊:心尖搏动的性质及位置,有无震颤(部位、时期)和摩擦感。

叩诊:心脏左、右浊音界,以左、右第2、3、4、5肋间距前正中线的距离(cm)表示(列表记录),须注明左锁骨中线距前正中线的距离(cm)。

听诊:心率,心律,心音(强弱,P_2 和 A_2 强度的比较,有无心音分裂)额外心音,杂音(部位、性质、时间、强度、传导方向以及与运动、体位及呼吸的关系),心包摩擦音。

腹部

视诊:形状(对称、平坦、膨隆、凹陷),呼吸运动,胃肠蠕动波,有无皮疹、色素、条纹、瘢痕、腹壁静脉曲张(及其血流方向),疝和局部隆起(器官或包块)的部位、大小、

345

轮廓,脐。

触诊:腹壁紧张度,有无压痛、反跳痛、液波震颤、包块(部位、大小、形状、硬度、压痛、移动度、表面情况、搏动)。

肝脏:大小(右叶以右锁骨中线肋缘下、左叶以剑突下至肝下缘距离表示),质地(软,韧,硬),表面及边缘,有无结节、压痛和搏动等。

胆囊:大小,形态,有无压痛,Murphy 征。

脾脏:大小,质地,表面,边缘,移动度,有无压痛及摩擦感,脾脏明显肿大时以二线测量法表示。

肾脏:大小、形状、硬度、移动度,有无压痛。

输尿管:压痛点有无压痛。

膀胱:有无膨胀。

叩诊:肝浊音界(缩小、消失),肝区叩击痛,腹部移动性浊音,腹部有无高度鼓音,肾区叩击痛等。

听诊:肠鸣音(正常、增强、减弱、消失、金属音),有无振水音和血管杂音等。

肛门、直肠

视病情需要检查。有无包块、裂隙、创面。直肠指诊(括约肌紧张度,有无狭窄、触痛、包块、指套染血。前列腺大小、硬度,有无结节及压痛等)。

外生殖器

根据病情需要做相应检查。

男性:包皮,阴囊,睾丸,附睾,精索,有无发育畸形、鞘膜积液。

女性:必要时请妇科医师检查。

脊柱

活动度,有无畸形(侧凸、前凸、后凸)、压痛和叩击痛等。

四肢

有无畸形,杵状指(趾),静脉曲张,骨折及关节红肿、疼痛、压痛、积液、脱臼、强直、畸形,水肿,肌肉萎缩,肌张力变化或肢体瘫痪等。

血管

桡动脉:脉搏频率,节律(规则、不规则、脉搏短绌),有无奇脉和交替脉等,搏动强度,动脉壁弹性,紧张度。

周围血管征:有无毛细血管搏动征、射枪音、水冲脉和动脉异常搏动。

神经反射

生理反射、病理反射、脑膜刺激征、拉赛克征等。

必要时做运动、感觉等及神经系统其他特殊检查。

专科情况

外科、耳鼻咽喉科、眼科、妇产科、口腔科等情况。

辅助检查

记录与诊断相关的辅助检查,包括患者入院后 24 小时内应完成的血、尿、粪常规和其他有关检查结果。如系在其他医院所做的检查或在本院入院前做的检查,应加以注明。

病历摘要

将病史、体格检查、辅助检查等资料摘要综合,提示诊断的依据,使其他医师通过病历摘要内容即可了解基本病情。

初步诊断

医师签名或盖章

2. 入院记录 是完整病历的简要形式,其主诉、现病史与住院病历大致相同,但简明扼要,重点突出。其他病史(过去史、个人史等)另起一行,简要地依次记录,不必另列标题。体格检查除生命征外,其他只记录阳性体征和有鉴别意义的阴性体征,也不需另列标题,以叙述方式顺序记录。入院记录应在患者入院后24小时内完成。

3. 病程记录 病程记录是指经治医师对患者入院以来病情变化和诊疗过程所进行的连续性记录。病程记录的书写应另起一页,并在横线适中位置标明"病程记录"。

(1)首次病程记录:①应在患者入院后,接诊医师下班前完成;②记录患者姓名、性别、年龄,简述病史,记录体检和辅助检查的阳性发现及有鉴别意义的阴性结果;③初步诊断意见及其依据;④住院后的处理措施及下一步诊疗计划。

(2)病程记录:一般患者1~3天记录1次;病情较重者,每天记录1次或数次;危重患者根据病情变化随时记录,并详细写明时间(年、月、日、时、分)。记录的内容包括:①一般状态如食欲、睡眠、精神、大小便的改变;②病情变化,包括患者自我感觉及医师客观检查的变化,并根据这些变化对病情作出分析;③辅助检查结果及分析判断、治疗效果及重要医嘱更改理由,诊断的确定、补充或原诊断的修正依据;④各种诊疗操作记录,如胸腔穿刺、腹腔穿刺等;⑤上级医师查房对患者病情、诊断、鉴别诊断、当前治疗措施、疗效的分析及下一步诊疗意见,上级医师的查房记录必须经查房医师审阅并签名;⑥各种会诊意见和执行情况,患者或其近亲属及有关人员的反映及要求,向患者或其亲属、代理人及患者单位介绍病情的谈话要点(必要时可签字);⑦住院时间较长者,定期作出阶段小结;⑧实习医师换班时应写交接班记录。

4. 会诊记录 是患者在住院期间出现或怀疑有其他专科问题时,分别由申请医师和会诊医师书写的记录。申请会诊记录及会诊单由主管医师书写,内容包括简要病史、体征、重要实验室和器械检查资料、拟诊疾病、申请会诊的理由和目的。会诊单的书写应简明扼要。紧急会诊应在申请单右上角"急"字处画圈。会诊记录由会诊医师书写,内容包括会诊医师简述患者病史、体征或对其补充,诊断与治疗意见及下一步检查的建议。

5. 转科记录 当住院患者出现其他专科病情或确诊为其他专科疾病时,经有关科室会诊同意转科时,住院医师应写转科记录。内容包括简要病史、诊治经过、转科原因等。当患者由其他专科转入本科时,应将病史、检查、诊断、治疗结果作一小结,并提出本科的诊断和治疗意见。

6. 手术记录 由施行手术者或其助手在术后立即记录。主要内容包括:手术开始和进行时间,麻醉方式与效果,手术步骤,术中病情经过,手术意外和抢救措施,术终时患者情况,术后注意事项及护理措施等。

7. 出院记录 患者出院时由经治医师书写出院记录。出院记录是患者住院的小结,供随访和门诊就诊时参考。内容包括:患者的一般情况(姓名、性别、年龄),入、出院日期,共住院的天数,患者入院时情况(主要病史、体征、化验检查、特殊检查、入院

347

诊断),治疗经过及疗效,出院时情况,最后诊断和出院医嘱等。

8. 死亡记录 患者死亡后应书写死亡记录。死亡记录由经治医师在患者死亡后及时书写,最迟不超过 24 小时。记录内容包括:①患者姓名、性别、年龄、入院时间、死亡时间、住院天数;②入院时情况及诊疗经过;③死亡前病情、抢救经过、死亡时间(详至分)、死亡原因;④死亡诊断;⑤与患者家属商谈尸检的情况。

9. 同意书 同意书包括手术同意书、特殊检查及特殊治疗同意书、实验性临床医疗同意书和医疗美容同意书等。根据《中华人民共和国执业医师法》《医疗机构管理条例》《医疗事故处理条例》和《医疗美容服务管理办法》,对需行手术治疗、特殊检查、特殊治疗、实验性临床医疗和医疗美容等的患者或其近亲属,应履行告知义务,告知患者的病情、医疗措施、目的、名称、可能出现的并发症及医疗风险等,并及时解答其咨询。详尽填写同意书,同意书必须经患者或其近亲属、法定代理人、关系人签字,医师签全名。同意书一式两份,医患双方各执一份。

(三)病历示例

1. 门诊病历

2003-04-12

反复尿频、尿急、尿痛 3 年,再发 1 天。

3 年前因劳累后突发尿频、尿急、尿痛,伴发热(最高 38.2℃)、腰痛,并解肉眼血尿数次,在当地医院诊断为"急性肾盂肾炎",给予"青霉素"640 万 U/d,静脉滴注,3 天症状消失。但以后每 3~4 个月发作 1 次,每次发作给予"头孢曲松钠、氟罗沙星、复方新诺明"等药物治疗 10~14 天症状缓解。昨晚又突发尿急,尿频,一夜排尿 10 余次,并伴排尿不适、下腹坠胀、腰酸痛。无发热及肉眼血尿。精神较差,饮食正常,睡眠差,大便干结。

无结核病、糖尿病、妇科病、性病史。已绝经 8 年。无特殊药物过敏史。

查体:血压 140/90mmHg,体温 36.8℃,一般情况尚好,无热面容,无贫血貌。心肺正常。腹平软,双肾区轻度叩痛,双侧上、中输尿管点无压痛。双下肢无水肿。

处理:

尿常规:脓细胞 5~6 个/HP,红细胞 1~3 个/HP,蛋白(+),pH 6.0,余正常。

血常规:正常。

B 超(双肾、输尿管、膀胱)

多饮水。

左旋氧氟沙星 0.2g 静脉滴注,每日 2 次,共 3 天。

3 天后复诊。

初步诊断:慢性肾盂肾炎急性发作

王×

2. 住院病历

<h3 style="text-align:center">住院病历</h3>

姓名	李某	职业	司机
性别	男	住址	长沙市常青路 54 号 A 栋 502 室
年龄	36 岁	联系电话	18890×××25
婚姻	已婚	病史提供者	患者本人

国籍　中国　　　　　　　　可靠程度　可靠
民族　汉　　　　　　　　　　入院日期　2003 年 7 月 1 日,15:30
出生地　湖南省长沙市　　　记录日期　2003 年 7 月 1 日,17:10

主诉　反复发作性上腹痛 3 年,黑便 1 天。

现病史　患者自 3 年前起每于秋冬季节反复发作上腹剑突下饥饿样隐痛不适,多于餐后 2~3 小时或后半夜发生,进食后有所减轻,时有反酸、嗳气。曾自行间断服用"雷尼替丁",用药后腹痛能缓解。1 天前又发生剑突下腹痛,呈持续性、烧灼样疼痛,程度较以往重,服"山莨菪碱(654-2)"及"雷尼替丁"不能缓解。2 小时后有便意,随后解稀糊状黑便 1 次,量约 200ml,便后腹痛略有缓解。一天来共排黑便 4 次,总量约 1000ml,患者自觉乏力、头昏、心悸、口干,遂来本院求治。病程中患者无食欲减退及进行性消瘦,无吞咽困难,无恶心、呕吐、黄疸、发热,无呕血、鲜血便。为进一步诊治收住院。患者一天来精神差,睡眠欠佳,8 小时尿量约 400ml,4 小时未解大便。

过去史:否认"肝炎""结核"等传染病史。对"青霉素"药物过敏。无手术外伤史。预防接种按计划进行。

系统回顾

呼吸系统:无慢性咳嗽、咳痰、咯血史,无呼吸困难、发绀史,无肺结核接触史。

循环系统:无心悸、胸闷、胸痛史,无浮肿、晕厥史。

消化系统:无恶心、呕吐,无反酸、嗳气,无慢性腹痛、腹泻,无皮肤黄染。

泌尿生殖系统:无尿频、尿急、尿痛史,无血尿、浮肿史。

造血系统:无头昏、乏力史,无皮下出血、鼻衄史,无肝、脾、淋巴结肿大史。

内分泌系统及代谢:无烦渴、多饮、多食、多尿史,无食欲异常史。

神经精神系统:无头痛、晕厥、瘫痪史,无抽搐、痉挛史,无幻觉、定向力障碍及情绪异常史。

肌肉骨骼系统:无关节肿痛史,无肌肉萎缩、肢体麻木史,无骨折、脱臼史。

个人史:出生于当地,无长期外地居留史,无血吸虫病流行区疫水接触史。从事出租车司机职业,平时饮食无规律,喜食辛辣。抽烟 10 支/日,6 年。不酗酒。否认性病和冶游史。

婚育史:结婚 10 年,爱人今年 32 岁,身体健康。夫妻关系和睦。育有一子,现年 8 岁,身体健康。

家族史:父母健在,一妹妹健在。家族中无类似患者,无遗传性及家族性疾病患者。

体格检查

体温 37.8℃　脉搏 110 次/分钟　呼吸 25 次/分钟　血压 80/50mmHg

一般状况

发育正常,营养良好,贫血貌,神志清楚,检查合作,推车送入病房。

皮肤黏膜:全身皮肤湿冷,无黄染,未见皮疹及出血点。无肝掌、蜘蛛痣。

淋巴结:颏下、颌下、颈部、锁骨上、腋窝、腹股沟淋巴结无肿大。

头部及器官

头颅:无畸形,头发浓密,分布均匀。

眼:无倒睫,无脱眉,眼睑无水肿,睑结膜苍白,巩膜无黄染,眼球无突出,瞳孔等大、等圆,对光反应灵敏。

　　耳:听力正常,外耳道无分泌物,耳廓、乳突无压痛。

　　鼻:通畅,鼻中隔无偏曲,鼻翼无扇动,鼻窦区无压痛,无流涕、出血。

　　口腔:口唇略苍白,无龋齿、义齿、缺齿,牙龈无红肿,舌苔薄白,咽无充血,扁桃体不肿大。

　　颈部

　　两侧对称,无颈强直,颈静脉无怒张,气管居中,甲状腺无肿大。

　　胸部

　　胸廓无畸形,乳房两侧对称,胸式呼吸为主,呼吸节律规整。

　　肺

　　视诊:呼吸运动两侧对称。

　　触诊:两侧呼吸动度均等,语颤无增强,无胸膜摩擦感。

　　叩诊:肺部呈清音,肺下界位于右锁骨中线第5肋间,肩胛线第9肋间,左侧肩胛线第10肋间,肺下界移动度4cm。

　　听诊:两肺呼吸音清,无病理性呼吸音,未闻及啰音,未闻及胸膜摩擦音。

　　心

　　视诊:心前区无隆起,心尖搏动位于左侧第五肋间左锁骨中线内0.5cm,搏动范围直径约1.5cm。

　　触诊:心尖搏动位置同上。心尖部无震颤、摩擦感、抬举样搏动。

　　叩诊:心界不大。心脏相对浊音界如下:

左、右心界距前正中线的距离

右侧(cm)	肋间	左侧(cm)
2.5	II	3
2.5	III	4
3	IV	7
	V	8.5

　　听诊:心率110次/分钟,心律齐,第一心音无增强,各瓣膜区未闻及杂音和心包摩擦音。

　　桡动脉:脉率110次/分钟,搏动细速,节律整齐,无奇脉、脉搏短绌、水冲脉,血管壁弹性正常。

　　周围血管征:无毛细血管搏动征和枪击音。

　　腹部

　　视诊:腹部无膨隆,未见腹壁静脉曲张,未见蠕动波。

　　触诊:腹软。剑突下深压痛,无反跳痛。肝、脾肋下未触及。无液波震颤。未触及包块。

　　叩诊:轻度鼓音,移动性浊音(-),肝浊音界存在,双肾区无叩击痛。

　　听诊:肠鸣音8次/分钟,无血管杂音。

　　肛门及生殖器

无肛裂、痔疮，直肠指检括约肌紧张度正常，未发现肿物，无狭窄及压痛。阴毛分布正常，阴茎、阴囊、睾丸、附睾及精索正常。

脊柱、四肢

无畸形，活动自如，关节无红肿，下肢无可凹性水肿。

神经反射

生理反射存在，病理反射未引出。

辅助检查

血常规：血红蛋白 90g/L，红细胞计数 $3.0×10^{12}$/L，白细胞计数 $7.5×10^9$/L，中性粒细胞 0.79，淋巴细胞 0.21，血小板计数 $230×10^9$/L。

粪常规：黑糊状，隐血(++++)。

血液生化：ALT 40U/L，AST 35U/L，ALP 120U/L，ALB 40g/L，TP 70g/L，A/G 1.3。

病历摘要

李某，男，36 岁，司机。反复发作上腹疼痛 3 年，黑便 1 天入院。患者从 3 年前起每于秋冬季节反复发作上腹隐痛不适，多于餐后 2~3 小时或后半夜发生，进食后有所减轻，时有反酸、嗳气。一天前又发生剑突下疼痛，服"山莨菪碱(654-2)"及"雷尼替丁"不能缓解，随后解稀糊状黑便。一天来共排黑便 4 次，总量约 1000ml，便后头昏、心悸。查体：体温 37.8℃，脉搏 110 次/分钟，呼吸 25 次/分钟，血压 80/50mmHg。意识清楚，无肝掌、蜘蛛痣。头颅无畸形。颈部无异常。双肺呼吸音清，未闻及啰音。心率 110 次/分钟，未闻及杂音。上腹剑突下有深压痛，无反跳痛。肝、脾肋下未触及。肠鸣音 8 次/分钟。Hb 70g/L，RBC $2.8×10^{12}$/L，PLT $230×10^9$/L，ALT 40U/L，A/G 1.3，粪隐血试验(++++)

初步诊断：上消化道出血
　　　　　并失血性休克原因待查
　　　　　消化性溃疡？
　　　　　王×/张××

四、电子病历简介

随着医疗卫生信息化建设的大力推进，电子病历已成为医院信息系统发展的必然趋势，它将有力推动数字化医院、区域卫生信息化建设。电子病历不仅是患者医疗信息综合性的集成，也成为临床、教学、科学研究资料的重要组成部分。目前，电子病历已在我国许多医院和卫生医疗机构中使用。

(一)电子病历的概念

电子病历(electronic medical record，EMR)指医务人员在医疗活动过程中，使用医疗机构信息系统生成的文字、符号、图表、图形、数据、影像等数字化信息，并能实现存储、管理、传输和重现的医疗记录，是病历的一种记录形式。电子病历是相对于传统纸质病历而言的，那些只使用文字处理软件编辑、打印的病历文档，不属于电子病历。医疗机构信息系统是指医疗机构内部支持电子病历信息的采集、存储、访问和在线帮助，并围绕提高医疗质量、保障医疗安全、提高医疗效率而提供信息处理和智能化服务功能的计算机信息系统，既包括应用于门(急)诊、病房的临床信息系统，也包括检查检验、病理、影像、心电、超声等医技科室的信息系统。

（二）电子病历的特点与功能

1. 电子病历的特点

（1）病历资料处理的高效性：电子病历借助其计算机高速处理数据的功能，快捷迅速的完成所收集资料的分类、整理、统计等工作，节省时间，极大地提高了工作效率。

（2）病历资料储存的长期性：电子病历借助其计算机存储技术，一可以提供巨大的储存空间，二可以满足病历长期存储的要求。

（3）病历资料使用的共享性：电子病历借助其计算机与网络系统轻松地实现远程会诊、远程家庭保健、心理医学咨询、社区医疗和对突发公共卫生事件的监测、预警、救治等。

（4）病历资料观察的便利性：电子病历借助其计算机与网络系统能够向医务工作者或其他相关人员及时地、可重复地提供完整、可靠的患者原始资料和医疗信息。

（5）病历资料录入的规范性：电子病历录入时，通过系统提供完整、权威、规范、严谨的病历模板，避免了书写潦草、缺页、漏项、模糊及不规范用语等常见问题，提高了病历质量和医院管理水平。

2. 电子病历的功能　电子病历可概括为以下 3 种基本功能：①医疗信息的记录、储存和访问功能；②利用医学知识库辅助医师进行临床决策的功能；③为医院管理、公共卫生、教学与科学研究服务的信息再利用功能。

（三）电子病历录入的基本要求

1. 电子病历录入应当遵循客观、真实、准确、及时、完整的原则。

2. 电子病历录入应当使用中文和医学术语，要求表述准确、语句通顺、标点正确。通用的外文缩写和无正式中文译名的症状、体征、疾病名称等可以使用外文，记录日期应当使用阿拉伯数字，记录时间应当采用 24 小时制。

3. 电子病历包括门（急）诊电子病历、住院电子病历及其他电子医疗记录，电子病历的内容应当按照国家卫生健康委员会《病历书写基本规范》执行，使用国家卫生健康委员会统一制定的项目名称、格式和内容，不得擅自变更。

4. 电子病历系统应当为操作人员提供专有的身份标识和识别手段，并设置相应权限，操作人员对本人身份标识的使用负责。医务人员采用身份标识登录电子病历系统完成各项记录等操作并予确认后，系统应当显示医务人员电子签名。

5. 电子病历系统应当设置医务人员审查、修改的权限和时限。实习医务人员、试用期医务人员记录的病历，应当经过在本医疗机构合法执业的医务人员审阅、修改并予电子签名确认。医务人员修改时，电子病历系统应当进行身份识别、保存历次修改痕迹、标记准确的修改时间和修改人信息。

6. 电子病历系统应当为患者建立个人信息数据库，授予唯一标识号码并确保与患者的医疗记录相对应。

7. 电子病历系统应当具有严格的复制管理功能。同一患者的相同信息可以复制，复制内容必须校对，不同患者的信息不得复制。

8. 电子病历系统应当满足国家信息安全等级保护制度与标准，严禁篡改、伪造、隐匿、抢夺、窃取和毁坏电子病历。

（四）电子病历管理的基本要求

1. 医疗机构应成立电子病历管理部门并配备专职人员。

2. 电子病历系统应当保证医务人员查阅病历的需要,能够及时提供并完整呈现该患者的电子病历资料。

3. 患者诊疗活动过程中产生的非文字资料(CT、磁共振、超声等医学影像信息,心电图,录音,录像等)应当纳入电子病历系统管理,应确保随时调阅、内容完整。

4. 门诊电子病历中的门(急)诊病历记录以接诊医师录入确认即为归档,归档后不得修改。住院电子病历随患者出院经上级医师于患者出院审核确认后归档,归档后由电子病历管理部门统一管理。

5. 归档后的电子病历采用电子数据方式保存,必要时可打印纸质版本,打印的电子病历纸质版本应当统一规格、字体、格式等。电子病历数据应当保存备份,并定期对备份数据进行恢复试验,确保电子病历数据能够及时恢复。当电子病历系统更新、升级时,应当确保原有数据的继承与使用。

6. 医疗机构应当建立电子病历信息安全保密制度,设定医务人员和有关医院管理人员调阅、复制、打印电子病历的相应权限,建立电子病历使用日志,记录使用人员、操作时间和内容。未经授权,任何单位和个人不得擅自调阅、复制电子病历。

7. 电子病历系统应当为病历质量监控、医疗卫生服务信息以及数据统计分析和医疗保险费用审核提供技术支持,包括医疗费用分类查询、手术分级管理、临床路径管理、单病种质量控制、平均住院日、术前平均住院日、床位使用率、合理用药监控、药物占总收入比例等医疗质量管理与控制指标的统计。利用系统优势建立医疗质量考核体系,以提高工作效率、保证医疗质量、规范诊疗行为、提高医院管理水平。

8. 医疗机构可以为申请人、专门机构、公安司法部门提供相应电子病历资料,提供范围严格按照国家卫生健康委员会《医疗机构病历管理规定》执行。

(杨 峥)

复习思考题

1. 简述诊断的步骤。
2. 简述病历书写的基本要求。
3. 简述住院期间的病历种类。
4. 简述同意书的种类。
5. 试述诊断的基本原则。
6. 试述诊断的内容。

附 中华人民共和国卫生健康委员会电子病历基本规范

电子病历基本规范(试行)

(卫医政发【2010】24 号)

第一章 总 则

第一条 为规范医疗机构电子病历管理,保证医患双方合法权益,根据《中华人民共和国执业医师法》、《医疗机构管理条例》、《医疗事故处理条例》、《护士条例》等法律、法规,制定本规范。

第二条 本规范适用于医疗机构电子病历的建立、使用、保存和管理。

第三条 电子病历是指医务人员在医疗活动过程中,使用医疗机构信息系统生成的文字、符号、图表、图形、数据、影像等数字化信息,并能实现存储、管理、传输和重现的医疗记录,是病历的一种记录形式。

使用文字处理软件编辑、打印的病历文档,不属于本规范所称的电子病历。

第四条 医疗机构电子病历系统的建设应当满足临床工作需要,遵循医疗工作流程,保障医疗质量和医疗安全。

第二章 电子病历基本要求

第五条 电子病历录入应当遵循客观、真实、准确、及时、完整的原则。

第六条 电子病历录入应当使用中文和医学术语,要求表述准确,语句通顺,标点正确。通用的外文缩写和无正式中文译名的症状、体征、疾病名称等可以使用外文;记录日期应当使用阿拉伯数字,记录时间应当采用 24 小时制。

第七条 电子病历包括门(急)诊电子病历、住院电子病历及其他电子医疗记录。电子病历内容应当按照卫生部《病历书写基本规范》执行,使用卫生部统一制定的项目名称、格式和内容,不得擅自变更。

第八条 电子病历系统应当为操作人员提供专有的身份标识和识别手段,并设置有相应权限;操作人员对本人身份标识的使用负责。

第九条 医务人员采用身份标识登录电子病历系统完成各项记录等操作并予确认后,系统应当显示医务人员电子签名。

第十条 电子病历系统应当设置医务人员审查、修改的权限和时限。实习医务人员、试用期医务人员记录的病历,应当经过在本医疗机构合法执业的医务人员审阅、修改并予电子签名确认。医务人员修改时,电子病历系统应当进行身份识别、保存历次修改痕迹、标记准确的修改时间和修改人信息。

第十一条 电子病历系统应当为患者建立个人信息数据库(包括姓名、性别、出生日期、民族、婚姻状况、职业、工作单位、住址、有效身份证件号码、社会保障号码或医疗保险号码、联系电话等),授予唯一标识号码并确保与患者的医疗记录相对应。

第十二条 电子病历系统应当具有严格的复制管理功能。同一患者的相同信息可以复制,复制内容必须校对,不同患者的信息不得复制。

第十三条 电子病历系统应当满足国家信息安全等级保护制度与标准。严禁篡改、伪造、隐匿、抢夺、窃取和毁坏电子病历。

第十四条　电子病历系统应当为病历质量监控、医疗卫生服务信息以及数据统计分析和医疗保险费用审核提供技术支持，包括医疗费用分类查询、手术分级管理、临床路径管理、单病种质量控制、平均住院日、术前平均住院日、床位使用率、合理用药监控、药物占总收入比例等医疗质量管理与控制指标的统计，利用系统优势建立医疗质量考核体系，提高工作效率，保证医疗质量，规范诊疗行为，提高医院管理水平。

第三章　实施电子病历基本条件

第十五条　医疗机构建立电子病历系统应当具备以下条件：

（一）具有专门的管理部门和人员，负责电子病历系统的建设、运行和维护。

（二）具备电子病历系统运行和维护的信息技术、设备和设施，确保电子病历系统的安全、稳定运行。

（三）建立、健全电子病历使用的相关制度和规程，包括人员操作、系统维护和变更的管理规程，出现系统故障时的应急预案等。

第十六条　医疗机构电子病历系统运行应当符合以下要求：

（一）具备保障电子病历数据安全的制度和措施，有数据备份机制，有条件的医疗机构应当建立信息系统灾备体系。应当能够落实系统出现故障时的应急预案，确保电子病历业务的连续性。

（二）对操作人员的权限实行分级管理，保护患者的隐私。

（三）具备对电子病历创建、编辑、归档等操作的追溯能力。

（四）电子病历使用的术语、编码、模板和标准数据应当符合有关规范要求。

第四章　电子病历的管理

第十七条　医疗机构应当成立电子病历管理部门并配备专职人员，具体负责本机构门（急）诊电子病历和住院电子病历的收集、保存、调阅、复制等管理工作。

第十八条　医疗机构电子病历系统应当保证医务人员查阅病历的需要，能够及时提供并完整呈现该患者的电子病历资料。

第十九条　患者诊疗活动过程中产生的非文字资料（CT、磁共振、超声等医学影像信息，心电图，录音，录像等）应当纳入电子病历系统管理，应确保随时调阅、内容完整。

第二十条　门诊电子病历中的门（急）诊病历记录以接诊医师录入确认即为归档，归档后不得修改。

第二十一条　住院电子病历随患者出院经上级医师于患者出院审核确认后归档，归档后由电子病历管理部门统一管理。

第二十二条　对目前还不能电子化的植入材料条形码、知情同意书等医疗信息资料，可以采取措施使之信息数字化后纳入电子病历并留存原件。

第二十三条　归档后的电子病历采用电子数据方式保存，必要时可打印纸质版本，打印的电子病历纸质版本应当统一规格、字体、格式等。

第二十四条　电子病历数据应当保存备份，并定期对备份数据进行恢复试验，确保电子病历数据能够及时恢复。当电子病历系统更新、升级时，应当确保原有数据的继承与使用。

第二十五条 医疗机构应当建立电子病历信息安全保密制度,设定医务人员和有关医院管理人员调阅、复制、打印电子病历的相应权限,建立电子病历使用日志,记录使用人员、操作时间和内容。未经授权,任何单位和个人不得擅自调阅、复制电子病历。

第二十六条 医疗机构应当受理下列人员或机构复印或者复制电子病历资料的申请:

(一)患者本人或其代理人;

(二)死亡患者近亲属或其代理人;

(三)为患者支付费用的基本医疗保障管理和经办机构;

(四)患者授权委托的保险机构。

第二十七条 医疗机构应当指定专门机构和人员负责受理复印或者复制电子病历资料的申请,并留存申请人有效身份证明复印件及其法定证明材料、保险合同等复印件。受理申请时,应当要求申请人按照以下要求提供材料:

(一)申请人为患者本人的,应当提供本人有效身份证明;

(二)申请人为患者代理人的,应当提供患者及其代理人的有效身份证明、申请人与患者代理关系的法定证明材料;

(三)申请人为死亡患者近亲属的,应当提供患者死亡证明及其近亲属的有效身份证明、申请人是死亡患者近亲属的法定证明材料;

(四)申请人为死亡患者近亲属代理人的,应当提供患者死亡证明、死亡患者近亲属及其代理人的有效身份证明,死亡患者与其近亲属关系的法定证明材料,申请人与死亡患者近亲属代理关系的法定证明材料;

(五)申请人为基本医疗保障管理和经办机构的,应当按照相应基本医疗保障制度有关规定执行;

(六)申请人为保险机构的,应当提供保险合同复印件,承办人员的有效身份证明,患者本人或者其代理人同意的法定证明材料;患者死亡的,应当提供保险合同复印件,承办人员的有效身份证明,死亡患者近亲属或者其代理人同意的法定证明材料。合同或者法律另有规定的除外。

第二十八条 公安、司法机关因办理案(事)件,需要收集、调取电子病历资料的,医疗机构应当在公安、司法机关出具法定证明及执行公务人员的有效身份证明后如实提供。

第二十九条 医疗机构可以为申请人复印或者复制电子病历资料的范围按照我部《医疗机构病历管理规定》执行。

第三十条 医疗机构受理复印或者复制电子病历资料申请后,应当在医务人员按规定时限完成病历后方予提供。

第三十一条 复印或者复制的病历资料经申请人核对无误后,医疗机构应当在电子病历纸质版本上加盖证明印记,或提供已锁定不可更改的病历电子版。

第三十二条 发生医疗事故争议时,应当在医患双方在场的情况下锁定电子病历并制作完全相同的纸质版本供封存,封存的纸质病历资料由医疗机构保管。

第五章　附　　则

第三十三条　各省级卫生行政部门可根据本规范制定本辖区相关实施细则。

第三十四条　中医电子病历基本规范由国家中医药管理局另行制定。

第三十五条　本规范由卫生部负责解释。

第三十六条　本规范自 2010 年 4 月 1 日起施行。

附录一 临床常用诊疗技术

一、胸膜腔穿刺术

【目的】

1. 明确胸腔内积液的性质。

2. 抽液(气)解除压迫症状。

3. 注入药物。

【方法】

1. 患者取坐位,反坐于靠背倚上,双臂、头伏贴于靠背横木上,呈伏案睡眠状。重病者可取半卧位,病侧手臂置于枕部。

2. 选肩胛角线第 7~8 肋间,用于穿刺放液,适合坐位患者,此处胸壁厚约 4cm。选腋中线第 6~7 肋间或腋前线第 5 肋间,适用于卧位患者穿刺放液,此处胸壁厚约 2~3cm。选锁骨中线第 2 肋间,适用于仰卧患者穿刺抽气。穿刺前,需在 X 线或超声波指示下决定穿刺点,穿刺点用蘸甲紫溶液(龙胆紫)的棉签在皮肤上做标记。

3. 常规消毒局部皮肤,术者戴无菌手套,铺无菌洞巾。用 2% 利多卡因溶液沿穿刺点处肋骨之上缘,自皮肤至胸膜壁层进行局部浸润麻醉。

4. 术者左手食中二指固定穿刺处皮肤,右手持带有三通活塞的特制胸穿针或用针座带有小胶管的 12~16 号穿刺针沿穿刺点肋骨之上缘徐徐刺入,至针锋阻力突然消失即表示针已进入胸腔。

5. 接上注射器,打开三通活塞与胸腔的通道进行抽液,抽满后再关闭该通道,同时打开与外界相通的通道进行排液。如此反复进行。如为带胶管之穿刺针,事先将胶管用止血钳夹住,穿刺成功后接上空针再放开止血钳进行抽液。抽满后仍需钳闭胶管,取下注射器排出液体,将注射器再次与胶管连接进行下一次抽液。

6. 术毕,拔出穿刺针,局部覆盖无菌纱布,稍用力压迫片刻,胶布固定。嘱患者静卧。液体注入弯盘中,以便记量或送检。

【注意事项】

1. 操作前应向患者说明穿刺目的,消除顾虑;对精神紧张者,可于术前半小时肌内注射地西泮(安定)10mg,或口服可待因 0.03g 以镇静止痛。

2. 操作中应密切观察患者的反应,如有头晕、面色苍白、出汗、心悸、胸部压迫感或剧痛、昏厥等胸膜过敏反应,或出现连续性咳嗽、气短、咳泡沫痰等现象时,立即停止抽液,并皮下注射 0.1% 肾上腺素溶液 0.3~0.5ml,或进行其他对症处理。

3. 一次抽液不宜过多、过快。诊断性抽液 50~100ml 即可。减压抽液,首次不超过 600ml,以后每次不超过 1000ml,如为脓胸,每次尽量抽尽。疑为化脓性感染时,助手用无菌试管留取标本,行涂片革兰染色镜检、细菌培养及药敏试验。做细胞学检查至少需 100ml,并应立即送检,以免细胞自溶。

4. 严格无菌操作,并注意防止空气进入胸腔,始终保持胸腔负压。

5. 应避免在第 9 肋间以下穿刺,以免穿透膈肌损伤腹腔脏器。

6. 恶性胸腔积液,可在胸腔内注入抗肿瘤药或硬化剂诱发化学性胸膜炎,促使脏层与壁层胸膜粘连,闭合胸腔。

二、腹膜腔穿刺术

【目的】

1. 明确腹腔内积液的性质。

2. 腹水引流。

3. 腹腔内给药。

【方法】

1. 穿刺前患者先小便,排空尿液。

2. 患者取坐位或卧位。

3. 选左下腹脐与髂前上棘连线的中外 1/3 交界处,或脐与耻骨联合连线之中点旁开 1~1.5cm 处为穿刺点。卧位患者,可于叩诊呈浊音处穿刺。

4. 常规消毒穿刺处皮肤,术者戴无菌手套,铺无菌洞巾。用 2% 利多卡因溶液由皮肤至腹膜进行局部浸润麻醉。

5. 左手固定穿刺处皮肤,右手持穿刺针垂直刺入腹壁,然后徐徐进针,待感到针锋阻力突然消失即为进入腹腔之标志,可抽取腹水。如为检查用的腹水应置于清洁试管中送检;若为引流腹水,可接上带接头的胶管,调整引流速度,胶管之另一端置于消毒容器中。

6. 术毕,拔出穿刺针,局部覆盖无菌纱布,压迫数分钟后,胶布固定。嘱患者平卧休息。

【注意事项】

1. 术中患者出现呼吸、脉搏、面色等改变及头晕、恶心、心悸等症状时,轻者可调慢流速,重者应立即停止引流并作适当处理。

2. 放液不可过快、过多。一般每次不超过 3000ml,血性腹水者,仅留取标本送检,严禁引流,有肝性脑病先兆者,禁止穿刺放腹水。

3. 腹壁静脉曲张者,应避开静脉穿刺;腹腔内有粘连者,应避开该处进行。

4. 排放腹水时,若流出不畅,可将穿刺针稍作移动或变换体位。

5. 排放腹水前常规测量腹围。

6. 腹水较多时,当穿刺针到达皮下后,稍向周围移动一下针头,再继续进针,这样可使针眼不在一条直线上,以防腹水流出。大量放腹水后,应束以多头腹带,以防腹压骤降、内脏血管扩张,引起血压下降或休克。如穿刺孔有腹水渗漏时,可用蝶形胶布或涂上火棉胶封闭。

三、心包腔穿刺术

【目的】

1. 明确心包积液的性质。

2. 抽液缓解临床症状。

3. 穿刺排脓、冲洗和注药。

【方法】

1. 患者取坐位或半卧位,以手术巾盖住面部,仔细叩出心浊音界,结合心脏超声定位,选择穿刺点、进针方向和进针的距离。通常采用的穿刺点为剑突与左肋弓缘夹角处或心尖部,采用后者进针时,根据横膈位置高低,一般在左侧第5肋间或第6肋间心浊音界内2.0cm左右处进针。

2. 常规消毒局部皮肤,术者及助手戴无菌手套,铺无菌洞巾。用2%利多卡因溶液自皮肤至心包壁层进行局部浸润麻醉。

3. 术者持穿刺针穿刺,助手以血管钳夹持与其连接之导液橡皮管。在心尖部进针时,应使针自下而上,向脊柱方向缓慢刺入;在剑突与左肋弓缘夹角处进针时,应使针体与腹壁成30°~40°角,向上、向后并稍向左刺入心包腔后下部。待针锋抵抗感突然消失时,表示针头已穿过心包壁层,同时感到心脏搏动,此时应退针少许,以免划伤心脏。助手立即用血管钳夹住针体固定其深度,术者将注射器接于橡皮管上,放松橡皮管上的止血钳,缓慢抽吸,记取液量,留标本送检。

4. 术毕,拔出穿刺针,局部覆盖无菌纱布,压迫数分钟后,胶布固定。

【注意事项】

1. 应由有经验医师操作或指导,并应在心电图监护下进行穿刺。在超声显像指示下,穿刺抽液更为准确、安全。

2. 术前应向患者做好解释工作,并嘱其在穿刺过程中切勿咳嗽或深呼吸。为避免咳嗽,术前半小时可口服可待因0.03g。

3. 抽液量第一次不宜超过100~200ml,重复抽液可逐渐增到300~500ml。抽液速度要慢。如过快、过多,短期内使大量血液回心可能导致肺水肿。

4. 术中、术后均需密切观察呼吸、血压、脉搏等的变化。术中如抽出鲜血,应立即停止抽吸,并严密观察有无心包压塞症状出现。取下空针前夹闭橡皮管,以防空气进入。

四、膝关节腔穿刺术

【目的】

1. 明确关节腔内积液的性质。

2. 抽液缓解临床症状。

3. 关节腔内注药。

【方法】

1. 患者仰卧于床或操作台上,两下肢伸直。

2. 一般选髌骨上方、股四头肌腱外侧或髌骨下方、髌骨韧带旁为穿刺点。常规消毒局部皮肤,术者戴无菌手套,铺无菌洞巾。用2%的利多卡因溶液进行局部浸润麻醉。

3. 用7~9号注射针穿刺,穿刺点为髌骨上方、股四头肌腱外侧时向内下方刺入关节囊;

穿刺点为髌骨下方、髌韧带旁时应向后刺入关节囊。穿刺成功后,抽取液体送检。

4. 抽液完毕后,如需注入药物,则应另换无菌注射器。

5. 术毕,局部覆盖无菌纱布,胶布固定。

【注意事项】

1. 严格无菌操作,以防无菌的关节腔渗液继发感染。

2. 穿刺时,动用要轻柔,避免损伤关节软骨。

3. 关节腔积液过多时,抽液后应适当加压固定。

五、腰椎穿刺术

【目的】

1. 明确脑脊液的性质。

2. 测定颅内压力、了解蛛网膜下腔阻塞情况。

3. 鞘内给药。

【方法】

1. 患者侧卧于硬板床上,背部与床面垂直,头向前胸屈曲,两手抱膝紧贴腹部,使躯干尽可能弯曲呈弓形,使脊柱尽量后凸以增宽椎间隙,便于进针。

2. 通常取双髂后上棘的连线与后正中线交点处之椎间隙为穿刺点,此处相当于第3~4腰椎棘突间隙,亦可高或低一椎间隙进行,并做好标记。常规消毒穿刺点皮肤,术者戴无菌手套、铺无菌洞巾。用2%利多卡因溶液自皮肤至韧带进行局部浸润麻醉。

3. 术者左手固定皮肤,右手持腰椎穿刺针(针锋斜面向上)垂直刺入皮肤,然后针锋稍斜向头部,徐徐进针,直至针锋阻力突然消失,即停止进针。此时成人约已刺入4~6cm,儿童约为2~4cm。缓慢拔出针芯,见到液体流出则为穿刺成功。若无液体流出,可稍转动穿刺针或嘱患者做深呼吸;若仍无液体流出,可插上针芯将针稍向前或后移动少许;若仍无液体流出,则为穿刺失败,需另行穿刺。

4. 穿刺成功后,立即接上测压管测定颅内压。无测压管时,可数脑脊液流出的滴数。正常脑压为0.69~1.76kPa,或40~50滴/分钟。若要了解蛛网膜下腔有无阻塞,可做动力试验(奎氏试验),即当测定颅内压后,由助手压迫患者一侧颈静脉10秒,若10秒内颅内压升高1倍左右,解除压力后于10~20秒内恢复正常,称动力试验阳性,表示蛛网膜下腔畅通。若加压后10秒内颅内压不升或缓慢上升,减压后10~20秒内不能恢复正常,称动力试验阴性,表示蛛网膜下腔不通畅或完全阻塞。

5. 移去测压管,收集脑脊液2~5ml送检。需做细菌培养时,应用无菌试管留取标本。

6. 术毕,将针心插回穿刺针,拔出穿刺针,局部覆盖无菌纱布,胶布固定。嘱患者去枕平卧4~6小时。

【注意事项】

1. 凡已有颅内压升高者必须先做眼底检查,如有明显视乳头水肿或有脑疝先兆者,禁忌穿刺。患者处于休克、衰竭或濒危状态以及局部皮肤有炎症、颅后窝有占位性病变亦禁忌穿刺。

2. 进针不宜过深。鞘内注射药物时,应先放出等量之脑脊液再行注入,药物的剂量、浓度必须按规定执行。

3. 术中患者出现呼吸、脉搏、面色异常时,立即中断穿刺,并酌情对症处理。

六、骨髓穿刺术

【目的】　采取骨髓液做细胞形态学检查、病原微生物学检查、细胞遗传学分析、造血干细胞培养,以协助临床诊断、观察疗效和判断预后。

【方法】

1. 穿刺时,可选取髂前上棘点(位于髂前上棘后 1~2cm,此处骨面较宽平,易固定,无危险性)、髂后上棘点(位于骶椎两侧,臀上方突出的部位)、胸骨点(位于胸骨柄或胸骨体相当于第 1、2 肋间的部位。胸骨较薄约 1cm,其后为心房和大血管,穿刺不当有一定的危险性。此处骨髓液较多,当其他部位穿刺失败时,仍需作胸骨穿刺)、腰椎棘突点(多在腰椎棘突处,此处骨质较硬,面积较小)为穿刺部位,以髂前上棘点最常用。选胸骨或髂前上棘作穿刺部位时,取仰卧位,选腰椎棘突或髂后上棘作穿刺部位时,取坐位或侧卧位。常规消毒穿刺处皮肤,术者戴无菌手套、铺无菌洞巾。用 2% 利多卡因溶液自皮肤至骨膜进行局部浸润麻醉。

2. 取特制骨髓穿刺针 1 枚,将固定器固定在距针尖适当长度处(髂骨穿刺约 1.5cm,胸骨穿刺约 1cm),左手拇指和食指固定穿刺部位,右手持针与骨面垂直刺入(胸骨穿刺时穿刺针与骨面应成 30°~40°角),当针锋触及骨质后,将穿刺针左右旋转,缓缓钻刺骨质,直至针锋阻力突然消失且穿刺针已能固定在骨内时,表示穿刺已经成功。

3. 拔出穿刺针的针芯,接上 10~20ml 干燥注射器,用适当力量抽取骨髓液 0.1~0.2ml 作计数和涂片,若需作细菌培养时,再抽吸 1~2ml。

4. 术毕,插回针芯,拔出穿刺针,局部覆盖无菌纱布,加压 1~2 分钟后,胶布固定。

【注意事项】

1. 术前应检查出血时间和凝血时间,血友病患者禁施本术,有出血倾向者,操作时应特别小心,拔针后必须压迫针孔进行止血。

2. 用力钻进时,勿左右摇摆,以免针头折断。

3. 注射器必须无菌、干燥、清洁,以免发生溶血和污染。

4. 骨髓液不宜抽吸过多,否则可使骨髓液稀释结果的正确性(细菌培养例外)。骨髓液抽出后应立即涂片,否则很快凝固而使涂片失败。送检骨髓涂片时,应同时送检 2~3 血涂片。

七、肝穿刺活体组织检查术及抽脓术

肝穿刺活体组织检查术

【目的】　协助原因未明的肝大、肝硬化、肝脏实质性占位的鉴别和某些血液系统疾病的诊断。

【方法】

1. 穿刺时,患者取仰卧位,身体右侧靠床沿,并将右臂上举于枕后。

2. 穿刺点一般取右侧腋中线第 8、9 肋间、肝实音处穿刺。疑诊肝癌者,宜选较突出的结节处在超声定位下穿刺。

3. 常规消毒局部皮肤,用 2% 利多卡因由皮肤至肝被膜进行局部麻醉。

4. 备好快速穿刺套针(针长 7.0cm,针径 1.2mm 或 1.6mm),套针内装有长约 2~3cm 钢针芯活塞,空气和水可以通过,但可阻止吸进针内之肝组织进入注射器,以橡皮管将穿刺针连接于 10ml 注射器,吸入无菌生理盐水 3~5ml。

5. 术者先用穿刺锥在穿刺点皮肤上刺孔,再持穿刺针由该孔进入,并沿肋骨上缘与胸壁垂直方向刺入 0.5~1.0cm,然后将注射器内生理盐水推出 0.5~1.0ml,以冲出针内可能存留的皮肤与皮下组织,防止针头堵塞。

6. 在穿入肝脏前,将注射器抽成负压并嘱患者深吸气,于深吸气末屏气(术前应让患者练习)。在患者屏气同时,术者将穿刺针迅速刺入肝内并立即抽出,深度不超过 6.0cm。

7. 拔针后盖上无菌纱布,立即用手(或小砂袋)按压创面 5~10 分钟,胶布固定,并用多头腹带扎紧。

8. 用生理盐水从针内冲出肝组织条于弯盘中,挑出,以 95% 乙醇溶液或 10% 甲醛溶液固定送检。

9. 穿刺后卧床休息 24 小时,每隔 15~30 分钟测呼吸、脉搏、血压 1 次,连续观察 4 小时,防止内出血。

【注意事项】

1. 术前应先行血小板计数、出血时间、凝血时间、凝血酶原时间测定,如有异常,应肌内注射维生素 $K_1$10mg,每日 1 次,3 天后复查。如仍不正常,不应强行穿刺。同时应测定血型以备用。疑有肺气肿者应行 X 线胸片检查。穿刺前测血压、脉搏。

2. 术前应向患者做好解释以消除顾虑,并嘱其在穿刺过程中切勿咳嗽或深呼吸。术前 1 小时可肌内注射地西泮(安定)10mg。

3. 穿刺后如局部疼痛,应仔细查找原因,若为一般组织创伤性疼痛,可给予止痛剂;若发生气胸、胸膜性休克或胆汁性腹膜炎以及脉搏增快细弱、血压下降、烦躁不安、面色苍白、出冷汗等内出血现象,应紧急处理。

肝穿刺抽脓术

【目的】

1. 明确脓液的性质。

2. 抽脓、冲洗、注药。

【方法】

1. 穿刺体位同肝穿刺活体组织检查术。穿刺部位,如有明显压痛点,可在压痛点处穿刺,如压痛点不明显或病变位置较深,则应在超声检查进行脓腔定位后再行穿刺。

2. 常规消毒局部皮肤,戴无菌手套,铺无菌洞巾。用 2% 利多卡因溶液由皮肤至肝被膜进行局部麻醉。

3. 先将连接肝穿刺针的橡皮管折起或夹住,然后将穿刺针刺入皮肤,嘱患者先吸气,并在吸气末屏气,屏气时将针头刺入肝内并继续徐徐前进,如有抵抗感突然消失提示已进入脓腔。

4. 将 50ml 注射器接于长针头的橡皮管上,松开钳夹的橡皮管进行抽吸。如抽不出脓液可在注射器保持一定负压情况下再前进或后退少许,如仍无脓液,则表示未达脓腔。此时应将针头退至皮下改变方向(不得在肝内改变方向),重新穿刺。抽脓过程中,可让针随呼吸摆动,不需要用血管钳固定穿刺针头,以免损伤肝组织。

5. 脓液应尽可能抽尽。如脓液黏稠则用无菌生理盐水稀释后再抽,如抽出的脓液量与估计不符,则应变换针头方向,以便抽尽脓腔深部或底部的脓液。

6. 术毕,拔出穿刺针,局部覆盖无菌纱布,按压数分钟后,胶布固定。加压小砂袋,并用多头带扎紧。嘱患者静卧 8~12 小时。

【注意事项】 术前准备同肝活体组织穿刺术。如疑为阿米巴性肝脓肿,应先用抗阿米巴药治疗 2~4 天,待肝充血和肿胀稍减轻时再行穿刺;若疑为细菌性肝脓肿,则应在抗生素控制下进行穿刺。

八、淋巴结穿刺术

【目的】 明确淋巴结肿大的性质。

【方法】

1. 一般选择适于穿刺、且明显肿大的淋巴结作为穿刺部位。

2. 常规消毒局部皮肤和操作者的手指。

3. 术者以左手拇指和食指固定淋巴结,右手持 10ml 干燥注射器(针头为 18~19 号),沿淋巴结长轴刺入淋巴结内(刺入的深度因淋巴结的大小而定),然后边拔针边用力抽吸,利用负压吸出淋巴结内的液体和细胞成分。固定注射器的内栓,拔出针头后,将注射器取下充气后,再将针头内的抽取液喷射到载玻片上,并及时制备涂片。

4. 术毕,穿刺部位覆盖无菌纱布,胶布固定。

【注意事项】

1. 穿刺时,若未能获得抽取液,可将穿刺针由原穿刺点刺入,并在不同方向连续穿刺,抽取数次,直到获得抽取液为止(但注意不能发生出血)。

2. 制备涂片前要注意抽取液的外观和性状。炎性抽取液为淡黄色,结核性病变的抽取液为黄绿色或污灰色枯稠样液体,可见干酪样物质。

3. 最好于餐前穿刺,以免抽取液中脂质过多,影响检查结果。

附录二 临床检验参考值

一、血液检验

（一）血液一般检验

血红蛋白（Hb）   男性 120~160g/L

女性 110~150g/L

新生儿 170~200g/L

红细胞（RBC）   男性（4.0~5.5）×10^{12}/L

女性（3.5~5.0）×10^{12}/L

新生儿（6.0~7.0）×10^{12}/L

白细胞（WBC）   成人（4.0~10.0）×10^9/L

新生儿（15.0~20.0）×10^9/L

6 个月至 2 岁（11.0~12.0）×10^9/L

白细胞分类计数

百分率   中性杆状核粒细胞 0.01~0.05（1%~5%）

中性分叶核粒细胞 0.50~0.70（50%~70%）

嗜酸性粒细胞 0.005~0.05（0.5%~5%）

嗜碱性粒细胞 0~0.01（0%~1%）

淋巴细胞 0.20~0.40（20%~40%）

单核细胞 0.03~0.08（3%~8%）

绝对值/L   中性杆状核粒细胞（0.04~0.5）×10^9/L

中性分叶核粒细胞（2.0~7.0）×10^9

嗜酸性粒细胞（0.02~0.5）×10^9/L

嗜碱性粒细胞（0~0.1）×10^9/L

淋巴细胞（0.8~4.0）×10^9/L

单核细胞（0.12~0.8）×10^9/L

点彩红细胞   百分率<0.0001（0.1%）

绝对值<300/10^6 红细胞

嗜多色性红细胞   <0.01（1%）

（二）红细胞的其他检验

网织红细胞（Rtc）　　　成人　　　百分数 0.005~0.015(0.5%~1.5%)

绝对值(24~84)×10⁹/L

新生儿　　　百分数 0.02~0.06(2%~6%)

网织红细胞生成指数（RPI）　2

红细胞沉降率（ESR）　Westergren 法　男性 0~15mm/1h 末

女性 0~20mm/1h 末

红细胞平均直径　　　　　　6~9μm（平均 7.2μm）

红细胞厚度　　　　　　　　边缘部 2μm，中央部 1μm

血细胞比容（Hct）微量法　男性(0.467±0.039)L/L

女性(0.421±0.054)L/L

温氏法　男性 0.40~0.50L/L(40~50 容积%)

平均 0.45L/L

女性 0.37~0.48L/L(37~48 容积%)

平均 0.40L/L

平均红细胞容积（MCV）　　手工法 82~92fl

血细胞分析仪法 80~100fl

平均红细胞血红蛋白（MCH）　手工法 27~31pg

血细胞分析仪法 27~34pg

平均红细胞血红蛋白浓度（MCHC）　320~360g/L(32%~36%)

红细胞体积分布宽度（RDW）　RDW-CV　11.5%~14.5%

红细胞半衰期（$T_{1/2}$）　　　25~32 天

红细胞内游离原卟啉（FEP）　　荧光光度法<2.34μmol/L

血浆游离血红蛋白　　　　　<0.05g/L(1~5mg/dl)

血清结合珠蛋白　　　　　　0.7~1.5g/L(70~150mg/dl)

血浆高铁血红素清蛋白　　　电泳法　　阴性

红细胞渗透脆性试验　　　　开始溶血 4.2~4.6g/L(0.42%~0.46%)NaCl 溶液

完全溶血 2.8~3.4g/L(0.28%~0.34%)NaCl 溶液

自身溶血试验　　　　　　　溶血度<3.5%

酸溶血试验（Ham 试验）　　阴性

蔗糖水溶血试验　　　　　　阴性

抗人球蛋白试验（Coombs 试验）　　　直接与间接均为阴性

冷热溶血试验（Donath-Landsteiner 试验）　阴性

变性珠蛋白（Heinz）小体生成试验　<0.30(30%)

高铁血红蛋白还原试验　　还原率>0.75(75%)

氰化物-抗坏血酸盐试验　阴性

红细胞 G-6PD 活性测定　Zinkham 法（WHO 推荐）　　(12.1±2.09)U/gHb(37℃)

Glock 与 Melean 法（ICSH 推荐）　(8.34±1.59)U/gHb(37℃)

血红蛋白 F 测定（碱性变性试验）　2 岁后至成人　<2%

血红蛋白 F 酸洗脱法测定　　　　成人　<0.01(1%)

新生儿　0.55~0.85(55%~85%)

2 岁后幼儿　<0.02(2%)

血红蛋白 A_2 测定	成人　0.015~0.03(1.5%~3%)
血红蛋白 H 包涵体生成试验	<0.01(1%)
异丙醇沉淀试验	阴性
硫化血红蛋白定性试验	阴性
硫氧血红蛋白	不吸烟者　0~0.023g/L(0~2.3mg/dl)
	吸烟者　0.021~0.042g/L(2.1~4.2mg/dl)
一氧化碳血红蛋白	定性　　阴性
	定量　　不吸烟者<0.02(2%)
	吸烟者<0.10(10%)
红细胞镰变试验	阴性

（三）血栓与止血的检验

毛细血管抵抗力(脆性)试验(CRT)　Rumpel-Leede 法

5cm 直径圆圈内新出血点数　　男性　<5 个

女性及儿童　<10 个

出血时间(BT)　Duke 法　1~3 分钟,超过 4 分钟,为异常

Ivy 法　2~6 分钟,超过 7 分钟,为异常

血管性血友病因子抗原(vWF:Ag)　免疫火箭电泳法　94.1%±32.5%

血浆 6-酮-前列腺素 F_{1a}(6-Keto-PGF_{1a})　酶联法　　(17.9±7.2)ng/L

血浆血栓调节蛋白抗原(TM:Ag)　RIA 法　20~35μg/L

血浆内皮素-1(ET-1)　ELISA 法　<5ng/L

血小板计数　(100~300)×10^9/L

血小板平均容积(MPV)　7~11fl

血小板分布宽度(PDW)　15%~17%

血小板相关免疫球蛋白　ELISA 法　PAIgG0~78.8ng/10^7血小板

PAIgM0~7.0ng/10^7血小板

PAIgA0~2.0ng/10^7血小板

血小板黏附试验(PAdT)　血小板黏附率　62.5%±8.61%(45.34%~79.78%)

血浆血小板球蛋白(β-TG)　ELISA 法　(16.4±9.8)μg/L

血浆血小板第 4 因子(PF$_4$)　ELISA 法　(3.2±2.3)μg/L

血浆血小板 P-选择素　(1.61±0.72)×10^{10}分子数/ml

血小板第 3 因子有效性(PF3aT)复钙时间　Ⅰ组较Ⅱ组延长<5 秒

血块收缩试验(CRT)血块收缩率　65.8%±11.0%

血浆血栓烷 B_2(TX-B_2)　　ELISA 法　(76.3±48.1)ng/L

凝血时间(CT)　　　　普通试管法　6~12 分钟

硅管法　15~32 分钟

活化部分凝血活酶时间(APTT)　32~43 秒(超过对照值 10 秒为延长)

血浆凝血酶原时间(PT)　11~13 秒(超过对照值 3 秒为延长)

凝血酶原比值(受检血浆 PT/正常血浆 PT)　1.0±0.05

血浆纤维蛋白原(Fg)　　2~4g/L

简易凝血酶生成试验(STGT)最短凝固时间　<15秒(10~14秒)

血浆因子Ⅷ促凝活性(FⅧ：C)　103%±25.7%

血浆因子Ⅸ促凝活性(FⅨ：C)　98.1%±30.4%

血浆因子Ⅺ促凝活性(FⅪ：C)　100%±18.4%

血浆因子Ⅻ促凝活性(FⅫ：C)　92.4%±20.7%

血浆因子Ⅱ促凝活性(FⅡ：C)　97.7%±16.7%

血浆因子Ⅴ促凝活性(FⅤ：C)　102.4%±30.9%

血浆因子Ⅶ促凝活性(FⅦ：C)　103%±17.3%

血浆因子Ⅹ促凝活性(FⅩ：C)　103%±19.0%

血浆因子Ⅷ定性试验　　　　24小时内纤维蛋白凝块不溶解

血浆因子Ⅷ亚基抗原　　　　FⅧα：Ag　100.4%±12.9%

　　　　　　　　　　　　　FⅧβ：Ag　98.8%±12.5%

血浆凝血酶片段1+2(F_{1+2})　　　(0.67±0.19)nmol/L

血浆纤维蛋白肽A(FPA)　　　不吸烟男性　　(1.83±0.61)μg/L

　　　　　　　　　　　　　不吸烟女性　　(2.22±1.04)μg/L

可溶性纤维蛋白单体复合物(SFMC)　胶乳凝集法　　阴性

　　　　　　　　　　　　　ELISA法　(48.5±15.6)mg/L

　　　　　　　　　　　　　RIA法　(50.5±26.1)mg/L

组织因子(TF)　　　　　　　双抗体夹心法　30~220ng/L

血浆抗凝血酶Ⅲ活性(AT-Ⅲα：A)　108.5%±5.3%

血浆抗凝血酶Ⅲ抗原(AT-Ⅲβ：Ag)　免疫火箭电泳法　(0.29±0.06)g/L

血浆蛋白C抗原(PC：Ag)　　免疫火箭电泳法　102.5%±20.1%

血浆游离蛋白S(FPS)　　　　凝固法　　100.9%±29.1%

血浆组织因子途径抑制物(TFPT)　ELISA法　(97.5±26.6)μg/L

血浆凝固酶-抗凝血酶复合物(TAT)　(1.45±0.4)μg/L

血浆肝素定量　　　　　　　(0.005~0.01)U/ml

狼疮抗凝物质　　　　　　　Lupo试验Ⅱ　31~44秒

　　　　　　　　　　　　　Lucor试验　30~38秒

　　　　　　　　　　　　　Lupo试验/Lucor试验比值1.0~1.2

优球蛋白溶解时间(ELT)　　加钙法　(129.8±41.4)分钟

　　　　　　　　　　　　　加酶法　(157.5±59.1)分钟

血浆组织型纤溶酶原激活物活性(t~PA：A)　0.3~0.6U/ml

血浆纤溶酶原活性(PLG：A)　　75%~140%

血浆纤溶酶原激活抑制物-1活性(PAI-1：A)　0.1~1.0抑制单位/ml

血浆 α_2-纤溶酶原抑制物活性(α_2-PI：A)　0.8~1.2抑制单位/ml

血浆硫酸鱼精蛋白副凝固试验(3P试验)　　阴性

血浆凝血酶原时间(TT)　16~18秒(超过对照值3秒为延长)

血浆纤溶酶-抗纤溶酶复合物(PAP或PIC)　　<0.8mg/L

血浆纤维蛋白(原)降解产物(FDP)胶乳凝集法　<5mg/L

血浆 D-二聚体（DD）　胶乳凝集法　　　阴性

　　　　　　　　　　　ELISA 法　　　　<200μg/L

血浆纤维蛋白肽 Bβ$_{1-42}$　　0.74~2.24nmol/L

血浆纤维蛋白肽 Bβ$_{15-42}$　（1.56±1.20）nmol/L

全血比黏度（ηb）　男性　3.43~5.07

　　　　　　　　　　女性　3.01~4.29

血浆比黏度（ηp）　1.46~1.82

血清比黏度（ηs）　1.38~1.66

全血还原比黏度　5.9~8.9

红细胞变形性　　　　红细胞滤过指数　0.29±0.10

红细胞电泳时间　　　自身血浆电泳时间　（16.5±0.85）秒

（四）血液生化检验

血清总蛋白（TP）　　60~80g/L

　　　　　　　　双缩脲法　　新生儿　　　46~70g/L

　　　　　　　　　　　　　　7 月~1 周岁　51~73g/L

　　　　　　　　　　　　　　1~2 周岁　　56~75g/L

　　　　　　　　　　　　　　3 周岁　　　62~76g/L

血清清蛋白（A）　　40~55g/L

　　　　　　　　溴甲酚绿法　　新生儿　28~44g/L

　　　　　　　　　　　　　　　<14 岁　38~54g/L

　　　　　　　　　　　　　　　<60 岁　34~48g/L

血清球蛋白（G）　　20~30g/L

清蛋白/球蛋白比值（A/G）　（1.5~2.5）：1

血清蛋白电泳　醋酸纤维膜法　清蛋白　0.62~0.71(62%~71%)

　　　　　　　　　　　　　　球蛋白 α$_1$　0.03~0.04(3%~4%)

　　　　　　　　　　　　　　　　　α$_2$　0.06~0.10(6%~10%)

　　　　　　　　　　　　　　　　　β　0.07~0.11(7%~11%)

　　　　　　　　　　　　　　　　　γ　0.09~0.18(9%~18%)

血清前清蛋白　　1 岁　　　100mg/L

　　　　　　　　1~3 岁　　168~281mg/L

　　　　　　　　成人　　　280~360mg/L

血糖（空腹）　　全血（Folin-吴法）　　　4.4~6.7mmol/L（80~120mg/dl）

　　　　　　　　血清或血浆（邻甲苯胺法）3.9~6.4mmol/L（70~110mg/dl）

口服葡萄糖耐量试验（OGTT）

　　　　空腹血糖　<6.72mmol/L

　　　　服糖后 0.5~1 小时　升至高峰　7.84~8.96mmol/L

　　　　服糖后 2 小时　　血糖恢复至空腹水平

　　　　尿糖均为阴性

血清胰岛素（空腹）　　　　　　10~20U/L（10~20μU/ml）

胰岛素（μU/ml）/血糖（mg/dl）比值　　<0.3

血清胰岛 C 肽(空腹)　　　　　　　　265~1324pmol/L

胰岛素 C 肽释放试验

　　　服糖后 1 小时　　胰岛素及 C 肽均上升至高峰

　　　服糖后 3 小时　　两者均下降至空腹水平

糖化血红蛋白(GHb)　　(按 GHb 占血红蛋白的百分比计算)

　　　　　　　电泳法　　5.6%~7.5%

　　　　　　　微柱法　　4.1%~6.8%

血酮体　　定位　　阴性

　　　　　定量(以丙酮计)　0.34~0.68mmol/L

血浆乳酸　　　　　　　　0.44~1.78mmol/L

血清总脂　　　成人　　4~7g/L

　　　　　　　儿童　　3~6g/L

血清游离脂肪酸　　　　　0.2~0.6mmol/L

血清总胆固醇　成人　　2.86~5.98mmol/L

　　　　　　　儿童　　3.12~5.2mmol/L

血清游离胆固醇　　　　　1.3~2.08mmol/L

胆固醇脂　　　　　　　　2.34~3.38mmol/L

胆固醇酯/游离胆固醇比值　3:1

血清阻塞性脂蛋白 X(LP-X)　阴性

血清甘油三酯(TG)　0.56~1.7mmol/L

血清磷脂　　　　　　1.4~2.7mmol/L

脂蛋白(LP)电泳　乳糜微粒(CM)　阴性

高密度脂蛋白(HDL)　0.30~0.40(30%~40%)

低密度脂蛋白(LDL)　0.50~0.60(50%~60%)

极低密度脂蛋白(VLDL)　0.13~0.25(13%~25%)

α-脂蛋白　　男性　(517±106)mg/L

　　　　　　女性　(547±125)mg/L

高密度脂蛋白胆固醇(HDL-C)　沉淀法　0.94~2.0mmol/L(老年人偏高)

低密度脂蛋白胆固醇(LDL-C)　沉淀法　2.07~3.12mmol/L(老年人偏高)

脂蛋白(a)(LP$_{(a)}$)　ELISA 法　<300mg/L

载脂蛋白 A$_1$(Apo-A$_1$)　ELISA 法　　男性　(1.42±0.17)g/L

　　　　　　　　　　　　　　　　　　女性　(1.45±0.14)g/L

载脂蛋白 B(Apo-B)　ELISA 法　　男性　(1.01±0.21)g/L

　　　　　　　　　　　　　　　　女性　(1.07±0.23)g/L

载脂蛋白 A/B　1.0~2.0

血清钾　　　　3.5~5.1mmol/L

血清钠　　　　135~147mmol/L

血清氯(以氯化钠计)　95~105mmol/L

血清钙　总钙(比色法)　　　2.25~2.58mmol/L

　　　　离子钙(离子选择电极法)　1.10~1.34mmol/L

血清无机磷　　　成人　　　0.97~1.61mmol/L

　　　　　　　　　儿童　　　1.29~1.94mmol/L

血清镁　　　　　成人　　　0.8~1.2mmol/L

　　　　　　　　　儿童　　　0.56~0.76mmol/L

血清锌　7.65~22.95μmol/L

血清铜　11.0~22.0μmol/L

血清锰　728μmol/L

血清铁　亚铁嗪显色法　　男性　11~30μmol/L

　　　　　　　　　　　　　女性　9~27μmol/L

血清铁蛋白(SF)　ELISA 法或 RIA 法　　男性　15~200μg/L

　　　　　　　　　　　　　　　　　　　女性　12~150μg/L

血清总铁结合力(TIBC)　　男性　50~77μmol/L

　　　　　　　　　　　　　女性　54~77μmol/L

未饱和铁结合力　25.2~50.4μmol/L

转铁蛋白(Tf)　免疫比浊法　28.6~51.9μmol/L

转铁蛋白饱和度(Ts)　　0.33~0.35μmol/L

血清肌钙蛋白T(cTnT)　ELISA 法　0.02~0.13μg/L

血清肌红蛋白(Mb)　　ELISA 法　50~80μg/L

　　　　　　　　　　　RIA 法　　6~85μg/L

血清铜蓝蛋白　免疫扩散法　成人　150~600mg/L

　　　　　　　　　　　　　　儿童　300~650mg/L

血清甲胎蛋白(AFP)　　定性　　阴性

　　　　　　　　　　　定量　　成人　<25μg/L(25ng/ml)

　　　　　　　　　　　　　　　小儿(3 周~6 月)　<39μg/L(39ng/ml)

碱性胎儿蛋白　7.4~115μg/L(平均 47.6μg/L)

异常凝血酶原　<20μg/L

β_2-微球蛋白(β_2-M)　0.8~2.4mg/L,平均 1.5mg/L

血清总胆红素(STB)　成人　　1.7~17.1μmol/L

　　　　　　　　　　新生儿　0~1 天　34~103μmol/L

　　　　　　　　　　　　　　　1~2 天　103~171μmol/L

　　　　　　　　　　　　　　　3~5 天　68~137μmol/L

结合胆红素　0~6.8μmol/L

非结合胆红素　1.7~10.2μmol/L

胆汁酸(BA)　　总胆汁酸(酶法)　0~10μmol/L

　　　　　　　胆酸(气-液相色谱法)　0.08~0.91μmol/L

　　　　　　　鹅脱氧胆酸(同上)　0~1.61μmol/L

　　　　　　　甘氨胆酸(同上)　0.05~1.0μmol/L

　　　　　　　脱氧胆酸(同上)　0.23~0.89μmol/L

尿素氮　　　　成人　3.2~7.1mmol/L

　　　　　　　儿童　1.8~6.5mmol/L

肌酐	全血		88.4~176.8μmol/L
	血清或血浆	男性	53~106μmol/L
		女性	44~97μmol/L
尿酸	磷钨酸盐法	男性	268~488μmol/L
		女性	178~387μmol/L
	尿酸酶法	男性	208~428μmol/L
		女性	155~357μmol/L
		儿童	119~327μmol/L
丙氨酸氨基转移酶（ALT）	连续监测法		10~40U/L
	比色法		5~25U
天门冬氨酸氨基转移酶（AST）	连续监测法		10~40U/L
	比色法		8~28U

ALT/AST 比值　　≤1

天门冬氨酸氨基转移酶同工酶　<5U

血清碱性磷酸酶（ALP）　连续监测法　　成人　　<40~110U/L

儿童　　<250U/L

碱性磷酸酶同工酶（ALPiso）

成人	ALP_1	阴性
	ALP_2	0.90（90%）
	ALP_3	少量
	ALP_4	阴性,妊娠期增多,占 0.40~0.65（40%~65%）
	ALP_5	B 型或 O 型血型者微量
	ALP_6	阴性
儿童	ALP_3	>0.60（60%）
	ALP_2	少量
	其余	阴性

γ-谷氨酰转移酶（γ-GT 或 GGT）　　连续监测法　<50U/L

血清酸性磷酸酶（ACP）　　化学法　　　　0.9~1.9U/L

乳酸脱氢酶（LD 或 LDH）　连续监测法　　104~245U/L

速率法　　95~200U/L

乳酸脱氢酶同工酶（LDiso）

圆盘电泳法	LD_1	0.327±0.046（32.7%±4.6%）
	LD_2	0.451±0.0353（45.1%±3.53%）
	LD_3	0.185±0.0296（18.5%±2.96%）
	LD_4	0.029±0.0089（2.9%±0.89%）
	LD_5	0.0085±0.0055（0.85%±0.55%）
醋酸膜电泳法	LD_1	0.24~0.34（24%~34%）
	LD_2	0.35~0.44（35%~44%）
	LD_3	0.19~0.27（19%~27%）
	LD_4	0~0.05（0~5%）

LD$_5$　　　0~0.02(0~2%)

单胺氧化酶(MAO)　伊藤法　　成人　<30U

　　　　　　　　　　中野法　　23~49U

脯氨酰羟化酶(PH)　(39.5±11.87)μg/L

5′-核苷酸酶　　27~283mmol/L

肌酸激酶(CK)　　酶偶联法　　37℃　男性　38~174U/L

　　　　　　　　　　　　　　　　　女性　26~140U/L

　　　　　　　　　　　　　30℃　男性　15~105U/L

　　　　　　　　　　　　　　　　　女性　10~80U/L

　　　　　　　肌酸显色法　　　　　男性　15~163U/L

　　　　　　　　　　　　　　　　　女性　3~135U/L

　　　　　　　连续监测法　　　　　男性　38~174U/L

　　　　　　　　　　　　　　　　　女性　26~140U/L

肌酸激酶同工酶(Ckiso)　　CK-MB　<0.05(5%)

　　　　　　　　　　　　　CK-MM　0.94~0.96(94%~96%)

　　　　　　　　　　　　　CK-BB　阴性或微量

肌酸激酶异型(CK-MB)　　CK-MB$_1$　<0.71U/L

　　　　　　　　　　　　CK-MB$_2$　<1.01U/L

　　　　　　　　　　　　MB$_1$/MB$_2$ 比值　<1.4

醛缩酶　　3~8U(平均5.4U)

血清淀粉酶(AMS)　　Somogyi 法　　总活性　800~1800U/L

　　　　　　　　　　酶偶联法　　20~115U/L

血清脂肪酶(APS)　　比色法　　0~79

　　　　　　　　　　浊度法　　0~160

　　　　　　　　　　滴度法　　<1500U/L

胆碱酯酶(ChE)

　　全血胆碱酯酶(AchE)　比色法　　80000~12000U/L

　　　　　　　　　　　　连续监测法　　为 SChE 的 1.5~2.5 倍

　　血清胆碱酯酶(SchE)　比色法　　30000~80000U/L

　　　　　　　　　　　　连续监测法　　620~1370U/L

胆碱酯酶活性　0.80~1.00(80%~100%)

超氧化物歧化酶(SOD)　比色法　555~633μg/gHb

血清Ⅲ型前胶原氨基末端肽(P-ⅢP)　100ng/L

靛氰绿滞留率(ICGR)　15 分钟滞留率　0~10%

（五）血清学与免疫学检测

免疫球蛋白

　　IgG　单向免疫扩散法　7.6~16.6g/L

　　IgA　单向免疫扩散法　血清型　0.71~3.35g/L

　　　　　　　　　　　　　分泌型(SIgA)　唾液　314mg/ml

　　　　　　　　　　　　　　　　　　　　泪液　30~80mg/ml

初乳　5060. 5mg/L

　IgM　　　单向免疫扩散法　　　0. 48~2. 12g/L

　IgD　　　ELISA 法　　　　　　0. 6~1. 2mg/L

　IgE　　　ELISA 法　　　　　　0. 1~0. 9mg/L

血清 M 蛋白　阴性

总补体活性(CH50)　　试管法　　50~100U/ml

补体旁路途径溶血活性　试管法　(21. 7±5. 4)U/ml

补体 C_{1q}　　　ELISA 法　　　　　180~190mg/L

补体 C_3　　　　单向免疫扩散法　(1. 14±0. 27)g/L

补体 C_4　　　　单向免疫扩散法　(0. 55±0. 11)g/L

补体 C_3 裂解物(C_3SP)C_{3C}　<94mg/L

补体旁路 B 因子(BF)　单向免疫扩散法　0. 1~0. 4g/L

T 细胞花结形成试验(ERFT)

T 细胞总花结形成细胞(EtRFC)　0. 664±0. 067(64. 4±6. 7%)

活化 T 细胞花结形成试验(EaRFT)　0. 033±0. 035(23. 6±5. 5%)

稳定 T 细胞花结形成细胞(EsRFT)　0. 033±0. 026(3. 3±2. 6%)

T 细胞转化试验(LTT)　　形态学法　转化率 0. 601±0. 076(60. 1±7. 6%)

　　　　　　　　　^{3}H-TdR 掺入法　刺激指数(SI)　<2

T 细胞分化抗原

　　CD$_3$　　　免疫荧光法　　63. 1%±10. 8%

　　　　　　　流式细胞术　　61%~85%

　　CD$_4$(T$_H$)　　免疫荧光法　　42. 8%±9. 5%

　　　　　　　流式细胞术　　28%~58%

　　CD$_8$(Ts)　　免疫荧光法　　19. 6%±5. 9%

　　　　　　　流式细胞术　　19%~48%

　　CD$_4$/CD$_8$　　0. 9~2. 1/1

B 细胞膜表面免疫球蛋白(SmIg)

　　免疫荧光法　SmIg 阳性细胞　　21%

　　　　　　　SmIgM 阳性细胞　8. 9%(7%~13%)

　　　　　　　SmIgA 阳性细胞　2. 2%(1%~4%)

　　　　　　　SmIgD 阳性细胞　6. 2%(5%~8%)

　　　　　　　SmIgE 阳性细胞　0. 9%(1%~1. 5%)

　　　　　　　SmIgG 阳性细胞　7. 1%(4%~13%)

红细胞-抗体-补体花结形成试验(EA-RFT)

　　B 细胞 EA 花结形成试验(EA~RFC)　　　8%~12%

　　B 细胞 EA-补体花结形成试验(EAC-RFC)　8%~12%

　　B 细胞鼠红细胞花结形成试验(M-RCT)　　8. 5%±2. 8%

B 细胞分化抗原 CD$_{19}$　流式细胞术　11. 74%±3. 37%

自然杀伤细胞活性(NK)

　　^{51}Cr 释放法　自然释放率　<10%~15%

自然杀伤率　47.6%～76.8%

^{51}Cr 利用率　6.5%～47.8%

酶释放法　细胞毒指数　27.5%～52.5%

流式细胞术　13.8%±5.9%

抗体依赖性细胞介导细胞毒（ADCC）

^{51}Cr 释放法　<10%为阴性,10%～20%可疑阳性,≥20%为阳性

溶血空斑法　<5.6%阳性

白细胞介素-2 活性（IL-2）　^{3}H-TdR 掺入法　5～15kU/L

白细胞介素-2 受体（IL-2R）　ELISA 法　<200U/ml

肿瘤坏死因子（TNF）　ELISA 法　（4.3±2.8）μg/L

干扰素（IFN）　ELISA 法　1～4kU/L

类风湿因子（RF）　ELISA 法　1～4kU/L

C-反应蛋白（CRP）　免疫比浊法　阴性

单向免疫扩散法　<8mg/L

抗核抗体（ANA）　免疫荧光法　阴性

血清滴度　>1∶40 为阳性

抗双链脱氧核糖核酸抗体（抗 ds-DNA）　阴性

抗可提取性核抗原（ENA）抗体谱

抗核糖核蛋白抗体（抗 RNP）　　阴性

抗酸性核蛋白抗体（抗 Smith,Sm）　阴性

抗干燥综合征-A 抗体（抗 SS-A）　　阴性

抗干燥综合征-B 抗体（抗 SS-B）　　阴性

抗系统性硬化症抗体（抗 Scl-70）　阴性

抗线粒体抗体（AMA）　　　阴性

抗平滑肌抗体（ASMA）　　　阴性

抗甲状腺球蛋白抗体（抗 TG）　间接血凝法滴度　≤1∶32

ELISA 法,放射免疫分析法（RIA）　阴性

抗甲状腺微粒体抗体（抗 TM）　间接血凝法,ELISA,PIA 法　均阴性

抗乙酰胆碱受体抗体（AchRA）　ELISA 法或 RIA 法　阴性或≤0.3nmol/L

循环免疫复合物（CIC）

聚乙二醇（PEG）沉淀法　低于正常对照值+2SD 或 A 值≤0.12

微量抗补体法　阴性

Clq 结合法　低于正常对照组+2SD 或 A 值<0.12

冷球蛋白（CG）　阴性或<80mg/L

甲型肝炎病毒抗原（HAVAg）　ELISA 法 HAVIgM　　阳性

HAVIgA　　　阴性

HAVIgG　　　部分老年人可呈阳性

乙型肝炎病毒表面抗原（HBsAg）　ELISA 法,RIA 法　阴性

反向间接血凝法　阴性（滴度<1∶8）

乙型肝炎病毒表面抗体（HBsAb）　ELISA 法,RIA 法　阴性

乙型肝炎病毒 e 抗原（HBeAg）　　ELISA 法，RIA 法　阴性

乙型肝炎病毒 e 抗体（HBeAb）　　ELISA 法，RIA 法　阴性

乙型肝炎病毒核心抗原（HBcAg）　　ELISA 法，RIA 法　阴性

乙型肝炎病毒核心抗体（抗-HBc）

　　抗-HBc 总抗体　　ELISA 法，RIA 法　阴性

　　抗-HbcIgM　　ELISA 法，RIA 法　阴性

　　抗 HbcIgG　　ELISA 法，RIA 法　阴性

乙型肝炎病毒表面抗原蛋白前 S_2（Pre-S_2）　阴性

乙型肝炎病毒表面抗原蛋白前 S_2 抗体（抗 Pre-S_2）　阴性

乙型肝炎病毒 DNA（HBV-DNA）　斑点杂交实验　　　阴性

　　　　　　　　　　　　　　　聚合酶链反应　　阴性

丙型肝炎病毒 RNA（HCV-RNA）　斑点杂交实验　　　阴性

　　　　　　　　　　　　　　　RT-PCR 法　　阴性

丙型肝炎病毒抗体 IgM（抗-HCV IgM）　ELISA 法，RIA 法　阴性

丙型肝炎病毒抗体 IgG（抗-HCV IgG）　ELISA 法，RIA 法　阴性

丁型肝炎病毒抗原（HDV Ag）　IFA，RIA，ELISA 法　均阴性

丁型肝炎病毒抗体（抗-HDV）　IFA，RIA，ELISA 法　均阴性

丁型肝炎病毒 RNA（HDV-RNA）　RT-PCR 法　阴性

戊型肝炎病毒抗体（抗-HEV IgG 和 HEV IgM）　RIA，ELISA 法　均阴性

庚型肝炎病毒抗体（抗-HGV）　RIA，ELISA 法　阴性

抗链球菌溶血素"O"（ASO）滴度　　低于 1∶400

Widal 反应　直接凝集法　"O"　低于 1∶80

　　　　　　　　　　　　"H"　低于 1∶160

　　　　　　　　　　　　"A"　低于 1∶80

　　　　　　　　　　　　"B"　低于 1∶80

　　　　　　　　　　　　"C"　低于 1∶80

伤寒沙门菌抗体 lgM 酶联免疫试验　阴性或滴度低于 1∶20

伤寒沙门菌可溶性抗原　乳胶凝集法　阴性

斑疹伤寒血清反应（Weil-Felix 反应）　阴性或低于 1∶40

流行性脑脊髓膜炎免疫测定　抗体，抗原测定　均为阴性

布氏杆菌凝集试验　阴性或滴度低于 1∶25

结核分枝杆菌抗体（TB-Ab）　胶体金法或 ELISA 法　阴性

结核分枝杆菌 DNA　　PCR 法　　　　　阴性

幽门螺杆菌抗体（HP-Ab）　金标免疫斑点法　　阴性

出血热病毒抗体 lgM　　ELISA 法　　　　　阴性

流行性乙型脑炎病毒抗体 LgM　ELISA 法　　　　阴性

人巨细胞病毒（HCMV）抗体 IgM 和 IgG　IFA 法或 ELISA 法阴性；HCMV-DNA 阴性

柯萨奇病毒（Cox）抗体 IgM 和 IgG　　IFA 法或 ELISA 法阴性；Cox-RNA 阴性

轮状病毒抗体和 RNA　　阴性

嗜异性凝集试验　红细胞凝集法　阴性或凝集效价低于 1∶8

弓形虫抗体和 DNA　　　阴性

日本血吸虫抗体　　　环卵沉淀法　　阴性

　　　　　　　　　　　ELISA 法　IgE　0~5U/L,IgG,IgM　阴性

囊虫抗体(CSA)　　　ELISA 法　血清低于 1∶64,脑脊液低于 1∶8

　　　　　　　　　　　间接血凝法　血清低于 1∶128,脑脊液低于 1∶8

疟原虫抗体和抗原　IFA 法和 ELISA 法测定抗体　　阴性

　　　　　　　　　　　免疫印迹法测定抗原　　　　　阴性

沙眼衣原体(CT)抗体 IgM 和 IgG　IFA 法　　CT-IgM 效价≤1∶32

　　　　　　　　　　　　　　　　　　　　　　CT-lgG 效价≤1∶512

梅毒螺旋体抗体

　　定性试验(非特异性抗体)　快速血浆反应素试验(RPR)　阴性

　　不加热血浆反应素试验(SRU)　阴性

　　美国性病研究实验室试验(VDRL)　阴性

　　确诊试验(特异性抗体)　梅毒螺旋体血凝试验(TPTA)　阴性

　　荧光螺旋体抗体吸收实验(FTA-ABS)　阴性

人获得性免疫缺陷病毒抗体(抗-HIV)

　　筛选实验　ELISA 法和快速蛋白印迹法　　　　　阴性

　　确诊试验　(测 HIV-RNA)蛋白印迹法和 RT-PCR 法　阴性

钩端螺旋体抗体　　补体结合实验和 ELISA 法　　阴性(滴度<1∶10)

　　　　　　　　　　间接血凝试验　　　　　　　阴性(滴度<1∶60)

　　　　　　　　　　凝集溶解实验　　　　　　　阴性(滴度<1∶400)

甲胎蛋白(AFP,aFP)　对流免疫电泳法　阴性

　　　　　　　　　　　RIA 或 ELISA 法　<25μg/L

癌胚抗原(CEA)　ELISA 法和 RIA 法　15μg/L

癌抗原 125(CA125)　男性及 50 岁以上女性　<2.5 万 U/L(RIA 法或 ELISA 法)

　　　　　　　　　　　20~40 岁女性　<4.0 万 U/L(RIA 法)

组织多肽抗原(TPA)　RIA 法　<130U/L

癌抗原 15-3(CA15-3)　RIA 法,化学发光免疫分析法(CLIA)　<2.5 万 U/L

前列腺特异性抗原(PSA)　RIA 法,CLIA 法　≤4.0μg/L

鳞状上皮癌抗原(SCC)　　RIA 法,CLIA 法　≤1.5μg/L

癌抗原-50(CA-50)　固相放射免疫分析(IRMA)法,CLIA 法　0~2.0 万 U/L

癌抗原 72-4(CA72-4)　　　ELISA 法　<6.7μg/L

糖链抗原 19-9(CA19-9)　　IRMA 法,ELISA 法　<3.7 万 U/L

癌抗原 242(CA242)　　　　ELISA 法　<20kU/L

前列腺酸性磷酸酶(PAP)　　RIA 法,　CLIA 法　≤2.0μg/L

神经元特异性烯醇化酶(NSE)　RIA 法,　ELISA 法　≤15μg/L

异常凝血酶原(APT)　　　　<20μg/L

a-L-岩藻糖苷酶(AFU)　　　ELISA 法　234~414μmol/L

二、骨髓检验

有核细胞计数　　(40~180)×10⁹/L

增生程度　　增生活跃(即成熟红细胞与有核细胞之比约为20∶1)

粒/红(G/E)　　(2.76±0.87)∶1

粒系细胞总数　　约占0.50~0.60(50%~60%)

粒系细胞分类	原粒细胞	0~0.0018(0~1.8%)
	早幼粒细胞	0.004~0.039(0.4%~3.9%)
	中性中幼粒细胞	0.022~0.122(2.2%~12.2%)
	中性晚幼粒细胞	0.035~0.132(3.5%~13.2%)
	中性杆状核粒细胞	0.164~0.321(16.4%~32.1%)
	中性分叶核粒细胞	0.042~0.212(4.2%~21.2%)
	嗜酸性中幼粒细胞	0~0.014(0~1.4%)
	嗜酸性晚幼粒细胞	0~0.018(0~1.8%)
	嗜酸性杆状核粒细胞	0.002~0.039(0.2%~3.9%)
	嗜酸性分叶核粒细胞	0~0.42(0~4.2%)
	嗜酸性中幼粒细胞	0~0.002(0~0.2%)
	嗜酸性晚幼粒细胞	0~0.003(0~0.3%)
	嗜酸性杆状核粒细胞	0~0.004(0~0.4%)
	嗜酸性分叶核粒细胞	0~0.002(0~0.2%)
红系细胞总数	约占	0.15~0.25(15%~25%)
红系细胞分类	原红细胞	0~0.019(0~1.9%)
	早幼红细胞	0.002~0.026(0.2%~1.6%)
	中幼红细胞	0.026~0.107(2.6%~10.7%)
	晚幼红细胞	0.052~0.175(5.2%~17.5%)
淋巴细胞分类	原淋巴细胞	0~0.004(0~0.4%)
	幼淋巴细胞	0~0.021(0~2.1%)
单核细胞分类	淋巴细胞	0.107~0.431(10.7%~43.1%)
	原单核细胞	0~0.003(0~0.3%)
	幼单核细胞	0~0.006(0~0.6%)
	单核细胞	0~0.062(0~6.2%)
浆细胞分类	原浆细胞	0~0.001(0~0.1%)
	幼浆细胞	0~0.007(0~0.7%)
	浆细胞	0~0.021(0~2.1%)
巨核细胞		0~0.003(0~0.3%)
巨核细胞分类	原巨核细胞	0~0.05(0~5%)
	幼巨核细胞	0~0.10(0~10%)
	颗粒型巨核细胞	0.10~0.50(10%~50%)
	产血小板型巨核细胞	0.20~0.70(20%~70%)
	裸核	0~0.30(0~30%)

变性巨核细胞　　　　　　　　0.02(2%)

网状细胞　　　　　　　　　　　　0~0.01(0~1%)

内皮细胞　　　　　　　　　　　　0~0.004(0~0.4%)

组织嗜碱细胞　　　　　　　　　0~0.005(0~0.5%)

组织嗜酸细胞　　　　　　　　　0~0.002(0~0.2%)

吞噬细胞　　　　　　　　　　　　0~0.004(0~0.4%)

脂肪细胞　　　　　　　　　　　　0~0.001(0~0.1%)

分类不明细胞　　　　　　　　　0~0.001(0~0.1%)

过氧化物酶(POX)染色　粒系(除原粒)细胞　强阳性

　　　　　　　　　　　　单核系细胞　弱阳性或阴性

　　　　　　　　　　　　淋巴系细胞　阴性

苏丹黑 B(SB)染色　结果　与 POX 染色大致相同

中性粒细胞碱性磷酸酶(NAP)染色　阳性率 0.1~0.4(10%~40%)

　　　　　　　　　　　　积分值 40~80(分)

酸性磷酸酶(ACP)染色　T 淋巴细胞,多毛细胞,Gaucher 细胞　阳性

　　　　　　　　　　　　B 淋巴细胞,单核细胞,组织细胞,巨核细胞　阴性

氯化醋酸 AS-D 萘酚酯酶　(AS-D NCE)染色,(特异性酯酶 SE)

　　　　　　　　　　　　中性粒细胞　强阳性

　　　　　　　　　　　　单核及淋巴系细胞　阴性

a-醋酸萘酚酯酶(a-NAE)　染色(非特异性酯酶,NSE)

　　　　　　　　　　　　粒系细胞阴性或弱阳性(不被氟化钠抑制)

　　　　　　　　　　　　单核系细胞阳性(可被氟化钠抑制)

糖原染色(PAS 反应)　原粒细胞阴性,早幼粒至分叶核粒细胞阳性

　　　　　　　　　　　　单核细胞弱阳性

　　　　　　　　　　　　淋巴细胞阴性,少数弱阳性

　　　　　　　　　　　　巨核细胞　阳性

铁染色(普鲁士蓝反应)　细胞外铁　1+~2+

　　　　　　　　　　　　细胞内铁(铁粒幼细胞)　20%~90%,(平均65%)

三、排泄物、分泌液及体液检验

(一)尿液检查

尿量　　　1000~2000ml/24h

外观　　　透明,淡黄色

酸碱反应　弱酸性,pH 约 6.5

比重　　　1.015~1.025

蛋白质　定性　阴性

　　　　定量　20~130ml/24h(平均 40ml/24h)

Tamm-Horsfall 蛋白(THP)　29.8~43.9mg/24h

葡萄糖　定性　阴性

　　　　定量　0.56~5.0mmol/24h(100~900mg/24h)

酮体　　　定性　阴性
　　　　　定量　（以丙酮计）0.34~0.85mmol/24h（20~50mg/24h）
尿胆原　定性　阴性或弱阳性（尿稀释 20 倍为阴性）
　　　　　定量　0.84~4.2μmol/24h
尿胆素定性试验　阴性
胆红素　定性　阴性
　　　　　定量　≤2mg/L
紫胆原　定性　阴性
　　　　　定量　0~4.4μmol/24h
尿卟啉　0~36nmol/24h
尿隐血试验　阴性
尿含铁血黄素试验（Rous 试验）　阴性
Bence-Jones 蛋白　阴性
β_2 微球蛋白　<0.2mg/L（370μg/24h）
α_2 微球蛋白　0~15mg/L
肌红蛋白定量　<4mg/L
乳糜尿试验　阴性
总氮　<857mmol/L
肌酐　男性　7~18mmol/24h
　　　女性　5.3~16mmol/24h
尿毒氮　357~535mmol/24h
尿酸　2.4~5.9mmol/24h
肌酸　男性　0~304μmol/24h
　　　女性　0~456μmol/24h
氯化物　170~255mmol/24h
钠　　　130~260mmol/24h
钾　　　51~102mmol/24h
钙　　　2.5~7.5mmol/24h
磷　　　22~48mmol/24h
铅　　　<0.48μmol/24h
汞　　　<250nmol/24h
镁　　　2.1~8.2mmol/24h
铁　　　<179μmol/24h
铜　　　0.24~0.48μmol/24h
锌　　　2.3~0.48μmol/24h
尿 N-乙酰-β-D 氨基葡萄糖酐酶（NAG）　<18.5U/L
尿淀粉酶　Somogyi 法　<1000U
溶菌酶　0~2mg/L
纤维蛋白降解产物　<0.25mg/L
黏蛋白　100~150mg/24h

免疫球蛋白 阴性

补体 C_3 阴性

尿清蛋白排泄率(UAE) 5~30mg/24h

尿沉渣检查 白细胞 <5 个/HP

红细胞 <3 个/HP(0~偶见)

扁平或大圆上皮细胞 少许/HP

透明管型 偶见/HP

12 小时尿沉渣计数 红细胞 <50 万

白细胞 <100 万

透明管型 <5000 个

1 小时细胞排泄率 红细胞 男性 <3 万/h

女性 <4 万/hB

白细胞 男性 <7 万/h

女性 <14 万/h

中段尿细菌培养计数 <10^6 菌落/L(10^3 菌落/ml)

(二)粪便检验

量 100~300g/24h

颜色 黄褐色

胆红素 阴性

粪胆原定量 75~350mg/100g 粪(68~473μmol/24h)

粪胆素 阳性

蛋白质定量 极少

粪便脂肪测定(平衡试验) <6g/24h

隐血试验 阴性

细胞 上皮细胞或白细胞 无或偶/HP

余物残渣 少量植物细胞、淀粉颗粒及肌纤维等

(三)胃液检验

胃液分泌总量 1.5~2.5L/24h(含盐酸 160mEq/L)

比重 1.003~1.006

pH 1.3~1.8

空腹胃液量 0.01~0.10L(平均 0.05L)

胃液性状 清晰无色,轻度酸味,含少量黏液

五肽胃泌素试验 基础胃液量 0.01~0.10L

基础泌酸量(BAO) (3.9±1.98)mmol/h,很少超过 5mmol/h

最大泌酸量(MAO) 3~23mol/h

高峰泌酸量(PAO) (20.26±8.77)mmol/h

BAO/MAO 0.2

乳酸测定 定性试验 阴性

隐血试验 阴性

细胞 白细胞与上皮细胞 少许

细菌 阴性

（四）十二指肠引流液检验

量与颜色 十二指肠液（D液） 10~20ml,无色,灰色或黄色

　　　　　A胆液 10~20ml,橙黄色

　　　　　B胆液 30~60ml,深褐色

　　　　　C胆液 量不定,随引流时间而异,金黄色或淡黄色

透明度 透明或加碱性液体后透明

黏稠度 B胆液黏稠,A、C胆液略黏稠,D液较稀薄

比重 A胆液 1.009~1.013

　　　B胆液 1.026~1.032

　　　C胆液 1.007~1.010

pH D液 7.6

　　A胆液 7.0

　　B胆液 6.8

　　C胆液 7.4

淀粉酶 （43~326）×10^4Somogyi单位/全标本

胰蛋白酶 0.35~1.60(35%~160%)

促胰酶素-促胰液素试验（P-S试验）

胰液流出量 70~230ml/h

最高碳酸氢盐浓度 70~125mmol/h

淀粉酶排出量 880~7400Somogyi单位/千克体重

（五）脑脊液检验

性状 无色,清晰透明

压力（侧卧） 0.686~1.76kPa（70~80mmH_2O）

蛋白 定性（Pandy）试验 阴性

　　 定量 儿童（腰椎穿刺） 0.20~0.40g/L

　　　　　成人（腰椎穿刺） 0.20~0.45g/L

　　　　　小脑延髓池穿刺 0.10~0.25g/L

　　　　　脑室穿刺 0.05~0.15g/L

清蛋白 0.1~0.3g/L

蛋白电泳 前清蛋白 0.02~0.07(2%~7%)

　　　　 清蛋白 0.56~0.76(56%~76%)

　　　　 α_1球蛋白 0.02~0.07(2%~7%)

　　　　 α_2球蛋白 0.04~0.12(4%~12%)

　　　　 β球蛋白 0.08~0.18(8%~18%)

　　　　 γ球蛋白 0.03~0.12(3%~12%)

葡萄糖 成人 2.5~4.5mmol/L

　　　 儿童 2.8~4.5mmol/L

氯化物（以氯化钠计） 120~130mmol/L

免疫球蛋白 IgG 0.01~0.04g/L

IgA   0.001～0.006g/L

        IgM   阴性

胆红素　　　　　　阴性

色氨酸试验　　　　阴性

乳酸脱氢酶(LD)　 3～40U/L

肌酸激酶(CK)　　 同工酶 CK_1　0～8U/L

　　　　　　　　　比色法　(0.94±0.25)U/L

溶菌酶(LZM)阴性或微量

天门冬氨酸氨基转移酶(AST)　 5～20U/L

细胞数　　成人　(0～8)×10^6/L

　　　　　儿童　(0～15)×10^6/L

细胞分类　淋巴细胞　占 0.70(70%),单核细胞占 0.30(30%)

（六）精液检验

量　一次排精液量 1.5～5.0ml

色　灰白色或乳白色,久未排精液者可淡黄色

黏稠度　呈胶胨状,30 分钟后完全液化呈半透明状

pH　　　　　　　7.2～8.0

比重　　　　　　1.033

精子浓度　　　　≥15×10^9/L

一次排精子总数　≥39×10^9/L

活动精子(30～60 分钟内)　0.80～0.90(80%～90%)

精子形态　畸形精子<0.10～0.15(10%～15%)

白细胞　　<5 个/HP

（七）前列腺液检验

性状　　　　淡乳白色,半透明,稀薄液状

pH　　　　　6.3～6.5

卵磷脂小体　多量或布满视野

上皮细胞　　少量

红细胞　　　<5 个/HP

白细胞　　　<10 个/HP

淀粉样体　　老年人易见到,约为白细胞的 10 倍

细菌　　　　阴性

四、肾功能试验

菊粉清除率(Cin)　　　 2.0～2.3ml×s^{-1}/1.73m^2(120～140ml/min)

内生肌酐清除率(Ccr)　 1.3～2.0ml×s^{-1}/1.73m^2(80～120ml/min)(以 1.73m^2 标准体表
　　　　　　　　　　　面积校正)

肾小球滤过率(GFR)　 总 GFR　(100±20)ml/min

昼夜尿比重试验(Mosenthal 浓缩和稀释功能试验)

24 小时尿总量　1000～2000ml

夜尿量　<750ml

昼尿量/夜尿量比值　(3~4)∶1

尿最高比重　>1.020

最高比重与最低比重之差　>0.009

尿渗量(尿渗透压)测定(Uosm)

禁饮后尿渗量　600~1000mOsm/kgH$_2$O(平均800mOsm/kgH$_2$O)

血浆渗量(Posm)　275~305mOsm/kgH$_2$O(平均300mOsm/kgH$_2$O)

尿渗量与血浆渗量比值　(3.0~4.5)∶1

渗透溶质清除率(空腹)　0.33~0.5ml/s(2~3ml/min)

肾小管葡萄糖最大重吸收量(TmG)　成人平均　(340±18.2)mg/min

男性　300~450mg/min

女性　250~350mg/min

对氨马尿酸最大排泄量(TmPAH)　60~90mg/min[(80.9±11.3)mg/(min·1.73m^2)]

尿酸化功能实验　尿 HCO$_3^-$　<30mmol/L

可滴定酸　>10mmol/L

NH$_4^+$　>20mmol/L

有效肾血浆流量(ERPF)　600~800ml/min

肾全血流量(RBF)　1200~1400ml/min

肾小管酸中毒试验　氯化铵负荷(酸负荷)试验尿 pH　<5.3

碳酸氢离子重吸收排泄(碱负荷)试验 HCO$_3^-$ 排泄　≤1%

五、内分泌激素检测

血甲状腺素(T$_4$)　　　　　放免法　65~155nmol/L

血游离甲状腺素(FT$_4$)　　　放免法　10~30pmol/L

血三碘甲腺原氨酸(T$_3$)　　　放免法　1.6~3.0nmol/L

血游离三碘甲腺原氨酸(FT$_3$)　放免法　4~10pmol/L

血反 T$_3$(rT$_3$)　　　　　　　放免法　0.2~0.8nmol/L

血清甲状腺结合球蛋白(TBG)　放免法　15~34mg/L

^{125}I-T$_3$ 摄取试验(^{125}I-T$_3$RUR)　25%~35%

甲状腺摄^{131}I 率　3 小时　0.057~0.245(5.7%~24.5%)

24 小时　0.151~0.471(15.1%~47.1%)

基础代谢率(BMR)　-0.10~+0.10(-10%~+10%)

血甲状旁腺激素(PTH)　免疫化学发光法　1~10pmol/L

放免法　氨基端(活性端)　230~630ng/L

羧基端(无活性端)　430~1860ng/L

血降钙素(CT)　放免法　男性　0~14ng/L

女性　0~28ng/L

尿-17 羟皮质激素(17-OHCS,17-OH)　男性　13.8~41.4μmol/24h

女性　11.0~27.6μmol/24h

尿-17 酮皮质激素(17-KS)　男性　34.7~69.4μmol/24h

女性　17.5~52.5μmol/24h

血皮质醇　　放免法　　上午8时　　140~630nmol/L

　　　　　　　　　　　下午4时　　80~410nmol/L

　　　　　　　　　　　晚上8时　　小于上午8时的50%

尿游离皮质醇　　放免法　　30~276nmol/24h

血醛固酮(Ald)　　放免法　　普通饮食(上午6时)　　卧位(238±104)pmol/L

　　　　　　　　　　　　　　　　　　　　　　立位(418±245)pmol/L

　　　　　　　　　　　　低钠饮食　　　　　　卧位(646.6±333.4)pmol/L

　　　　　　　　　　　　　　　　　　　　　　立位(945.6±491)pmol/L

尿醛固酮　　　　　普通饮食　　(21.36±7.2)nmol/24h

尿儿茶酚胺(CA)　　微柱法　71.0~229.5nmol/24h

尿香草扁桃酸(VMA)　比色法　5~45μnmol/24h

血游离儿茶酚胺　　多巴胺　　<888pmol/L

　　　　　　　　　去甲肾上腺素　615~3240pmol/L

　　　　　　　　　肾上腺素　　<480pmol/L

血浆睾酮　　　　　男性　成人(5700±1560)ng/L

　　　　　　　　　女性　成人(590±220)ng/L

血浆雌二醇(F_2)放免法　男性　50~200pmol/L

　　　　　　　　　女性　卵泡期94~433pmol/L

　　　　　　　　　　　　黄体期499~1580pmol/L

　　　　　　　　　　　　排卵期704~2200pmol/L

　　　　　　　　　　　　绝经期40~100pmol/L

血浆孕酮　放免法　非孕妇女　卵泡期(早)(0.7±0.1)μg/L

　　　　　　　　　　　　　　卵泡期(晚)(0.4±0.1)μg/L

　　　　　　　　　　　　　　排卵期　　(1.6±0.2)μg/L

　　　　　　　　　　　　　　黄体期(早)(11.6±1.5)μg/L

　　　　　　　　　　　　　　黄体期(晚)(5.7±1.1)μg/L

血促甲状腺激素(TSH)　　　放免法　　2~10mU/L

血促肾上腺皮质激素(ACTH)　放免法　　上午8时　25~100mg/L

　　　　　　　　　　　　　　　　　　下午6时　10~80ng/L

血生长激素(GH)　　放免法　　男性成人　<2.0μg/L

　　　　　　　　　　　　　　女性成人　<10.0μg/L

　　　　　　　　　　　　　　儿童　　　<20μg/L

血抗利尿激素(ADH)　放免法　1~10μU/ml(平均4μU/ml)

尿抗利尿激素　　　　放免法　11~30μU/24h(平均28.9μU/24h)

六、肺功能检查

潮气量(TC)　　　　500ml(成人)

深吸气量(IC)　　　男性2600ml

　　　　　　　　　女性1900ml

补呼气容积（ERV）	男性 910ml
	女性 560ml
肺活量（VC）	男性 3470ml
	女性 2440ml
功能残气量（FRC）	男性（2270±809）ml
	女性（1858±552）ml
残气容积（RV）	男性（1380±631）ml
	女性（1301±486）ml
静息通气量（VE）	男性（6663±200）ml/min
	女性（4217±160）ml/min
最大通气量（MVV）	男性（104±2.71）L/min
	女性（82.5±2.17）L/min
肺泡通气量（VA）	4L/min
肺血流量	5L/min

通气/血流（V/Q）比值　　0.8

无效腔气/潮气容积（VD/VT）　　0.3~0.4

弥散功能（CO 吸入法）　198.5~276.9ml（kPa×min）[26.47~36.92ml/（mmHg×min）]

气道阻力　1~3cmH$_2$O×Ls^{-1}

动脉血氧分压（PaO$_2$）　　　　12.6~13.3kPa（95~100mmHg）

动脉血二氧化碳分压（PaCO$_2$）　4.7~6.0kPa（35~45mmHg）

混合静脉血氧分压（PvO$_2$）　　4.7~6.0kPa（35~45mmHg）

动脉血与混合静脉血氧分压差　8.0kPa（60mmHg）

肺泡~动脉血氧分压差（成人）　<2.0kPa（15mmHg）

动脉血氧饱和度（SaO$_2$）　0.95~0.98（95%~98%）

静脉血氧饱和度　　0.64~0.88（64%~88%）

动脉血氧含量（CaO$_2$）　8.55~9.45mmol/L（19~21ml/dl）

静脉血含氧量　　4.5~7.2mmol/L（10~16ml/dl）

血液酸碱度（pH）　7.35~7.45（平均 7.40）

血液氢离子浓度　　　　35~45mmol/L（平均 24mmol/L）

碳酸氢盐（标准或实际）　22~27mmol/L（平均 24mmol/L）

动脉血浆二氧化碳含量（T-CO$_2$）　25.2mmol/L（25.2vol/%）

二氧化碳结合力（CO$_2$-CP）　　　22~31mmol/L（50~70vol/%）

全血缓冲碱（BB）　45~55mmol/L（平均 50mmol/L）

碱剩余（BE）　成人　±2.3mmol/L

　　　　　　　儿童　-4~+2mmol/L

附录三　主要参考书目

1. 万学红,卢雪峰.诊断学[M].8 版.北京:人民卫生出版社,2013.

2. 葛均波,徐永健.内科学[M].8 版.北京:人民卫生出版社,2013.

3. 白人驹,徐克.医学影像学[M].7 版.北京:人民卫生出版社,2013.

4. 祝墡珠,全科医学概论[M].4 版.北京:人民卫生出版社,2013.

5. 李忠杰.实用食管法心脏电生理学[M].南京:江苏科学技术出版社,2003.

6. 邝贺龄,胡品津.内科疾病鉴别诊断学[M].5 版.北京:人民卫生出版社,2006.

7. 秦永文,徐晓璐.新编心电图诊断学[M].上海:上海科学技术出版社,2005.

8. 郭启勇.介入放射学[M].2 版.北京:人民卫生出版社,2005.

9. 朱明德,石应康.临床医学概要[M].2 版.北京:人民卫生出版社,2003.

复习思考题答案要点与模拟试卷

《诊断学基础》教学大纲